Praktische Rettungsdiensthygiene

Lehr-, Lern- und Praxisbuch der Hygiene, Infektionsprävention und Desinfektion für Mitarbeiter der Rettungsdienste

Praktische Rettungsdiensthygiene

Lehr-, Lern- und Praxisbuch der Hygiene, Infektionsprävention und Desinfektion für Mitarbeiter der Rettungsdienste

Wolfgang Tanzer

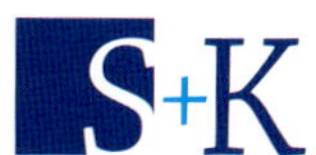

Verlagsgesellschaft Stumpf + Kossendey mbH, Edewecht 2017

Anmerkungen des Verlags

Die Herausgeber bzw. Autoren und der Verlag haben höchste Sorgfalt hinsichtlich der Angaben von Richtlinien, Verordnungen und Empfehlungen aufgewendet. Für versehentliche falsche Angaben übernehmen sie keine Haftung. Da die gesetzlichen Bestimmungen und wissenschaftlich begründeten Empfehlungen einer ständigen Veränderung unterworfen sind, ist der Benutzer aufgefordert, die aktuell gültigen Richtlinien anhand der Literatur zu überprüfen und sich entsprechend zu verhalten.

Die Angaben von Handelsnamen, Warenbezeichnungen etc. ohne die besondere Kennzeichnung ®/™/© bedeuten keinesfalls, dass diese im Sinne des Gesetzgebers als frei anzusehen wären und entsprechend benutzt werden könnten. Der Text und/oder das Literaturverzeichnis enthalten Links zu externen Webseiten Dritter, auf deren Inhalt der Verlag keinen Einfluss hat. Deshalb kann er für diese fremden Inhalte auch keine Gewähr übernehmen. Für die Inhalte der verlinkten Seiten ist stets der jeweilige Anbieter oder Betreiber der Seite verantwortlich.

Aus Gründen der Lesbarkeit ist in diesem Buch meist die männliche Sprachform gewählt worden. Alle personenbezogenen Aussagen gelten jedoch stets für Frauen und Männer gleichermaßen.

Bibliografische Information der Deutschen Nationalbibliothek
Die Deutsche Nationalbibliothek verzeichnet diese Publikation in der Deutschen Nationalbibliografie; detaillierte bibliografische Angaben sind im Internet über http://dnb.dnb.de abrufbar.

Satz: Bürger Verlag GmbH & Co. KG, Edewecht
Umschlagbild: Matthias Grübel, ASB-Schulen Bayern gGmbH, 91207 Lauf a.d.P.
Druck: druckhaus köthen GmbH & Co. KG, 06366 Köthen

ISBN 978-3-943174-73-1

Inhalt

Abkürzungen 8

1 *Einleitung* 11

2 *Quellen, Aufgaben und Kompetenzen des Hygienebeauftragten* 15

2.1 Infektionsrisiko – was heißt das? 18

2.2 Rechtsquellen 19

2.3 Evidenzbasiertheit lehrt denken! 26

2.4 Aufgaben des Hygienebeauftragten 27

3 *Hygiene ist nicht alles, aber ohne Hygiene geht nichts – Die Geschichte der Hygiene* 33

4 *Klein (und gemein?): Mikrobiologie* 49

4.1 Die Sichtbarmachung von Erregern – mikrobiologische Untersuchung 51

4.2 Bakterien & Co. – Nicht alle sind gefährlich, manche schon! 56

4.3 Immunologische und infektiologische Begriffe 59

4.4 Die einzelnen Erreger 63

5 *Menschen, Tiere, Aversionen – Parasiten des Menschen* 73

5.1 Ein Parasitenträger ist keine Parasitenschleuder 74

5.2 Endoparasiten 74

5.3 Ektoparasiten 78

5.4 Allgemeine Maßnahmen 82

6 *Und schon wieder Vorschriften – Hygiene ist Arbeitsschutz!* 85

6.1 Arbeitsmedizinische Vorsorge 92

6.2 Mutterschutz 93

7 *Chemie, Temperatur, Physik: Methoden der Desinfektion (und Sterilisation)* 97

7.1 Grundlagen der Desinfektion 98

7.2 Händehygiene 112

7.3 Hautantisepsis, Injektionen und Infusionen 128

7.4 Flächenhygiene 136

7.5 Medizinprodukte und ihre Aufbereitung 150

8 *Bevor etwas passiert: Impfungen Wenn's passiert ist: Postexpositionsprophylaxe* 167

8.1 Impfungen 168

8.2 Der effiziente Schutz nach Infektionskontakt: Postexpositionsprophylaxe 177

9 *Damit nichts passiert: Infektionsprävention* 187

9.1 „Wer nicht fragt, bleibt dumm!" – Informationsweitergabe 188

9.2 Schutzmaßnahmen im Einzelnen 190

9.3 Abfallentsorgung 197

10 *(Gar nicht so) Selten, aber (immer) interessant: Spezielle Erreger* 203

10.1 Multiresistenzen 204

10.2 Exoten 210

11 *Damit Sie (nicht nur) schön aussehen: Dienst-, Schutz- und Hygienekleidung* 215

11.1 Schutzkleidung aus hygienischer Sicht 218

11.2 Weitere Wäsche 222

11.3 Nachweis des desinfizierenden Waschverfahrens 222

12 *Andere wollen auch was lernen: Hygiene in der Ausbildung* 225

12.1 Desinfizierende Aufbereitung von Atemspende-Übungsmasken 226

12.2 Decken, Lagerungs- und Verbandmaterial 230

12.3 Hygieneunterweisungen 231

13 *Jetzt gibt es was zu essen: Lebensmittelhygiene* 233

13.1 Rechtliche Vorgaben 235

13.2 Reinigung und Desinfektion im Lebensmittelbereich 238

13.3 Hygienische Lebensmittelversorgung in verschiedenen Einsatzsituationen 239

13.4 Hygieneplan 240

14 *Kontrolle ist gut, Vertrauen ist die Grundvoraussetzung* 253

15 *Planmäßig vorgehen: Der Hygieneplan* 259

16 *Fazit: Rettungsdiensthygiene ist einfacher, als Sie denken* 335

Zum Autor 340

Abbildungsnachweis 340

Abkürzungen

ABAS	Ausschuss für Biologische Arbeitsstoffe
AIDS	Acquired Immune Deficiency Syndrome (erworbenes Immundefektsyndrom, s.a. HIV)
AQL	Acceptet quality level (akzeptierte Qualitätsstufe)
ArbMedVV	Verordnung zur arbeitsmedizinischen Vorsorge
ArbSchG	Arbeitsschutzgesetz
ArbSich	Arbeitssicherheit
Art.	Artikel
AS	Abfallschlüsselnummer
ASB	Arbeiter-Samariter-Bund Deutschland e.V.
ASiG	Arbeitssicherheitsgesetz
AVV	Abfallverzeichnis-Verordnung
AWMF	Arbeitsgemeinschaft der Wissenschaftlichen Medizinischen Fachgesellschaften e.V.
BAuA	Bundesamt für Arbeitsschutz und Arbeitssicherheit
BayRDG	Bayerisches Rettungsdienstgesetz
BfArM	Bundesamt für Arzneimittel und Medizinprodukte
BfR	Bundesinstitut für Risikobewertung
BG	Berufsgenossenschaft
BGR	Berufsgenossenschaftliche Regel
BGW	Berufsgenossenschaft für Gesundheitsdienst und Wohlfahrtspflege
BioStoffV	Biostoffverordnung
BMG	Bundesministerium für Gesundheit
BRD	Bundesrepublik Deutschland
BSE/HSE	Bovine spongiforme Enzephalopathie/Humane spongiforme Enzephalopathie (s.a. CJK)
CDAD	Clostridium-difficile-assoziierte Diarrhö
CJK	Creutzfeldt-Jakob-Krankheit
CMR	carcinogenic, mutagenic and toxic to reproduction (s. KMR-Stoffe)
CMV	Cytomegalie-Virus
CRM	Centrum für Reisemedizin
D-Arzt	Durchgangsarzt
DDB	Deutscher Diabetiker Bund e.V.
DDR	Deutsche Demokratische Republik
DIN EN	Deutsches Institut für Normung/Europäische Norm
DGHM	Deutsche Gesellschaft für Hygiene und Mikrobiologie e.V.
DGKH	Deutsche Gesellschaft für Krankenhaushygiene e.V.
DGSV	Deutsche Gesellschaft für Sterilgutversorgung e.V.
DGUV	Deutsche Gesetzliche Unfallversicherung (DGUV)
°dH	Grad deutscher Härte
DKG	Deutsche Krankenhausgesellschaft e.V.

DRK	Deutsches Rotes Kreuz
DVG	Deutsche Veterinärmedizinische Gesellschaft e.V.
EBV	Epstein-Barr-Virus
EO	Ethylenoxid
ESBL	extended-spectrum Beta-Lactamasen-Bildner
EU	Europäische Union
FFP	Filtering Face Piece (= partikelfiltrierende Halbmaske)
FIFO	First in – First out
FO	Formaldehyd
FSME	Frühsommer-Meningo-Enzephalitis
GefStoffV	Gefahrstoffverordnung
GHS	Globally Harmonized System of Classification, Labelling and Packaging of Chemicals (= global harmonisiertes System zur Einstufung und Kennzeichnung von Chemikalien)
HAV	Hepatitis-A-Virus
HBV	Hepatitis-B-Virus
HCCP	Hazard Analysis and Critical Control Points (Gefahrenanalyse und Lenkung kritischer Punkte)
HCV	Hepatitis-C-Virus
HDE	Handelsverband Deutschland/Hauptverband des Deutschen Einzelhandels
Hib	Haemophilus influenzae Typ B
HIV	Humanes Immundefizit-Virus
HME	Heat and Moisture Exchanger (= klimatisierender Beatmungsfilter)
I.E.	Internationale Einheit(en)
IFA	Institut für Arbeitsschutz der Deutschen Gesetzlichen Unfallversicherung
IfSG	Infektionsschutzgesetz
IHO	Industrieverband Hygiene und Oberflächenschutz für industrielle und institutionelle Anwendung e.V.
i.m.	intramuskulär
i.v.	intravenös
IVSS	Internationale Vereinigung für soziale Sicherheit
JUH	Johanniter-Unfall-Hilfe e.V.
Kat.	Kategorie
KBE	koloniebildende Einheit
kg KG	Kilogramm Körpergewicht
KMR-Stoffe	krebserzeugende, keimzellmutagene und reproduktionstoxische Stoffe
KRINKO	Kommission für Krankenhaushygiene und Infektionsprävention am Robert Koch-Institut
KTW	Krankentransportwagen
LAGA	Bund/Länder-Arbeitsgemeinschaft Abfall
LARE	Landesarbeitsgemeinschaft Multiresistente Erreger
LFGB	Lebensmittel-, Bedarfsgegenstände- und Futtermittelgesetzbuch

LGL	Bayerisches Landesamt für Gesundheit und Lebensmittelsicherheit
LMHV	Lebensmittelhygiene-Verordnung
MedHygV	Hygieneverordnung(en der Länder)
MERS	Middle East Respiratory Syndrome (Atemwegsinfektion mit Coronaviren)
mg	Milligramm
MHD	Malteser Hilfsdienst e.V.
MMR	kurz für: Masern, Mumps, Röteln
MNS	Mund-Nasen-Schutz
MNV	Murines Norovirus
MOTT	Mycobacteria other than tuberculosis (= atypische Mykobakterien)
MP	Medizinprodukt
MPG	Medizinproduktegesetz
MPBetreibV	Medizinprodukte-Betreiberverordnung
MRE	multiresistente Erreger
MRGN	multiresistent, gramnegativ
MRSA	Methicillin-resistenter Staphylococcus aureus
MuSchG	Mutterschutzgesetz
NAW	Notarztwagen
NEF	Notarzteinsatzfahrzeug
NI	nosokomiale Infektion
PEP	Postexpositionsprophylaxe
p.o.	per oral
PPN	Pharmacy Product Number (europaweite Produktnummer für Arzneimittel)
PSA	Persönliche Schutzausrüstung
PZN	Pharmazentralnummer
RDHygV	Rettungsdiensthygieneverordnung
RKI	Robert Koch-Institut
RLT	Raumlufttechnik
RSV	Respiratory-Syncytial-Virus
RTW	Rettungstransportwagen
SARS	Severe Acute Respiratory Syndrome (= schweres akutes respiratorisches Syndrom infolge von Coronavireninfektion)
Std.	Stunde(n)
STK	Sexually transmitted diseases (sexuell übertragbare Krankheiten)
TOST	target organ specific toxicity (zielorganspezifische Giftwirkung)
TRBA	Technische Regel für Biologische Arbeitsstoffe
TRGS	Technische Regel für Gefahrstoffe
VAH	Verbund für Angewandte Hygiene e.V.
VRE	Vancomycin-resistente Enterokokken
WC	Water Closet
ZNS	Zentralnervensystem

1 Einleitung

Bei Hygienebeauftragten im Rettungsdienst handelt es sich meist um eine gut ausgebildete und auch engagierte Klientel. Oft sind sie auch Einzelkämpfer gegen den Rest ihrer Kollegen, die Mühe haben, die Vorgaben und Empfehlungen zu akzeptieren, und in Lehrer-Lämpel-Manier nach den drei Leitsätzen arbeiten:

1. Das haben wir schon immer so gemacht.
2. So haben wir das noch nie gemacht.
3. Da könnte ja jeder kommen.

Dieselben Kollegen erwarten aber Rat und konkrete Hilfe, wenn sie vor einem echten (oder fiktiven) Hygieneproblem stehen oder wieder einmal durch Medienberichte kirre gemacht wurden und jetzt besorgt sind. Oft verlangen diese Kollegen dann, dass es unmissverständliche Vorschriften gibt – am besten alle Organisationen und alle Regionen übergreifend und bußgeldbedroht. Genau das kann es aber im pluralistischen und föderal aufgebauten und organisierten Rettungsdienst nicht geben. Solche Vorschriften erscheinen mir auch gar nicht wünschenswert: Behörden, die formale Vorgaben entwerfen, gehen gerne bis an die absolute Obergrenze des Anzuordnenden bzw. Regelbaren, um, „falls eben doch etwas passiert“, nicht zur Verantwortung gezogen zu werden. Verordnungen und Gesetze sind naturgemäß etwas statisch und können nicht zeitnah an die Evidenz angepasst werden, wenn sich der Stand der Wissenschaft ändert. Und nicht zu vergessen ist, dass wir mit Menschen, nicht mit Maschinen arbeiten. Unsere Patienten und Kollegen sind Individuen mit ihrem eigenen Verhalten, ihrer unterschiedlichen Compliance[1], an der sich Schutzmaßnahmen orientieren können und sollen (oder auch nicht).

Denken Sie daran:
Wir lernen nicht für die Schule,
sondern für unseren Beruf!

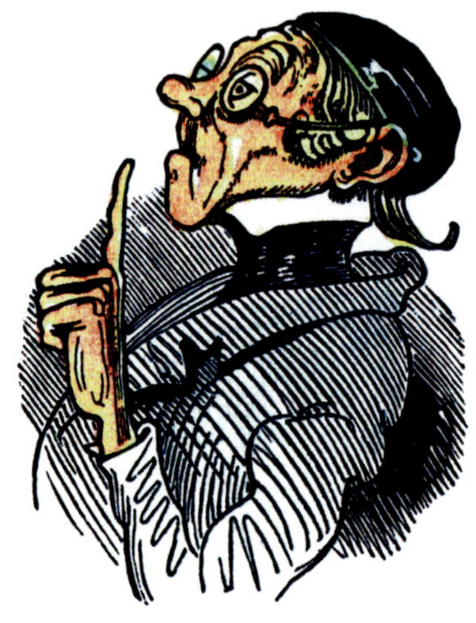

Abb. 1 ▶ Eine Lehrer-Lämpel-Weisheit für Praktiker (Zeichnung von Wilhelm Busch aus „Max und Moritz – eine Bubengeschichte“ 1865, nachkoloriert)

Für das Bundesland Bayern ist eine Rettungsdiensthygieneverordnung (RDHygV) seit Jahren angekündigt. Diese wird sich aber auch nicht wie eine zentrale Dienstvorschrift im militärischen Sinn verstehen, sondern auf die bekannten Vorgaben (siehe dort) stützen. Soweit bislang verlautet, wird die Position des Hygienebeauftragten darin die des Desinfektors ersetzen. Eine 40-stündige Weiterbildung nach einem curricularen Lehrplan ist dafür vorgesehen.

Wachleiter und Geschäftsführer unterliegen dem Sparzwang. Das ist nachvollziehbar, häufig agieren sie aber kurzsichtig. Sie können bzw. wollen nicht verstehen, dass konsequente Hygiene langfristig weniger kostet als sie einspart. Deswegen sparen sie an der Hygiene. Das sehen weder die Patienten noch die Öffentlichkeit, jedenfalls solange nicht Medien darauf aufmerksam werden, wie es in Augsburg und Ulm durch die SEKURE-Studie geschehen ist.[2] Die Entlastungen kommen aber i.d.R. den nachsorgenden Kliniken und Krankenkassen, nicht der Rettungsdienstorganisation zu Gute; jedenfalls so lange, wie kein Mitarbeiter erkrankt.

Der Bürger als Patient vertraut sich uns an und erwartet zu Recht, dass wir genauso gewissenhaft und korrekt arbeiten wie die Klinik. Er hat wenig Verständnis, dass diese Arbeit aber im Rettungseinsatz unter Zeitdruck und erschwerten Bedingungen geschieht. Als Zeitungs-, Fernseh-/Internetkonsument hat er einerseits gelernt, kritisch zu sein, andererseits werden in Unterhaltungsformaten dieser Medien nur perfekte und zu jeder Zeit motivierte und engagierte Kollegen präsentiert.

Diesen Erwartungen und Anforderungen will ich mich als Autor jetzt stellen. Dieser Text speist sich aus den inzwischen 10 Jahren Erfahrung, die meine Mitarbeiter und ich nun die Ausbildung von Hygienebeauftragten im Rettungsdienst durchführen. In diesen Jahren haben sich nicht nur die Anforderungen, sondern auch die Kandidaten geändert: Am Anfang wurden primär Desinfektoren ausgebildet und es standen die Infektionen nach § 6 Infektionsschutzgesetz (IfSG)[3] im Mittelpunkt; die Flächendesinfektion war die vorwiegende Bekämpfungsmaßnahme und zur Prävention diente einzig der Infektionsschutz-Overall. Heute stellt sich die Ausgangslage diffiziler dar: Multiresistenzen sind etwas anderes als Infektionskrankheiten, Clostridium difficile[4] ist nicht die Seuche des 21. Jahrhunderts und 3- u. 4-MRGN[5] sind noch weitgehend unbekannt und werden – wie vor 25 Jahren MRSA – entweder panisch betrachtet oder vernachlässigt. MERS- und Ebola-Viren sind neu und machen Angst. Gleichzeitig hat sich der Schwerpunkt der Hygienemaßnahmen von der Desinfektion zur Prävention verlagert. Der Hygienebeauftragte ist also heute mehr Berater als Desinfektor. Darauf lege ich Wert in diesem Text. Dass manche Aussagen und Anmerkungen mehrfach auftauchen und gelegentlich auch abweichende Thesen widerspiegeln, ist beabsichtigt. Es handelt sich hier vorwiegend um ein Lernbuch. Also muss auch der Leser eines einzelnen Kapitels die für ihn wichtigen Fakten finden. Und, er muss lernen, zu seinen Fragen unterschiedliche Antworten von unterschiedlichen Autoren zu vergleichen und zu bewerten, auch weil Aussagen oft von der Industrie kommen, die wirtschaftliche Interessen verfolgt.

Der Notfallsanitäter ist besser und umfassender ausgebildet als es der Rettungsassistent war. Damit hat er auch gelernt, sich dort, wo er mit Infektionen und Kolonisationen in Kontakt kommt, angemessener zu verhalten. Er hinterfragt auch mehr kritisch und fordert das Wissen des Hygienebeauftragten. Er hat auch gelernt, durch Hygienemaßnahmen im Vorfeld die Wahrscheinlichkeit einer nosokomialen Infektion[6] zu minimieren, wenn das auch unter den speziellen Bedingungen des Rettungsdienstes nicht leicht ist.

Egal, ob Sie Mitarbeiter, Desinfektor oder Hygienebeauftragter sind: Bei der Erfüllung dieser Erwartungen möchte ich Sie nach Kräften unterstützen. Das Denken kann ich Ihnen aber nicht abnehmen. Vor allem aber kann ich Ihnen nicht ersparen, lebenslang zu lernen. Gerade die Hygiene ist ein Fach, in dem es jeden Tag Neues gibt, dem Sie sich stellen müssen und wollen.

Viel Spaß und Freude an Ihrer interessanten Tätigkeit wünscht

Wolfgang Tanzer

Hersbruck, im August 2016

Literatur und Quellen:

1 In der Betriebswirtschaftslehre versteht man unter der Compliance die „Regelkonformität“. Die Hygiene versteht darunter die Bereitschaft des Individuums, sich den Regelungen zu unterwerfen, die der Infektionsprophylaxe dienen.

2 Vgl. dazu beispielsweise die Südwestpresse am 25.11.2011 „Hygienische Mängel in Krankenwagen?“. Zur Studie siehe Wildermuth S et al. (2012) Hygiene im Rettungsdienst. Die Ulmer SEKURE-Studie: Keimbelastung im Rettungsdienst. In: Hygiene und Medizin 37 (Suppl.): 40-41.

3 Gesetz zur Verhütung und Bekämpfung von Infektionskrankheiten beim Menschen (Infektionsschutzgesetz, IfSG) vom 20. Juli 2000 (BGBl. I S. 1045), zuletzt geändert durch Art. 6a G v. 10.12.2015 (BGBl. I S. 2229), unter: https://www.gesetze-im-internet.de/ifsg/__6.html.

4 Clostridium difficile ist ein anaerober Sporenbildner, der in geringer Menge zur physiologischen Darmflora gehört, und eine der häufigsten Ursachen der antibiotikainduzierten Durchfälle.

5 MRGN beschreibt multiresistente gramnegative Bakterien, 3 oder 4 die Anzahl der Antibiotikagruppen, gegen die diese Erreger resistent sind (s. Kap. 10.1).

6 Eine im Zusammenhang mit einer medizinischen Maßnahme erworbene Infektion.

2 Quellen, Aufgaben und Kompetenzen des Hygienebeauftragten

Die Position des Hygienebeauftragten ist im deutschen Rettungsdienst keineswegs rechtlich einheitlich verankert. Viele Bundesländer halten noch am Desinfektor fest und erwähnen den Hygienebeauftragten gar nicht. Andere sehen den Hygienebeauftragten als eine Vorstufe zum Desinfektor, was der Sache auch nicht unbedingt gerecht wird. Die Aufgabe der Hygiene kann sich nicht auf die Bekämpfung einer (immanenten?) Gefahr beschränken, sondern muss vor allem in der Prävention bestehen. Zudem betrachtet das Robert Koch-Institut (RKI) inzwischen die Flächendesinfektion als zweitrangig nach Prävention und Händehygiene. Die Schaffung einer Rettungsdienst-Hygienefachkraft wird von einigen Stellen, z.B. von Instituten, die diese Ausbildung anbieten, als wünschenswert gesehen. Die geltende Quelle[1] (Robert Koch-Institut) verlangt hier jedoch eine Fortbildung von zwei Jahren; Voraussetzung ist eine Berufsausbildung zur/zum Gesundheits- und Krankenpfleger/in. Das ist in den Kliniken durchaus sinnvoll, weil dort die Möglichkeiten einer Übertragung eher gegeben sind. Für Pflegeeinrichtungen wird die Hygienefachkraft nicht zwingend gefordert. Hygienebeauftragte für Pflegeeinrichtungen werden zwar ausgebildet, diese Ausbildung ist aber bislang nicht geregelt und vereinheitlicht. Von dreitägigen Kursen bis zu Monatskursen mit und ohne Praktika ist alles zu finden.

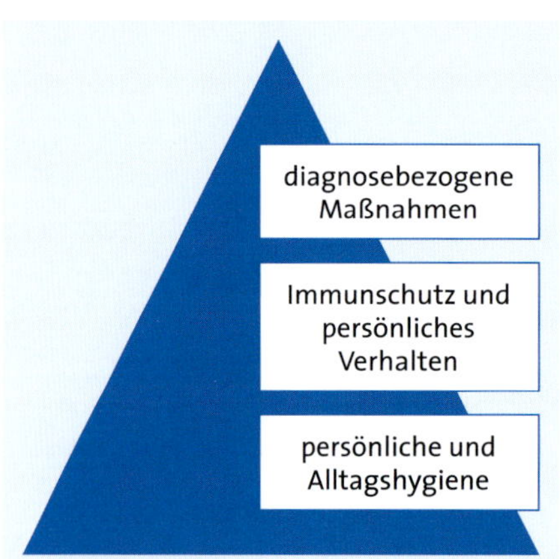

Abb. 1 ▶ Die Hygienepyramide

Unser Ziel im Rettungsdienst ist es, die Voraussetzungen für einen kompetenten Partner im Bereich der präventiven und der interventionellen Hygiene zu schaffen, der bereits jetzt die nötigen Voraussetzungen als Notfallsanitäter oder Rettungsassistent mitbringt.

Der Freistaat Bayern hat bereits 2010 eine medizinische Hygieneverordnung (MedHygV)[2] geschaffen, die zu dieser Zeit tatsächlich wegweisend erschienen ist. Bereits 2012 wurden die Rettungsdienste aus dieser Verordnung jedoch gestrichen. Begründung dafür war, dass der Rettungsdienst eben keine medizinische Disziplin sei, sondern eine Transportleistung. Gleichzeitig wurde eine Rettungsdienst-Hygieneverordnung angekündigt, die jedoch bis heute (2016) auf sich warten lässt. Meiner Kenntnis nach hat auch kein anderes Bundesland eine solche.

Bereits 2008 war das Bayerische Rettungsdienstgesetz[3] veröffentlicht worden, das als erstes (und einziges neben dem aus Mecklenburg-Vorpommern) der Rettungsdienstgesetze die Hygiene in § 40 expressis verbis erwähnt. Auf andere Inhalte der Rettungsdienstgesetze und anderer Rechtsverordnungen werden wir noch zu sprechen kommen. Vorerst ist festzuhalten, dass es bis-

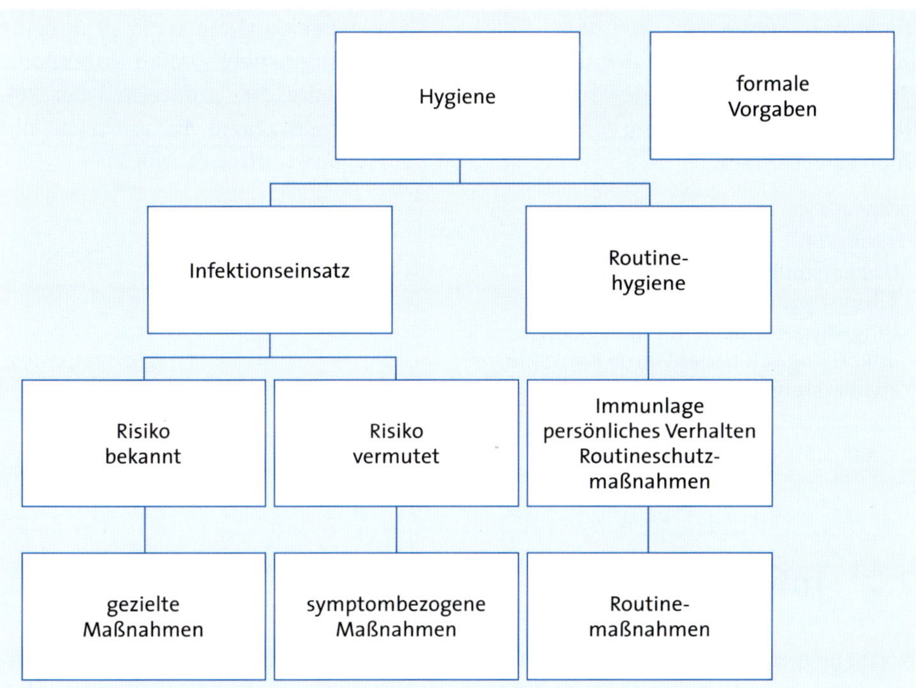

Abb. 2 ▶ Rettungsdiensthygiene ist überwiegend Routine.

her keine zentrale gesetzliche Verankerung für den Hygienebeauftragten im Rettungsdienst gibt. Damit spiegelt die juristische Situation wohl kaum die wesentliche Bedeutung dieser verantwortungsvollen Funktion.

Um die Aufgaben des Hygienebeauftragten und seine Kompetenzen in einen systematischen Zusammenhang zu bringen, ist es zunächst sinnvoll, den Begriff der Hygiene zu konkretisieren. Wikipedia trifft den Kern recht gut: *Die Vorbeugung gegen Infektionskrankheiten.*[4] Reinigung, Desinfektion und Sterilisation werden nur im Nebensatz genannt. Hygiene ist also vor allem eines: Die Lehre von der Gesunderhaltung; Reinigung, Desinfektion und Sterilisation sind Hilfsmittel zum Erreichen dieses Zieles. Wollen wir den Begriff der Hygiene wiederum in einen Zusammenhang mit den dazu gehörenden Maßnahmen bringen, entsteht eine Pyramide:

Es wäre zwar durchaus wünschenswert, dem Rettungsdienstmitarbeiter eine Tabelle an die Hand zu geben, die für alle denkbaren (und mit den rettungsdienstüblichen Kontakten übertragbaren) Infektionskrankheiten Maßnahmen auflistet und beschreibt. Eine derartige Tabelle hat die KRINKO[5] 2015 im Bundesgesundheitsblatt veröffentlicht.[6] Für den Rettungsdienst ist eine solche aber wenig hilfreich, weil beim Primäreinsatz, den der Rettungsdienstmitarbeiter meist ohne nähere Informationen zu meistern hat und bei dem auch der Notarzt auf Vermutungen angewiesen ist, bestenfalls Verdachtsdiagnosen vorliegen. Vielmehr helfen Immunabwehr und der überlegte Umgang mit infektionsrelevanten Situationen, die Transmission von Infektionen zu verhindern.

MERKE

Das persönliche Verhalten und die Alltagshygiene versetzen den Rettungsdienstmitarbeiter in die Lage, infektiologisch bedeutsame Kontakte zu überstehen.

Dabei ist es durchaus nicht so, dass die Rettungsdienstwelt voller Infektionsrisiken wäre. Der größte Teil der Rettungsdiensthygiene befasst sich mit der Hygieneroutine (s. Abb. 2).

2.1 Infektionsrisiko – was heißt das?

Das heißt zunächst einmal *keine Panik*. Infektionen, selbst die als gefährlich verrufenen, sind kalkulierbare Risiken. Ich habe selbst erlebt, als vor über 30 Jahren der erste HIV-positive Patient in die Notaufnahme unseres Krankenhauses der Grund- und Regelversorgung kam: Vor Angst kaltschweißige Rettungssanitäter (Rettungsassistenten gab es noch nicht) übergaben ihn unter Vergessen jeder menschlichen Kompetenz rüde, eine Aufnahmeärztin brachte sich hinter dem Wäschesack in Sicherheit. Heute lachen wir darüber und ich bin zuversichtlich, dass wir in wenigen Jahren mit virusbedingtem hämorrhagischem Fieber genauso kalkuliert umgehen wie heute mit HIV. Dabei tut es weh, sich zu erinnern, dass wir die Filoviren als Auslöser der hämorrhagischen Fieber seit 1976 kennen. Die Betroffenen und ihre afrikanischen Heimatländer waren jedoch zu arm, um aus der Bekämpfung oder Verhütung einen wirtschaftlich interessanten Gewinn zu garantieren. Wäre das anders, so hätten wir den Impfstoff schon lange!

MERKE

Im Vordergrund stehen der Eigenschutz und eine individuelle und situationsangepasste Risikoanalyse.

Wie ermitteln wir das potentielle Risiko im Einsatz? Wesentlich ist dabei eine eingehende (risikobezogene) Anamnese, wir fragen uns oder den Patienten oder seine Umgebung...

- Wie hat es begonnen?
- Hatten Sie diese Symptome schon einmal?
- Vorgeschichte?
  - Tätigkeit?
  - Auslandsaufenthalt? (Wo? Was haben Sie dort gemacht?)
- Typische Symptome?
  - Seit wann?

> Fieber?
> Schmerzen?
> Hauterscheinungen?
> Bei Durchfall/Erbrechen:
  - Was haben Sie gegessen/getrunken?
  - Sind Sie der einzige Erkrankte?
  - Haben Sie Antibiotika eingenommen?

– Gibt es Hinweise aus der Krankengeschichte/dem Pflegebericht?

...und sind in der Lage, eine erste Verdachtsdiagnose zu stellen, aufgrund derer wir das Risiko beurteilen können und entscheiden, ob – und gegebenenfalls welchen – Eigenschutz wir brauchen. Dann handeln wir sachgerecht. Das ist nichts anders, als wir es im Erste-Hilfe-Kurs als

Erkennen → Beurteilen → Handeln

lernen und einüben. Diese Risikoanalyse gibt uns die Informationen, die wir brauchen, um an die jeweilige Situation angepasst, aber nicht übertrieben zu reagieren. So ist z.B. der Mund-Nasen-Schutz bei vielen Symptomen überflüssig, erschreckt zudem die Patienten und ihre Umgebung und erzeugt oftmals eine Stigmatisierung. Hier wird also vorschnell gehandelt, ohne das Infektionsrisiko richtig zu beurteilen.

2.2 Rechtsquellen

Viele Kollegen wünschen sich, dass möglichst alles geregelt ist. Indessen sind die gesetzlichen und anderen formalen Vorgaben nur eine Hilfestellung, zumal sie unter den Rahmenbedingungen der Kliniken, nicht des Rettungsdienstes entstanden sind. Sie müssen immer unter Berücksichtigung der aktuellen Situation angewendet werden. Dabei ist es, und gerade das ist die hohe Kunst des Hygienebeauftragten, nötig abzuwägen:

– Welche Vorgaben gibt es für diese Situation?
– Sind diese im aktuellen Fall anzuwenden?
– Welche Rechtskraft haben diese?

Betrachten wir die einzelnen Arten von Vorschriften:

(Dieses Kapitel ist nicht so überflüssig, wie Sie glauben. Viele von uns haben hierzu in der Schule nicht aufgepasst.)

▶ Gesetze

Gesetze werden von gesetzgebenden Körperschaften (Bundestag, Landtage) beschlossen und durch die Unterschrift des Bundes- oder Ministerpräsidenten in Kraft gesetzt. Sie dürfen nicht dem Grundgesetz widersprechen und haben absolute Rechtskraft. Wenn jemand ein Gesetz verletzt, kann er in Geld- oder Freiheitsstrafe genommen werden und hinterher als vorbestraft gelten. Ein Beispiel in der Hygiene ist das Infektionsschutzgesetz (IfSG).[7]

▶ Verordnungen

Verordnungen werden von Bundes- oder Landesoberbehörden erlassen. Sie müssen aufgrund eines Gesetzes entstehen. Ein Beispiel sind die Biostoffverordnung (BioStoffV)[8], die wiederum die Grundlagen für TRBAs und TRGSs (s.u.) bildet, oder die medizinischen Hygieneverordnungen der Bundesländer (MedHygV).[9] Die Verletzung einer Verordnung ist mit Bußgeld bedroht. Ist dieses entrichtet, gilt der Verursacher nicht als vorbestraft. Verordnungen dienen oft auch der Anpassung an aktuelle Entwicklungen. So ist z.B. im April 2016 eine Verordnung veröffentlicht worden, die den antibiotikainduzierten Durchfall (CDAD) meldepflichtig macht, sobald eine stationäre Aufnahme erfolgt.[10] Das ist sinnvoll, weil damit künftig endlich Daten zur Verfügung stehen werden, die beweisen, dass die große Mehrheit dieser Patienten aus häuslicher Versorgung kommt.

▶ Technische Regeln

Technische Regeln sind so etwas Ähnliches wie Ausführungsbestimmungen von Verordnungen. Sie haben keine eigene Rechtskraft, stellen aber den „Stand der Wissenschaft“ dar, den viele Verordnungen fordern. Beispiele sind die Technische Regel für Biologische Arbeitsstoffe (TRBA) 250[11], die als Arbeitsschutzvorgabe die Biostoffverordnung und das Arbeitsschutzgesetz erläutert, sowie die Technische Regel für Gefahrstoffe (TRGS) 525[12], die sich mit den Gefahrstoffen befasst; in unserem Fall mit den Desinfektionsmitteln. Diese Technischen Regeln sind per se weder straf- noch bußgeldbedroht. Sie werden jedoch z.B. von Gerichten als vorgezogenes Sachverständigengutachten betrachtet und auch von der zuständigen Aufsichtsbehörde, dem Gewerbeaufsichtsamt, zur Beurteilung herangezogen. Wer diese Vorgaben nicht einhält, ist verpflichtet, ggf. den Nachweis zu erbringen, dass seine Methode mindestens die Vorgaben der Technischen Regel erfüllt, im Idealfall sogar besser ist.

▶ DGUV-Regeln

DGUV-Regeln[13] werden oft als zwingende Vorgaben verstanden. Tatsächlich sind sie das nicht. Berufsgenossenschaftliche Regeln (BGR, früher als Unfall-Verhütungs-Vorschriften [UVV] bezeichnet) sind rein versicherungsrechtliche Vertragsbedingungen. Einfacher dargestellt: Wenn der Anwender sich an eine Berufsgenossenschaftliche Regel hält und erleidet einen Schaden, so erhält er den Versicherungsschutz. Hat er die BGR nicht beachtet, kann der Versicherer die Leistung verweigern. Hat der Arbeitgeber z.B. die persönliche Schutzausrüstung nicht zur Verfügung gestellt oder berufsgenossenschaftliche Regeln außer Acht gelassen, so hat der Verletzte Anspruch auf die Versicherungsleistung; die Versicherung wird sich die Kosten allerdings vom zuständigen Vorgesetzten wiederholen. Das kann teuer werden. Die Versicherung kann aber weder Arbeitgeber noch Arbeitnehmer bußgeldpflichtig abmahnen, wenn sie im Vorfeld Verstöße feststellt. Im Interesse des Beschäftigten ist das unbefriedigend. BGRs und TRBAs sind deswegen inzwischen zusammengeführt worden. Das erlaubt es den Gewerbeaufsichtsämtern, die Anwendung bußgeldbedroht durchzusetzen.

▶ Normen

Normen sind zunächst keine Rechtsvorschriften, sondern beschreiben, „was normal ist“. Nur, wenn eine höhere Rechtsquelle, eine Verordnung oder ein Gesetz auf diese Norm verweist, erhalten sie den Rechtscharakter dieser Quelle. So gibt z.B. die Straßenverkehrs-Zulassungs-Ordnung (StVZO) in § 35h[14] an, dass der Kraftfahrzeugverbandkasten der DIN 13164 Erste-Hilfe-Material – Verbandkasten B entsprechen muss. Ein davon abweichender Verbandkasten wäre dann eine Ordnungswidrigkeit (u.a. sieht die Norm seit 2014 zwei Feuchttücher zur Hautreinigung als Inhalt vor). In der Hygiene werden Normen vor allem zur Leistungsbeschreibung von Desinfektionsmitteln und -maßnahmen herangezogen. So beschreiben z.B. die DIN EN 1500 und die DIN EN 12791 die Testkeime, Prüfverfahren und Anforderungen an die Keimreduktion für Desinfektionsmittel zur hygienischen bzw. chirurgischen Händedesinfektion.

▶ Richtlinien/Leitlinien

Richtlinien/Leitlinien[15] werden von Fachgesellschaften beraten, beschlossen und veröffentlicht. Solange sie aktuell sind (was nicht immer der Fall ist![16]), haben sie den Charakter des „Standes der Wissenschaft“. Eine Verpflichtung zur Einhaltung besteht dann, wenn eine höhere Rechtsquelle darauf verweist, wie das die MedHygV der Bundesländer[17] tun, wenn sie zur „Einhaltung der allgemein anerkannten Regeln der Hygiene“ verpflichten. Sie verstehen darunter vor allem die Richtlinien der Kommission für Krankenhaushygiene und Infektionsprävention (KRINKO) am Robert Koch-Institut (RKI)[18] sowie dort, wo solche fehlen, auch die aktuelle Rechtsprechung. Richtlinien gewinnen dadurch weitgehend Verordnungscharakter; die Einhaltung wird nach Bedarf von Aufsichtsbehörden unter Bußgeldandrohung verordnet. Es ist davon auszugehen, dass sich die kommenden Rettungsdienst-Hygieneverordnungen analog äußern werden. In der Datei des RKI findet sich auch ein Fachwörterbuch der Infektiologie.[19] Ähnlich, aber weniger umfangreich sind der Hygiene-Almanach[20] der Firma Hartmann oder das Fachglossar von Orochemie.[21]Die von den Firmen stammenden Informationsblätter sind durchaus auch interessant.[22] Der Leser sollte aber daran denken, dass diese vorwiegend dem Marketing dienen sollen und sie daher kritisch betrachten.

▶ Betriebsanweisungen

Betriebsanweisungen sind immer dort nötig, wo aus der Anwendung eines Gefahrstoffes oder auch eines Gerätes Risiken für den Anwender entstehen können. Man denke nur an die gefahrengeneigte Tätigkeit mit Druckgasflaschen. In der Hygiene kommen Betriebsanweisungen vor allem beim Umgang mit Desinfektionsmitteln vor. Sie haben sich an den Sicherheitsdatenblättern zu orientieren[23], müssen aber auf die besonderen Belange der Anwender abgestimmt werden. Die Hersteller geben Vorlagen heraus.[24] Der Arbeitgeber hat sie für seinen Betrieb anzupassen und in Kraft zu setzen. Betriebsanweisungen sind zu jeder Tages- und

Nachtzeit allen Personen zugänglich zu machen, die Umgang mit diesem Gefahrstoff oder Gerät haben. Für Mitarbeiter, die der deutschen Sprache nicht ausreichend mächtig sind, sind sie auch in deren Muttersprache vorzuhalten. Sie werden auch bei den routinemäßigen Unterweisungen oder bei Neueinführung eines Produktes verwendet.

▶ Dienstanweisungen

Dienstanweisungen erstellt der Arbeitgeber. Arbeitgeber ist im arbeitsrechtlichen Sinn nicht jeder Vorgesetzte, sondern nur jemand, der im Gefüge des Betriebes eine sog. „Organschaft“ besitzt. Das bedeutet, dass auch nicht jeder Vorgesetzte dazu berechtigt ist, sondern nur der Geschäftsführer oder sonst jemand, der den Betrieb im rechtlichen Sinn vertritt. Damit ist er auch persönlich für die Inhalte der Dienstanweisungen verantwortlich. Dienstanweisungen können nur Angelegenheiten innerhalb des Betriebes betreffen und dürfen höherwertigen Rechtsquellen oder Tarifverträgen nicht widersprechen. Der Betriebsrat ist hier nicht mitwirkungs-, aber informationspflichtig. Die Missachtung von Dienstanweisungen kann arbeitsrechtlich, nicht ordnungsrechtlich geahndet werden.

▶ Betriebsvereinbarungen

Betriebsvereinbarungen werden zwischen dem Arbeitgeber und der Arbeitnehmervertretung (z.B. Betriebs- oder Personalrat) geschlossen. Sie können alle Vorgänge innerhalb des Betriebes regeln, für die keine höhere Rechtsquelle oder tarifvertragliche Regelung besteht. Werden sie von einer vertragschließenden Seite gekündigt, wirken sie bis zum Abschluss einer neuen fort.

Tab. 1 ▶ Rechtskraft relevanter Gesetze, Normen usw.

Vorgabe	Rechtskraft	Folgen des Verstoßes
Infektionsschutzgesetz (IfSG)	verpflichtend	Straftat
Hygieneverordnungen der Länder	verpflichtend	Ordnungswidrigkeit
Medizinprodukte-Betreiberverordnung (MPBetreibV)	verpflichtend	Ordnungswidrigkeit
DGUV-Regeln	versicherungsrechtlich	Verlust der Leistung
Technische Regeln	haftungsrechtlich verpflichtend	durch Quelle bestimmt (ggf. Ordnungswidrigkeit)
Normen (DIN EN)	verpflichtend, sofern durch Gesetz oder Verordnung angegeben	durch Quelle bestimmt
Richtlinien, Empfehlungen, Leitlinien	verpflichtend, sofern durch Gesetz oder Verordnung angegeben	durch Quelle bestimmt (ggf. Ordnungswidrigkeit)
Dienstanweisungen durch Arbeitgeber oder Dienststelle	arbeitsrechtlich verpflichtend	arbeitsrechtliche Konsequenzen

▶ Umsetzung rechtlicher Vorgaben

Für den Mitarbeiter, der anfängt, sich mit dieser Materie zu befassen, ist es nicht einfach, die Informationen herauszusuchen, die er benötigt. Er muss in einer Fülle von Quellen das für seine aktuelle Situation Relevante finden. Das bietet aber auch die Chance, Nichtzutreffendes beiseite zu lassen. Damit wird es zwar oft schwierig, das Nötige zu vermitteln, es gibt aber auch die Freiheit, eigene Regelungen für den Betrieb zu entwickeln statt nur nachzuvollziehen, was andere – und oft vor langer Zeit – vorgegeben haben. Gesetze sind eben schwerer und zeitraubender zu ändern, als die darauf beruhenden Arbeitsanweisungen.

Das bayerische Rettungsdienstgesetz – wir haben es bereits erwähnt – war das erste Rettungsdienstgesetz, das die Hygiene erwähnt. Inzwischen haben andere Bundesländer nachgezogen. Sie gehen hier weiter als andere, ältere Vorgaben, die immer nur vom „Infektionstransport" sprachen. Der Artikel 40 BayRDG beschreibt:

Art. 40 Hygiene im Rettungsdienst und Transport von Patienten mit Infektionskrankheiten

(1) Die im Rettungsdienst Beteiligten haben die allgemeinen Regeln der Hygiene zu beachten und Maßnahmen der Infektionshygiene nach dem jeweiligen Stand der medizinischen Wissenschaft zur Verhütung von Infektionen und zur Vermeidung einer Weiterverbreitung von Krankheitserregern zu ergreifen.

(2) Patienten,

1. bei denen die Diagnose gesichert ist oder der begründete Verdacht besteht, dass sie an einer kontagiösen Infektionskrankheit leiden, oder
2. bei denen der Verdacht besteht, dass sie an einer hoch kontagiösen Infektionskrankheit mit besonders gefährlichen Erregern leiden,

dürfen nur mit nach diesem Gesetz genehmigten, für den Transport dieser Patienten geeigneten Krankenkraftwagen oder Luftfahrzeugen sowie mit für den Transport dieser Patienten geeigneten Krankenkraftwagen des Katastrophenschutzes transportiert werden.

(3) [1]Die Besteller rettungsdienstlicher Leistungen sind verpflichtet, der Integrierten Leitstelle oder dem Unternehmer bei der Bestellung das Vorliegen oder den Verdacht einer Infektionskrankheit oder einer Besiedelung mit multiresistenten Erregern sowie Informationen über Maßnahmen, die zu deren Verhütung und Bekämpfung erforderlich sind, mitzuteilen. [2]Der Unternehmer des Transports ist verpflichtet, diese Informationen an die Einrichtung weiterzugeben, an die er den Patienten übergibt.

Nun ist der Rettungsdienstmitarbeiter kein Jurist und denkt selten in dessen Kategorien. Es dürfte also nötig sein zu erläutern, was der Gesetzgeber damit erreichen will:

– **Absatz 1:** „Die am Rettungsdienst Beteiligten haben die allgemeinen Regeln der Hygiene zu beachten ..." Was unter „allgemeinen Regeln der Hygiene" zu verstehen ist, bleibt zunächst unerwähnt. Präziser wird es, wenn man den Satz unter Zuhilfenahme des § 2 MedHygV (Bay) liest (andere Länder-Hygieneverordnungen äußern sich ähnlich). Dessen Satz 3 erläutert, dass sich diese Regeln u.a. aus der Einhaltung der Empfehlungen der KRINKO[25] ergeben. Diese gewinnen damit den Charakter einer „gesetzlichen Empfehlung", also höhere Rechtskraft.

- **Absatz 2:** Vernünftigerweise ist hier seit März 2016 der Abschnitt über MRSA herausgenommen worden, in dem zuvor MRSA-Patienten mit Infektionskrankheiten gleichgesetzt wurden. Diese Änderung trägt der Tatsache Rechnung, dass es sich bei Multiresistenzen (s. dort) eben nicht um Infektionskrankheiten handelt, sondern um die Folgen der Selektion von Keimen unter Antibiotikadruck, die nosokomiale Übertragung seltener ist als gedacht und kein Risiko für das Personal besteht.
- **Absatz 3:** Hier werden alle Beteiligten verpflichtet, Informationen über bestehende Kolonisationen und Infektionen an den jeweils Nächsten weiterzugeben, der damit umgeht.

Das regeln die Länder durchaus unterschiedlich, Rheinland-Pfalz hat den ausführlichsten und aussagekräftigsten Übergabebogen für Infektionstransporte[26] veröffentlicht. Bayern ist hier restriktiver und verweist auf den Datenschutz, deswegen ist der Überleitbogen[27] vierseitig: Seite 1 und 2 sind für den bisher behandelnden und den weiterbehandelnden Arzt, Seite 3 und 4 sind für den Krankentransport und für die Pflegeeinrichtung gedacht und enthalten weder Diagnose noch Einzelheiten dazu.
Dass „der Besteller" zur Informationsweitergabe verpflichtet wird, macht naturgemäß nur dort Sinn, wo dieser Besteller ein Arzt, eine Klinik oder eine Pflegeeinrichtung ist (die Pflegeeinrichtung würde aber mit Rücksicht auf die Aussagen zum Datenschutz schon wieder ausscheiden). Vom Ersthelfer kann diese Information nicht verlangt werden.

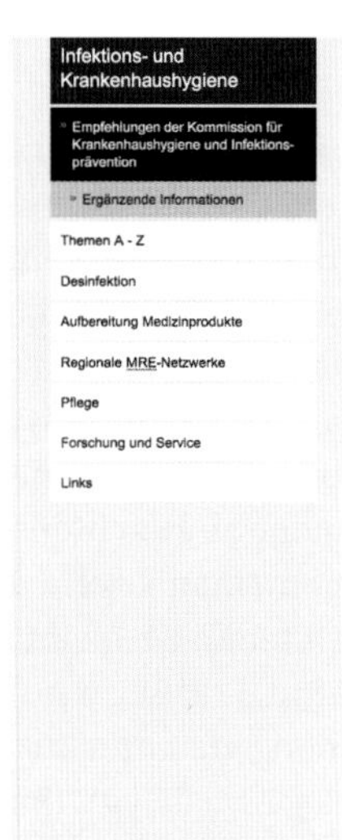

Empfehlungen der Kommission für Krankenhaushygiene und Infektionsprävention (KRINKO)

Die Empfehlungen der Kommission für Krankenhaushygiene und Infektionsprävention werden offiziell in der Zeitschrift "Bundesgesundheitsblatt - Gesundheitsforschung - Gesundheitsschutz" veröffentlicht. Die Vorabveröffentlichung neuer und geänderter Empfehlungen der Kommission auf diesen Internetseiten dient der schnelleren Information. Die neuen Empfehlungen ersetzen ältere erst mit der Veröffentlichung im Bundesgesundheitsblatt. Sofern zu bestehenden Empfehlungen Ergänzungen und Kommentare notwendig sind, erfolgen diese auch im Epidemiologischen Bulletin und sind als Mitteilung der KRINKO ausdrücklich gekennzeichnet.

Allgemeines

- Vorwort und Einleitung zu der Richtlinie für Krankenhaushygiene und Infektionsprävention (Bundesgesundheitsblatt 2004) (PDF, 145 KB, Datei ist nicht barrierefrei)
- Die Kategorien in der Richtlinie für Krankenhaushygiene und Infektionsprävention - Aktualisierung der Definitionen (Bundesgesundheitsblatt 2010) (PDF, 279 KB, Datei ist nicht barrierefrei)

Infektionsprävention in Pflege, Diagnostik und Therapie

- Infektionsprävention im Rahmen der Pflege und Behandlung von Patienten mit übertragbaren Krankheiten (Bundesgesundheitsblatt 2015) (PDF, 1 MB, Datei ist nicht barrierefrei)
- Empfehlungen zur Händehygiene (Bundesgesundheitsblatt 2000) (PDF, 66 KB, Datei ist nicht barrierefrei)
- Anforderungen an die Hygienebekleidung und persönliche Schutzausrüstung (Epid Bull1/2007) (PDF, 69 KB, Datei ist nicht barrierefrei)
- Prävention Gefäßkatheter-assoziierter Infektionen (Bundesgesundheitsblatt 2002) (PDF, 203 KB, Datei ist nicht barrierefrei)
- Hygiene bei Punktionen und Injektionen (Bundesgesundheitsblatt 2011) (PDF, 543 KB, Datei ist nicht barrierefrei)
- Prävention der nosokomialen beatmungsassoziierten Pneumonie (Bundesgesundheitsblatt 2013) (PDF, 1 MB, Datei ist nicht barrierefrei)

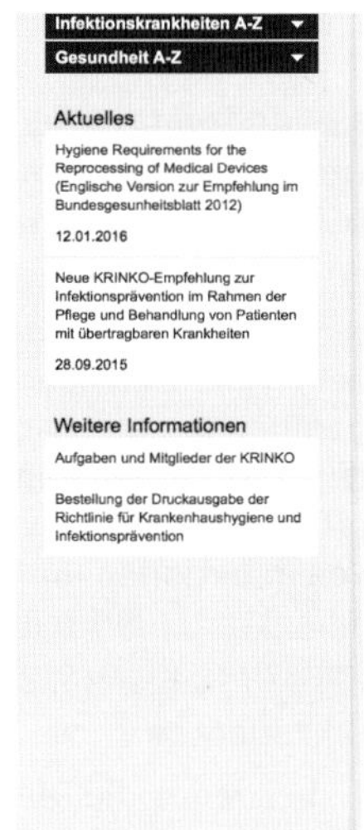

Abb. 3 ▶ Die KRINKO-Empfehlungen im Online-Angebot des RKI

Darauf nimmt das Gesetz allerdings keine Rücksicht. Ähnliche Übergabebögen gibt es mehr oder weniger ausführlich in allen Bundesländern, manchmal auch verschiedene in einigen Rettungsdienstbereichen.

Der Artikel 40 des Bayerischen Rettungsdienstgesetztes ist hier nur exemplarisch herausgegriffen, macht aber deutlich, dass sich die gesetzlichen Vorschriften teilweise ergänzen, teilweise widersprechen! Der Hygienebeauftragte ist jetzt gefordert, das im Rettungsdienst Gültige (und Machbare) zu finden und den Kollegen zu vermitteln. Eine Hilfe stellen die erwähnten KRINKO-Empfehlungen[28] dar. Für den Rettungsdienst sind von besonderem Interesse:

Empfehlungen zur Händehygiene. Diese beschränken sich nicht nur auf die Händedesinfektion. Sie beschreiben auch, dass Händewaschen für die Haut weniger belastend ist als die Desinfektion – vorausgesetzt, diese wird korrekt ausgeführt. Wir werden noch darauf zurückkommen. Sie informieren auch über den Hautschutz einschließlich des Umgangs mit den Handschuhen, die im Rettungsdienst oft zu lange oder auch zum falschen Anlass getragen werden. Die Indikationen zur Händehygiene werden ebenfalls beschrieben. Auch hier hat der Rettungsdienst Nachholbedarf.

Anforderungen der Krankenhaushygiene und des Arbeitsschutzes an die Hygienebekleidung und persönliche Schutzausrüstung. Im Rettungsdienst sind die Übergänge von Dienst- und Schutzkleidung nicht eindeutig abgrenzbar. Gerade deswegen ist es sinnvoll, wenn die Bereitstellung und Reinigung der Dienstkleidung in die Verantwortung des Arbeitgebers fällt. Grauzonen entstehen beim First Responder sowie beim OrgL und Notarzt, die u.U. von zu Hause ausrücken.

Die *Prävention Gefäßkatheter-assoziierter Infektionen* und die *Anforderung an die Hygiene bei Punktionen und Injektionen* gehören eng zusammen. Die Situation des Rettungsdienstes mit ihren beschränkten Orts-, Zeit- und eben auch Hygieneressourcen zwingt zu Kompromissen, die der Anwender situationsbedingt abwägen muss. Beispiele sind der Umgang mit der Hautvorbereitung beim Legen zentralvenöser Zugänge und bei der Punktion zur intraossären Infusion. Aber bereits die Auswahl der Punktionsstelle zur periphervenösen Infusion und die aseptische Vorbereitung von Medikamenten, Infusionen und Zubehör stellen Anforderungen, die schwerer zu erfüllen sind, als das im Klinikbetrieb der Fall ist.

Prävention und Kontrolle Katheter-assoziierter Harnwegsinfektionen. Solche Infektionen, die im Rettungsdienst nosokomial verursacht wurden, sind sicher die Rarität, kommt die Katheterisierung doch hier extrem selten vor. Gerade die seltenen Aufgaben bergen aber Risiken, weil Übung und Erfahrung fehlen.

Bei der *Reinigung und Desinfektion von Flächen* wurde in der Vergangenheit oftmals das Kind mit dem Bade ausgeschüttet, zu viel getan und oft auch das

Falsche. Ich erinnere hier an die Diskussion über die Desinfektionsmittellisten des RKI und des Verbundes für Angewandte Hygiene e.V. (VAH), in der jahrelang darüber gestritten wurde, ob nicht grundsätzlich die RKI-Liste angewendet werden sollte. Besonders die umstrittene Nebeldesinfektion, über die sich die Deutsche Gesellschaft für Krankenhaushygiene e.V. (DGKH) sehr kritisch äußert,[29] ist zur routinemäßigen Anwendung in Rettungswagen ungeeignet. Kürzlich wurde eine „automatische Desinfektionsanlage für Rettungswagen" beschrieben. Es sei dahingestellt, wie sinnvoll diese ist. Auch die Einhaltung der Einwirkzeiten wird durch die KRINKO-RiLi auf die Fälle der behördlichen Anordnung beschränkt.

Die *Aufbereitung von Medizinprodukten* hat im Rettungsdienst inzwischen immer weniger Stellenwert, kommen doch fast nur noch Einmalprodukte zur Anwendung. Trotzdem sollte man über die Anforderungen im Sinn der Einstufung nach kritisch, semikritisch und unkritisch Bescheid wissen, um sach- und situationsgerecht zu arbeiten (s. Kap. 7.5).

2.3 Evidenzbasiertheit lehrt denken!

Sobald der Hygienebeauftragte auch nur etwas Erfahrung gewonnen hat, weiß er, dass viele Aussagen zur Hygiene mit gebührender Vorsicht zu betrachten sind. Das RKI hat dem Rechnung getragen und für seine KRINKO-Aussagen Evidenzkategorien[30] eingeführt:

- *Kat. 1a:* Diese Aussage ist durch mehrere unabhängige Studien bewiesen.
- *Kat. 1b:* Die Aussage wurde durch eine Expertenkommission festgelegt. Beim RKI ist dies meist die KRINKO (s. dort); es können jedoch auch die Kommissionen der Fachgesellschaften sein.
- *Kat. 2:* Hier geht es um die Meinung eines Sachkundigen („wir haben jemand gefragt, der sich damit auskennt"). Diese Aussage sollte immer unter dem Gesichtspunkt geprüft werden, ob der Sachkundige damit ein eigenes Interesse verbindet. So wird z.B. der Vertreter für Desinfektionsmittel sein Produkt auch dort empfehlen, wo es den Kriterien der VAH-Listung nicht standhält.
- *Kat. 3:* Sie sagt einfach aus, dass es hierzu keine Empfehlung gibt oder kein Konsens innerhalb der Gremien erreicht werden konnte. Der Anwender muss selbst entscheiden.
- *Kat. 4:* Diese Kategorie wird von manchen geliebt, von anderen verachtet. Sie sagt im Wesentlichen aus: „Darüber brauchen wir gar nicht diskutieren; es gibt eine gesetzliche Vorschrift oder Verordnung". Diese Denkweise erleichtert Entscheidungen, hinterlässt aber oft auch „a Gschmäckle" (wie die Schwaben sagen), weil solche Vorschriften nicht immer nachvollzieh-

bar oder nicht für die besonderen Anforderungen im Rettungsdienst verwendbar sind.

Die Evidenzkategorien wurden für die KRINKO-Empfehlungen geschaffen. Es lassen sich aber auch andere Aussagen an diesen messen. Viel zu oft werden wir noch mit „das ist aber einmal gesagt worden“ oder anderweitig unbeweisbaren Ansichten konfrontiert. Stattdessen gilt:

MERKE

Ein guter Hygienebeauftragter sollte bei seiner Arbeit die Evidenzstufe der herangezogenen Empfehlungen stets hinterfragen bzw. ermitteln.

2.4 Aufgaben des Hygienebeauftragten

Bislang (2017) gibt es für den Hygienebeauftragten im Rettungsdienst keine allgemein verbindliche Beschreibung von Ausbildung, Tätigkeit und Stellung. Das RKI hat jedoch in seiner bereits benannten Empfehlung zum Hygienemanagement[31] die Qualifikation und Aufgaben des Hygienebeauftragten in der Pflege beschrieben und gibt als Fußnote an: „für andere Berufsgruppen gilt Entsprechendes“. Dies erscheint sinnvoll, gibt es doch in OP und Anästhesie, Physiotherapie, Endoskopie und anderen Fachabteilungen mindestens so infektionsrelevante Patientenkontakte wie in der Pflege. Die Kontakte im Rettungsdienst sind diesen durchaus gleichzusetzen, steht ja die Notfallversorgung einschließlich der invasiven Maßnahmen im Vergleich zum Transport im Vordergrund.

Für den Hygienebeauftragten ergibt sich daraus, dass er sich nicht (mehr) auf die „Transportnachbearbeitung“ durch Desinfektion nach „Infekttransporten“ beschränken kann. Sein Tätigkeitsprofil umfasst vielmehr ...

- Beratung
  - von Vorgesetzten, die zur Erfüllung ihrer Aufgaben die Sachkenntnis brauchen, um fachliche Organisationsfehler zu vermeiden.
  - der Kollegen und Mitarbeiter, die die Beratung brauchen, um sich angemessen zu verhalten.
  - oft auch von Behörden, denen Grundkenntnisse in Hygiene- und Rettungsdienst fehlen. Denken Sie an die Straßenverkehrsbehörden, die die „wöchentliche Desinfektion“ fordern, ohne das sachlich begründen zu können oder auch die Methode näher zu beschreiben.
  - einer Berufsgruppe, die häufig dazu neigt, beratungsresistent zu sein, ihre Ansichten aber durchaus vehement vertritt (ich überlasse es der Fantasie des Lesers, von welcher Berufsgruppe die Rede ist).
- Schulung
  - der Mitarbeiter, um neue Entwicklungen der Hygienetechnik

zu vermitteln, neue Erkenntnisse zu verbreiten (oder alte aufzufrischen) und eingefahrene Pfade dort zu verlassen, wo etwas effektiver und sicherer möglich wird, ohne teurer zu werden.
> neuer Mitarbeiter und Praktikanten, die von anderen Wachen, Organisationen oder Einrichtungen kommen, deren Arbeitsanweisungen und Methoden abweichen.
> in den (ungeliebten) turnusmäßigen Unterweisungen, die als lästige Pflichtaufgaben angesehen werden, indessen aber die Gelegenheit zur Sensibilisierung der Kollegen für Probleme der Rettungsdiensthygiene bieten.

Um diese Aufgaben zu erfüllen, muss der Hygienebeauftragte seine Rechte kennen:

- Gelegenheit zu Fort- und Weiterbildungen nutzen
- Fachliteratur und -zeitschriften beschaffen
- ein eigenes Budget zur Erfüllung der Aufgaben durchsetzen und verwalten
- Kontakte knüpfen und nutzen, ohne dass er womöglich von Vorgesetzten daran gehindert wird (dieser Hinweis ist nicht so überflüssig, wie es scheint).

Diese Rechte müssen aber auch *wahrgenommen* werden. Daraus ergeben sich dann die besonderen Pflichten, Hygienepläne und Arbeitsanweisungen zu erstellen und fortzuschreiben, Material und Vorgehensweisen kritisch zu prüfen bzw. neu zu beurteilen und gegebenenfalls zu ändern.

Der Hygienebeauftragte sollte sich aber davor hüten, als „Aufsichtsperson" aufzutreten. Seine Aufgaben kann er nur dann erfolgreich erledigen, wenn er das Vertrauen seiner Kollegen besitzt, wenn diese sich nicht scheuen, ihn anzusprechen und um seinen Rat zu bitten. Macht er sich zum „Gendarm", versucht er, mit Abmahnungen zu regieren, so wird sich dieses Vertrauen nicht aufbauen und seine Aktionen laufen ins Leere. Wenn er mit der Aussage arbeitet „das und das und das *müsst* ihr noch machen", wird er eine Verweigerungshaltung erzeugen. Vertritt er die gleichen Anregungen stattdessen mit „ich zeige euch, wie es einfacher, schneller, billiger und gefahrloser geht", erweckt er Verständnis für seine Anliegen, motiviert über den Nutzen für seine Kollegen und wird Erfolg haben. Hygiene geht nur mit diesem Vertrauen und mit der Gewissenhaftigkeit des Einzelnen. Beides kann man aber nicht mit Dienstanweisungen erzeugen, Disziplin kann nur von innen kommen.

MERKE

Der Hygienebeauftragte muss seine Rechte und Pflichten aktiv wahrnehmen, braucht dabei aber das Vertrauen und die Kooperationsbereitschaft seiner Kollegen.

Die Kunst des Hygienebeauftragten ist es, den Mitarbeitern die Themen der Hygiene zu vermitteln, ohne zum „Oberlehrer" zu werden (wir sprachen über Lehrer Lämpel ...), ohne nicht beweisbare „Vorschriften" zu geben, ohne persönliche Aussagen zum Axiom zu erheben und ohne Disziplinarvorstellungen hinter der Hygiene zu verstecken.

Als warnendes Beispiel sei auf eine Rettungsdienstorganisation (dem Autor bekannt) verwiesen, die in ihrer Dienstanweisung zur Hygiene angibt: „Make-up, Piercing und Tattoos sind vor Dienstbeginn aus hygienischen Gründen abzulegen." Eine derartige Dienstanweisung kann nicht eingehalten werden und wirkt unweigerlich komisch. Das führt dann dazu, dass alle anderen Anweisungen auch nicht eingehalten werden und dann Makulatur sind.

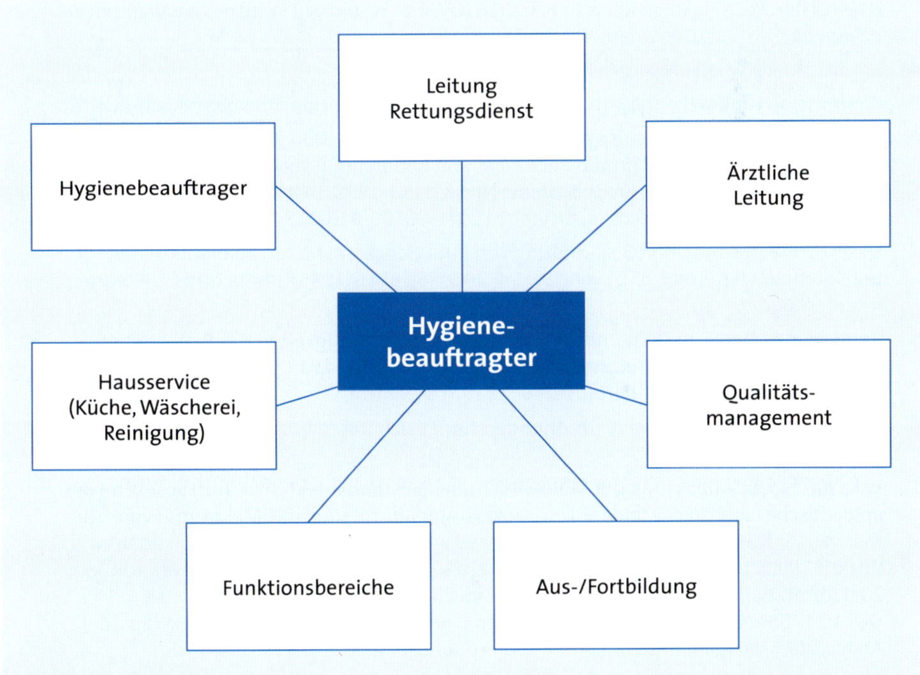

Abb. 4 ▶ Zusammenarbeit des Hygienebeauftragten mit anderen Bereichen des Rettungsdienstes

Literatur und Quellen:

1 Kommission für Krankenhaushygiene und Infektionsprävention (KRINKO) (Hrsg.) (2009) Personelle und organisatorische Voraussetzungen zur Prävention nosokomialer Infektionen. In: Bundesgesundheitsblatt Nr. 52, 951-962, DOI 10.1007/s00103-009-0929-y; unter: http://www.rki.de/DE/Content/Infekt/Krankenhaushygiene/Kommission/Downloads/Rili_Hygmanagement.pdf?__blob=publicationFile.

2 Verordnung zur Hygiene und Infektionsprävention in medizinischen Einrichtungen (MedHygV) vom 1. Dezember 2010 (GVBl S. 817) BayRS 2126-1-2-G, zuletzt geändert durch § 1 ÄndVO vom 9. 8. 2012 (GVBl S. 424), unter: http://www.gesetze-bayern.de/Content/Document/BayMedHygV.

3 Bayerisches Rettungsdienstgesetz (BayRDG) vom 22. Juli 2008 (GVBl. S. 429), zuletzt geändert durch § 1 G zur Änd. des Bayerischen RettungsdienstG und der V zur Ausführung des Bayerischen RettungsdienstG vom 8.3.2016 (GVBl. S. 30, ber. S. 71), http://www.gesetze-bayern.de/Content/Document/BayRDG.

4 Vgl. https://de.wikipedia.org/wiki/Hygiene.

5 Kommission für Krankenhaushygiene und Infektionsprävention am Robert Koch-Institut.

6 Kommission für Krankenhaushygiene und Infektionsprävention (KRINKO) (Hrsg.) (2015) Infektionsprävention im Rahmen der Pflege und Behandlung von Patienten mit übertragbaren Krankheiten. In: Bundesgesundheitsblatt Nr. 58, 1151-1170, DOI 10.1007/s00103-015-2234-2; unter: http://link.springer.com/article/10.1007/s00103-015-2234-2.

7 Gesetz zur Verhütung und Bekämpfung von Infektionskrankheiten beim Menschen (Infektionsschutzgesetz, IfSG) vom 20. Juli 2000 (BGBl. I S. 1045), unter: https://www.gesetze-im-internet.de/ifsg/.

8 Verordnung über Sicherheit und Gesundheitsschutz bei Tätigkeiten mit Biologischen Arbeitsstoffen (Biostoffverordnung, BioStoffV) vom 15. Juli 2013 (BGBl. I S. 2514), unter: http://www.gesetze-im-internet.de/biostoffv_2013/index.html.

9 Eine Zusammenstellung der Verordnungen findet sich unter: http://www.orochemie.de/de/service_hygieneplan.php.

10 Verordnung zur Anpassung der Meldepflichten nach dem Infektionsschutzgesetz an die epidemische Lage (IfSG-Meldepflicht-Anpassungsverordnung, IfSGMeldAnpV) vom 18. März 2016 (BGBl. I S. 515), unter: https://www.gesetze-im-internet.de/ifsgmeldanpv/BJNR051500016.html. Zu Erläuterung siehe: IfSG-Meldepflicht-Anpassungsverordnung: Zur Umsetzung der neuen Meldepflichten. In: Epidemiologisches Bulletin Nr. 16, S. 135-136, DOI 10.17886/EpiBull-2016-026, unter: http://www.rki.de/DE/Content/Infekt/EpidBull/Archiv/2016/Ausgaben/16_16.pdf?__blob=publicationFile.

11 Biologische Arbeitsstoffe im Gesundheitswesen und in der Wohlfahrtspflege (TRBA 250), unter: http://www.baua.de/de/Themen-von-A-Z/Biologische-Arbeitsstoffe/TRBA/TRBA-250.html.

12 Gefahrstoffe in Einrichtungen der medizinischen Versorgung (TRGS 525), unter: http://www.baua.de/de/Themen-von-A-Z/Gefahrstoffe/TRGS/TRGS-525.html.

13 Das Gesamtregelwerk der Deutschen Gesetzlichen Unfallversicherung (DGUV) findet sich unter: http://publikationen.dguv.de.

14 Vgl. http://www.gesetze-im-internet.de/stvzo_2012/__35h.html.

15 Eine Übersicht über die aktuell gültigen medizinischen Leitlinien bietet die Arbeitsgemeinschaft der Wissenschaftlichen Medizinischen Fachgesellschaften e.V. (AWMF) unter: http://www.awmf.org/leitlinien.html.

16 So haben die Richtlinien der AWMF eine Angabe „Stand vom..., gültig bis...“.

17 Vgl. http://www.orochemie.de/de/service_hygieneplan.php.

18 Vgl. http://www.rki.de/DE/Content/Infekt/Krankenhaushygiene/Kommission/kommission_node.html.

19 Robert Koch-Institut (Hrsg.) (2015) RKI-Fachwörterbuch Infektionsschutz und Infektionsepidemiologie. Berlin: RKI; unter: https://www.rki.de/DE/Content/Service/Publikationen/Fachwoerterbuch_Infektionsschutz.pdf%3bjsessionid=689D0BF318642E28B0E042A09454F548.2_cid372?__blob=publicationFile.

20 Vgl. http://www.produktkatalog.bode-chemie.de/produkte/info-material/download/Sortiment_PHD.pdf.

21 Vgl. http://www.orochemie.de/de/glossar.php.

22 Vgl. http://www.produktkatalog.bode-chemie.de/produkte/info-material/uebersicht.php.

23 Sicherheitsdatenblatt für das Flächendesinfektionsmittel B5, unter: http://www.orochemie.de/de/download/datenblatt_b5.pdf.

24 Entsprechende Vorlage für eine Betriebsanweisung für B5, unter: http://www.orochemie.de/de/download/betriebsanweisung_b5.pdf.

25 Vgl. http://www.rki.de/DE/Content/Infekt/Krankenhaushygiene/Kommission/kommission_node.html.

26 Ministerium des Innern und für Sport des Landes Rheinland-Pfalz (2011) Übergabeprotokoll Infektionstransport, unter: http://www.rettungsdienst-rlp.de/index.php/anerkannte-seminare-6h-frrp/func-startdown/217/.

27 LandesArbeitsgemeinschaft MultiResistente Erreger (LARE) am Bayerischen Landesamt für Gesundheit und Lebensmittelsicherheit (LGL) (Hrsg.) (2014) Sektorenübergreifender Informationsaustausch für Infektionstransportkategorie C, unter: http://www.lgl.bayern.de/downloads/gesundheit/hygiene/doc/informationsweitergabebogen_lare.doc.

28 Vgl. http://www.rki.de/DE/Content/Infekt/Krankenhaushygiene/Kommission/kommission_node.html.

29 Popp W et al. (2013) Wasserstoffperoxid-Verneblung. Hygiene-Tipp, August 2013, unter: http://www.krankenhaushygiene.de/informationen/hygiene-tipp/hygienetipp2013/458.

30 Evidenz von lat. evidens für „ersichtlich, augenscheinlich, beweisbar“.

31 Siehe Tab. 5 in: Kommission für Krankenhaushygiene und Infektionsprävention (KRINKO) (Hrsg.) (2009) Personelle und organisatorische Voraussetzungen zur Prävention nosokomialer Infektionen. In: Bundesgesundheitsblatt Nr. 52: 951-962, DOI 10.1007/s00103-009-0929-y; unter: http://www.rki.de/DE/Content/Infekt/Krankenhaushygiene/Kommission/Downloads/Rili_Hygmanagement.pdf?__blob=publicationFile.

3 Hygiene ist nicht alles, aber ohne Hygiene geht nichts – Die Geschichte der Hygiene

Die Entwicklung des Menschen ist von Beginn an mit Bestrebungen verbunden, den eigenen Körper gesund zu halten, also Krankheiten durch bestimmte Maßnahmen zu verhindern. Die historischen Hygienemaßnahmen mögen uns heute z.T. lächerlich erscheinen, sie spiegeln aber das jeweilige epochale Verständnis von Krankheiten und deren Ursachen und den Entwicklungsstand der unterschiedlichen Kulturen wider.

▶ Vor- und Frühgeschichte

Als im Ötztal die mehr als 5.000 Jahre alte tiefgefrorene Mumie des Gletschermannes gefunden wurde, hatte die Archäologie so manche Nuss zu knacken. Besonders die Wissenschaftler der Medizingeschichte rätselten, wie „Ötzi" in einer lebensfeindlichen Umwelt existieren konnte. Er musste doch Infektionen schutzlos ausgeliefert gewesen sein. Tatsächlich hatte man aber bei seinen Utensilien antimikrobiell wirksame Pilze, Flechten und Spinnweben gefunden. Dieser jungsteinzeitliche Vorfahr musste also schon Kenntnisse über Antisepsis und anderes medizinisches Wissen besessen haben, auch wenn dieses wahrscheinlich (und das soll an dieser Stelle zur Entschuldigung der Ärzte des letzten Jahrtausends erwähnt werden) rein empirisch erworben war. Also war die Hygiene bereits damals eine alte und etablierte Wissenschaft. Schon die Frühmenschen, ja selbst deren vormenschlichen Ahnen wussten um die Heilkraft antiseptischer und analgetischer Substanzen. Auch unsere Primaten-Verwandten wissen, welche Kräuter sie im Krankheitsfall zu sich nehmen können. Der erste „Notfallsanitäter" war somit vermutlich ein Cro-Magnon oder Neandertaler, der seinen Sippenkollegen,

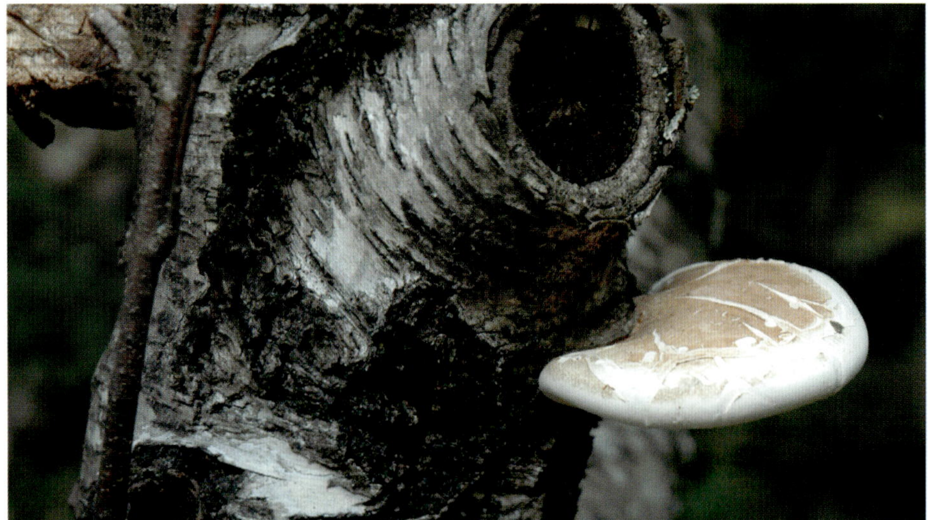

Abb. 1 ▶ Birkenporling (Piptoporus betulinus) wirkt desinfizierend und entzündungshemmend, er wurde in getrockneter Form unter Ötzis „Gepäck" gefunden (Foto: Wikipedia/Kjetil Lenes).

der versehentlich unter ein Mammut gekommen war, in die Höhle trug, wo ihn der Schamane versorgte.

Das Altertum

Auch der Anführer des israelischen Volkes und Gesetzgeber Moses hatte medizinische Kenntnisse. Das Schweinefleischverbot geht vermutlich auf das Wissen um die Gefahren des trichinösen Fleisches zurück, jedoch ohne deren Ursache zu erkennen.[1] So musste eben ganz auf Schweinefleisch verzichtet werden.

Die rituelle Beschneidung hatte ebenfalls u.a. medizinische Hintergründe: Es war bekannt, dass Frauen, die mit beschnittenen Männern verkehrten, signifikant weniger an Gebärmutterhalskrebs erkrankten. Das kommt daher, dass Smegma, das sich zwischen Vorhaut und Eichel bildet, zu den auslösenden Noxen des Karzinoms gehört.

Andere biblische Vorschriften aus dem Pentateuch (griech. Bezeichnung der Fünf Bücher Mose, also der Thora), zum Beispiel über die Anlage des Nomadenlagers, besitzen ebenfalls eine hygienische Grundlage.

Die Antike

Auf einem Relief im Tal der Könige in Ägypten ist bereits ca. 1400 v. Chr. die Folge einer überstandenen Poliomyelitis dargestellt. Ein Mann mit einem verkrüppelten Bein stützt sich beim Gehen auf einen Krückstock. Wie viele andere Krankheiten auch wurde diese Poliomyelitis zudem auf einem Stück Papyrus beschrieben. Darauf wurde auch zwischen behandelbaren und unbehandelbaren Krankheiten unterschieden. Um auf Nummer sicher zu gehen, verband der altägyptische Arzt die Therapie mit Opfergaben, Beschwörungen und der Anrufung der Götter. Weil die Heilkunde im alten Ägypten einen hohen Stellenwert besaß und durchaus Erfolge aufweisen konnte, ist davon auszugehen, dass auch die Hygiene konsequent betrieben wurde. Die gefundenen Gefäße für Salben, die der Prophylaxe von Augeninfektionen dienten, legen davon Zeugnis ab.

Griechen und Römer stellten die zunächst empirische und religiös begründete Hygiene auf eine wissenschaftliche Grundlage. Ihre Lehrbücher wurden in Europa bis ins Mittelalter zur Grundlage der Wissenschaft. Die Bäderkultur und nicht zuletzt die Anlage von Aquädukten und Abwasserkanälen verringerten die Wahrscheinlichkeit eines Ausbruchs von Seuchen in den antiken Städten erheblich. Auch besaß die Metropole Rom als Millionenstadt in Gestalt der Stadtwachen (vigiles) eine Beamtenschaft, die neben Polizeiaufgaben auch die der Feuerwehr versah. Die römische Armee hatte einen funktionierenden und effektiven Sanitätsdienst. Nach dem Ende des römischen Reiches war damit noch lange nicht Schluss. Die Nachfolger der römischen Kaiser, fränkische und germanische Könige, zählten griechische und römische Ärzte zu ihrem Hofstaat. Bereits aus dem 5. Jahrhundert unserer Zeitrechnung sind zivile Hospitäler nachgewiesen.

Der Orient – Bewahrer der Medizinkultur

Jüdische, islamische und indische Ärzte führten das Werk der Antike fort. Noah

Gordon beschreibt in seinem Historienroman „Der Medicus“ die Maristan[2] von Isfahan, wo nicht nur gelehrt und geforscht, sondern auch eine praktische Medizin betrieben wurde. Diese Klinik unter Leitung des in Europa als Avicenna bekannten Ibn Abu Sina[3] kam einem modernen Krankenhausbetrieb sehr nahe. Ibn Abu Sina war es auch, der das gesamte medizinische Wissen der Zeit in seinen „Canones“ zusammenfasste und publizierte.

Die Germanenfürsten, die das römische Reich bezwungen hatten und jetzt in ihren Staaten dessen Erbe antraten, ließen sich von jüdischen, orientalischen und ab dem 9. Jahrhundert muslimischen Ärzten gesund erhalten. In der Realität fand aber eine systematische Medizin nur für Adel und Ritterschaft statt. Bauern und Handwerker konnten auf die Klostermedizin oder Kräuterweiber hoffen. Ein organisiertes Rettungswesen war noch weit entfernt.

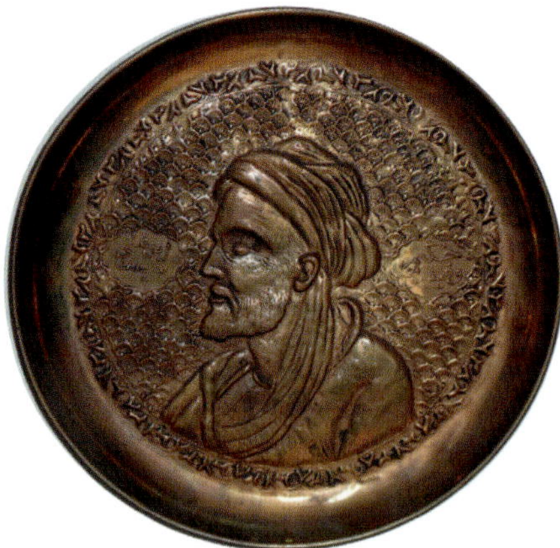

Abb. 2 ▶ Portrait von Avicenna/Abu Sina auf einem persischen Kupferteller. Diese Kupferteller werden heute noch im Souvenir-Shop des Flughafens Teheran verkauft (Foto: W. Tanzer).

▶ Das Mittelalter

Wer die antiken oder orientalischen Schriften allerdings nach Europa brachte, hatte es schwer, denn im christlichen Mittelalter bis in die Zeit der Renaissance hinein wurde gründlich „aufgeräumt“, wurde akademische Medizin als Heidenwerk angesehen. Gebildeten Ärzten wurde misstraut, sie fielen der Inquisition zum Opfer, sofern sie Erfolge aufzuweisen hatten. Waren sie nicht erfolgreich, wurden sie von den Hinterbliebenen ihrer Patienten erschlagen. Heilkundige Frauen wurden als Hexen auf dem Scheiterhaufen verbrannt.

Der Verlust des antiken Standards, das Vergessen ätiologischer Kenntnisse, Körper- und Sexualfeindlichkeit und enge Wohnverhältnisse führten schnell zu unglaublich unhygienischen Zuständen: Aquädukte wurden durch Pumpen neben der Sickergrube für Fäkalien ersetzt, der Abwasserkanal wich einem Nachttopf, dessen Inhalt morgens aus dem Fenster gekippt wurde. Neben den Flöhen, die an Ratten parasitierten, war auch anderes Ungeziefer die Ursache von Seuchen, die ganze Landstriche entvölkerten. Die Schuld suchte man in Miasmen, den ungesunden Ausdünstungen der Kranken. Allein die Namensgebung der Malaria (ital. *mala aria* bedeutet „schlechte Luft“) zeugt davon. Die Malaria war bis weit ins 19. Jahrhundert auch in Europa heimisch.

Als 1247 die Mongolen die Stadt Caffa[4] belagerten, schossen sie mit Katapulten Ratten über die Befestigung. Deren Flöhe übertrugen die Pest und die Stadt fiel in der Folge an die Eroberer. Bewohner, die nach Genua flohen, brachten die Krankheit nach Europa, danach fiel ein Drittel der europäischen Bevölkerung der Krankheit zum Opfer. Biologische Kriegführung ist also kein Kind der Neuzeit. Weil die Ätiologie der Pest als von Rattenflöhen übertragene Infektion in Europa unbekannt war, waren die getroffenen Maßnahmen (z.B. Tragen von Tüchern, Hauben und Masken; Versprühen von Essig- oder Rosenwasser; Räuchern) weitgehend wirkungslos. Erst die Forschungen der mitteleuropäischen Wissenschaftler am Ende des 19. Jahrhunderts, die den Infektionsweg aufdeckten, brachten den gewünschten Erfolg. Heute gibt es nur noch Ausbrüche in Indien (Tempelratten) und USA (die Nagetierflöhe der Chipmunks).

Die Nürnberger Stadtväter mussten sich im 14. Jahrhundert den Vorwurf der Verschwendung gefallen lassen, als jeder Patient des Heilig-Geist-Spitals ein Bett erhielt. In anderen Anstalten war es durchaus üblich, dass sich fünf und mehr Kranke ein Bett teilten. Das war sicherlich warm und in manchen Fällen auch angenehm, aber aus infektiologischer Sicht doch eher fragwürdig. Während in Indien bereits ästhetische Nasenkorrekturen und im präkolumbianischen Amerika Schädeleröffnungen erfolgreich vorgenommen wurden, blieben den europäischen Chirurgen Infektionen meist nicht erspart. Instrumente wurden, wenn überhaupt, nur grob gereinigt. Die unvermeidliche Folge war der gefürchtete „Hospitalbrand" (Gangraena nosocomialis).[5] Heute würde man von einer nosokomialen Infektion reden. Die damaligen Maßnahmen der Ärzte brachten nur marginale Verbesserungen.

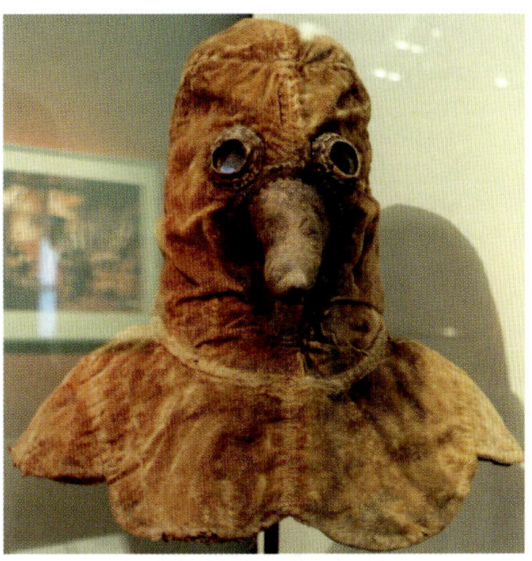

Abb. 3 ▶ Pesthaube aus Leder aus dem 17. Jh., im Schnabel befanden sich essiggetränkte Schwämme als Luftfilter (Foto: Wikipedia/Anagorie)

▶ Die Neuzeit

Hygienische Verbesserungen erfuhren auch in der Neuzeit wieder nur der Adel und die bürgerliche Oberschicht. Die sozialen Veränderungen durch die Proletarisierung der Bevölkerung ließen diese nur kränker und anfälliger werden. Mangelernährung und enge, ungesunde Wohnverhältnisse bereiteten Krankheiten wie Cholera und Tuberkulose den Weg. Die aufkommende Promiskuität und die aus der Not der Frauen und Mädchen geborene Prostitution führten zu einem sprunghaften Anstieg der sexuell übertragbaren Infektionen. Durch die Arbeitsbelastungen entstanden Berufserkrankungen. Besonders schlimm betroffen waren die Kinder. Als im Jahr 1839 der preußische Kriegsminister feststellen musste, dass es nicht mehr ausreichend gesunde Rekruten gab, wurde u.a. im Bergbau die Beschäftigung von Kindern unter neun Jahren verboten und für unter

Das mittelſt Berichts des Staatsminiſterii vom 9. v. M. Mir überreichte, aus zehn Paragraphen beſtehende Regulativ „über die Beſchäftigung jugendlicher Arbeiter in Fabriken", entſpricht einem längſt gefühlten, von den Rheiniſchen Provinzialſtänden beſonders hervorgehobenen Bedürfniß. Ich beſtätige es deshalb hierdurch ſeinem ganzen Inhalte nach, lege ihm für alle Landestheile der Monarchie geſetzliche Kraft bei und weiſe das Staatsminiſterium an, ſowohl das Regulativ wie dieſe Order durch die Geſetzſammlung zu publiziren.

Berlin, den 6. April 1839.

Friedrich Wilhelm.

An das Staatsminiſterium.

Regulativ

über

die Beſchäftigung jugendlicher Arbeiter in Fabriken.

D. d. den 9. März 1839.

---

§. 1. Vor zurückgelegtem neunten Lebensjahre darf niemand in einer Fabrik oder bei Berg-, Hütten- und Pochwerken zu einer regelmäßigen Beſchäftigung angenommen werden.

§. 2. Wer noch nicht einen dreijährigen regelmäßigen Schulunterricht genoſſen hat, oder durch ein Zeugniß des Schulvorſtandes nachweiſet, daß er ſeine Mutterſprache geläufig leſen kann und einen Anfang im Schreiben gemacht hat,

Abb. 4 ► Das Preußische Regulativ von 1839 gilt als das erste deutsche Arbeitsschutzgesetz (Staatsbibliothek Berlin).

MICROCOSM dedicated to the London Water Companies
BROUGHT FORTH ALL MONSTROUS, ALL PRODIGIOUS THINGS, HYDRAS AND GORGONS, AND CHIMERAS DIRE. Vide Milton
MONSTER SOUP commonly called THAMES WATER. being a correct representation of that precious stuff doled out to us

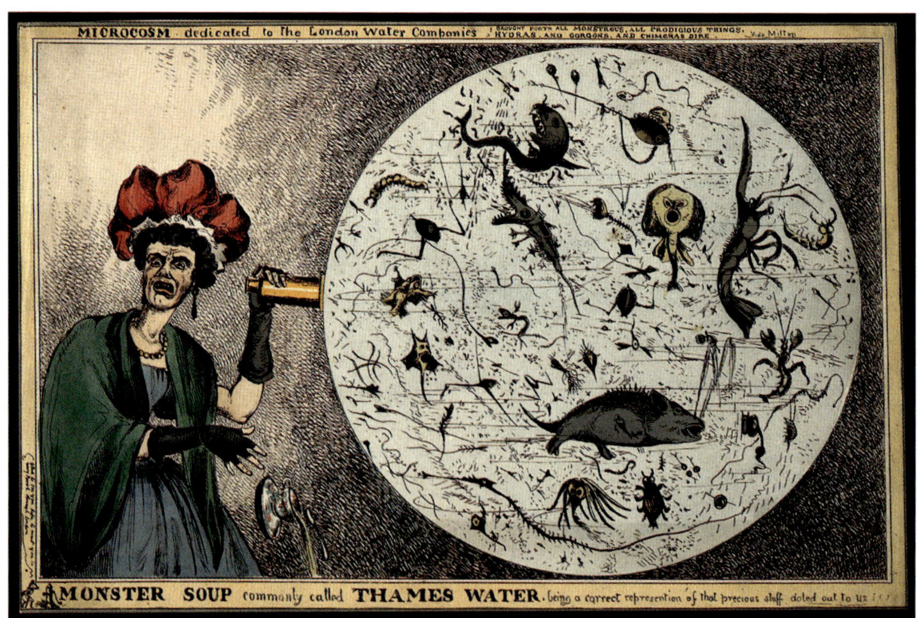

Abb. 5 ► „Monster soup commonly called Thames water", engl. Karikatur von William Heath (1828)

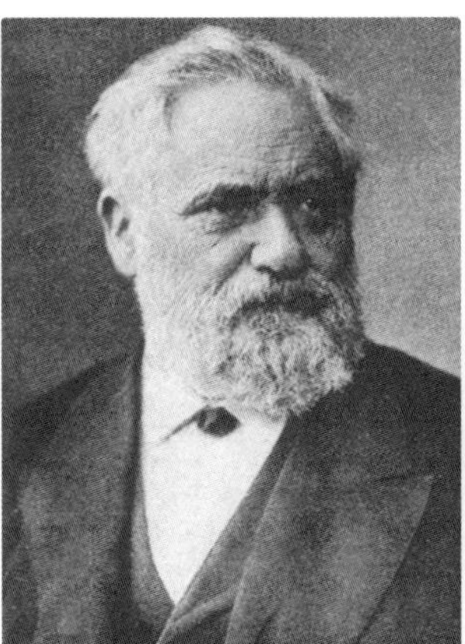
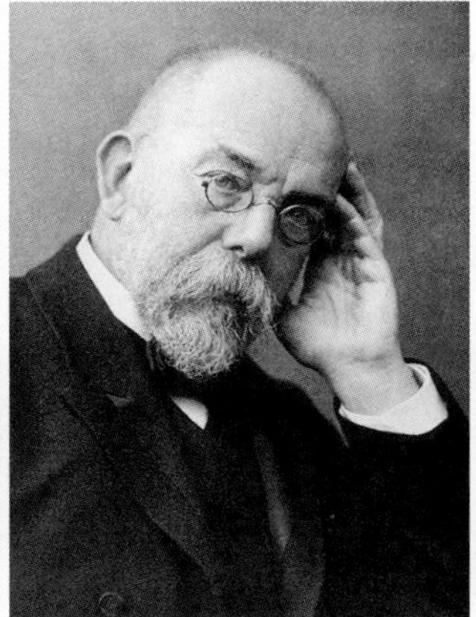
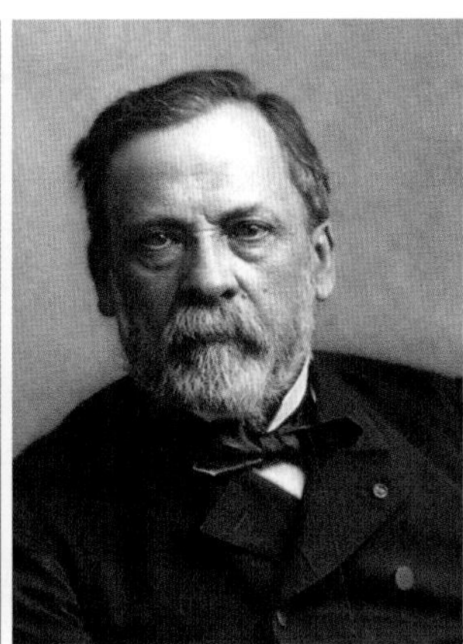

Abb. 6-8 ▶ Dreigestirn des 19. Jh.: Pettenkofer, Koch und Pasteur (Fotos: unbekannt, Wilhelm Fechner, Félix Nadar)

16-Jährige die Arbeitszeit auf maximal 10 Stunden festgelegt.[6] Einen Gesundheitsminister gab es noch nicht.

Endlich wurde auch ungesundes Wasser als eine Krankheitsursache erkannt. 1828 warnte ein Flugblatt die Londoner vor dem „Genuss" des Themsewassers (s. Abb. 4).

Zu den bedeutenden Forschern dieser Zeit gehört Max J. von Pettenkofer (1818 – 1901), der als erster Lehrstuhlinhaber für Hygiene (ab 1865) in München die Grundlage für ein modernes Gesundheitswesen bereitete. Seine Form der Wasser- und Abwasserwirtschaft führte zu einem rapiden Rückgang der Cholera.

Robert Koch (1843 – 1910), zunächst Landarzt in Wollstein, gehört zu den Vätern der Mikrobiologie. Seine Arbeiten brachten die Erforschung der Infektionskrankheiten in aller Welt einen großen Schritt weiter. Nachdem er 1882 die Ätiologie und den Erreger der Tuberkulose entdeckt hatte, wurde er 1891 zum ersten Leiter eines staatlichen infektiologischen Forschungsinstituts berufen (Preußisches Institut für Infektionskrankheiten).

Louis Pasteur (1822 – 1895), sein französisches Pendant, war ursprünglich Chemiker und Weinbauer. Seine Arbeiten zur Impfprophylaxe der Tollwut sowie das nach ihm benannte Verfahren zur Abtötung pathogener Keime in Lebensmitteln machten ihn schnell weltbekannt.

Trotz der unbestreitbaren Erfolge waren die Infektionskrankheiten nicht besiegt: 1892 wurde Hamburg von einer verheerenden Choleraepidemie heimgesucht, mehr als 8.000 Menschen starben innerhalb weniger Wochen. Einmal mehr war es das Trinkwasser, das die Seuche aus den Brunnen ins Haus brachte. Ursache war wieder die fehlende Kanalisation, die die Verbreitung der Seuche begünstigte. Im benachbarten Altona gab es bereits Wasser- und Abwasserleitungen. Die Seuche hatte dort keine Chance. Vor den Toren Hamburgs wurden Zeltlazarette angelegt, um die Kranken von den Gesunden zu trennen. Die Wohnverhältnisse der

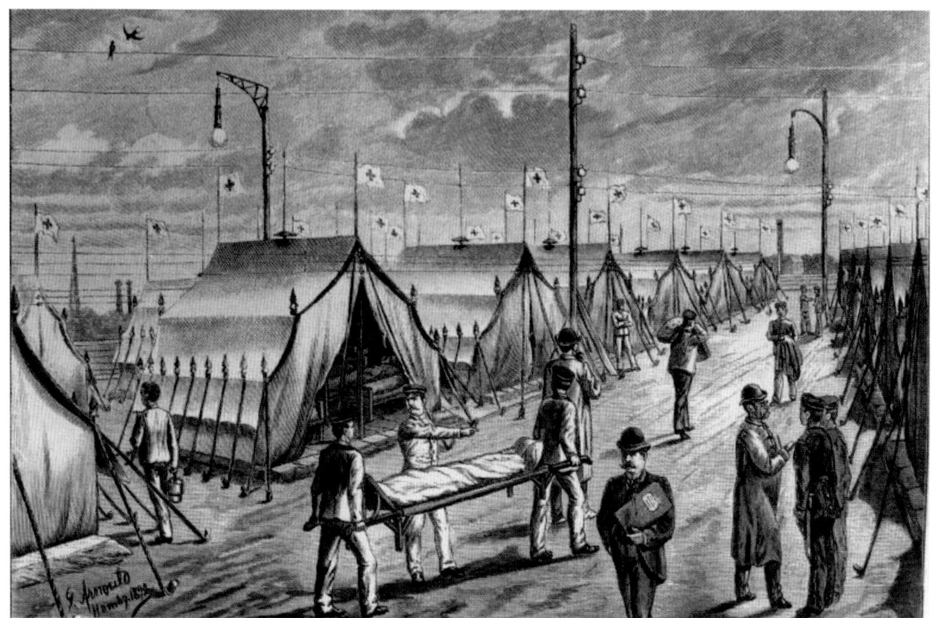

Abb. 9 ▶ Lazarett beim Choleraausbruch in Hamburg (Holzschnitt nach G. Arronto, 1892)

Arbeiter im Kaiserreich ließen eine Isolierung nicht zu. Wo achtköpfige Familien und mehrere Schlafburschen[7] in einem einzigen Raum hausten, waren Infektionskrankheiten unumgänglich.

Durch die Katastrophenschutzbemühungen des Vaterländischen Frauenvereins, aus dem sich später die Frauenvereine des Roten Kreuzes bildeten, gab es immerhin seit den 1860er Jahren so etwas wie einen organisierten Sanitätsdienst[8], der sich aber vorwiegend um verwundete Soldaten kümmerte. Viele Städte hatten eine ähnliche Einrichtung gleichzeitig geschaffen, z.B. durch ihre Feuerwehren. Ein Rettungswesen, das bei Arbeitsunfällen verletzten Arbeitern zugute kam, entstand erst später. Wegweisend war die Arbeit von Gustav Dietrich und seinen Kollegen, die zu den Gründern des Arbeiter-Samariter-Bundes (ASB) gehörten.[9] Sie führten ab 29. November 1888 den ersten „Lehrkursus für Arbeiter über die Erste Hilfe bei Unglücksfällen" durch, an dem mehr als 100 Arbeiter teilnahmen. Den Arbeiter-Sanitätskolonnen fehlten oft die in ihrer Mehrheit monarchistisch gesonnenen Ärzte. Zu den wenigen sozialistischen Ärzten, die sich den Arbeitern zur Verfügung stellten, gehörten Karl Kollwitz, der Ehemann der Künstlerin Käthe Kollwitz, und einige jüdische Armenärzte, die später zu den Gründern des Roten Davidsterns (Magen David Adom) im heutigen Israel wurden. Dieser ist deswegen zwar eine nationale Rotkreuzgesellschaft, gehört aber erst seit 2006 zur Liga der Rotkreuz- bzw. Rothalbmond-Gesellschaften. Er ist zwar aus den ASB-Gesellschaften hervorgegangen, ist aber nicht Mitglied im SAMARITAN INTERNATIONAL e.V. (SAINT).[10]

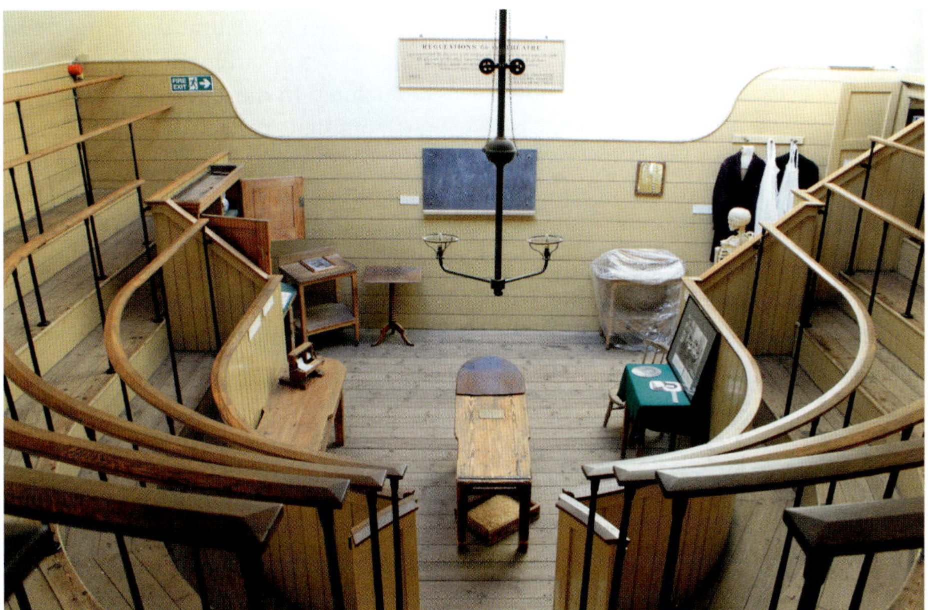

Abb. 10 ▶ Erhaltener Operationssaal des St. Thomas' Hospital London von 1822 (Foto: Jenny O'Donnell)

In der Sozialhygiene war man nicht untätig geblieben. In Zeitschriften (die sich nur die Reichen leisten konnten) wurde für das Baden geworben. Sicher eine segensreiche Idee. Es ist aber zu bedenken, dass die zehn Pfennig für ein Bad dem heutigen Wert von zehn Euro entsprachen. Für viele war das ein unerschwinglicher Luxus. „Die Kunst, das Leben des schönen Geschlechtes zu verlängern, seine Schönheit zu erhalten und es in seinen eigenthümlichen Krankheiten vor Missgriffen zu bewahren: ein Handbuch für Mütter und erwachsene Töchter" war der Titel einer Schrift aus dem beginnenden 19. Jahrhundert.[11] Hier wandte man sich bewusst an die bürgerlichen Frauen, die, anders als in der Arbeiterfamilie, nicht berufstätig waren. Sie sollten als – natürlich unbezahlte – Säule der Familie, als Krankenpflegerin und als Hüterin von Haus und Hof herangezogen werden.

▶ Entwicklung bis heute

Während 1870 noch im Frack operiert wurde und ein Karbolnebel das Operationsgebiet und die Instrumente benetzte, wurden um 1900 bereits weiße Kittel benutzt. Es wurde aber immer noch im Hörsaal operiert. Das ist heute undenkbar, sollte aber bis weit ins 20. Jahrhundert gängige Praxis bleiben.

Inzwischen hatten auch clevere Geschäftemacher entdeckt, dass mit Hygiene Geld zu verdienen war. Die Zeitschrift „Der Eheberater" wurde als „Monatsschrift für hygienische Volksbelehrung" verkauft und kann als Vorläufer des heutigen Dr.-Sommer-Teams aus dem Bravo-TV bezeichnet werden. Vielleicht war es auch nur der Gedanke,

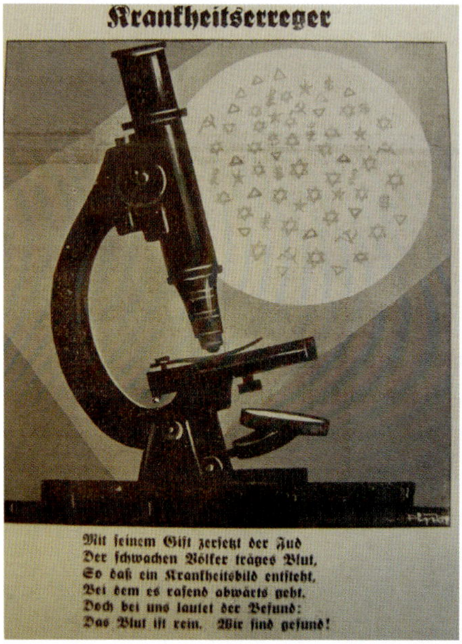

Abb. 11 ▶ Antisemitische und antikommunistische Karikatur aus „Der Stürmer" (21. Jg. Nr. 16 vom 15. April 1943, S. 1).

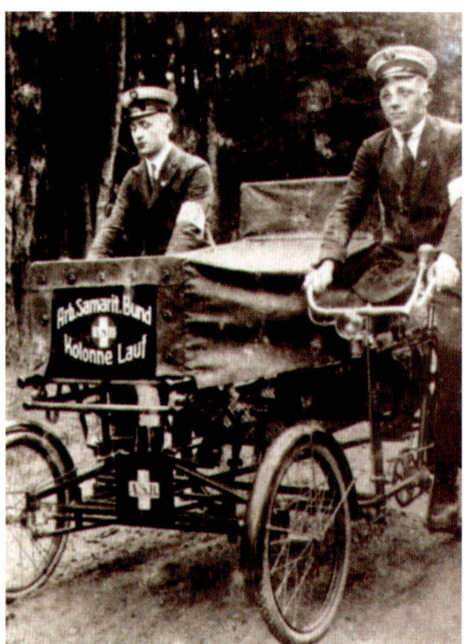

Abb. 12 ▶ Sanitätskolonne mit Victoria-Ambulanzwagen, 1925 (Foto: Archiv W. Tanzer)

mithilfe der Sexualität den Umsatz zu steigern, was man heute als „sex sells" bezeichnet. In dieser Zeitschrift wurde auch erstmals für Kondome (aus Fischblasen) geworben, sie enthielt auch eine Anleitung zur Herstellung von Menstruationsbinden. Bislang hatte sich die vornehme Dame an diesen Tagen als unpässlich zurückgezogen. Die Arbeiterin oder Bäuerin hatte dieses Privileg nicht und musste einfach weiter arbeiten.

Die Erkenntnisse über den notwendigen Schutz vor gefährlichen Krankheitserregern wurden im Nationalsozialismus mit dem völkischen Denken verknüpft. Der Rassenwahn tobte sich in Deutschland in seiner perfidesten, aber auch perfektionierten Form aus. Rassen"hygieniker" versuchten, dem Rassismus einen wissenschaftlichen Anstrich zu geben. Ein Bild aus einem Schwesternschaftskalender des Jahres 1936 (leider recht unscharf und schlecht reproduziert) machte u.a. Juden und Marxisten zu Infektionserregern und appellierte an dumpfe Instinkte. Leider zeigt die Geschichte, dass Derartiges immer noch und wieder, in Deutschland und anderswo, möglich ist.

Die Grundlagen der Hygiene wurden zweifelsohne im 19. und der ersten Hälfte des 20. Jahrhunderts gelegt. Asepsis und Antisepsis gehören zu den großen Errungenschaften, die die Medizin weit vorangebracht haben. Die mikrobiologische Diagnostik läuft im Grunde immer noch ab, wie bei Koch und Pasteur. Auch die Immunologie hat ihre Wurzeln in den Arbeiten von Ehrlich und Pettenkofer. Das 20. Jahrhundert hat hier diese Grundlagen weiterentwickelt. So wurden die Che-

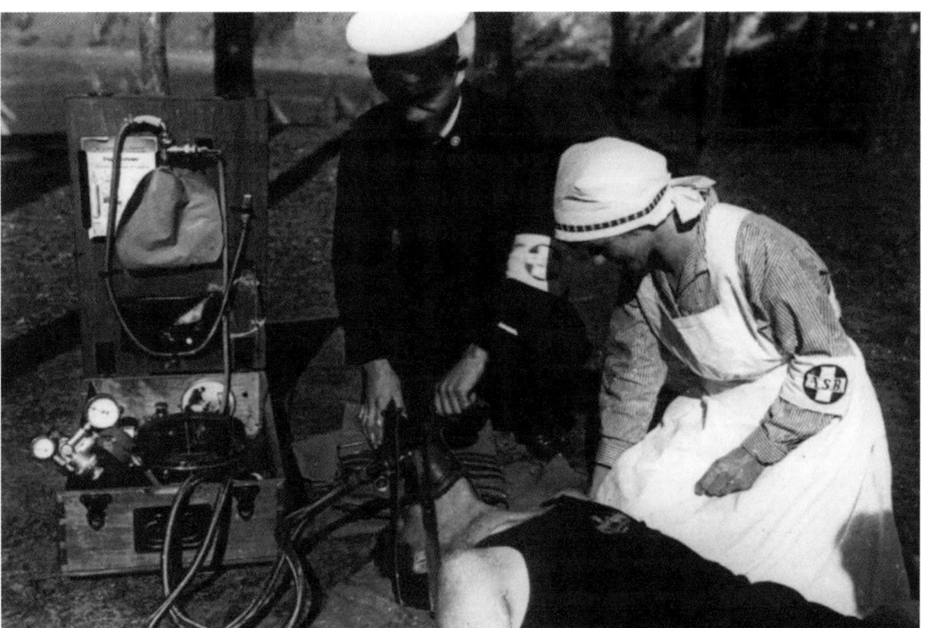

Abb. 13 ▶ Einsatz des Pulmotors, 1925 (Foto: Archiv W. Tanzer)

motherapeutika durch Antibiotika überholt. Heute fragen wir uns, ob diese segensreiche Entdeckung nicht auch ihre Schattenseiten hat (Multiresistenzentwicklung; s. Kap. 10.1). Die Gründung der Weltgesundheitsorganisation (WHO/OMS) 1946 hat zu der Internationalisierung der Bemühungen um die Gesunderhaltung der Weltbevölkerung beigetragen. Bereits die Vorgängerorganisation der UNO, der Völkerbund, hatte sich in den 1920er Jahren mit Gesundheitsthemen befasst, war aber wie bei manchen anderen Aufgaben relativ erfolglos geblieben.

Der Blick in die Historie zeigt: Medizinische Hygiene, Sozialhygiene und das Bewusstsein der Bevölkerung für Hygiene setzten sich erst langsam durch. Wie es aber manchmal ist, schlägt das Pendel auch oft genug in die andere Richtung aus: Marketing und Werbung verführen den unbedarften Verbraucher heute dazu, mit Hygienereiniger, Haushaltsdesinfektionsmittel, antibakteriellen Produkten und anderen unnötigen Artikeln eine übertriebene „Hygiene“ zu betreiben, die letztlich das Immunsystem lähmt und im Ergebnis Allergien, Neurodermatitiden und Immundefekte fördert. Der menschliche Organismus ist eben seit Millionen von Jahren darauf ausgelegt, sich ständig mit einer Vielzahl von Keimen und Noxen auseinanderzusetzen, ja mit ihnen in Symbiose zu leben. Wenn das plötzlich fehlt, kommt es zu unerwünschten Überreaktionen.

In der sogenannten Dritten Welt ist der Hygienestandard immer noch weit von dem der Industrieländer entfernt, da er für diese Länder unbezahlbar ist. Nicht das mangelnde Wissen ist hier ausschlaggebend, sondern die Armut.

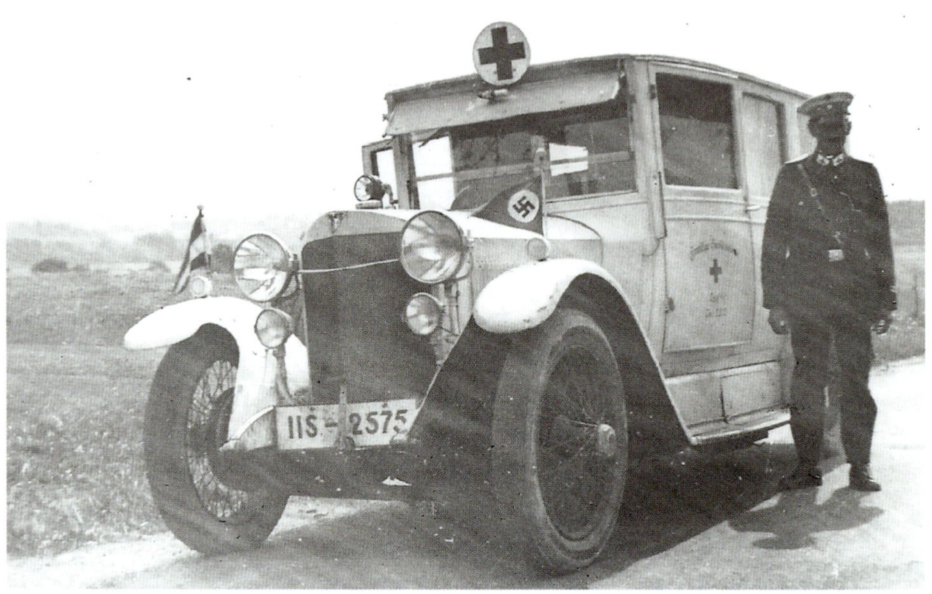

Abb. 14 ▶ ASB-Rettungswagen nach der Beschlagnahme 1933 (Foto: Archiv W. Tanzer)

Die Kolonialherrschaft in diesen Gebieten war (und ist immer noch) daran sicherlich nicht ganz schuldlos. Aber auch in den westlichen Industrieländern steht es nicht immer zum Besten. Drogen, Armut, Arbeitslosigkeit, Impfmüdigkeit und Umweltverschmutzung lassen Infektionen wieder aufleben, die man bereits als überwunden glaubte.

Ferntourismus, multiresistente Erreger, mutierte Bakterienstämme, Bevölkerungsexplosion, neue Erreger wie BSE/HSE und die AIDS-Problematik gehören zu den präsenten und zukünftigen Bedrohungen der Menschheit. Die überwiegend armen betroffenen Länder der Erde können sich nicht selbst helfen. Es bedarf der Solidarität der Völker, ohne Unterschiede in Religion, staatlicher oder politischer Zugehörigkeit und gesellschaftlichem Status, um diese Probleme zu lösen. Das erfordert ein großes Maß an Philanthropie und viel Geld. Erich Kästner, der oft als harmloser Kinderbuchautor vermarktet wird, war zugleich ein bissiger Gesellschaftskritiker. Er schrieb: „......... ach, gäbe es nur ein paar Dutzend Weise mit sehr viel Geld!“

▶ Entwicklung im Rettungsdienst

Auch die Entwicklung im Rettungswesen schritt nur langsam voran. Zunächst kam es noch auf den Transport, nicht auf die Erstversorgung an. Diese war noch bis in die 1950er Jahre weitgehend dem Ersthelfer überlassen. Bis weit nach 1925 fand der Transport mit menschlicher Kraft, z.B. mit dem Viktoria-Ambulanzwagen aus Nürnberg, statt (s. Abb. 12).

Immerhin war für Rettungseinsätze die maschinelle Beatmung mit dem Dräger-Pulmotor möglich, der 1907 patentiert und dann weiterentwickelt wurde (Abb. 13). Dieses Beatmungsgerät

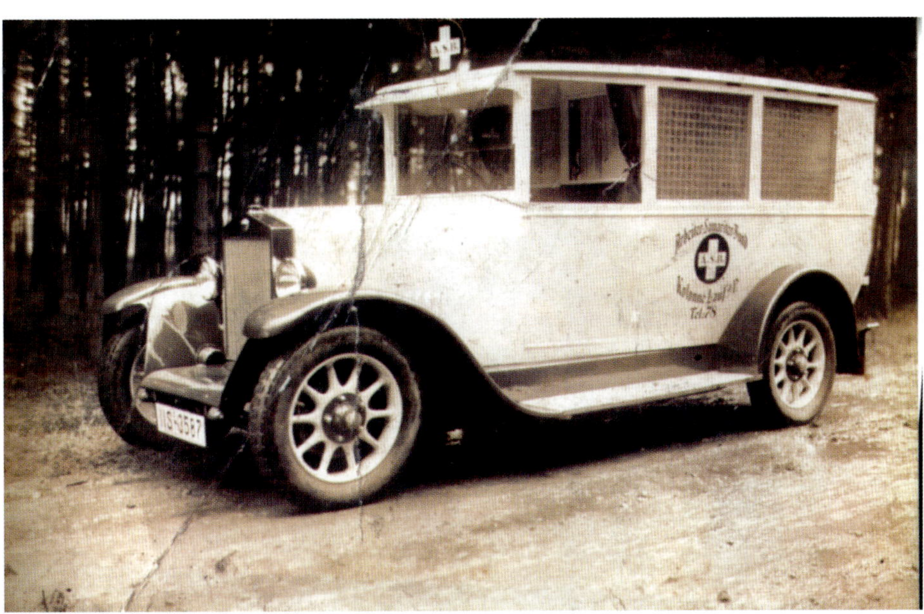

Abb. 15 ▶ FAUN-Rettungswagen, Lauf/Peg. 1925-1945 (Foto: Archiv W. Tanzer)

mit Sauerstoffgasflasche gehörte auch zur Ausstattung der motorischen Rettungswagen, z.B. eines FAUN von 1925 (Abb. 14).

ASB, Feuerwehren[12], kommunale und private Rettungsdienste waren seit 1933 mit dem Roten Kreuz „gleichgeschaltet“ und konnten erst nach 1945 wieder im Rettungsdienst tätig werden, wie das am Beispiel der Feuerwehr Hannover auf deren Homepage dargestellt wird.[13] Neben den beiden wieder begründeten Rettungsdienstorganisationen Arbeiter-Samariter-Bund (ASB) und Deutsches Rotes Kreuz mit seinen „Töchtern“ Bayerisches und Badisches Rotes Kreuz sowie Wasserwacht und Bergwacht bildeten sich nach 1950 die Johanniter-Unfall-Hilfe (JUH)[14] und der Malteser-Hilfsdienst (MHD).[15] Eine Folge dieser Pluralität ist, dass uns bis heute die organisationsübergreifenden Hygieneregelungen fehlen.

Hat es in der Entwicklung des Rettungsdienstes so etwas wie Hygienegeschichte gegeben? So richtig eigentlich nicht, wenn wir davon absehen, dass die sog. Chemnitz-Tasche, die ASB-eigene Sanitätsumhängetasche der 1920er Jahre Seife und Handtuch enthielt und der FAUN-Rettungswagen immerhin über ein Waschbecken und Wasserreservoir verfügte. Das Waschbecken im Rettungswagen fiel weg, als sich nach 1990 die Erkenntnis durchsetzte, dass stehendes Wasser im Kanister verkeimt. Seit 1965 war zudem als erstes konfektioniertes Händedesinfektionsmittel Sterillium®[16] auf dem Markt. Heute ist eine Fülle von vergleichbaren Produkten erhältlich, sodass der Anwender das Mittel aussuchen kann, das seinem Wunsch und seiner Hautverträglichkeit entspricht.

Eine echte Infektionsschutzkleidung war zu Anfang des organisierten Ret-

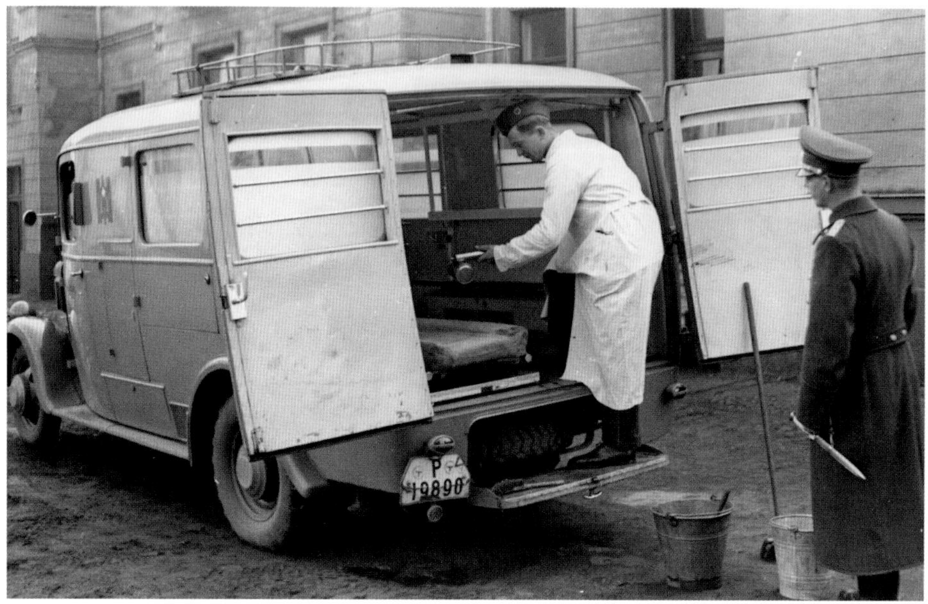

Abb. 16 ▶ Desinfektion eines Krankenwagens in der Zeit des 2. Weltkriegs (Foto: Georg Piper/DRK)

tungsdienstes auch nicht erhältlich, die Mitarbeiter trugen Uniform (und viele waren stolz darauf). Noch in den 1960er Jahre hatte jede Wache ihren „Tuberkulosewagen", der nach jeder Fahrt mit Formaldehyd bedampft wurde. Das Personal trug jedoch bei diesen Transporten seine reguläre Uniform ohne weitere Schutzmaßnahmen. Selbst der Mund-Nasen-Schutz war nur dem OP vorbehalten.

Als es 1967 zu Laborinfektionen und dem bekannten Ausbruch in Marburg kam, trugen die Sanitäter belüftete Klarsicht-Ganzkörperanzüge, die später von den bekannten Overalls[17] abgelöst wurden. Bei diesem Ausbruch handelte es sich um das erste Auftreten eines Virus, das dem heute als Ebola bekannten verwandt ist.[18] Es wird allgemein angenommen, dass es infizierte Labortiere waren, die die Infektion eingeschleppt hatten. Belastbare Beweise fehlen aber bis heute. Erst in den letzten Jahren hat sich die übertragungsorientierte Schutzkleidung langsam durchgesetzt. Näheres werden wir im Kapitel 9 besprechen.

Bei der Fahrzeugaufbereitung kamen nach Sprühdesinfektion und Defensorvernebelung die Formaldehydverdampfung mit anschließender Ammoniakneutralisation und die Flächendesinfektion mit RKI-gelisteten Mitteln. Stand der Wissenschaft und Technik ist heute die desinfizierende Reinigung mit den Mitteln und Verfahren der VAH-Liste.

Und die Zukunft? Warten wir es ab.

LITERATUR UND QUELLEN:

1 Trichinella spiralis ist ein Nematoden-Parasit, dessen Larven in die quergestreifte Muskulatur einwandern und über den Verzehr von ungenügend erhitztem Fleisch aufgenommen werden.

2 Maristan (von bimaristan) ist Persisch und bedeutet „Krankenhaus".

3 Abu Ali al Husain ibn Abdullah ibn Sina (980 – 1037), pers. Arzt und Universalgelehrter.

4 Heute: Feodossija (Krim).

5 Siehe die historische Beschreibung des Verlaufs in Meyers Großes Konversations-Lexikon, Band 9, Leipzig: Bibliogr. Inst. 1908, S. 573.

6 Quelle: Gesetz-Sammlung für die Königlichen Preußischen Staaten 1839, Nr. 12, S. 156-158, hier S. 156. Unter: http://digital.staatsbibliothek-berlin.de/werkansicht/?PPN=PPN781545846&PHYSID=PHYS_0016&USE=800.

7 Als Schlafburschen, Bettgeher oder Schlafgänger wurden Schichtarbeiter oder Tagelöhner ohne eigene Wohnung bezeichnet, die gegen Entgelt die Schlafstätten von Wohnungsinhabern stundenweise mieteten, wenn diese abwesend waren (vgl. Johann Friedrich Geist, Klaus Kürvers: Das Berliner Mietshaus. Drei Bände. München 1980–1989).

8 Schomann, Stefan (2013) Im Zeichen der Menschlichkeit. München: DVA; ISBN 978-3-421-04609-3.

9 Beck, Konrad (1999). Die Sache des Gustav D. Der Roman der Arbeiter-Samariter. Berlin: Pharus-Verlag; ISBN 3-929223-82-1; siehe auch: https://www.asb.de/de/news/archiv/wie-alles-begann.

10 Vgl. http://www.samaritan-international.eu/?lang=de.

11 Von Jacob Ezekiel Aronssohn, Berlin: Schmidt, 1805.

12 Vgl. http://www.feuerwehrverband.de/ak-feuerwehrgeschichte.html.

13 Vgl. http://www.hannover.de/Leben-in-der-Region-Hannover/Sicherheit-Ordnung/Feuerwehr-Hannover/Rettungsdienst2/Die-Geschichte-des-Rettungsdienstes-der-Feuerwehr-Hannover.

14 Vgl. http://www.johanniter.de/die-johanniter/johanniter-unfall-hilfe/juh-vor-ort/landesverband-berlin-brandenburg/ueber-uns/geschichte/.

15 Vgl. http://www.malteser-geistlicheszentrum.de/geschichte-der-malteser.html.

16 Vgl. Broschüre der Hartmann AG „50 Jahre Sterillium® – 50 Jahre Vertrauen", unter: http://www.bode-science-center.de/fileadmin/user_upload/download-de/Supplement_Sterillium_Studien_DE.pdf.

17 Vgl. http://www.bbk.bund.de/DE/TopThema/TT_2014/Aktuelle_Infos_Ebola_okt_2014.html.

18 Daher die Bezeichnung Marburg-Virus bzw. Marburg-Fieber für das spezielle hämorrhagische Fieber.

4 Klein (und gemein?): Mikrobiologie

Notfallsanitäter, Rettungsassistenten und -sanitäter sind keine Mikrobiologen. Sie sollen und wollen auch keine sein. Für die Erfüllung ihrer Aufgaben ist es aber schon nötig, dass sie Grundkenntnisse der Mikrobiologie haben und sie verstehen. Dies – und nicht mehr – will das folgende Kapitel vermitteln.

Dabei soll und muss klar sein, dass es den keimfreien Menschen nicht geben kann und auch nicht geben soll. Der menschliche Organismus ist auf die Symbiose mit den Mikroorganismen dringend angewiesen.[1] Die Hautflora schützt vor der Besiedlung mit pathogenen Keimen, die Darmflora hilft uns bei der Verdauung und zusammen halten sie das Immunsystem in ständiger Bereitschaft, um im Fall einer Invasion pathogener Organismen sofort bereit zu sein. Von den vielen tausend Bakterienspezies, die den Menschen besiedeln, sind nur wenige pathogen.

Das Immunsystem verhält sich genau wie die Rettungsdienstmitarbeiter: Wenn es nichts zu tun hat, kommt es auf dumme Gedanken. Kinder, die auf dem Bauernhof aufwachsen und barfuß in Kuhfladen treten oder gelegentlich auch einmal Hühnerdreck essen, haben signifikant seltener Allergien oder Neurodermatitiden als die Großstadtkinder, von denen die besorgte (Helikopter-)Mutter allen möglichen Schmutz („Iiih, das ist bäbäh!!!") fernhält.

- Jeder Quadratzentimeter Hautoberfläche ist Wohnsitz von 6×10^3 KBE[2] Bakterien, auch wenn Sie gerade frisch geduscht sind.
- Ihr Mundspeichel enthält 10^6 KBE/ml, und genauso viele hält der Dünndarm parat.
- Der Dickdarm besitzt viele Milliarden Bakterien in jedem Kubikzentimeter, und er hat sie auch dringend nötig; ohne sie ist keine Verdauung möglich.
- Und Ihre Haut ist der dauernde Wohnsitz von mindestens 20.000 Haarbalgmilben. Wenn Sie die nicht hätten, würden Sie viel mehr Hautunreinheiten haben. Sie vertilgen schließlich einen Großteil des produzierten Talgs.

4.1 Die Sichtbarmachung von Erregern – mikrobiologische Untersuchung

Die größte Gefahr liegt in Dingen, die man nicht sehen kann. Das haben bereits die Infektiologen des 19. Jahrhunderts erkannt. Zu ihren großen Arbeitsleistungen gehört, dass es ihnen gelungen ist, Erreger sichtbar zu machen. Namen wie Robert Koch und Hans C. J. Gram (1853 – 1938) stehen für die vielen Wissenschaftler, die daran gearbeitet haben, die mikrobiologische Diagnostik zu ermöglichen. Dabei haben sich die Techniken in den Grundzügen bis heute eigentlich nur marginal verändert. Zwar hat längst der Computer Einzug in die Labore gehalten, er stellt aber nur ein Hilfsmittel dar. Die eigentliche Labordiagnostik ist immer noch – und bleibt es hoffentlich auch – Handarbeit, die mit dem Geschick und der Erfahrung des Diagnostikers über Erfolg und Misserfolg entscheidet.

Mikrobiologische Untersuchungen sind aus vielen Materialien möglich:

- Punktat (durch Punktion gewonnene Gewebeprobe/Flüssigkeit)
- Sputum
- Blut
- Sekrete
- Abstriche/Abdruckkulturen
- Urin
- Stuhl
- Präparate.

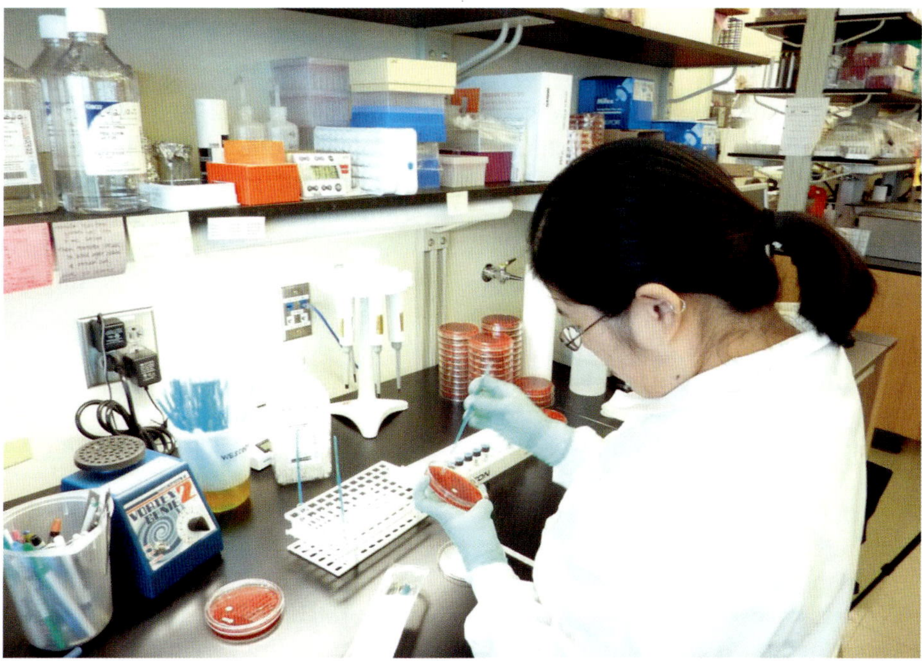

Abb. 1 ▶ Mikrobiologisches Labor des Centers for Disease Control and Prevention (Foto: Centers for Disease Control and Prevention, CDC)

Aus diesen Materialien kann entnommen, präpariert, gefärbt und untersucht werden. Mikrobiologische Untersuchungen gehören nicht zu den Aufgaben der Mitarbeiter im Rettungsdienst, aber es erscheint doch sinnvoll, etwas über den Ablauf einer solchen Untersuchung zu wissen.

▶ Aseptische Vorgehensweise

Das Material wird unter streng aseptischen Bedingungen entnommen (also mit sterilem Instrumentarium ohne Rekontamination), nicht antiseptisch! Würde eine Probenentnahmestelle vor der Entnahme desinfizierend gereinigt, erhielte man ein verfälschtes Ergebnis. Der Transport bzw. die Aufbewahrung muss in einem geeigneten Gefäß erfolgen. Die erforderlichen sterilen Gefäße für die jeweilige Untersuchung sind in den Untersuchungslabors erhältlich.

▶ Eindeutige Beschriftung

Nur ein Gefäß, das unverwechselbar mit den Personalien, der Untersuchung, (bei Umgebungsuntersuchungen) der Entnahmestelle und dem Entnahmezeitpunkt gekennzeichnet ist, garantiert eine erfolgreiche Untersuchung.

▶ Vollständiges und korrektes Ausfüllen des Begleitzettels

Der Begleitzettel muss neben den Personalien und dem Einsender und Kostenträger folgende Angaben enthalten:

- Entnahmestelle und gewünschte Untersuchung
- Umfang der Untersuchung
- Mikroskopie
- Keimidentifikation/Kultur
- Resistenzbestimmung (Der behandelnde Arzt will – und muss – wissen, welches Antibiotikum er zu verordnen hat.)
- ggf. die Frage nach der Keimzahl pro ml oder cm^2
- (Verdachts-)Diagnose (Der Mikrobiologe muss wissen, wonach er zu suchen hat.)
- bestehende Antibiose- oder Chemotherapie (Der Mikrobiologe muss wissen, ob das Ergebnis evtl. durch die Therapie verfälscht sein kann.).

▶ Sofortiger Transport ins Labor

Es muss eine geeignete Aufbewahrung gewährleistet sein, damit dem Labor verwendungsfähiges Material zur Verfügung steht. Dabei sollen Proben, die der Keimidentifikation dienen, bis zur Untersuchung bebrütet werden. Erreger, die für Menschen pathogen sein können, wachsen am besten bei menschlicher Körpertemperatur. Ausnahme sind Blut- oder Punktatkulturen in Kulturflaschen. Die modernen Kulturmedien zeigen bei Bebrütung ein so „gutes“ Wachstum, dass das Ergebnis verfälscht wird, wenn ausgerechnet die Bakterien, nach denen wir nicht suchen, schneller wachsen als die gesuchten. Wird hingegen die Angabe der Keimzahl gewünscht, wie das bei Wasser- oder Flächenuntersuchungen der Fall ist, so ist ein gekühlter Transport erforderlich.

▶ Bestimmung der Kultur

Im Fernsehen sieht das so einfach aus: Der geniale junge Assistenzarzt, auf den die Schwestern so fliegen, entnimmt Material, streicht es unnachahmlich elegant auf den Nährboden aus und hält die Petrischale gegen das Licht. Dann diktiert er seine Diagnose und die Therapieempfehlung. So einfach ist es im wirklichen Leben nie! Es ist viel schwieriger:

Nach der Entnahme wird die Kultur so lange bebrütet, bis ein Wachstum festzustellen ist. Daraufhin wird unter aseptischen Bedingungen aus einer gewachsenen Bakterienkolonie Material entnommen und auf verschiedene Nährböden ausgestrichen.

Aus der Wachstumsform und den Verfärbungen der Bakterien auf den unterschiedlichen Nährböden kann der erfahrene Untersucher bereits eine bestimmte Keimart erkennen. Aufgrund der Farbe der Kultur auf dem Nährboden kann zum Beispiel zwischen dem meist apathogenen[3] Staphylokokkus epidermidis[4] (früher: albus[5]), einem Hautkeim, und dem Eitererreger Staphylokokkus aureus[6], der seinen Namen von seinem goldgelben Wachstum hat, unterschieden werden. Die Technik des Drei-Ösen-Ausstrichs ermöglicht die Verdünnung bzw. Vereinzelung auf dem Nährboden und damit die Isolierung der Reinkultur.

Dann erfolgt das Ausstreichen auf einem Objektträger, das Fixieren und Anfärben. Die häufigste Färbemethode wurde von dem dänischen Mikrobiologen Hans Gram entwickelt. Die Differenzierung in *grampositiv* und *gramnegativ* ist jedem geläufig, der sich auch nur wenig mit der Materie befasst hat. Bei der Gramfärbung werden Keime, die sich blau färben, als grampositiv, und die sich rot färbenden als gramnegativ bezeichnet. Diese Unterscheidung hilft bei der Diagnostik, sagt aber zunächst nur etwas über den Zellwand- oder Kapselaufbau aus, jedoch

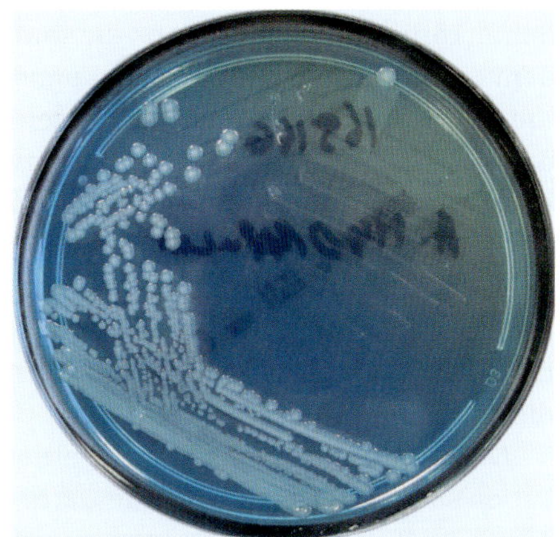

Abb. 2 ▶ Aeromonas hydrophila (ein Darmbakterium) auf Agar-Nährboden, angezüchtet aus Blutprobe eines Diarrhö-Patienten (Foto: Nathan Reading, Halesowen, Großbritannien)

noch nichts über eine mögliche Pathogenität. Allerdings kann vereinfachend gesagt werden, dass ...

- gramnegative Bakterien eine dünnere und damit fragilere Membran haben. Sie kommen dementsprechend eher in geschützten Habitaten vor, im Körper z.B. in Darm, Harntrakt oder Bronchialsystem. Sie sind gegenüber Strahlung, Temperatur und Desinfektion meist empfindlicher als die grampositiven Bakterien.
- grampositive Bakterien mit einer stabilen Membran ausgestattet sind. Sie leben auf der Haut, können aber auch auf unbelebten Oberflächen länger durchhalten. So bleiben Staphylokokken manchmal über Monate vermehrungsfähig. Gegenüber physikalischen und chemischen Einflüssen sind sie widerstandsfähiger als die gramnegativen Bakterien.

Beim Färbevorgang werden die auf dem Objektträger fixierten Keime unterschiedlichen Färbelösungen, danach Alkohol oder anderen Entfärbelösungen und Wasser ausgesetzt und dann getrocknet.

Bei der anschließenden Untersuchung unter dem Lichtmikroskop kann man dann oft schon eine Aussage über die Keimdifferenzierung machen.

Nicht immer kann die Keimidentifikation so leicht erfolgen. Gerade Darmkeime sind ein gutes Beispiel dafür. Sie sehen meist stäbchenförmig, also sehr ähnlich aus, haben aber die Eigenschaft, beim Wachsen in verschiedenen Kulturmedien diese durch ihre Stoffwechselprodukte farblich zu verändern. Das macht sich die *Technik der Bunten Reihe* zunutze. Hier werden Kulturen in verschiedene Medien eingebracht. An der Veränderung der Farbe, die als Indikator auf bestimmte Eigenschaften bzw. Stoffwechselvorgänge der untersuchten Bakterien hinweist, erkennt der Untersuchende nunmehr die Keimart. Oft wird diese Bunte Reihe noch wie in früheren Zeiten in Reagenzgläsern dargestellt. Moderne Kulturmedien wie der EnteroPluri® bieten Fertigmedien an, die nach dem Beimpfen und dem Wachsen mit einer Kontroll-Farbtabelle verglichen werden und so die Aussage erleichtern. In fortschrittlichen Labors ist bereits eine maschinelle Auswertung möglich. Der Farbvergleich erleichtert die Diagnose und erlaubt eine geeignete Therapie.

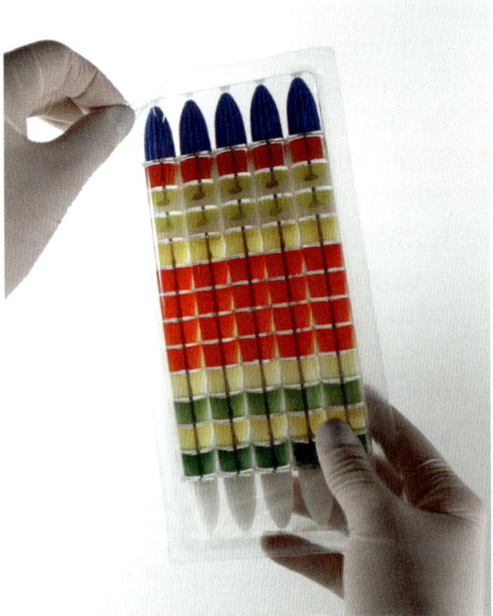

Abb. 3 ▶ EnteroPluri-Test mit 12 Kammern mit speziellen Nährböden (z.B. Glucose, Lactose, Lysin): Über den Farbumschlag der Nährböden und Überprüfung mit Farbliste kann der Mikroorganismus bestimmt werden (Foto: Liofilchem).

▶ Bestimmung der möglichen Antibiose

Die Arbeit des mikrobiologischen Labors ist mit der Diagnose aber noch nicht zu Ende. Es soll schließlich herausgefunden werden, welche Medikamente gegen die Infektion eingesetzt werden können. Deshalb werden mit unterschiedlichen Antibiotikalösungen getränkte Filzplättchen auf die Nährböden gelegt. Aufgrund der dadurch entstehenden Hemmhöfe ist zu erkennen, welche Medikamente gut, schwach oder gar nicht wirken. Man unterscheidet Empfindlichkeit (gut wirksam), intermediäre Wirksamkeit (schwach wirksam) und Resistenz (gar nicht wirksam). Nach Beurteilung des Krankheitsbilds und der Stoffwechsellage des Patienten kann nun eine adäquate Therapie eingesetzt werden.

Die Resistenzprüfung ist zwingend notwendig, damit gezielt behandelt werden kann. Eine Ursache für die

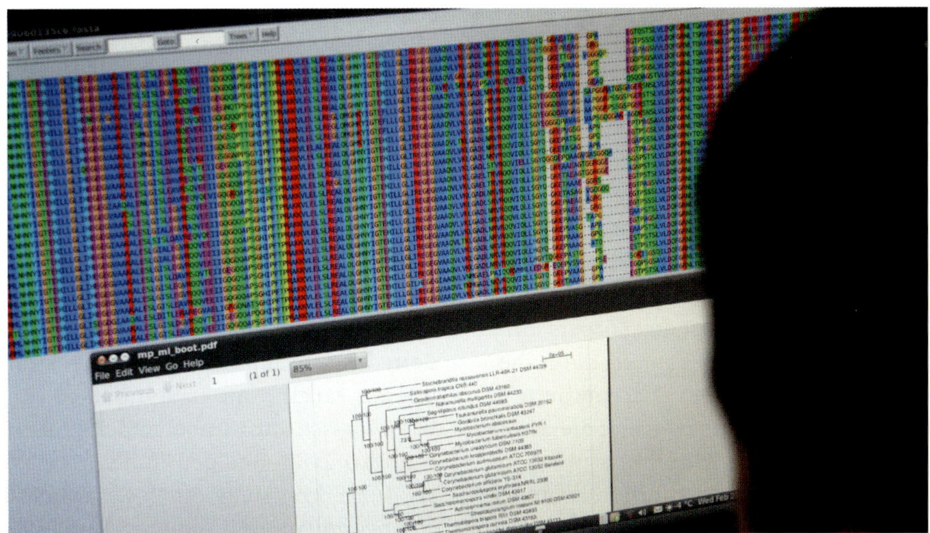

Abb. 4 ▶ Bakterienbestimmung am Computer (Foto: Leibniz-Institut DSMZ-Deutsche Sammlung von Mikroorganismen und Zellkulturen GmbH, Braunschweig)

zunehmende Resistenz- und Multiresistenzentwicklung in der Krankenhaushygiene, aber auch zunehmend in der ambulanten hausärztlichen Versorgung, liegt darin, dass zu viele Antibiotika ohne dieses Testverfahren verordnet werden, was zur Unwirksamkeit führt und laufende Neuentwicklungen antibiotisch wirksamer Medikamente notwendig macht. Irgendwie sind die Keime der Entwicklung immer einen Schritt voraus!

Die beschriebenen Labortechniken gelten für die Bakteriendiagnostik und nur eingeschränkt für Pilze. Viren können nicht auf unbelebten Nährböden gezüchtet werden. Sie werden zum Beispiel auf Hühnerembryonen angezüchtet, wobei zur Differenzierung Labortiere oder die Untersuchung von Antigenen oder Antikörpern mit serologischen Methoden erforderlich sind.

Die neueste Form der mikrobiologischen Diagnostik hat ihren Ursprung in der Technik der Polymerase-Kettenreaktion (Polymerase Chain Reaction, PCR). Hier werden die Erreger zunächst genetisch-labortechnisch multipliziert, um ausreichend Material zur Verfügung zu haben. Die vervielfältigte DNA des Erregers wird dann mit bekannten Genomen in bestehenden Datenbanken abgeglichen (s. Abb. 4).

Endoparasiten[7] können direkt unter dem Mikroskop oder durch die Antikörperreaktion nachgewiesen werden. Die Antikörperreaktion stößt bei Immundefekten an ihre Grenzen, zum Beispiel bei HIV[8]-infizierten Menschen, Zytostasepatienten[9] und bei anderen Immunschwächeerkrankungen. Für den Nachweis von Prionen (s.u.) existiert noch keine klinisch geeignete Diagnostik.

Letztendlich ist die Erfahrung der klinisch tätigen Ärzte und Laborassistenten nicht durch eine noch so ausgefeilte Labortechnik zu ersetzen.

4.2 Bakterien & Co. – Nicht alle sind gefährlich, manche schon!

Kolibakterien sind normalerweise harmlose Mitbewohner unseres Darms. Etwa ein Drittel der Stuhlmasse besteht aus Bakterien. Dennoch können sie krank machen, wenn sie in normalerweise sterile Regionen des Körpers eindringen. Infektionen können dann die Folge sein. Es gibt aber auch mutierte[10] Stämme dieser Kolibakterien, die auch im Darm, also in ihrem natürlichen Habitat, durchaus gefährlich werden können. Zu diesen gehören die enterohämorrhagischen[11] Escherichia coli (EHEC) (in den USA werden sie liebevoll als Hamburger Disease bzw. Big Mac Attack bezeichnet).[12] Sie haben ihr natürliches Habitat im Rinderdarm, werden mit unzureichend durchgebratenem Fleisch übertragen und rufen vor allem bei jungen Menschen und Kindern gefährliche Krankheitsbilder hervor. In Deutschland sehen wir sie vor allem bei Kindern, deren Mütter es besonders gut meinen und ihren Kindern die gute, unbehandelte, noch kuhwarme Milch vom Bauernhof geben. Es ist logisch, dass unbehandelte Milch mit Darmbakterien der Rinder belastet ist. Die Erkrankung durch Escherichia coli beginnt mit oft blutigen Durchfällen und kann zur schweren Hämolyse[13] bis hin zum Nierenversagen führen. Nicht rechtzeitig adäquat behandelt, kann sie zur Dialysepflichtigkeit oder zum Tod führen. Es handelt sich also in diesem Fall um einen entarteten Sym-

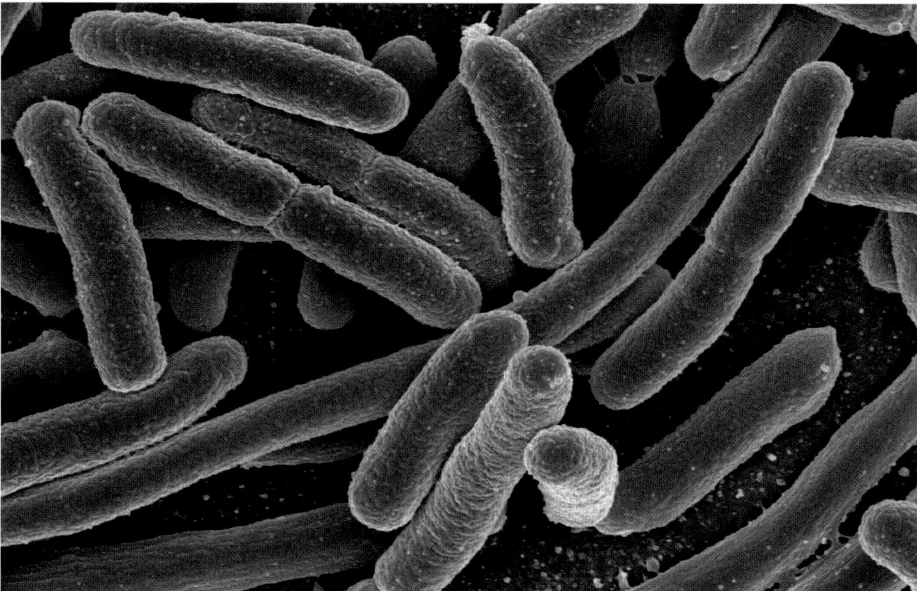

Abb. 5 ▶ Elektronenmikroskopaufnahme von Escherichia coli (Foto: National Institute of Allergy and Infectious Deseases, USA)

bionten, der sich zu einem tödlichen Risiko entwickelt.

Ein anderer Ablauf ist bei vielen Erregern wie den bekannten und – meist zu Unrecht – gefürchteten Legionellen (Legionella pneumophila[14]) zu erkennen. Diese kommen hauptsächlich im Süßwasser vor. Als Aerosol beim Duschen eingeatmet wird ein intaktes Immunsystem ohne Weiteres mit diesen Erregern fertig. Immungeschwächte – das können bereits Diabetiker oder chronische Raucher sein – können an einer atypischen Pneumonie erkranken. Es handelt sich hier also um einen opportunistischen Keim, der nur den geschwächten Körper befällt und dann zum Krankheitsauslöser wird. Die Inhalation ist übrigens der einzige Infektionsweg der Legionellen. Eine Übertragung von Mensch zu Mensch kommt nicht vor. Der Legionellenkranke ist nicht infektiös.

Die Kenntnis dieser Mechanismen ist grundlegend für das Verständnis der Infektiologie.

▶ Infektion

Eine Infektion ist nicht mit einer Krankheit identisch. Eine Infektion ist die Ansiedlung, das Wachstum und die Vermehrung von Mikroorganismen in einem Makroorganismus. Dieser zeigt Abwehrreaktionen oder Schädigungen. Die Infektion ist also die Auseinandersetzung zwischen dem menschlichen, tierischen oder auch pflanzlichen Wirt und einem mikrobiellen Erreger. Selbstverständlich spielen nicht nur die Art des Erregers, sondern auch der Übertragungsweg und die Keimzahl eine Rolle. Zur Erinnerung: Der beste Schutz gegen Infektionen sind eine intakte Haut und ein intaktes Immunsystem. Staphylokokken können in einer sauberen, glatten, blutenden Wunde erst dann zum Eitererreger werden, wenn sie zu Zehntausenden auftreten. In einer verschmutzten, zerfetzten Wunde, bei Durchblutungsstörungen (Diabetiker) und anderweitig reduzierter Abwehr genügen bereits 100 Keime, um die Infektionskrankheit auszulösen.

▶ Kolonisation und Kontamination

Kolonisation und Kontamination bedeuten ebenfalls keine Infektion. Eine Kolonisation bedeutet in der Mikrobiologie die Ansiedelung von Mikroorganismen in einem Organismus, ohne ein Krankheitsbild hervorzurufen. Dabei kann es sich um Keime der physiologischen Flora wie Staphylokokkus epidermidis (Hautkeime) handeln, aber auch um potenziell pathogene Keime. Wie viele Menschen mit Staphylokokkus aureus kolonisiert (besiedelt) sind – auch mit dem multiresistenten –, kann nur geschätzt werden. In Gesundheitsberufen wird eine Quote von über 80 % angenommen, ohne Berücksichtigung der Resistenzen.

Eine Kontamination kommt bei Gegenständen oder Flächen vor. Hier sind die Keime in den wenigsten Fällen offen auf der sauberen Oberfläche zu finden und sterben dort auch meist recht schnell ab (von Ausnahmen abgesehen). Die Erreger befinden sich überwiegend in Verunreinigungen auf dem Gegenstand, finden dort Nahrung und Schutz vor Umwelteinflüssen wie Desinfektion und Sterilisation. Dadurch wird verständlich, warum Desinfektions- und Sterilisationsmaßnahmen ohne vorherige oder gleichzeitige Reinigung wirkungslos sind. Auch Sprüh- oder Nebeldesinfektion ohne Reinigung sind daher sinnlos. Kontaminiert können neben Instrumenten und Flächen auch Lebensmittel und Wasser sein.

Erreger brauchen ein Vehikel, um von einem Organismus zum anderen zu gelangen. Diese Vehikel sind neben den Händen unter anderem

- Aerosole (aerogen),
- fäkal-orale Schmierinfektionen,
- Lebensmittelinfektionen,
- Schleimhautkontakte (sexuell),
- Wunden (vektoriell),
- Arthropoden, also „Gliederfüßer" (meist Insekten, aber auch wie bei den Zecken Spinnentiere),
- Gegenstände oder Instrumente und
- die Plazenta.

▶ Definition der Infektionskrankheit

F. G. Jakob Henle (1809 – 1885) aus Fürth und Robert Koch aus Wollstein, die zu den Vätern der Mikrobiologie gehören, haben bereits im 19. Jahrhundert ihre Henle-Koch'schen Postulate erstellt, um eine Infektionskrankheit zu definieren:[15]

- Isolation des Erregers aus dem erkrankten Wirt (d.h. Erreger und Krankheit müssen klar assoziiert sein)
- Nachweis des Erregers in Reinkultur
- Durch die Infektion eines Organismus mit der Reinkultur des Erregers muss sich die typische Krankheit ausbilden.
- Aus dem Infizierten lässt sich wiederum der Erreger isolieren (d.h. er ist identisch mit dem ursprünglichen Erreger).

Mit der Ausbreitung und dem Verlauf von Infektionskrankheiten befassen sich die medizinischen Disziplinen der (klinischen) Infektiologie sowie Immunologie. Diese haben zur Beschreibung ihres Gegenstandes zahlreiche Fachtermini entwickelt, von denen einige im Folgenden erläutert werden sollen.

4.3 Immunologische und infektiologische Begriffe

▶ Epidemie

Eine Epidemie ist der Ausbruch einer übertragbaren Krankheit innerhalb einer Gruppe von Menschen oder Tieren, d.h. ein stark gehäuftes, aber zeitlich und örtlich begrenztes Vorkommen einer Infektionskrankheit. In der Zeitung mit den großen Buchstaben war bei einer Meningokokken-Meningitis vom „Killervirus aus Niederbayern" zu lesen. Diese Beschreibung ist mehrfach Unsinn, denn erstens handelt es sich bei rechtzeitiger suffizienter Behandlung um kein Killervirus. Zweitens handelt es sich um eine bakterielle Infektion und nicht um ein Virus. Drittens ist die Erkrankung keineswegs in Niederbayern heimisch, sondern sie tritt weltweit immer wieder auf. Diese Krankheit kann somit jeden treffen. Ausbrüche dieser Krankheit werden manchmal bei jungen Leuten festgestellt, die nach einem Diskothekenbesuch erkranken. Die in Diskotheken üblichen Speichel- und Schleimhautkontakte sind geradezu ideal für die Übertragung. Nach neuerer Darstellung des Robert Koch-Instituts[16] ist sogar *enger Kontakt* nötig. Die Krankheit tritt nach einer Inkubationszeit von drei bis fünf Tagen auf. Nach kurzer allgemeiner Symptomatik sind alle Zeichen der Hirnhautentzündung (Nackensteifigkeit, hohes Fieber, Bewusstseinsminderung), oft auch die klassischen Hautsymptome des Waterhouse-Friderichsen-Syndroms,

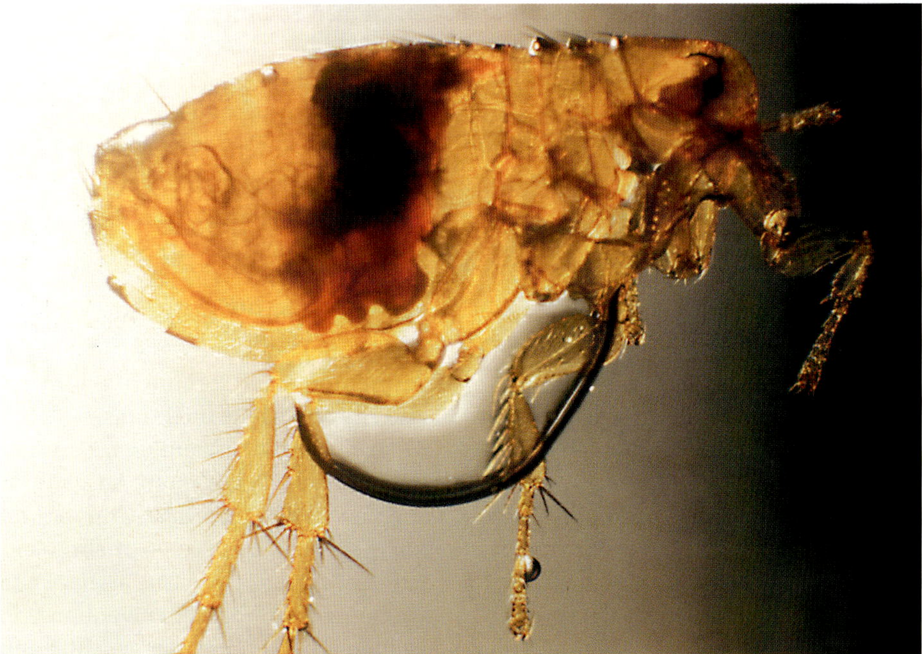

Abb. 6 ▶ Mit Yersinia pestis infizierter Floh. Der Erreger vermehrt sich im Verdauungstrakt und wird beim Biss des nächsten Wirtes regurgitiert (Foto: CDC).

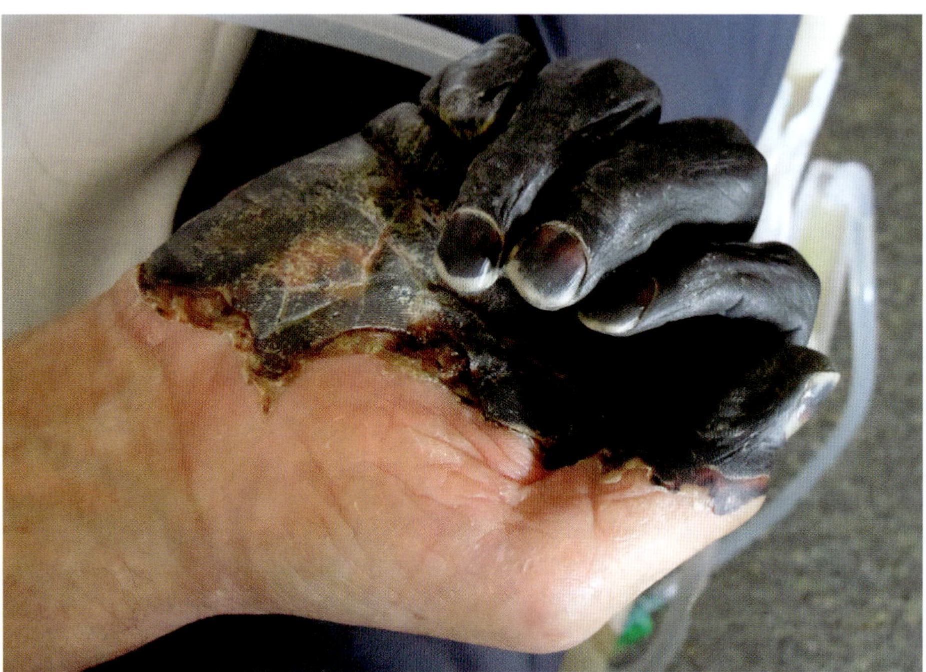

Abb. 7 ▶ Nekrose der Finger infolge von Pestinfektion über Kontakt zu Kleintieren (Patient überlebte, Füße und Hände mussten amputiert werden, Foto: CDC)

zu sehen. Es ist eine sofortige intensive Antibiotikatherapie notwendig. Kontaktpersonen sollten umgehend eine Antibiotikaprophylaxe in Form einer einmaligen Gabe von zum Beispiel 500 mg Ciprofloxacin erhalten. Das betrifft dann auch das Rettungspersonal, das ja bekanntlich meist erst nach der Exposition von der Infektion erfährt.

▶ Endemie

Eine Endemie bezeichnet das heimische Vorkommen einer Krankheit innerhalb einer Region, sie tritt dort also immer wieder oder ständig auf. Ein Beispiel ist die Pest in einigen Gegenden Indiens, die wegen der dortigen besonderen Lebensumstände kaum auszurotten ist. Ein kleiner Endemieherd der Pest sind aber auch die Prärien Nebraskas, wo die Touristen gerne Chipmunks (Backenhörnchen) füttern. Die Flöhe dieser Nagetiere dienen als Vehikel der Pesterreger (Yersinia pestis).

▶ Pandemie

Eine Pandemie ist die Ausbreitung einer Infektionskrankheit über Landesgrenzen oder Kontinente hinweg, also eine weltweite Infektionswelle. Ein Beispiel ist die Virusinfluenza in den Jahren 1919/20, die ihren Ausgang in Spanien hatte (spanische Grippe) und mit geschätzt 60.000.000 mehr Menschenleben gefordert hatte als der Erste Weltkrieg. Die schnelle Prävention von Pandemien ist eine der wichtigsten Aufgaben der Weltgesundheitsorganisation (WHO/OMS).[17]

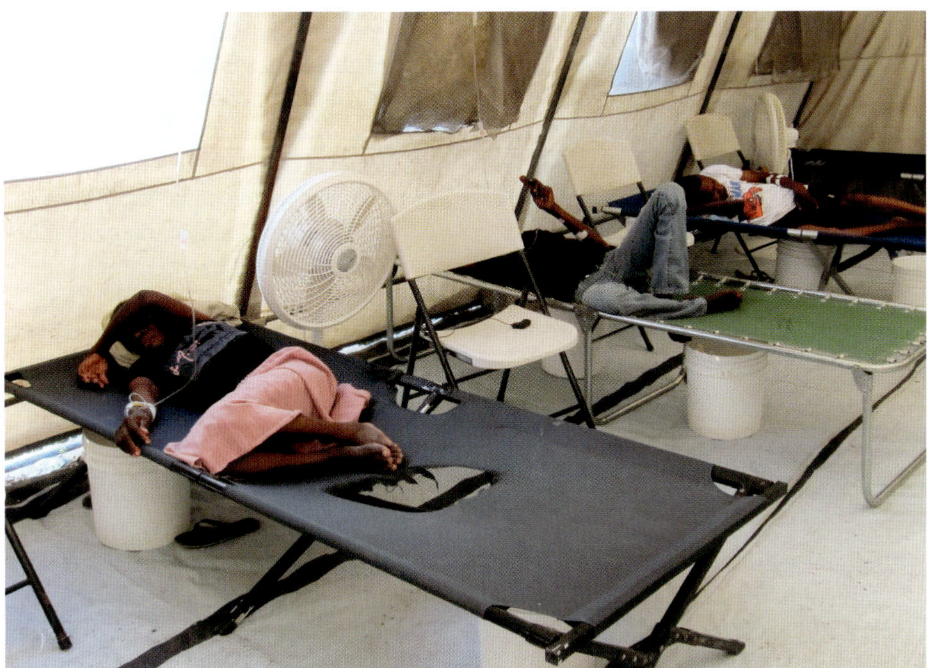

Abb. 8 ▶ Cholerabehandlungszelt in Haiti nach dem Erdbeben 2010 (bis dahin war die Krankheit in Haiti seit Jahrzehnten nicht mehr aufgetreten; Foto: CDC)

▶ Letalität

Hier wird das Verhältnis der Todesfälle durch eine bestimmte Erkrankung in Relation zur Zahl der Erkrankten angegeben, meistens in Prozent. So ist die Letalität bei Hepatitis C-Erkrankten sehr hoch, bei Hepatitis A jedoch sehr niedrig. Beides sind aber Leberinfektionskrankheiten, die ein schweres Krankheitsbild hervorrufen können.

▶ Mortalität

Die Mortalität ist die Anzahl der Todesfälle in einem bestimmten Zeitraum, bezogen auf 1000 Individuen einer Population (z.B. Gesamtbevölkerung eines Landes oder Bevölkerungsteile). Als Zeitraum wird in der Regel ein Jahr angenommen. Aktuelle Beispiele sind die Mortalität am erworbenen Immundefektsyndrom (AIDS) unter den bekannten Risikogruppen (homosexuelle Männer, Drogenabhängige) oder die Mortalität der Bevölkerung an Cholera in einigen Entwicklungs- und „Schwellenländern".

▶ Immunität

Zur körpereigenen Abwehr gehört neben der intakten Haut – die bekanntermaßen den besten Infektionsschutz darstellt – und der zellulären und humoralen[18] Abwehr die Immunität. Dabei handelt es sich um die durch Immunisierung entstandene spezifische Reaktionsbereitschaft gegenüber Antigenen. Das können bakterielle, virale oder andere Erreger, aber auch Fremdeiweiße sein. Es wird hier zwischen angeborener und erworbener

Immunität unterschieden; Immunität kann auch vorübergehend sein:

Bei *angeborener Immunität* treten mütterliche Immunglobuline (spezifische Abwehrkörper) durch die Plazenta in das Blut des Neugeborenen über. Dadurch entsteht eine Immunität in den ersten Lebenswochen, die im Lauf der Zeit nachlässt.

Immunität kann postnatal *erworben* werden ...

- nach einer *Erkrankung* und durchlaufener Immunreaktion des Körpers, zum Beispiel bei Röteln. Diese Immunität ist jedoch unsicher und kann im Lauf der Zeit nachlassen. Daher ist es sinnvoll, im Abstand von einigen Jahren den Antikörperstatus überprüfen zu lassen und ggf. nachzuimpfen. Gerade bei Röteln ist zu gewährleisten, dass jede Frau von der Menarche bis zur Menopause einen schützenden Rötelntiter hat.
- durch *aktive Impfung*. So sollte jeder über einen ausreichenden Tetanusschutz (Wundstarrkrampf) verfügen und sich nicht erst im Verletzungsfall impfen lassen.
- durch *passive Impfung*. Im Verletzungsfall erhält zum Beispiel der Verletzte zusätzlich zur aktiven Impfung das Tetanusimmunglobulin. Dadurch entsteht ein Schutz, der jedoch nur wenige Wochen anhält, aber die Zeit bis zum Wirksamwerden der aktiven Impfung überbrückt.
- durch eine *roborierende*[19] *Lebensweise*, durch welche die allgemeine Abwehrbereitschaft des Körpers gestärkt werden kann. Diese Möglichkeit wird im Volksmund als *Abhärtung* bezeichnet. Gesunde Ernährung und die Einhaltung allgemeiner Hygieneregeln, aber auch der wechselnde Kälte- und Wärmereiz (Saunabesuch) stärken den Körper in seinem Abwehrkampf gegenüber Krankheiten. Die Abhärtung stellt aber keine Immunität im eigentlichen Sinn dar, da sie nicht spezifisch, sondern allgemein wirksam wird.
- durch die Gabe von *unspezifischem Immunglobulin oder Interferonen* bei einigen Krankheiten. Interferone (lat. „sich einmischende" Proteine) wirken durch die Hemmung der intrazellulären Virusreplikation. Sie werden gegen verschiedene Virusinfektionen, aber auch gegen metastasierende Erkrankungen eingesetzt. Diese Therapieform ist noch ziemlich neu. Es liegen noch nicht ausreichend viele Studien vor.
- durch eine sogenannte *stille Feiung*. Der Organismus wird häufig mit geringen Infektionsdosen in Kontakt gebracht. Durch den ständigen Kontakt entwickelt sich auch ohne Impfung eine Immunität, ohne dass es zu einem echten Ausbruch der Krankheit kommt (stumme oder asymptomatische Infektion). Viele Menschen zeigen zum Beispiel einen positiven Tuberkulintest, ohne jemals daran erkrankt zu sein oder eine Impfung erhalten zu haben. Diese Immunität ist unsicher und muss immunologisch überwacht werden.

4.4 Die einzelnen Erreger

Nachdem wir die Fragen der Infektiologie und der Abwehr diskutiert haben, wollen wir jetzt die Mikrobiologie der Erreger betrachten.

4.4.1 Bakterien

Streptokokken sind Kugelbakterien. Sie wachsen in Form einer Kette. Häufig verursachen sie eine Halsentzündung (Angina). Streptokokken sind zudem in der Lage, ein Enzym zu bilden, das Blutgerinnsel auflöst (Streptokinase). Dies ist einerseits in der Medizin hilfreich, da diese Enzyme zur Auflösung von Gerinnseln bei Thrombosen und Infarkten eingesetzt werden können. Andererseits können sich Streptokokkeninfektionen unter der Haut ausbreiten und so das Bild des Erysipels entstehen lassen.

Staphylokokken sind ebenfalls Kugelbakterien, wachsen jedoch in einer typischen Haufen- oder Traubenform. Bei Wundinfektionen entsteht das Bild des Abszesses, also einer abgekapselten Eiteransammlung.

Andere Keime, zum Beispiel Proteus mirabilis, bilden Auswüchse, mittels derer sie untereinander Kontakt halten können. Einige Keime sind in der Lage, auf diese Weise Teile ihrer Erbsubstanz auszutauschen, was besonders bei der Resistenzentwicklung eine Rolle spielt. Das funktioniert sogar manchmal bei unterschiedlichen Spezies. Bei anderen Arten können solche Auswüchse auch der Fortbewegung dienen, wie bei Keimen, die im Wasser vorkommen.

Bakterien sind daran zu erkennen, dass sie ...

- einzellige Lebewesen sind,
- einen eigenen Stoffwechsel haben,
- keinen echten Zellkern, aber ein Kernäquivalent besitzen und aus diesem Grund als Prokaryonten be-

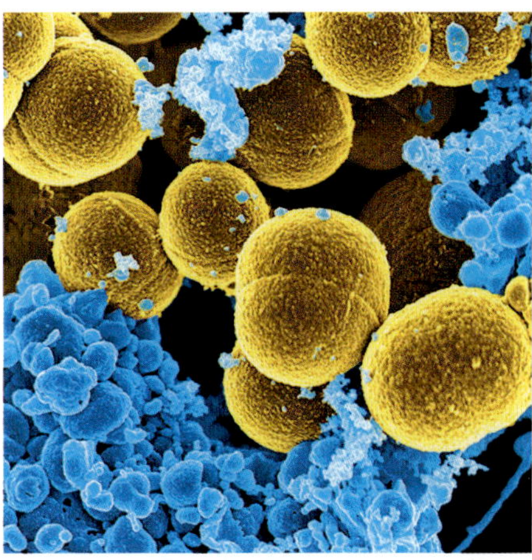

Abb. 9 ▶ Staphylokokkus aureus in 20.000-facher Vergrößerung durch Elektronenmikroskop, gelb eingefärbt die Bakterien, blau eingefärbt die weißen Blutkörperchen (Foto: CDC)

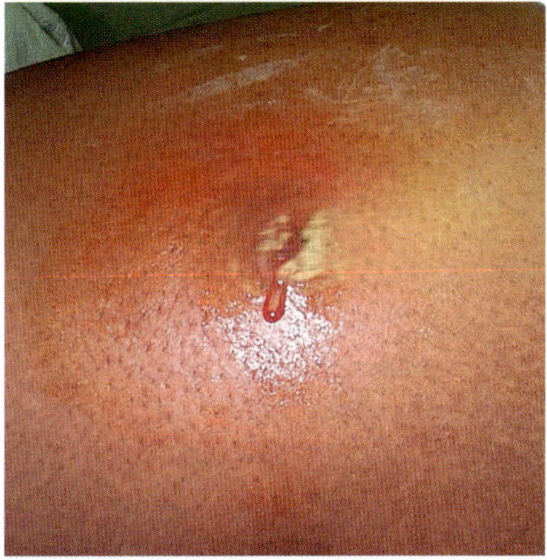

Abb. 10 ▶ Spontane Eröffnung eines Abszesses an der Hüfte einer MRSA-Patientin (Foto: CDC)

zeichnet werden (griech. pró káryon = „vor Nuss/Kern“),
- Organellen besitzen, die dem Stoffwechsel und anderen Lebensfunktionen dienen, und
- sich durch Zellteilung vermehren.

Die Vermehrung der Bakterien ist abhängig von ...
- dem Nahrungsangebot
- der Temperatur. Für den Menschen pathogene Keime wachsen bei circa 37 °C und werden als mesophil[20] bezeichnet. Es gibt aber auch thermophile[21] und psychrophile[22] Keime, die in extrem hohen oder niedrigen Temperaturen leben können.
- dem Sauerstoffangebot. Manche Bakterien benötigen Sauerstoff (Aerobier), andere sterben unter Sauerstoff ab (Anaerobier). Einige können sich diesen Umständen anpassen und werden fakultative Anaerobier genannt.
- dem Wassergehalt. Manche Bakterien sterben bei Wassermangel ab, andere bilden Dauerformen (Sporen).
- dem pH-Wert. Im mittleren Bereich können sich die meisten Bakterien vermehren, hohe oder niedrige pH-Werte lassen sie inaktiv werden oder absterben. Es gibt aber auch Organismen, die sich den dort herrschenden extremen Lebensbedingungen angepasst haben.
- der Zeit. Darmbakterien teilen sich bei guten Wachstumsvoraussetzungen alle 20 Minuten und verdoppeln sich damit. Das bedingt ein exponentielles Wachstum. So werden aus zehn Keimen innerhalb von nur gut drei Stunden 6000!

Bakterien werden nach ihren Merkmalen eingeteilt, d.h. nach ...
- ihrer Färbung zum Beispiel in grampositiv vs. gramnegativ; aber auch andere Färbungen gibt es.
- ihrer Form zum Beispiel in Stäbchen, Kokken (kugelförmig), Spirillen (wendel-/spiralförmig) usw. oder ihrer Kolonieform zum Beispiel in Staphylokokken (traubenförmig, s. Abb. 9), Streptokokken (kettenförmig), Diplokokken (paarweise) usw.
- ihrem Wachstum unter bestimmten Bedingungen, zum Beispiel in psychrophil, mesophil, thermophil oder aerob, anaerob.
- ihrer Bildung von Dauerformen, also Sporenbildung.
- ihren Fermentaktivitäten, zum Beispiel Katalase vs. Oxidase usw.
- ihrer Beweglichkeit bzw. dem Vorhandensein von Geißeln (Flagellen).
- ihrer Toxinbildung.

Nicht immer sind Bakterien die Feinde des Menschen. Bakterien sind im Grunde genommen faszinierende Wesen, denn sie können ...
- pathogen, fakultativ pathogen oder apathogen sein,
- nützlich oder schädlich sein,
- sich Umweltbedingungen anpassen,
- in Dauerformen überleben,
- resistent werden und
- Resistenzplasmide austauschen. Das sind die Bestandteile der Erbsubstanz, die Träger der Informationen zur Antibiotikaresistenz sind.

In den Bereichen, in denen sie Krankheiten verursachen oder potenziell gefährlich sind, werden sie erbarmungslos gejagt, zum Beispiel ...

- auf natürliche Weise durch die körpereigene Abwehr, durch das Hautmilieu und durch die nach Impfungen oder überwundenen Erkrankungen erworbene Abwehr;
- auf Flächen oder Gegenständen, auf Händen, in Wasser und Aerosolen durch Desinfektion, Filterung und Sterilisation;
- bei Erkrankungen im Körper chirurgisch, antiseptisch, chemotherapeutisch oder durch Antibiose.

4.4.2 Pilze

Pilze treten als Einzeller (z.B. Hefepilze) oder Vielzeller (z.B. Schimmelpilze) auf und werden neben Pflanzen und Tieren als eine eigene biologische „Gattung“ gesehen. Pilze bieten als Krankheitserreger ein buntes Bild. Zu den Sprosspilzen gehört der Candida albicans, der im menschlichen Organismus ein häufiger Bewohner der Atemwege ist und bei nur mäßiger Abwehr eine Pneumonie hervorrufen kann, also ein fakultativ pathogener Krankheitserreger ist.

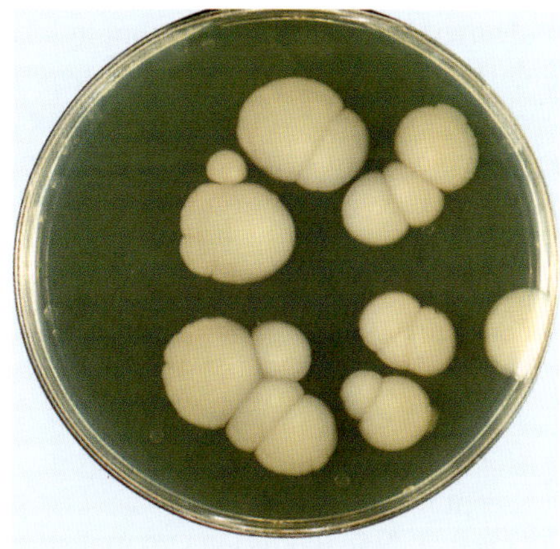

Abb. 11 ▶ Bei 20 °C bebrüteter Candida albicans (Foto: CDC)

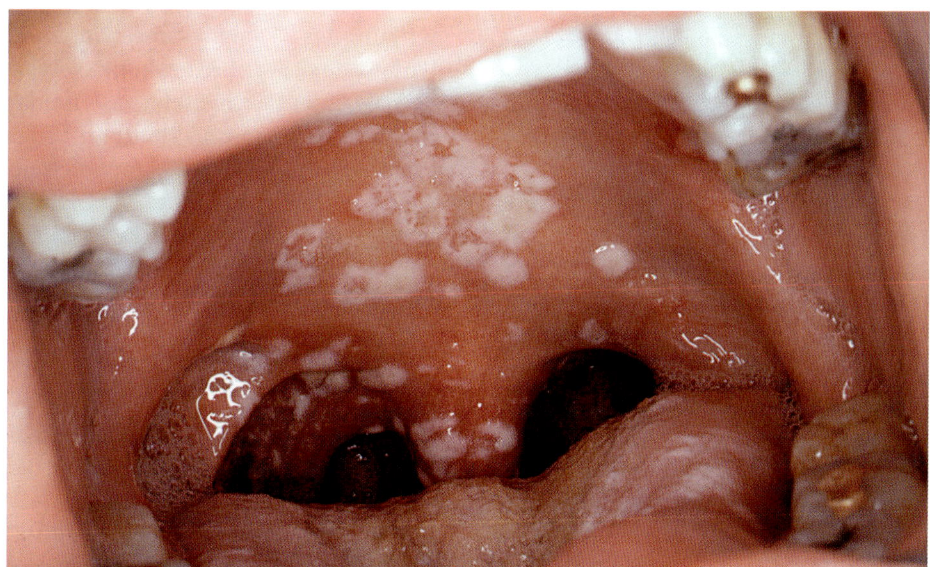

Abb. 12 ▶ Pharyngale Candidose bei immunsupprimiertem Patienten (Foto: CDC)

Fadenpilze wie der Trichophyton mentagrophytes wachsen in anderen Formen. Trichophyten sind häufige Erreger von Haut- und Nagelmykosen. Pilze sind etwas komplizierter aufgebaut als Bakterien, denn sie ...

- sind einzellige Lebewesen,
- besitzen einen eigenen Stoffwechsel,
- besitzen einen echten Zellkern (Eukaryonten, griech. *eû káryon* = „echter Kern"),
- besitzen wie Bakterien Organellen und
- vermehren sich unterschiedlich, nämlich:
  - › sexuell durch Sporen – diese sind im Gegensatz zu Bakteriensporen keine Dauerformen, sondern entsprechen eher dem Samen bei Pflanzen, und
  - › asexuell durch sogenannte Konidien – also Sprossungen, die wie Knospen aus einer Mutterzelle, nicht durch Zellteilung, entstehen.

Pilze können auch auf der unverletzten Haut wachsen (Dermatophyten). Deshalb sind sie der Schrecken der Bäder- und Umkleideraumhygiene. Das Problem liegt dann nicht in der Flächenhygiene, sondern beim Nutzer: Die Prophylaxe kann nur Erfolg haben, wenn u.a. die Haut der Füße trocken gehalten wird. Die Einsatzstiefel des Rettungsdienstes bieten diese Möglichkeit selten, deswegen sollten Schuhe zum Wechseln vorgehalten werden. In einem Fall haben wir hierzu die Stiefeltrockner mit Warmluftgebläse verwendet, wie man sie aus Berg- und Skihütten kennt.

Die morphologischen[23] Charakteristika der Pilze können variieren, infektiologisch relevant sind zum Beispiel

- Trichophyten: Sie Besiedlung der Hornhaut mit diesen Fadenpilzen führt zu Hand-, Fuß- und Nagelmykosen.
- Candida: Hefepilze können Schleimhäute besiedeln; die Erkrankungen werden als *Candidosen* oder bei Schleimhäuten auch als *Soormykosen* bezeichnet.
- Kryptokokkus: Der hefeähnliche bekapselte Pilz kommt hierzulande vor allem in Taubenkot vor und wird in Form von Staub inhaliert. Insbesondere bei immunsupprimierten Menschen führt der Erreger zu Lungenmykosen und Enzephalitis.

Die Bekämpfung von Pilzinfektionen oder -kolonisationen und -kontaminationen erfolgt ziemlich ähnlich wie bei den Bakterien. Antibiotika sind jedoch wirkungslos. Pilzwirksame Präparate (Fungizide bzw. Antimykotika) werden als Externa eingesetzt (z.B. Imidazol-haltige Salben und Tinkturen) oder systemisch gegeben (z.B. Amphotericin B oder 5-Flucytosin). Die Behandlung ist meist langwierig und muss durch entsprechende Hygienemaßnahmen unterstützt werden.

4.4.3 Viren

Der Dämon aus dem Busch: Das Ebola-Virus ist ein gefürchteter Vertreter der Viren, gegen den erst vor kurzem ein vielversprechender Impfstoff entwickelt wurde.[24] Auch hierzulande sind viele Virentypen heimisch und werden entweder unterschätzt oder dämonisiert. Die Wissenschaft der Virologie ist noch ziemlich neu und bringt in Zukunft sicher noch Überraschungen.

Viren ...

- sind keine echten Lebewesen,
- haben keinen eigenen Stoffwechsel,
- besitzen keinen Zellkern, jedoch entweder RNA oder DNA,
- kommen behüllt oder unbehüllt vor und
- vermehren sich ausschließlich durch Induktion neuer Viren in lebenden Zellen. Deswegen kann man sie auch nicht außerhalb lebenden Gewebes züchten, was die Diagnostik erschwert.

Zur Replikation benötigen Viren also eine Wirtszelle, die ihr „genetisches Programm" umsetzt. Die befallene Zelle baut nach der Infektion aus ihrem Erbmaterial neue Viren und entlässt diese aus dem Zellleib. Dabei entstehen in jeder Generation nicht wie bei der Zellteilung der Bakterien aus einer Zelle zwei; die befallene Körperzelle produziert viele Tausend „Tochter"-Viren. Das erklärt die Vehemenz, mit der sich Virusinfektionen entwickeln können. Dazu benötigt die Zelle bestimmte Enzyme, wie Hämagglutinin und Neuraminidase. Letzteres wurde von der Bekämpfung der Influenza her bekannt.[25] Als Prophylaktikum ist es wirkungslos. Von diesen Enzymen haben Viren auch ihre Kurzbezeichnungen.[26] Das Virus H1N1 ist das Pandemievirus der Influenza, das bereits mehrfach aufgetreten ist. H5N1 hingegen ist das Virus der aviären Influenza („Vogelgrippe"), das nur in wenigen Ausnahmefällen menschenpathogen wird.

Einige Viren sollten beachtet werden, da sie hautpathogen sein und damit potentiell zu Kontaktinfektionen führen können. Dazu zählen zum Beispiel:

- Herpesviren wie das Herpes-simplex-Virus (HSV), das die bekannten Herpesbläschen verursacht, oder das Varizella-Zoster-Virus (VZV), das für Windpocken und Gürtelrose verantwortlich ist;
- Papillom- und Polyomaviren, die zu Warzen, Condylomata acuminata (sog. Feig-/Genitalwarzen) oder gar Lymphomen der Haut führen;
- Pockenviren der Arten Variola und Vaccinia.

Andere Viren haben im Rettungsdienst deswegen besondere Bedeutung, weil sie auf dem Blutweg (hämatogen) übertragbar sind, u.a.:

- Hepatitis B,
- Hepatitis C,
- HIV.

Wieder andere sind fäkal-oral übertragbar:

- Hepatitis A, das bereits in sehr geringen Infektionsdosen eine Leberentzündung hervorruft,
- das Norovirus, das neben der fäkal-oralen Übertragung auch auf dem Weg der Hust-, Nies- und Sprechaerosole ansteckend ist und Magen-Darm-Erkrankungen auslöst.

In der Virenbekämpfung kommt der körpereigenen, angeborenen oder erworbenen Abwehr, der Immunprophylaxe (Impfung) und der Expositionsprophylaxe (Schutzkleidung, Isolierung) besondere Bedeutung zu. Eine

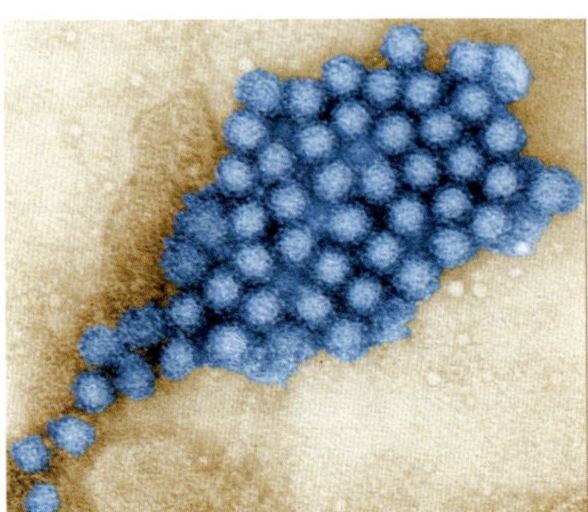

Abb. 13 ▶ Elektronenmikroskopaufnahme einer Ansammlung Noroviren bzw. Virenpartikel (Foto: CDC)

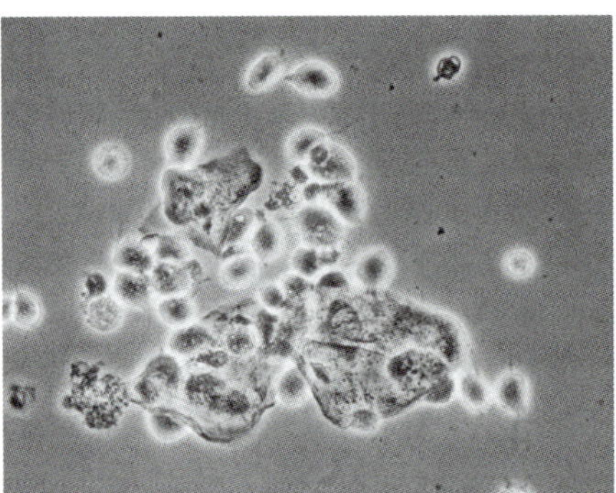

Abb. 14 ▶ Vaginalabstrich mit Trichomonas vaginalis (leicht zu erkennen an den Geißeln, Foto: CDC)

kausale Therapie existiert oft nicht! Die Maßnahmen der korrekten Asepsis und Antisepsis sind daher oft ausschlaggebend für den Erfolg. Im oder am Körper kommt eine Chemotherapie mit Antimetaboliten[27] oder selektiven Virushemmern[28] in Frage. Viruswirksame Medikamente greifen in den Zellstoffwechsel ein und sind somit keinesfalls harmlos! Vielfach unterliegen sie zu Recht den gleichen Bestimmungen wie zytostatisch wirksame Medikamente. Antibiotika sind grundsätzlich unwirksam.

Behüllte Viren wie das Influenza-, das HI- und das Ebola-Virus sind von Desinfektionsmitteln leichter aufzulösen als unbehüllte wie das Hepatitis-A-Virus.

4.4.4 Protozoen

Bei ihnen handelt es sich um

- einzellige Lebewesen,
- Eukaryonten[29] und
- hoch spezialisierte Lebewesen.

Oft besitzen sie einen komplizierten Entwicklungszyklus mit mehrfachem Wirtswechsel. Viele Protozoen werden durch Arthropoden[30] übertragen. Der tropische Erreger der Schlafkrankheit (Trypanosoma brucei) wird durch Mückenstiche übertragen, ähnlich wie die bis nach dem Zweiten Weltkrieg auch bei uns vorkommende Malaria.

Im Gegensatz dazu ist der Einzeller Trichomonas vaginalis direkt übertragbar und zählt zu den häufigsten Erregern sexuell übertragbarer Krankheiten. Deshalb müssen (wie immer bei STK[31]) bei einer Behandlung auch alle potenziellen Sexualpartner behandelt werden.

Protozoen sind meist gegenüber Desinfektionsmitteln unempfindlich, Antibiotika sind fast immer unwirksam. Für die Behandlung stehen spezielle Medikamente zur Verfügung. In der Regel ist eine ausführliche Beratung durch den Facharzt, Mikrobiologen oder Pharmazeuten erforderlich.

Mehrzellige Parasiten wie enteroparasitär lebende Würmer und andere Einzeller haben im Rettungsdienst nur wenig Bedeutung, weil meist die Gelegenheit zur Übertragung fehlt.

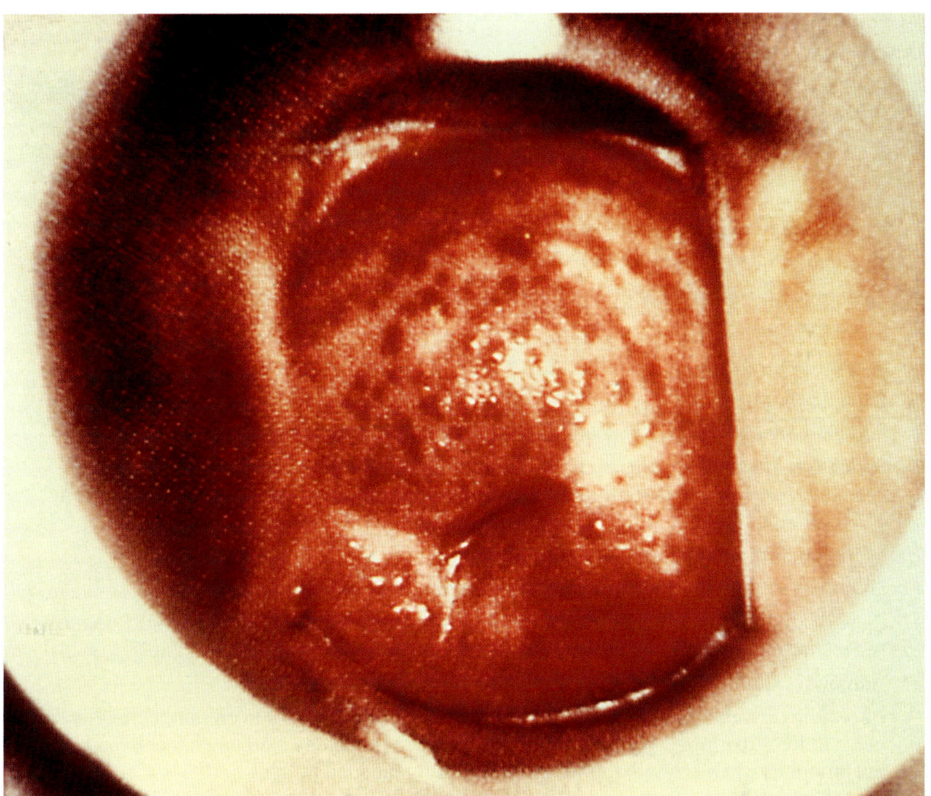

Abb. 15 ▶ Symptom einer Trichomonas-Infektion: sog. Erdbeer-Cervix (Foto: CDC)

4.4.5 Prionen

Was Prionen genau sind, ist noch nicht ausreichend erforscht. Es wird vermutet, dass es sich um falsch gefaltete Eiweißmoleküle handelt. Damit sind sie keine Lebewesen und besitzen auch weder Zellkern noch Erbsubstanz. Ihr Entdecker Stanley Prusiner (*1942) setzte den Namen aus den Anfangsbuchstaben von „Protein" und „Infektion" zusammen. Prionen haben derzeit keine Bedeutung im Rettungsdienst, wobei aber zu beachten ist, dass es zu deren Inaktivierung noch keine wirksamen Desinfektions- und Sterilisationsmaßnahmen gibt. Diese Tatsache hat sicherlich eine Bedeutung bei der Instrumentenaufbereitung. Gerade zur Eiweißentfernung muss deswegen bei der Reinigung große Sorgfalt aufgewendet werden. Damit verbieten sich bei der Instrumentendesinfektion die Desinfektionsmittel, die Eiweiß nicht lösen, sondern fixieren. Das sind besonders Formaldehyd oder Peressigsäure.

Literatur und Quellen:

1 Collen A (2015) Die stille Macht der Mikroben. Wie wir die kraftvollsten Gesundmacher bei der Arbeit unterstützen können. München: Riemann.

2 Als „KBE" bezeichnet der Mikrobiologe die koloniebildende Einheit. Ein einzelnes Bakterium ist auf dem Nährboden nicht zu erkennen. Es bildet aber eine Kolonie von Bakterien aus, die dann als Punkt sichtbar wird. Die KBE-Zahl gibt also an, wie viele Bakterien in einer Probe pro Flächen- oder Volumeneinheit vorhanden sind.

3 Apathogen: nicht krankmachend.

4 Epidermis (lat.): (Ober)Haut.

5 Albus (lat.): weiß.

6 Aureus (lat.): golden.

7 Endo- (lat.): innen.

8 HIV: Humanes Immundefizit-Virus, der Erreger der Immunschwächekrankheit AIDS.

9 Zytostase: Therapieform, die bei bösartigen Neubildungen eingesetzt wird, deren Nebenwirkungen aber das Immunsystem beeinträchtigen (umgangssprachl. „Chemotherapie").

10 Mutation: Veränderung im Erbgut.

11 Enterohämorrhagisch: innere Blutungen erzeugend.

12 Bülte M (2004) Enterovirulente Escherichia coli (EVEC). In: Sinell H.-J. (2004) Einführung in die Lebensmittelhygiene. 4. Aufl., Stuttgart: Parey Verlag/MVS Medizinverlag, S. 33-37, S. 35.

13 Hämolyse: Auflösung der roten Blutkörperchen.

14 Der Name Legionella stammt daher, dass der erste Nachweis aus den erkrankten Teilnehmern eines Treffens der American Legion, eines Reservistenverbandes, 1976 in Philadelphia gelang. Pneumophila ist Griechisch und bedeutet „die Lungenliebende".

15 Siehe u.a. Koch R (1884) Die Ätiologie der Tuberkulose. In: Gesammelte Werke Bd. 1, hrsg. v. Julius Schwalbe, Leipzig: Thieme, 1912, S. 467–565.

16 Vgl. http://www.rki.de/DE/Content/InfAZ/M/Meningokokken/Meningokokken.html;jsessionid=58C55D20D90F7354A3E03FA61D0D1C33.2_cid390?cms_box=1&cms_current=Meningokokken-Erkrankungen&cms_lv2=2394112.

17 World Health Organization oder Organisation mondiale de la Santé bzw. Organización Mundial de la Salud; http://www.who.int/en.

18 Humor (lat.: Flüssigkeit): Hier wird die nichtzelluläre Abwehr, z.B. durch immunwirksame Substanzen, beschrieben.

19 Kräftigend.

20 Mesophil: Diese Keime wachsen in einem mittleren Temperaturbereich.

21 Thermophil: Diese Keime wachsen bei warmen Temperaturen.

22 Psychrophil: Diese Keime wachsen bei niedrigen Temperaturen.

23 Morphologisch: von der Form her beschreibbar.

24 Siehe Henao-Restrepo AM et al. (2015) Efficacy and effectiveness of an rVSV-vectored vaccine expressing Ebola surface glycoprotein: interim results from the Guinea ring vaccination cluster-randomised trial. In: The Lancet Vol. 386 No. 9996: 857-866. Abstract unter: http://dx.doi.org/10.1016/S0140-6736(15)61117-5.

25 Neuraminidase-Hemmer verlangsamen bzw. verhindern, dass Neuraminidase die Zellmembran der Wirtszelle aufbricht und die Viren sich befreien.

26 So gibt es insgesamt neun influenzaspezifische Neuraminidase-Typen, sie werden mit N1 bis N9 bezeichnet.

27 Antimetabolit: ein Medikament, das in den Stoffwechsel der Wirtszelle eingreift.

28 Virushemmer wirken gezielt auf bestimmte Viren.

29 Eukaryonten sind Lebewesen mit einem echten Zellkern. Bakterien sind Prokaryonten, sie besitzen nur ein Kernäquivalent.

30 Wörtlich: „Gliederfüßer"; Insekten, z.B. Mücken.

31 Sexually transmitted diseases: sexuell übertragbare Krankheit.

5 *Menschen, Tiere, Aversionen – Parasiten des Menschen*

Als *Parasiten,* vom Altgriechischen abgeleitet „Mitesser, Tischgenosse" (παράσιτοζ) im Deutschen auch „Schmarotzer", werden Organismen bezeichnet, die ganz oder zum Teil auf Kosten einer anderen Spezies leben. Der Wirt dient ihnen als Habitat und Nahrungsquelle und wird i.d.R. geschädigt, aber nicht getötet. Es wäre ja ein besonders doofer Parasit, der seinen Wirt töten würde: Stirbt der Wirt, stirbt auch der Parasit. Die griechische Komödie kennt den „Parasitos" aber auch in einer anderen Bedeutung![1]

Im Gegensatz zu Bakterien und Viren sind die meisten Parasiten mehrzellig und haben einen echten Zellkern, weswegen sie zu den Eukaryonten[2] gezählt werden.

5.1 Ein Parasitenträger ist keine Parasitenschleuder

Parasitenbefall ist eine Krankheit, keine Schande! Mit einem Parasitenträger darf man nicht anders umgehen als mit jedem anderen Menschen. Schließlich kann man eines Tages selbst zu den Befallenen gehören. Im Durchschnitt besitzt auch im ach so reinlichen Mitteleuropa jeder 20. Mensch einen Parasitenbefall.

Nach der Fähigkeit, in den Wirtskörper einzudringen, unterscheidet man Endo- und Ektoparasiten. Der Befall mit Endoparasiten bleibt sehr lange unbemerkt und asymptomatisch, während Ektoparasiten meist zu erkennen sind.

5.2 Endoparasiten

Als *Endoparasiten* (im Körper lebend) treten beim Menschen Würmer und Einzeller auf, die Blut, Hohlräume oder Gewebe einzelner Organe besiedeln. Ihre Übertragung kann verhindert werden, indem Kontakt mit Ausscheidungen, Körpersekreten und unbehandelten Lebensmitteln vermieden wird. Die Sanierung erfolgt durch eine spezifische medikamentöse Therapie. Der Kontakt mit Endoparasiten und ihre Übertragung sind bei den im Rettungsdienst möglichen Kontakten eher unwahrscheinlich. Das Beispiel des Hakenwurms zeigt aber, dass gerade bei Fernreisenden nichts unmöglich ist (s.u.).

▶ Würmer

Wurminfektionen werden durch Wurmeier im Stuhl übertragen. Bandwürmer werden durch ungekochte Fleischprodukte übertragen, Madenwürmer oftmals auch auf dem Weg Anus – Finger

– Mund, wenn sich befallene Personen am After kratzen. Auch das folgende Szenario ist denkbar: Chrissi hat ein Kätzchen. Ein sauberes Tier, das sich den ganzen Tag putzt. Dabei verteilt es die Wurmeier vom After über sein Fell. Wenn Chrissi im Fernsehsessel sitzt und dabei die Katze streichelt, greift sie gelegentlich zu der Schüssel mit Knabberzeug. Auf diesem Weg gelangen die Wurmeier in Chrissies Körper. Die Infektionskette ist geschlossen, und die Würmer haben einen neuen Wirt.

Würmer oder deren Larven haken sich in inneren Organen des Wirts fest (vor allem in Leber und Darm) und nehmen Nährstoffe über ihre Haut auf. Je nach Zwischenwirt unterscheidet man zum Beispiel Fisch-, Hunde- oder Fuchsbandwurm. Endoparasiten können es sich aber nicht erlauben, so wählerisch zu sein wie Ektoparasiten. Sie können schließlich nicht weghupfen, wenn der Wirt nicht gut schmeckt. Folgerichtig können also auch Tierparasiten wie der Schweinsbandwurm Menschen befallen (und umgekehrt).

Die Therapie erfolgt durch Medikamente (Mebendazol/Vermox®). Im Rettungsdienst ist das Übertragungsrisiko, wie bei allen anderen fäkal-oralen Infektionen auch, gering.

Der *Hakenwurm* (Ancylostoma duodenale) kann durchaus eine gewisse pathogene Bedeutung für den Menschen haben. Hierzu ein Fallbericht: Anne war immer eine kleine, schlanke, ja fast dünne Person. Seit einiger Zeit nahm sie immer mehr ab, wurde anämisch, ohne dass die Ärzte eine Erklärung finden konnten. Es war ein Zufallsbefund, als eines Tages Wurmeier bei ihr nachgewiesen wurden. Aufgrund der Anamnese wurde dann die Diagnose gestellt: Anne hatte eine Trekking-Tour durch ein subtropisches Land unternommen und dabei in einem Tümpel gebadet. Die Hakenwurmlarven leben dort im Wasser und bohren sich in die Haut. Über den venösen Blutstrom gelangen sie in die Lunge. Sie werden hochgehustet und wieder verschluckt, im Darm entwickelt sich dann der Wurm. Im Duodenum hängt er sich an Darmzotten und saugt dort Blut. Bei massivem Wurmbefall kann ein enormer Blutverlust entstehen, besonders bei jungen Frauen, die physiologisch in jedem Monat einen Blutverlust erleiden. Nachdem diese Diagnose gesichert war, konnte Anne therapiert werden und ist jetzt wieder gesund.

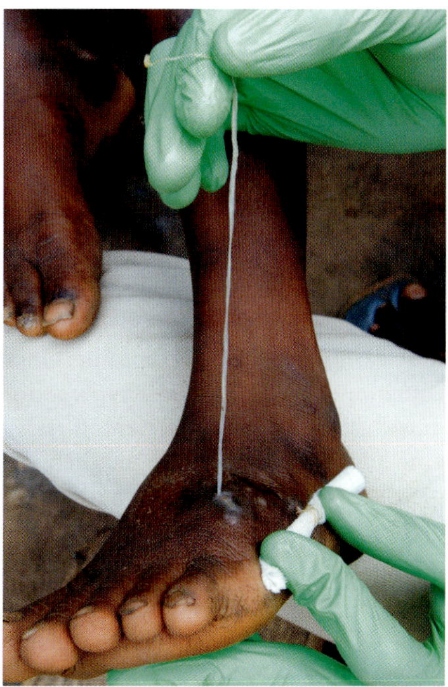

Abb. 1 ▶ Sogenannter Medina- oder Guineawurm (Foto: The Carter Center/ Louise Gubb)

Diese Erkrankung sieht man in Europa eher selten. Bei Fernreisenden kann durchaus ein solcher Befund festgestellt werden. In den Tropen und Subtropen sind Millionen Menschen mit Hakenwürmern infiziert.

Auch der Biss des *Sandflohs* (s.u.) und die Larve des *Medinawurms* (Dracunculus medinensis) kommen gelegentlich vor. Letztere werden mit Kleinstkrebsen aus dem Trinkwasser oral aufgenommen und wandern meist ins Bindegewebe der unteren Extremitäten. Die befruchteten Weibchen können bis zu über einen Meter lang werden und sorgen für starke Schmerzen sowie Geschwüre infolge der Larvenreifung. Laut WHO treten Infektionen nur noch in wenigen afrikanischen Ländern auf.

▶ Protozoen

Die eukaryontischen Einzeller bedingen Infektionen, die theoretisch unter unhygienischen Bedingungen direkt übertragen werden können. Besonders die fäkal-orale Übertragung kommt vor. Damit ist im Rettungsdienst das Risiko gering. In Heimen für geistig Behinderte kommen sie öfter vor und verursachen die Symptome einer Durchfallerkrankung. Bei Kryptosporidiose[3] ist bei Immundefizienten (HIV) eine Bildung von Oozysten möglich, die die Sporozoiten (Vorstufen der pathogenen Zellen) freisetzen (Katzenbesitzer sind möglicherweise gefährdet). Die Infektion geschieht meist über kontaminiertes Trinkwasser, die Übertragung von Mensch zu Mensch erfolgt dann fäkal-oral, ist aber auch über kontaminierte Lebensmittel möglich. Es existiert zurzeit keine kausale Therapie. Damit ergibt sich nur die Möglichkeit der symptomatischen Behandlung.

▶ Trichomonaden

Trichomonaden sind einzellige Geißeltierchen, die vornehmlich im weiblichen Genitaltrakt und der Urethra parasitieren. Laut WHO infizieren sich jährlich ca. 170 Millionen Menschen, 70% davon Frauen. Eine direkte Übertragung ist möglich, allerdings nur beim Geschlechtsverkehr, nicht bei den im Rettungsdienst üblichen Kontakten. Das Leitsymptom ist ein Brennen beim Wasserlassen. Bei der Behandlung (mit dem Antibiotikum Metronidazol) müssen immer alle Partner behandelt werden.

▶ Plasmodien

Wichtigste Vertreter dieser einzelligen Parasiten sind die Malariaerreger. Sie können ausschließlich in Endemiegebieten[4] über den Stich der Malariamücke (Anopheles) übertragen werden (Abb. 2). Diese Malariagebiete befinden sich überwiegend in den Tropen und Subtropen. Während des Zweiten Weltkrieges wurden eingeschleppte Malariaerkrankungen auch in Deutschland beobachtet. In der fränkischen Mythologie sprach man früher vom „Tod von Forchheim“, wenn ein Mensch kränkelte und leidend aussah. Diese Benennung entstand, weil es um die fränkischen Städte und Dörfer viele Fischweiher gibt, wo sich früher Brutgebiete der Malariamücken befanden und bei warmer Witterung auch das Plasmodium gedieh. Es gibt immer noch die Mücken, für die Entwicklung der Plasmodien ist es aber zu kalt. Kommt es aber wie zu Beginn des 19. Jahrhunderts zu einer längeren Wärmeperiode, ist eine neue Erkrankungswelle nicht auszuschließen. Bei weiterer Erwärmung ist also durchaus ein Wiederauftreten denkbar.

Heute tritt Malaria vorwiegend in tropischen und subtropischen Gebieten auf.[5] 30 – 40% der Weltbevölkerung sind malariaexponiert. Nach Schätzungen der WHO sind 300 – 500 Millionen erkrankt. Eine medikamentöse Prophylaxe wird in Endemiegebieten empfohlen. Importierte Malariafälle bei Rückkehrern und Migranten aus den Risikogebieten sind gar nicht so selten und gehören durchaus zur Klientel des Rettungsdienstes. Weil die Übertragung nur durch die Mücken möglich ist und einen Entwicklungsschritt in der Mücke erfordert, ist der Malariapatient infektiologisch unbedenklich (s.a. Kap. 10.2). Wenn Auslandseinsätze oder -reisen geplant sind, sollte man sich rechtzeitig im Vorfeld informieren. Eine zu spät begonnene Reiseprophylaxe ist aber immer besser als gar keine.[6]

Die Plasmodien infizieren die Blutkörperchen, bringen diese zum Platzen und scheiden Toxine aus. Je nach Unterart kommt es zu (schubweisem) Fieber, Anämie, Hämoglobinurie und neurologischen Komplikationen.

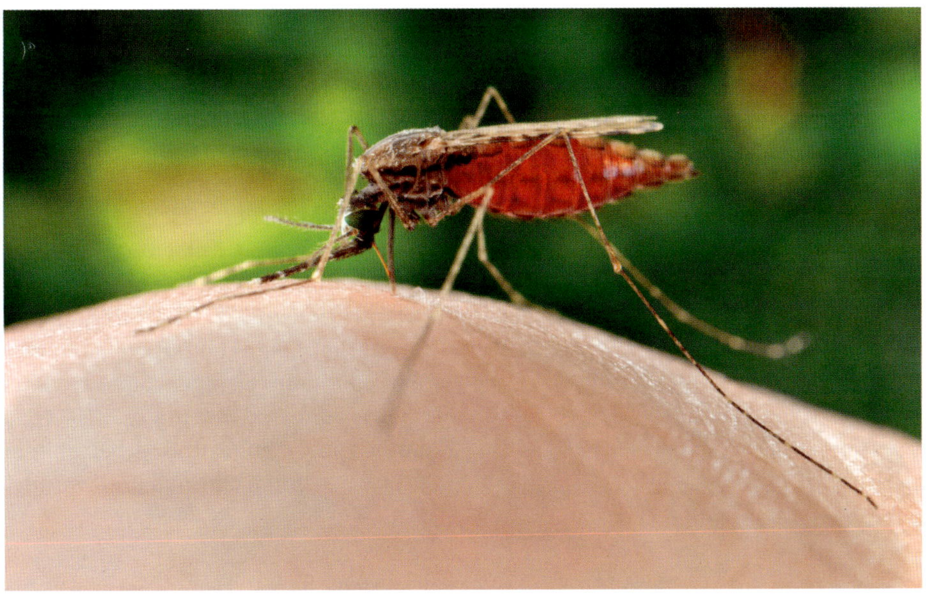

Abb. 2 ▶ Seitenansicht einer saugenden Anophelesmücke (Foto: CDC)

5.3 Ektoparasiten

Weitaus eher fällt der Befall durch heimische Ektoparasiten auf, die auf dem Wirt leben und sich zum Beispiel von Haut oder Blut ernähren:

▶ Milben

Milben gehören zur normalen Hautfauna des Menschen. Etwa 20.000 bevölkern ständig den Körper. Diese Haut- oder Haarbalgmilben bemerken Sie gar nicht, sie sind mikroskopisch klein und leben in Haarbälgen, wo sie sich vom Talg und Detritus, also abgestorbenen Hautbestandteilen, ernähren. Andere sind schon eindrucksvoller:

Die Milbe *Sarcoptes scabiei* wäre eigentlich ein harmloser Symbiont, der sich von Hautschuppen und Schweiß ernährt, wenn die Weibchen nicht Gänge in die Haut nagen würden, in denen sie die Eier ablegen und die Tiere sich entwickeln. Dabei bevorzugen sie Hautstellen, die warm und feucht sind, oder die hornhauthaltigen Handflächen und Fußsohlen. Wegen des starken Juckreizes kratzen sich die Befallenen, bis offene Hautareale entstehen, die sich infizieren. Daher hatte die Krankheit früher auch ihren Namen: Krätze. Diese Erkrankung ist durchaus häufiger als gedacht und wird durch engen körperlichen Kontakt oder über die Wäsche des Befallenen übertragen. Aus Pflegeheimen werden gelegentlich Ausbrüche gemeldet; deswegen kommt auch der Rettungsdienst damit in Berührung.

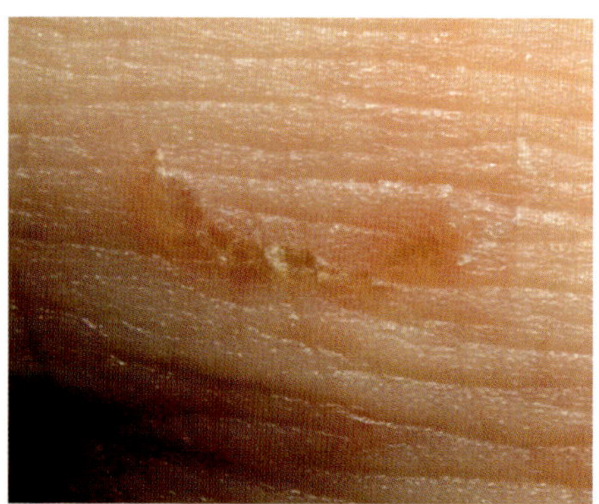

Abb. 3 ▶ Fraßgang einer Milbe (schwarzer Punkt oben links) am Fuß (Foto: Michael Beck, Greifswald)

Weil die Kratzeffekte auffälliger sind als die Fraßgänge, wird die Krankheit oft nicht erkannt und mit anderen Hautkrankheiten, manchmal sogar mit Allergien, verwechselt. Eine Therapie mit insektiziden Salben oder auch oral mit Ivermectin ist möglich. Kortikoide sind kontraindiziert. Der Juckreiz sollte behandelt werden, um die Superinfektion der Kratzeffekte zu vermeiden. Die Leib- und Bettwäsche ist täglich zu wechseln und mit einer Temperatur von mindestens 60 °C zu waschen. Desinfektionsmittel sind wirkungslos. Ohne Hautkontakt sterben Krätzmilben innerhalb weniger Tage ab. Eine Übertragung im Rettungsdienst wird durch Handschuhe und – bei engem Kontakt – durch Einmalkittel vermieden.

▶ Läuse

Kopf- und Kleiderläuse sind anhängliche Tierchen. Sie werden durch engen Kontakt übertragen, d.h. sie überwandern von Haar zu Haar. In Kindertagesstätten und Schulen, wo die Baseballmützchen von Kopf zu Kopf gehen oder auch einmal Schals und Kleidungsstücke getauscht werden, sind Ausbrü-

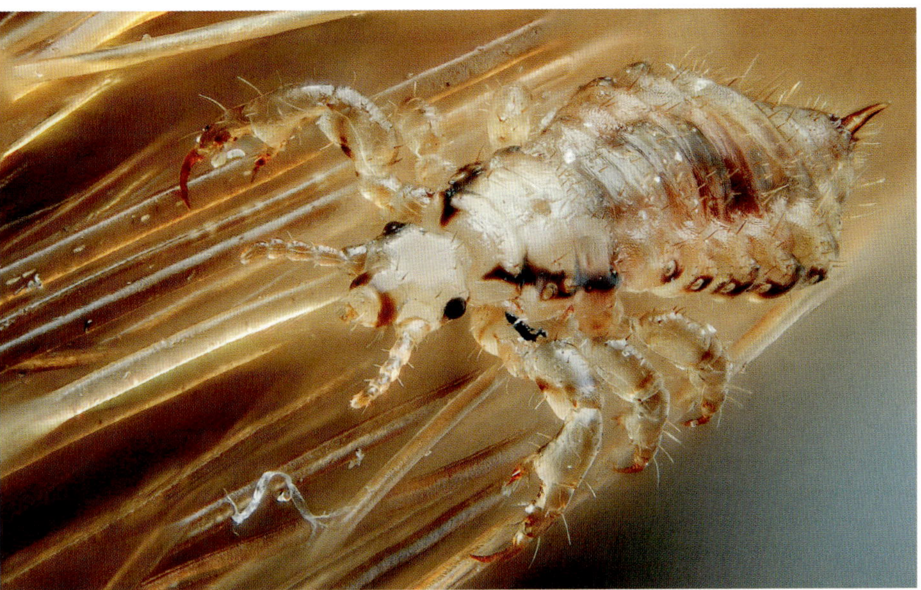

Abb. 4 ▶ Kopflaus (Foto: Gilles San Martin, Namur, Belgien)

che gar nicht selten. *Kopfläuse* können jedoch nicht springen oder größere Strecken außerhalb ihres menschlichen Wirts zurücklegen. Auch in Pflegeheimen werden sie immer wieder beobachtet.

Da die krabbelnden Parasiten unempfindlich gegenüber handelsüblichen Shampoos sind, ist ihr Auftreten nicht auf mangelnde Sauberkeit zurückzuführen. Am Körper werden die Tiere mit verschiedenen Insektiziden bekämpft. Jacutin® oder Goldgeist® forte sind die bekanntesten Präparate. Die Bekämpfung muss, wie bei den meisten Parasiten, mindestens zweimal im Generationsabstand durchgeführt werden. Die Eier der Parasiten sind nämlich gegen die Insektizide widerstandsfähig. Deswegen muss die nächste Generation abgewartet werden, bevor eine zweite Behandlung folgt. Einige wenige Populationen können auch insektizidresistent sein. Zur Unterstützung können die Haare zusätzlich mit 5%igem Essigwasser gespült und die Nissen (Eier) mit einem Läusekamm mechanisch entfernt werden.

Kleiderläuse sind in Mitteleuropa sehr selten geworden. In Kriegs- und Notzeiten gehören sie zu den gefürchtetsten Parasiten als Überträger des Fleckfiebers[7]. Wir sehen sie gelegentlich bei Migranten, die einen langen Weg unter schlechten hygienischen Bedingungen hinter sich haben.

Die Bekämpfung erfolgt durch Behandlung der Wäsche bei einer Temperatur von 60 °C. Kleiderschränke, Matratzen und Kissen müssen mit Insektiziden behandelt werden. Läuse in Textilien können durch Aushungern bekämpft werden. Dabei müssen die befallenen Gegenstände in gut verschlossenen Plastiksäcken für zwei Wochen kalt gestellt werden.

Die Übertragung bei rettungsdienstüblichem Kontakt ist eher unwahrscheinlich. Die Menschen müssen sich sehr intensiv und eng berühren, damit die langsamen Krabbler von Mensch zu Mensch kommen können.

Filzläuse (Phthirus pubis) gehören zu den treuesten „Freunden". Sie werden ausschließlich durch Sexualkontakt übertragen.[8] Eine Übertragung durch Gegenstände oder Wäsche ist nur theoretisch möglich, auf der öffentlichen Toilette (eine häufige Schutzbehauptung) unmöglich. Sie besiedeln neben der Schambehaarung auch gelegentlich Achselhaare, Bart und Augenbrauen, sehr selten den Abdominalbereich. Der auftretende starke Juckreiz wird oft von blauen Hautverfärbungen an den Stichstellen begleitet. Die Bekämpfung erfolgt durch insektizidhaltige Puder, Salben oder Shampoos, mindestens zweimal im Generationsabstand. Die Behandlung aller Sexualpartner ist, wie bei allen sexuell übertragbaren Krankheiten, erforderlich. Die Filzläuse sind übrigens genetisch sehr eng mit den Gorillaläusen verwandt, was ein eigenes Licht auf das Verhalten unserer Vorfahren wirft. Eine Übertragung bei rettungsdienstüblichem Kontakt scheidet aus.

▶ Flöhe

Menschenflöhe (Pulex irritans) sind in Mitteleuropa selten. Häufiger ist der Befall durch Tierflöhe. Bei Tropenreisenden wird auch der Befall mit Sandflöhen beobachtet. Ihre Gefahr geht weniger vom unangenehmen Juckreiz der meist aneinandergereihten Stiche aus als vielmehr von Entzündungen infolge des Kratzens und von der dadurch erfolgenden Übertragung anderer Erreger.

Die Behandlung erfolgt, sofern möglich, durch die mechanische Entfernung der Tiere oder mittels insektizidhaltiger Shampoos und Salben. Befallene Kleidungsstücke (sehr selten) werden in verschlossenen Säcken über mehrere Tage gelagert. Die Parasiten verhungern.

Floheier können Reinigungsmaßnahmen in schwer erreichbaren Arealen und Fußbodenritzen überleben. Desinfektionsmittel sind wirkungslos. Deshalb muss eine Behandlung der Räume oder Rettungsfahrzeuge durch den Schädlingsbekämpfer durchgeführt werden. Die Bekämpfung mit Insektiziden durch Rettungsdienstmitarbeiter selbst ist riskant und abzulehnen. Weil die Flöhe, im Gegensatz zu den Läusen, weit springen können, ist eine Übertragung im Rettungsdienst nicht unwahrscheinlich, zumal die Flöhe immer zum Wirt mit der höheren Körpertemperatur wechseln. Bei der Versorgung sogenannter „hilfloser Personen", die meist unterkühlt sind, wird der Rettungsdienstmitarbeiter gerne als neuer und angenehmerer Wirt in Anspruch genommen.

▶ Wanzen

Bettwanzen (Cimex lectularius) parasitieren zwar beim Menschen, d.h. saugen sein Blut, leben jedoch nicht auf ihm. Sie haben ihr Habitat in Matratzen, in Wand- und Bodenritzen und kommen nachts zur Nahrungsaufnahme zum Schläfer, unabhängig davon, wer gerade in dem Bett schläft. Die Bekämpfung kann auch nur am Wohnort durch den Schädlingsbekämpfer erfolgen. Die

Bekämpfung auf dem Wirt ist sinnlos. Eine Übertragung im Rettungsdienst ist eher unwahrscheinlich, beim Umlagern aber auch nicht völlig auszuschließen. Eine befallene Wohnung ist oft durch einen charakteristischen Geruch zu erkennen.

▶ Zecken

Die Zecke, auch Holzbock genannt, ist ein Blutsauger (nur weibliche Tiere) und gehört zu den größten Milben. Ihr Speichel enthält gerinnungshemmende und anästhesierende Substanzen, sodass der Biss meist unbemerkt bleibt. Eine Mahlzeit beträgt annähernd 0,4 g Blut. Das natürliche Habitat ist der feuchte Mischwald mit strauchigem Unterholz, aber auch feuchte Wiesen und Gräben. Im Frühsommer und Herbst treten Zecken vermehrt auf. Neben dem direkten Befall spielt auch die Übertragung über Zwischenwirte (Katzen, Hunde) eine Rolle. Der Befall kann durch das Tragen abschließender Kleidung in Zeckenbiotopen weitgehend vermieden werden.

Zecken übertragen die in Europa kaum auftretenden Rickettsiosen. Häufiger und weltweit verbreitet sind Borreliosen, die mit Antibiotika zu therapieren sind. Leider werden sie oft nicht rechtzeitig erkannt. Deswegen ist es ratsam, nach Aufenthalt im Freien den Körper nach Zecken abzusuchen und diese zu entfernen.[9] Gefährlich ist die durch Zeckenbisse übertragene Frühsommer-Meningo-Enzephalitis (FSME), eine Virusinfektion von Gehirn und Hirnhäuten, die unbehandelt zu schweren Lähmungserscheinungen führt. Diese Erkrankung tritt in Endemiegebieten auf.[10] Eine kausale Therapie

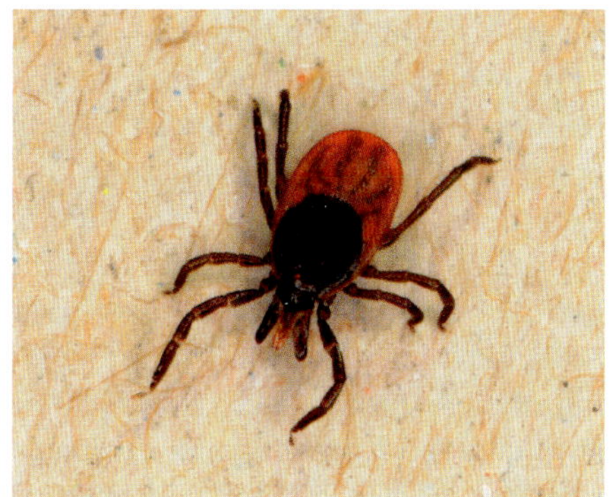

Abb. 5 ▶ Ixodes ricinus (Waldzecke, hier Weibchen) (Foto: Wikipedia/Hubert Berberich)

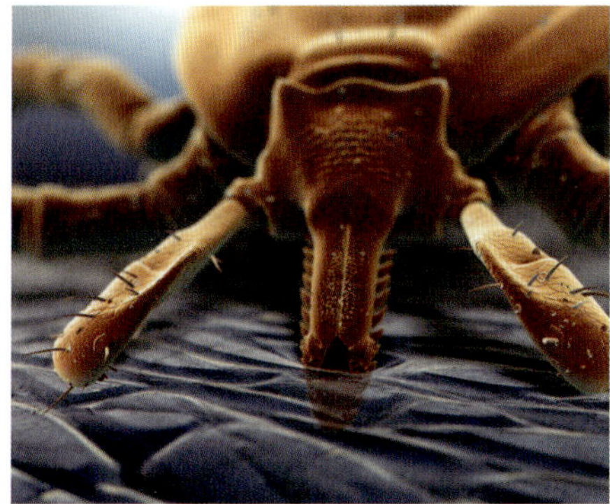

Abb. 6 ▶ Zecke beim Saugakt, die Mandibeln ritzen die Haut an, der Kopf dringt nicht tiefer ein (Bild: www.zecken.de).

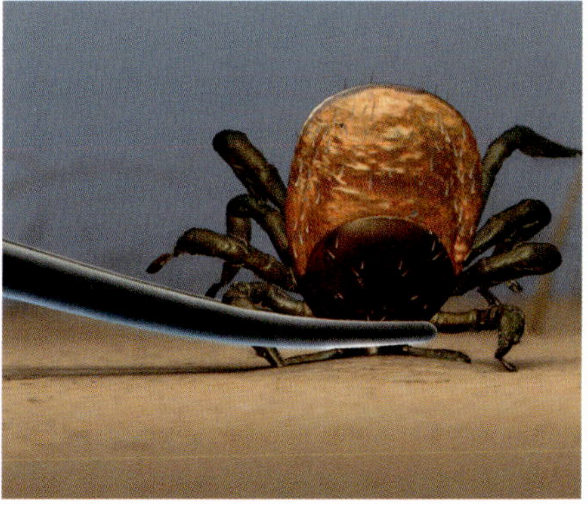

Abb. 7 ▶ Zeckenentfernung mit spitzer Pinzette (Bild: www.zecken.de)

existiert allerdings nicht. Eine passive Immunisierung ist mit Immunglobulinen möglich. Den besten Schutz bietet die aktive Schutzimpfung für exponierte Personen in den Endemiegebieten. Diese Impfung ist im Rettungsdienst sehr zu empfehlen! Schließlich muss der Rettungsdienstmitarbeiter fast täglich in feuchten Straßengräben arbeiten. Eine direkte Übertragung der FSME von Mensch zu Mensch ist nicht möglich. Um den Ausbruch der Krankheit zu verhindern, ist die frühzeitige Entfernung der Zecken vorrangig. Meist müssen sie mindestens eine Stunde gesaugt haben, bis sie mit ihrem Speichel Erreger übertragen. Stehen Zeckenzangen nicht zur Verfügung, kann die Entfernung auch sehr schnell und einfach mit einer Splitterpinzette vorgenommen werden, mit der der Saugrüssel unmittelbar über der Hautoberfläche gefasst wird. Gelegentlich bleibt dann davon ein Rest des Saugrüssels in der Haut stecken, der aber schnell abfällt.

5.4 Allgemeine Maßnahmen

Übliche Desinfektionsmaßnahmen sind nur bei Trichomoniasis wirksam. Ektoparasiten und deren Eier lassen sich durch Desinfektionsmittel überhaupt nicht abtöten. Die Eier sind meist auch gegenüber den Insektiziden widerstandsfähig. Deswegen muss eine Bekämpfung immer zweimal erfolgen.

Am ehesten erfolgversprechend ist die thermische Aufbereitung aller potenziell besiedelten Gegenstände oder das Aushungern der Insekten und Larven.

Literatur und Quellen:

1 Vgl. Hassl A (2005) Der klassische Parasit: Vom würdigen Gesellschafter der Götter zum servilen Hofnarren. In: Wien Klin. Wochenschr 117 (Suppl 4): 2-5, DOI 10.1007/s00508-005-0440-x, unter: http://www.unet.univie.ac.at/~a7505973/texte/wikliwo117.pdf.

2 Eu-, griech. für „richtig", „vollständig".

3 Siehe zur Durchfallerkrankung die Informationen des RKI unter: http://www.rki.de/DE/Content/Infekt/EpidBull/Merkblaetter/Ratgeber_Kryptosporidiose.html.

4 Siehe unter: http://www.tropimed.com/de/presentation-detail-carte-zones-endemies.html, wo für jedes Land eigene Karten zur Verfügung stehen.

5 Siehe: http://www.rki.de/DE/Content/Infekt/EpidBull/Merkblaetter/Ratgeber_Malaria.html.

6 Über aktuelle Gefahren und die notwendigen Schutzmaßnahmen vor und während einer Reise informiert das Centrum für Reisemedizin nach Ländern sortiert unter: http://www.crm.de/.

7 Fleckfieber, auch Flecktyphus, siehe unter: http://www.rki.de/DE/Content/InfAZ/F/Fleckfieber/Fleckfieber.html?cms_box=1&cms_current=Fleckfieber+%28Rickettsia+prowazeckii%29&cms_lv2=2397774. Die Erreger sind insofern hochinteressant, weil die übertragenden Rickettsien zwar Bakterien sind, sich aber nur intrazellulär vermehren.

8 Daher ihr französischer Nickname: Papillon d'amour.

9 Siehe die Hinweise dazu unter: http://www.zecken.de/de/zeckenschutz/entfernen-von-zecken.

10 Siehe: FSME: Risikogebiete in Deutschland (Stand: Mai 2016) – Bewertung des örtlichen Erkrankungsrisikos. In: Epidemiologisches Bulletin Nr. 18 (9.5.2016): 151-162, unter: http://dgk.de/fileadmin/user_upload/rki-epibull/FSME-EpiBull_Mai_2016.pdf oder unter: https://www.zecken.de/de/node/21#fsme-in-deutschland-.

6 Und schon wieder Vorschriften – Hygiene ist Arbeitsschutz!

Dem Deutschen im Allgemeinen, dem Deutschen im öffentlich-rechtlichen Dienstverhältnis im Besonderen, hängt es an, er halte sich an Vorschriften fest. Nicht zuletzt deswegen ist bei den Evidenzkategorien (wir erinnern uns, s. KAP. 2.3) die Kat. 4 so beliebt: „Da müssen wir nicht diskutieren, es ist Vorschrift!"

Sicher haben wir jedoch manchmal Probleme, diese formalen Vorgaben mit den harten Realitäten des Rettungsdienstlebens in Einklang zu bringen. Häufig haben wir Probleme, im Gesetzes- und Verordnungstext zu erkennen, was eigentlich damit gemeint ist. Nehmen Sie beispielsweise nur die Vorgaben der KRINKO zur Reinigung und Desinfektion von Flächen, die besagen, dass bei der Flächendesinfektion solche Methoden abzulehnen sind, die geeignet sind, die Desinfektionsflotte zu kontaminieren.[1] Vor so einer Aussage stehen wir zunächst einmal ratlos! Welche Methoden sind damit gemeint?

Die KRINKO will damit vermitteln, dass die Desinfektionslösung im Eimer durch die beim Wiedereintauchen von Reinigungsutensilien eingeschleppte Verunreinigung (Schmutz-/Eiweißfehler – wir kommen noch darauf zu sprechen) belastet wird und die Desinfektionswirkung dann nicht mehr kalkulierbar ist. Sie wendet sich damit an ...

- die Wache, die zur Fußbodenreinigung im Rettungswagen den Fransenmopp nutzt, der dann über Nacht im Desinfektionseimer bleibt, in der Hoffnung, am Morgen einen desinfizierten Mopp zu haben. Das Gegenteil ist der Fall!
- die Anwender der Zwei-Eimer-Methode, bei der derselbe Lappen immer wieder eingetaucht wird. Das bringt ebenfalls Schmutz in die Lösung; das Ausspülen des Lappens im zweiten Eimer reicht eben nicht aus.

Die Lösung wäre, entweder für jeden Reinigungsvorgang einen frisch gewaschenen Lappen zu verwenden (das wird teuer und unhandlich) oder auf Spender mit Einmal-Vliestüchern auszuweichen. Hierzu hat der VAH 2012 einen Kommentar abgegeben, der fordert, bei jeder Befüllung den Behälter desinfizierend zu reinigen und zu trocknen, um der Biofilmbildung entgegenzuwirken.[2] Einige Hersteller haben daraufhin auch recht findige Lösungen angeboten. Das Spektrum reicht vom einfachen Einsatzbeutel über den kompletten Einmal-Spendereimer bis zu ganz speziellen Reinigungstüchern (Alkohol, wer hätte das gedacht!) für die Behälter.

Um den Bedarf zu klären, habe ich mit meinen Mitarbeitern in einem Allgemeinkrankenhaus wahllos 10 Spender kurz vor Ende der Standzeit von 4 Wochen auf Biofilme untersucht. Bei 8 Behältern fanden wir einwandfreie Verhältnisse. Die Behälter waren bei jeder Befüllung nach der Anleitung korrekt gereinigt und getrocknet worden. Bei 2 anderen gab es dicke Bakterienrasen. Die Anwender dieser 2 Behälter gaben an, auf die Aufbereitung zu verzichten, „weil ja sowieso Desinfektionsmittel drin ist".

MERKE

Die vorgeschriebenen Maßnahmen zur Aufbereitung der Spender sind also effektiv und notwendig. Es gibt also auch Vorschriften, die sinnvoll sind.

Andere Vorschriften sind dafür gedacht, uns als Mitarbeiter zu schützen. Merke (schon wieder): Unsere Aufgaben beziehen sich auf Mitarbeiter und Patienten, und die Hygiene hat enge Berührungspunkte mit der Arbeitssicherheit (s. Abb. 1).

Ein gutes Beispiel für eine Schutzvorschrift ist die Technische Regel für Biologische Arbeitsstoffe im Gesundheitswesen und in der Wohlfahrtspflege[3] (TRBA 250), die 2014 neu formuliert wurde und fortlaufend aktualisiert wird. Für den Rettungsdienst sind mehrere Teile dieser Vorgabe bedeutsam:

- Vorgaben zur Händehygiene einschließlich der Schutzhandschuhe
- Vorgaben zur Dienstkleidung einschließlich des Verbots, diese zu Hause zu waschen
- Vorgaben zur Vermeidung von Nadelstichverletzungen (s.u.)
- Vorgaben zum Umgang mit Praktikanten.

Dabei ist die TRBA keine Verordnung und kein Gesetz. Sie erläutert aber die Durchführung der Biostoffverordnung

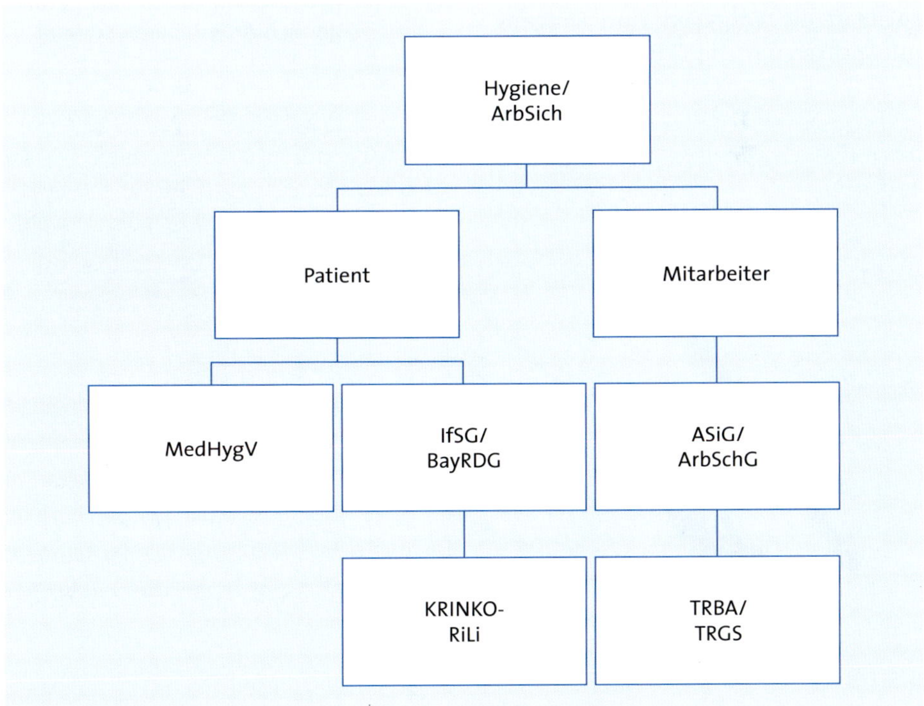

Abb. 1 ▶ Frage des Blickwinkels: Hygiene als Arbeits- und Patientensicherheit

(BioStoffV)[4] und stellt den Stand der Wissenschaft dar. Behörden ziehen sie zu Rate, wenn sie Anweisungen geben, die nicht durch Verordnungen gestützt sind. Gerichte werten sie wie vorgezogene Sachverständigengutachten.

Ähnlich ist die Technische Regel zum Umgang mit Gefahrstoffen in Einrichtungen der medizinischen Versorgung[5] (TRGS 525) zu betrachten. Diese beschreibt die Anwendung der Gefahrstoffverordnung (GefStoffV).[6] Aus dieser ist für den Rettungsdienst die Regelung zum Umgang mit Desinfektionsmitteln interessant (Abschnitt 7: Tätigkeiten mit Desinfektionsmitteln).

Welche Konsequenzen und Arbeitsschutzmaßnahmen ergeben sich aus solcherlei Vorschriften für den Rettungsdienst? Betrachten wir dazu beispielhaft die Vorgaben zum Umgang mit Spritzen u.Ä. Die TRBA 250 sagt zur Prävention von Nadelstichverletzungen Folgendes:

4.2.5 Prävention von Nadelstichverletzungen

[...]

(4) Ist der Einsatz spitzer und scharfer medizinischer Instrumente notwendig, sind Arbeitsgeräte mit Sicherheitsmechanismen (im Folgenden „Sicherheitsgeräte“) unter Maßgabe der folgenden Ziffern 1 bis 7 zu verwenden, bei denen keine oder eine geringere Gefahr von Stich- und Schnittverletzungen besteht, soweit dies zur Vermeidung einer Infektionsgefährdung erforderlich und technisch möglich ist.

1. Sicherheitsgeräte sind bei folgenden Tätigkeiten bzw. in folgenden Arbeitsbereichen mit

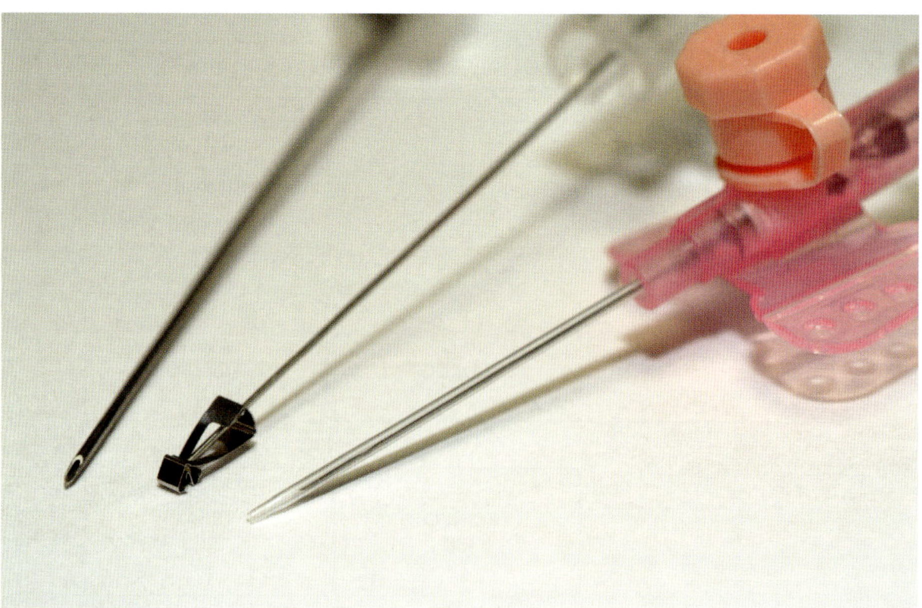

Abb. 2 ▶ Kanülen mit und ohne Sicherheitskappe (Foto: Vlbg. Krankenhaus-Betriebsges.m.b.H.)

erhöhter Infektionsgefährdung oder Unfallgefahr einzusetzen:

- **Behandlung und Versorgung von Patienten, die nachgewiesenermaßen durch Erreger der Risikogruppe 3 (einschließlich 3**) oder höher infiziert sind,**
- **Behandlung fremdgefährdender Patienten,**
- **Tätigkeiten im Rettungsdienst und in der Notfallaufnahme,**
- **Tätigkeiten in Krankenhäusern bzw. -stationen im Justizvollzug.**

Die hier benannten Sicherheitsinstrumente verfügen über besondere Kappen, welche die Nadel nach Verwendung überdecken, und werden u.a. auf der Seite „Sicheres Krankenhaus" beschrieben.[7] Einige Instrumente sind indes (noch?) nicht als Sicherheitsprodukte im Handel erhältlich. Das betrifft die Punktionskanülen für die Entlastung des Spannungspneumothorax und für andere vorkommende Punktionen und die Kanülen für die intraossäre Punktion. Gerade hier gibt es aber Situationen, bei denen die Arbeitssituation dazu verführt, schnell und somit fehlerträchtig zu arbeiten.

Weiter gibt die TRBA 250 Hinweise auf die sichere Entsorgung der Kanülen und anderer verletzungsgefährlicher Gegenstände, die man wieder einmal sehr genau lesen muss:

Wenn hier steht, dass gebrauchte spitze und scharfe Instrumente einschließlich derer mit Sicherheitsmechanismus unmittelbar nach Gebrauch durch den Anwender in Abfallbehältnissen zu sammeln sind, dann muss der Abwurfbehälter auch dort bereitstehen, wo der Durchführende tätig wird. Also ist er an der Trennwand des Rettungsfahrzeuges und besonders unter einer eigens zu öffnenden Klappe fehl am Platz. Er gehört – am besten beiderseits – in Höhe der Arme des Patienten angebracht. Andernfalls muss der Mandrin irgendwo (?) abgelegt oder einer Hilfsperson übergeben werden, was unweigerlich das Stichverletzungsrisiko erhöht.

Ähnlich falsch ist es, die benutzten Tupfer in den Entsorgungsbehälter geben zu wollen, weil sie mit Blut kontaminiert und damit ja wohl infektiös seien. Weil sie hierzu mit dem Finger in den Abwurf gedrückt werden müssen, in dem sich ungeschützte blutige Kanülen befinden, ist die Stichverletzung absehbar.

Und (hätten Sie es gewusst?) die meisten Kanülenstichverletzungen geschahen lange Zeit laut einer Untersuchung der Arbeitsmedizin der Uni-

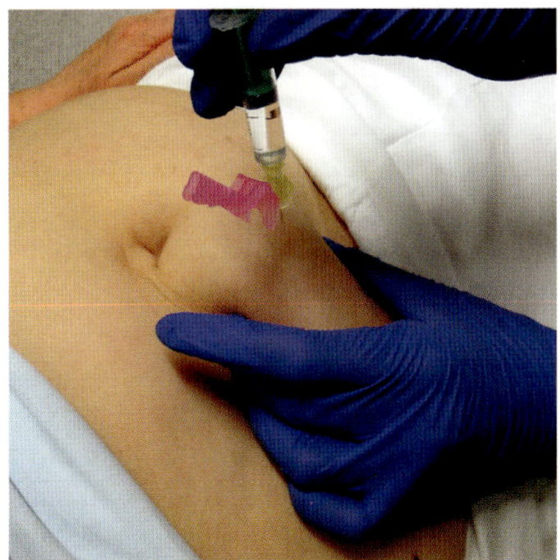

Abb. 3 ▶ Anderes Schutzsystem: Einmalkanülen mit einhändig umlegbarer Schutzkappe (Foto: Sarah Richter, Bad Kreuznach)

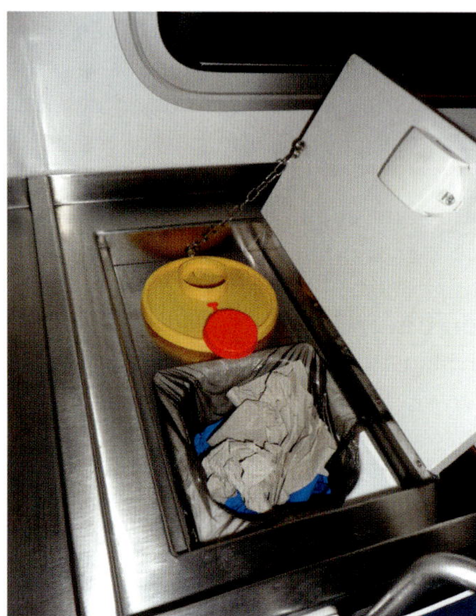

Abb. 4 ▶ Gut gemeint, aber am falschen Platz (Foto: W. Tanzer)

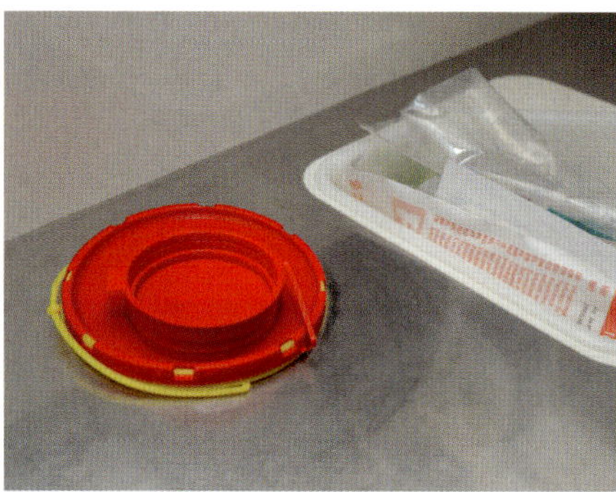

Abb. 5 ▶ Besser erreichbar – Abwurfbehälter direkt in Arbeitsfläche versenkt (Foto: K. von Frieling)

versität Freiburg durch das Wiederaufsetzen der Schutzkappe auf die Kanüle (sog. Recapping). Genau deswegen wird das von der TRBA 250 abgelehnt. Seitdem hat sich die Häufigkeit verschoben: Inzwischen ist die Entsorgung der häufigste Unfallzeitpunkt. Das trifft besonders für den Rettungsdienst zu, wo der Abwurfbehälter nicht unmittelbar am Ort der Venenpunktion ist, sondern die Kanüle einem Mitarbeiter übergeben oder „irgendwo" zwischengelagert wird.[8]

MERKE

Um Nadelstichverletzungen zu vermeiden gilt:

1) **Kein Recapping!**
2) **Abwurfbehälter direkt erreichbar!**
3) **Keine Tupfer oder Handschuhe in Abwurfbehälter!**

Kommt es trotz aller Vorsicht zu einer perkutanen Verletzung der Haut mit Blutkontamination, so liegt das Risiko ...

– einer Infektion mit Hepatitis B bei etwa 30%, wenn die Kanüle von einem HBV-positiven Patienten kommt und der Empfänger nicht dagegen geimpft ist. Genau deswegen schreiben die einschlägigen Vorschriften (TRBA 250, ArbMedVV) die Impfung vor.[9] Weil es in Deutschland seit dem 3.10.1990 keine allgemeine Impfpflicht mehr gibt, kann der Mitarbeiter die Impfung ablehnen. Im Erkrankungsfall kann die Berufsgenossenschaft bzw. der Unfallversicherungsträger dann jedoch die Kostenübernahme für Heilung, Rehabilitation, ggfs. Umschulung oder Berufsunfähigkeitsrente ablehnen. Arbeitgeber oder Dienstherren können die Beschäftigung von der erfolgten Impfung abhängig machen. Das geschieht z.B. bei der Tetanus-Impfpflicht der Soldaten oder der Hepatitis-Impfpflicht in medizinischen Berufen. Es gibt auch sog. Low Responder, also Personen, die trotz Impfung

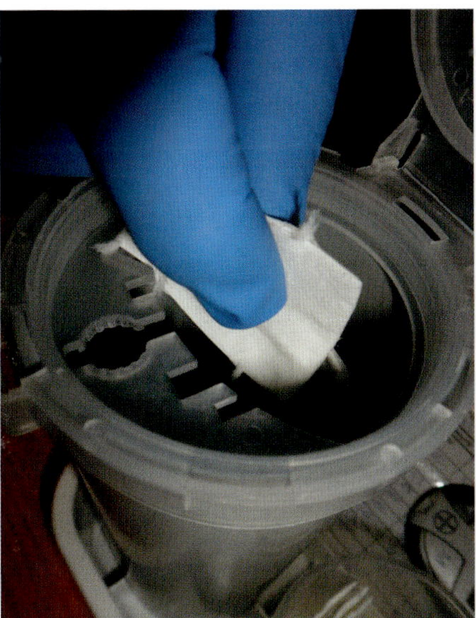
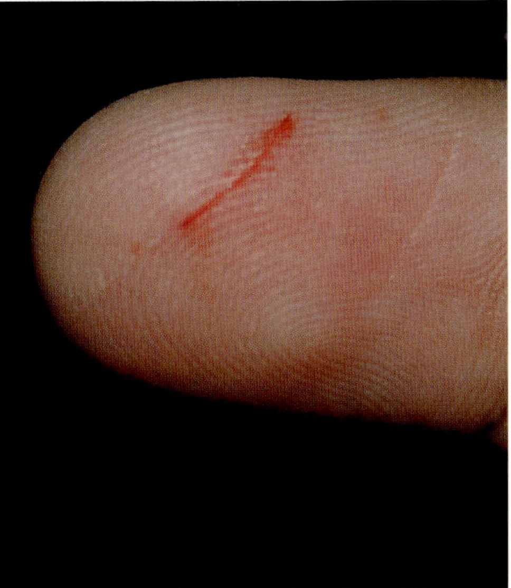

Abb. 6/7 ▶ Das passiert, wenn der Tupfer in den Abwurfbehälter gedrückt wird (Foto: W. Tanzer und Wikipedia/Laurence Facun).

keinen Schutz aufbauen. Hier hilft es manchmal, in höheren Dosen oder kürzeren Abständen zu impfen.

- einer Infektion mit Hepatitis C bei etwa 3%, wiederum wenn die Kanüle vom HCV-positiven Patienten kommt. Eine Impfung existiert nicht, und die Hepatitis C ist die weitaus aggressivere Erkrankung, die oft in eine Leberzirrhose führt. Seit einigen Jahren existiert eine Therapie mit Interferon.[10] Seit Neuestem werden auch Virostatika[11] mit Erfolg verwendet.
- einer Infektion mit HIV bei etwa 0,3%. Das ist eine sehr niedrige Infektionsrate. Allerdings ist hier zu beachten, dass die meisten Verletzungen durch Nadelstiche mit Kanülen auftreten, die bereits länger gelegen haben. Die Fixer-Kanüle auf dem Spielplatz stellt kein HIV-Risiko (aber sehr wohl ein Hepatitis-B- oder -C-Risiko) dar, weil das HI-Virus zerfällt, sobald das Blutkoagel eingetrocknet ist. Bei der Stichverletzung im Rettungsdienst haben wir es jedoch mit sehr frischem Blut zu tun, ähnlich wie bei der Kanüle in der Fixer-Community, die von Vene zu Vene geht. Das Risiko wird damit nicht genau kalkulierbar. Das liegt auch daran, dass – glücklicherweise – die Verletzungen so selten sind, dass wenig belastbare Studien existieren. Für den Verletzungsfall mit der HIV-verdächtigen Kanüle existiert die Möglichkeit der Postexpositionsprophylaxe (s. Kap. 8.2).

Wie oben erwähnt, hat der Arbeitgeber oder Dienstherr durchaus Einflussmöglichkeiten, und zwar u.a. im Rahmen der arbeitsmedizinischen Vorsorge.

6.1 Arbeitsmedizinische Vorsorge

Jeder, der eine medizinische Tätigkeit ausübt – unabhängig ob haupt-, ehren-, nebenamtlich oder im Bundesfreiwilligendienst –, hat Anspruch auf arbeitsmedizinische Vorsorge. Er ist aber verpflichtet, diese Angebote auch wahrzunehmen. Das gilt im Angestellten- und Beamtenverhältnis, im Ehrenamt und auch für Praktikanten. Gerade bei den letzteren ist das Unfallrisiko höher als beim Erfahrenen, auch weil die Kenntnisse und Erfahrungen über die Risiken noch fehlen.

Einschlägige Rechtsvorschriften finden wir wieder in der TRBA 250, hier im Anhang 3. Dort wird zwischen Berufs- und Schnupperpraktikanten unterschieden:

- Der Berufspraktikant ist i.d.R. älter als 18 Jahre und macht das Praktikum im Rahmen einer Berufsausbildung. Im Rettungsdienst sind das die Praktikanten der Rettungssanitäter- und der Notfallsanitäterausbildung. Der Auszubildende zum Notfallsanitäter hat einen Arbeitgeber, der zur Durchführung der arbeitsmedizinischen Vorsorge verpflichtet ist. Rettungssanitäter, die (auch ehrenamtlich) einen Arbeitgeber haben, werden genauso behandelt. Haben sie keinen, wie der Ehrenamtliche im Sanitätsdienst oder Schulsanitäter, so ist die Organisation, bei der Dienste geleistet werden, verpflichtet, ihnen eine gleichwertige Vorsorge zukommen zu lassen. Mitarbeiter des Katastrophenschutzes werden wie Arbeitnehmer behandelt.
- Der Schnupperpraktikant ist meist unter 18 Jahre alt und macht das Praktikum ohne formale Verpflichtung oder Voraussetzung. Im Rettungsdienst kommen Praktikanten aus den allgemeinbildenden Schulen, aber auch Personen, die sich für eine ehrenamtliche Tätigkeit interessieren, häufig vor. Sie sind von allen infektionsrelevanten Tätigkeiten fernzuhalten. Dass diese Personen sogar keinen MRSA-Kontakt haben dürfen (wie in der TRBA 250 expressis verbis erwähnt), mag fachlich betrachtet übertrieben erscheinen, ist aber der Tatsache geschuldet, dass die MRSA-Kolonisation in der Öffentlichkeit wie eine Infektion betrachtet und als bedrohlich empfunden wird.

Auch das Merkblatt für die Durchführung des Bundesfreiwilligendienstes[12] verpflichtet die Dienststellen zur arbeitsmedizinischen Untersuchung und Vorsorge.

MERKE

Jeder ehren- oder hauptamtlich im Rettungsdienst Tätige hat Anspruch auf arbeitsmedizinische Vorsorge. Nur sog. Schnupperpraktikanten sind ein Sonderfall und von infektionsrelevanten Tätigkeiten fernzuhalten.

Wie umfassend diese arbeitsmedizinische Vorsorge zu sein hat, regelt die einschlägige Verordnung (ArbMedVV[13]). Der Ausführende muss ein Arzt mit der Gebietsbezeichnung

„Arbeitsmedizin“ oder der Zusatzbezeichnung „Betriebsmedizin“ sein. Das früher oft vorgelegte Attest, das dem Kandidaten bescheinigt, frei von ansteckenden Krankheiten und Parasitosen zu sein, reicht in keinem Fall aus. Es geht vielmehr um Beratung, Untersuchung und ggfs. Prophylaxen zu allen in dem jeweiligen Beruf vorkommenden Belastungen, vom Heben und Tragen über Hautschutz bis zu Infektionsrisiken sowie der Kraftfahrtätigkeit und Bildschirmarbeit.

Gesonderte Schutzmaßnahmen bzw. Beschäftigungsbeschränkungen bestehen für Menschen mit Behinderungen, Kinder und Jugendliche und insbesondere Schwangere. Der gesetzliche Mutterschutz soll die im Arbeitsverhältnis stehende Mutter vor Gefahren, Überforderungen und Gesundheitsschäden bewahren.

6.2 Mutterschutz

Das Mutterschutzgesetz (MuSchG)[14] trägt seinen Namen zu Unrecht: Ziel des Gesetzes ist nicht der Schutz der Mutter, sondern des ungeborenen Kindes. Das ist gerade im ersten Trimenon, also den ersten drei Monaten der Schwangerschaft, wichtig. In dieser Zeit finden mit Blastogenese und Organogenese die Entwicklungsschritte statt, die für die gesunde und normale Entwicklung die wichtigsten Voraussetzungen bringen. Wenn der Embryo am Ende der 8. bis 10. Schwangerschaftswoche in die Phase der Fetogenese eintritt, nimmt das Risiko erheblich ab. Oftmals ist es so, dass die Schwangere in dieser frühen Phase noch nichts von der Schwangerschaft weiß, diese vielleicht auch gar nicht wahrhaben will und den Gedanken verdrängt, besonders, wenn sie zu der Zeit nicht in einer stabilen Partnerschaft lebt. Deswegen sind Maßnahmen, die allgemein der Gesunderhaltung dienen, zu jeder Zeit so wichtig. Hier sei z.B. an die Strahlenbelastung erinnert, der die Rettungsdienstmitarbeiterin im Klinikpraktikum, aber auch in der Notaufnahme ausgesetzt ist.

Dem trägt auch das MuSchG Rechnung, indem es den Mutterschutz mit dem Beginn der Schwangerschaft einsetzen lässt, also streng genommen mit der Befruchtung der Eizelle.

Die für Rettungsdienstmitarbeiterinnen wichtigsten Regelungen betreffen:

- Das Verbot des Nachtdienstes, also der Arbeit zwischen 22 und 6 Uhr, sowie der Sonntagsarbeit.
- Das Verbot von Mehrarbeit und Überstunden, also der über die dienstplanmäßige Arbeitszeit hinausgehenden angeordneten oder zufällig anfallenden Arbeit.
- Die Pflicht, mindestens einen freien Tag pro Woche zu gewähren.
- Das Verbot, gesundheitsschädliche Tätigkeiten auszuüben. Das kann Heben und Tragen, aber auch der

Infektionskontakt ohne Schutzausrüstung sein. Das wird im praktischen Ausrückdienst schwer zu realisieren sein und wird daher auch von engagierten Mitarbeiterinnen gerne unterlaufen. Ein fürsorglicher Arbeitgeber wird Möglichkeiten suchen, die Kollegin im Innendienst zu beschäftigen.

Der Arzt, der die Schwangerschaft betreut, aber auch der Betriebsarzt, hat die Schwangere hierüber aufzuklären. Ausnahmen sind grundsätzlich möglich, müssen aber vom gewerbeärztlichen Dienst der Gewerbeaufsichtsämter (in manchen Bundesländern: Amt für Arbeitssicherheit) im Einzelfall geprüft und genehmigt sein.

In den letzten sechs Wochen vor dem errechneten Entbindungstermin besteht ein relatives Beschäftigungsverbot. Das bedeutet, dass die Mutter grundsätzlich und auf eigenen Wunsch arbeiten darf. Acht Wochen nach der Entbindung herrscht ein absolutes Beschäftigungsverbot. Das gilt nicht nur für Angestellte, sondern auch für Freiberuflerinnen und Ehrenamtliche.

Wenn Rettungswachen diese rigorose Regelung damit umgehen, dass sie der schwangeren Rettungsdienstmitarbeiterin eine ärztlich bescheinigte Arbeitsunfähigkeit nahelegen, werden sie nicht immer dem Wunsch der Mitarbeiterin gerecht. Im Rettungsdienst können mit Sicherheit Tätigkeiten gefunden werden, die die Schwangere ausüben kann. Die Erfahrung zeigt, dass viele Rettungsdienstmitarbeiterinnen dazu neigen, gerade jetzt ihre Einsatzfähigkeit und -bereitschaft zu zeigen. Andererseits haben wir eine mindestens moralische aber auch wirtschaftliche Verantwortung gegenüber dem Ungeborenen.

MERKE

Für Schwangere gelten gesonderte Arbeitszeitregelungen und vor der Entbindung ein relatives sowie danach ein achtwöchiges absolutes Beschäftigungsverbot.

Nun haben wir zwei Kapitel mit den formalen Vorgaben zur Hygiene durchgearbeitet. Den Leser mag es befremden, dass sein Interessensgebiet, die Rettungsdiensthygiene, bestenfalls am Rande erwähnt wird. Das ist der föderalen, ja partikularen Struktur geschuldet. Das Robert Koch-Institut als Bundesbehörde weist darauf hin und verweist auf die Zuständigkeit der Länder.[15] Von dort kommen zweifelsohne viele Handreichungen und Hilfestellungen. Was tatsächlich davon umgesetzt werden muss, soll, aber auch kann, bleibt den Durchführenden des Rettungsdienstes als Aufgabe. Das ist aber auch die große Chance, unsere Kenntnisse und Fähigkeiten kreativ und nutzbringend einzusetzen.

LITERATUR UND QUELLEN:

1 Kommission für Krankenhaushygiene und Infektionsprävention (KRINKO) (Hrsg.) (2004) Anforderungen an die Hygiene bei der Reinigung und Desinfektion von Flächen. In: Bundesgesundheitsblatt Nr. 47 (1): 51-61, DOI 10.1007/s00103-003-0752-9; unter: http://www.rki.de/DE/Content/Infekt/Krankenhaushygiene/Kommission/Downloads/Flaeche_Rili.pdf;jsessionid=49E31432F309308251D9AE1D00025F14.2_cid298?__blob=publicationFile.

2 Verbund für Angewandte Hygiene e.V. (VAH) Desinfektionsmittel-Kommission (Hrgs.) (2012) Empfehlung zur Kontrolle kritischer Punkte bei der Anwendung von Tuchspendersystemen im Vortränksystem für die Flächendesinfektion. In: Hyg Med 37 (11): 468-470, unter: http://brennpunkt-hygiene.de/wp-content/uploads/2014/07/VAH_Stellungnahme_zu_Tuchspendersystemen.pdf.

3 Biologische Arbeitsstoffe im Gesundheitswesen und in der Wohlfahrtspflege (TRBA 250), unter: http://www.baua.de/de/Themen-von-A-Z/Biologische-Arbeitsstoffe/TRBA/TRBA-250.html.

4 Verordnung über Sicherheit und Gesundheitsschutz bei Tätigkeiten mit Biologischen Arbeitsstoffen (Biostoffverordnung, BioStoffV) vom 15. Juli 2013 (BGBl. I S. 2514), unter: http://www.gesetze-im-internet.de/biostoffv_2013/BJNR251410013.html.

5 Gefahrstoffe in Einrichtungen der medizinischen Versorgung (TRGS 525), unter: http://www.baua.de/de/Themen-von-A-Z/Gefahrstoffe/TRGS/TRGS-525.html.

6 Verordnung zum Schutz vor Gefahrstoffen (Gefahrstoffverordnung, GefStoffV) vom 26. November 2010 (BGBl. I S. 1643, 1644), unter: http://www.gesetze-im-internet.de/gefstoffv_2010/BJNR164400010.html.

7 Vgl. http://www.sicheres-krankenhaus.de/operationssaal/entsorgung-von-spitzenscharfen-einwegartikeln/informationen-1047.html.

8 Siehe zur Nadelstichverletzung das Informationsportal http://www.nadelstichverletzung.de.

9 Verordnung zur arbeitsmedizinischen Vorsorge (ArbMedVV) vom 18. Dezember 2008 (BGBl. I S. 2768), unter: http://www.gesetze-im-internet.de/arbmedvv/BJNR276810008.html.

10 Proteine oder Glykoproteine, die eine immunstimulierende Wirkung besitzen.

11 Gegen Virusinfektionen wirksame Medikamente, die eine Vermehrung der Viren hemmen, allerdings oft mit gravierenden Nebenwirkungen.

12 Bundesamt für Familie und zivilgesellschaftliche Aufgaben (Hrsg.) (2015) Merkblatt über die Durchführung des Bundesfreiwilligendienstes, unter: https://www.bundesfreiwilligendienst.de/fileadmin/de.bundesfreiwilligendienst/content.de/Service/Downloads/BFD-001_Merkblatt.pdf.

13 Verordnung zur arbeitsmedizinischen Vorsorge (ArbMedVV) vom 18. Dezember 2008 (BGBl. I S. 2768), unter: http://www.gesetze-im-internet.de/arbmedvv/BJNR276810008.html.

14 Gesetz zum Schutze der erwerbstätigen Mutter (Mutterschutzgesetz, MuschG) in der Fassung der Bekanntmachung vom 20. Juni 2002 (BGBl. I S. 2318), unter: https://www.gesetze-im-internet.de/muschg/BJNR000690952.html.

15 Vgl. RKI (Hrsg.) (2012) Krankentransport und Rettungsdienst, unter: http://www.rki.de/DE/Content/Infekt/Krankenhaushygiene/ThemenAZ/K/Krankentransp_29-06-12.html.

7 Chemie, Temperatur, Physik: Methoden der Desinfektion (und Sterilisation)

7.1 Grundlagen der Desinfektion

Desinfektion wird im allgemeinen Sprachgebrauch sowie im Deutschen Arzneibuch (DAB)[1] definiert als Vorgang, der einen Gegenstand in die Lage versetzt, nicht mehr infizieren zu können.

Das ist insoweit richtig, als die Fähigkeit zur Erzeugung einer Infektion nicht zuletzt auch von der Infektionsdosis, also der Anzahl der zur Verfügung stehenden Erreger, abhängt. Daneben sind die Art, die Pathogenität[2], der Übertragungsweg und das übertragende Medium entscheidend. Damit aus einer Infektion eine Krankheit werden kann, müssen die Erreger in den Wirt eindringen, sich vermehren können und die natürlichen Abwehrmechanismen (Expektoration, Ausschwemmung usw.) und das Immunsystem (korpuskuläre[3] und humorale[4] Abwehr) überwinden.

Bei dieser Fülle an Voraussetzungen für eine Infektion erscheint es sinnvoll, Desinfektion möglichst anhand messbarer Größen zu beschreiben.

Desinfektion kann auf chemischem oder physikalischem Weg geschehen. Im Rettungsdienst kommt vorwiegend die chemische Desinfektion vor, die physikalische kann mittels Strahlen (vorwiegend bei Einmalartikeln) oder thermisch mit trockener Hitze oder Dampf (vorwiegend bei Instrumenten) durchgeführt werden (Sterilisation). Bei der maschinellen Instrumentenaufbereitung geschieht sie kombiniert chemothermisch.

In der Vergangenheit wurden bei der praktischen Durchführung die Termini „Desinfektion“ und „Sterilisation“ synonym verwendet. So finden sich auf alten Verbandstoffen Aufschriften „im strömenden Dampf desinficirt“, wenn

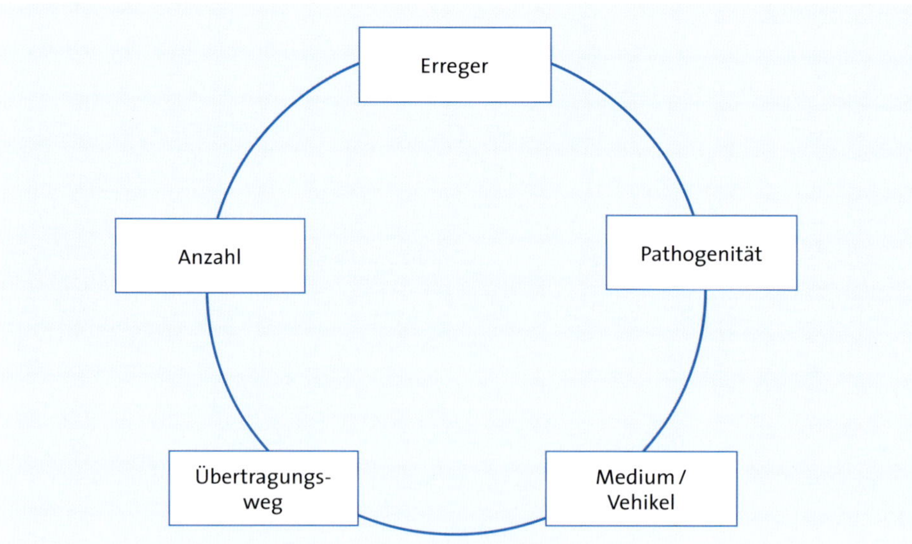

Abb. 1 ▶ Faktoren für eine Infektion

nach neuerer Definition die Sterilisation gemeint ist.

Um die Desinfektionsleistung quantifizieren zu können, wurde der Umfang der Keimreduktion in sog. Log-Stufen festgelegt. Eine Log-Stufe[5] entspricht dabei der Reduktion der Erregeranzahl um eine Zehnerpotenz, also z.B. von 100 Erregern pro Milliliter auf 10 Erreger (s. Tab. 1):

- Die Desinfektion ist nunmehr erfolgt, wenn die Reduktion 5 Log-Stufen beträgt. In Zahlen bedeutet das, dass von 100.000 Keimen 1 überlebt.
- Für die viruswirksame Desinfektion geben einige Autoren eine Redukti-

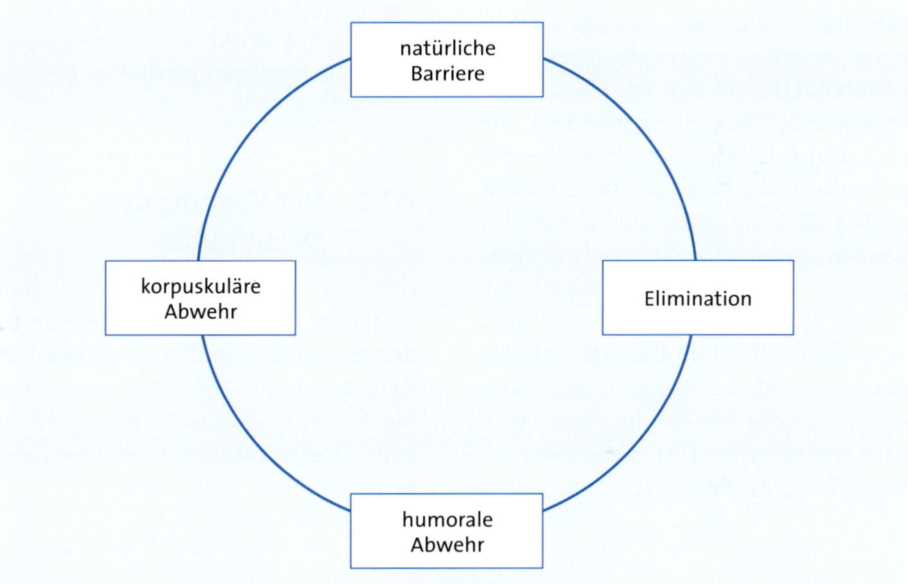

Abb. 2 ▶ Teilbereiche des menschlichen Immunsystems

Tab. 1 ▶ Log-Stufen

Log-Reduktion	Reduktion in %	Reduktion von 100.000.000 Erregern auf ...
1	90	10.000.000
2	99	1.000.000
3	99,9	100.000
4	99,99	10.000
5	99,999	1.000
6	99,9999	100
7	99,99999	10
8	99,999999	1

on von 4 Log-Stufen (1 von 10.000) an.

Der Vollständigkeit halber sei erwähnt, dass die Sterilisation mit 6 Log-Stufen (1 von 1.000.000) definiert ist.

Weil die Desinfektion Zeit in Anspruch nimmt, wird immer eine *Einwirkzeit* angegeben. Das ist die Zeit, innerhalb derer die erwartete Wirkung eintritt, also die oben genannte Keimreduktion erfolgt ist. Für die Flächendesinfektion[6] ist inzwischen die Einhaltung dieser Zeit nur noch bei der behördlich angeordneten Desinfektion nach § 18 IfSG gefordert.[7] Zusätzlich werden diese Einwirkzeiten dort eingehalten, wo eine Infektionskrankheit, wie sie im § 6 IfSG genannt ist, vorliegt oder vermutet wird.[8] Das trifft z.B. für die aktive offene Lungentuberkulose oder die bakterielle Meningitis zu. Multiresistenzen sind dort nicht genannt. Folglich ist es überflüssig, nach dem Transport von MRSA- oder MRGN-Trägern die Einwirkzeiten abzuwarten.

MERKE

Bei der Routinedesinfektion gilt eine Fläche als wieder benutzbar, sobald sie getrocknet ist. Bei der Medizinprodukteaufbereitung, der Hände- und der Hautdesinfektion sowie behördlich angeordneter Desinfektion nach § 18 IfSG ist die Einhaltung der vom Hersteller genannten Einwirkzeit obligat.

7.1.1 Der Vorgang der Desinfektion

Um den Desinfektionserfolg sicherzustellen, ist das Zusammenwirken der vier Faktoren Chemie (Wirkstoff/Konzentration), Zeit, Temperatur und Mechanik (Lösen von Schmutz/Kontakt zum Desinfektionsmittel) entscheidend.

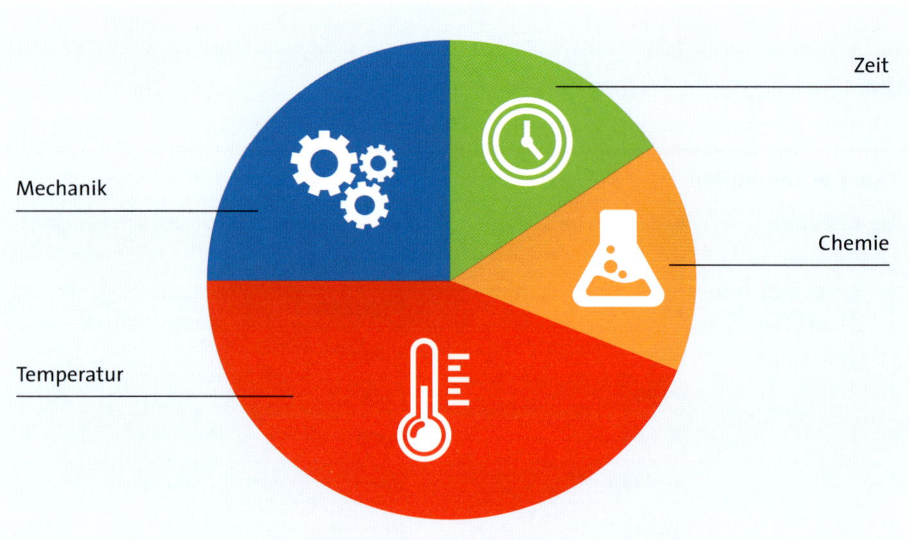

Abb. 3 ▶ Faktoren für Desinfektionswirkung (Sinner'scher Kreis)

Nur bei Erfüllung diese Faktoren tritt die volle Desinfektionsleistung ein. Die Temperaturwirkung ist jedoch durch die Chemie eingeschränkt. Desinfektionsmittel, die mit warmem Wasser angesetzt werden, verlieren durch Verdunstung an Wirkung und belasten die Luft. Deswegen sind die meisten Desinfektionsmittel für die Anwendung bei einer Temperatur < 20 °C bestimmt. Höhere Temperaturen sind bei der chemothermischen Desinfektion möglich. Hierzu muss aber der Hersteller des Desinfektionsmittels dies in der Produktbeschreibung angeben. Eine niedrige Konzentration verlängert die Einwirkzeit; eine höhere verkürzt sie. Wenn Verunreinigungen nicht mechanisch entfernt werden, braucht die Chemie mehr Zeit oder eine höhere Konzentration. Daraus folgt wiederum, dass eine alleinige Sprüh- oder Nebeldesinfektion nur eingeschränkt wirken kann, weil die Reinigungsmechanik fehlt. Diese Erkenntnis wird als „Sinner'scher Kreis" beschrieben (s. ABB. 3).[9]

7.1.2 Zusammensetzung und Eigenschaften von Desinfektionsmitteln

Nicht jedes Desinfektionsmittel wirkt gegen jeden Keim. Die Produktinformationen geben Auskunft über das Wirkspektrum. Der VAH unterscheidet Wirkbezeichnungen mit „-zid" (für lat. *cecidi* „getötet") nach der jeweils betroffenen Keimart (TAB. 2):

MERKE

Für den Rettungsdienst reicht meist eine bakterizide und eingeschränkt viruzide Desinfektion aus.

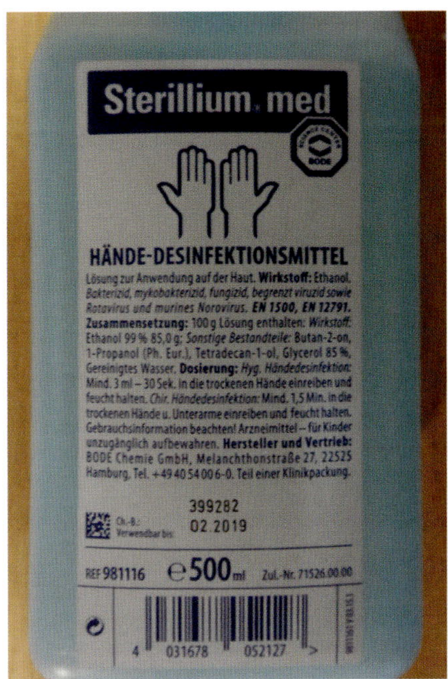

ABB. 4 ▶ Informationen zu Zusammensetzung und Wirkspektrum eines Desinfektionsmittels

Indikationsabhängig sollten ...

- tuberkulozide Desinfektionsmittel für den Fall einer (bekannten) aktiven ansteckungsfähigen Lungentuberkulose,
- sporozide Desinfektionsmittel für stuhlkontaminierte Flächen bei einer Clostridium-difficile-Kolonisation (sporozide Händedesinfektionsmittel sind nicht verfügbar) und
- viruzide Desinfektionsmittel für den seltenen Fall einer Hepatitis A

verfügbar sein.

Das „Universaldesinfektionsmittel" gibt es nicht. Viele Rettungsdienste setzen routinemäßig Mittel ein, die möglichst alle Anforderungen erfüllen.

Tab. 2 ▶ Wirkbezeichnungen bei Desinfektionsmitteln

Bakterizid	Ist ein Desinfektionsmittel, das gegen Bakterien wirkt.
Tuberkulozid	Beschreibt die Wirkung gegen die Erreger der Tuberkulose. Diese Erreger besitzen eine Membran, die gegen nur bakterizide Desinfektionsmittel stabil ist.
Mykobakterizid	Beschreibt die Wirkung gegen die Mykobakterien. Zu diesen gehören zwar auch die Tuberkuloseerreger, hier handelt es sich jedoch um Erreger atypischer Pneumonien (mycobacteria other than tuberculosis, MOTT[10]).
Sporozid	Diese Desinfektionsmittel sind auch in der Lage, bakterielle Sporen zu inaktivieren. Sporen sind die Dauerformen mancher Bakterien und schwer zu bekämpfen. Hier werden meist nur Sauerstoffabspalter und Aldehyde als wirksam angegeben. In entsprechender Konzentration sind auch Kombinationen aus quaternären Ammoniumverbindungen und Glutaraldehyd ausreichend. Für Hände und Haut existieren keine sporoziden Desinfektionsmittel, sie wären viel zu aggressiv.
Levurozid	Ist ein Desinfektionsmittel, das gegen Hefepilze, z.B. Candida, einschließlich ihrer Sporen[11] wirkt.
Fungizid	Sind Mittel, die gegen alle Pilze wirksam sind.
Eingeschränkt viruzid	Desinfektionsmittel, die gegen behüllte Viren (z.B. Influenza, HIV oder Ebola) wirken. Diese Viren sind i.d.R. leichter zu desinfizieren, weil die Virushülle dabei aufgelöst wird und das Virus zerfällt. Manche der eingeschränkt viruziden Mittel können auch gegen einzelne unbehüllte Viren wie das Norovirus eingesetzt werden. In diesem Fall wird dies in der Produktbeschreibung gesondert ausgewiesen. Eingeschränkt viruzide Händedesinfektionsmittel sind meist hautschonender als viruzide.
Viruzid	Viruzide Desinfektionsmittel sind gegen alle Viren wirksam. Sie bestehen aus einem Gemisch verschiedener Inhaltsstoffe oder (bei Haut- und Händedesinfektionsmitteln) aus hochkonzentriertem (Äthyl-)Alkohol. Damit ist ihre Hautverträglichkeit sehr gering.

Das widerspricht den Forderungen der TRGS 525[12] und den Regeln des Hautschutzes, denn diese schreiben eine Auswahl der Desinfektionsmittel nach jeweiligem Anwendungsbereich, Erregerspektrum und Art und Beschaffenheit der Oberfläche vor (s.u.).

Das RKI unterscheidet in seiner Liste 4 nur Wirkungs*bereiche* (Tab. 3). Es versteht sich, dass diese Unterscheidung gröber ist als die des VAH. Sie reicht aber für die Anforderungen der behördlich angeordneten Desinfektion (s. dort) aus.

Tab. 3 ▶ Wirkbereiche nach RKI

A	Vegetative Bakterien / Mykobakterien / Pilze / Pilzsporen
B	Viren
C	Milzbrandsporen
D	Tetanus- / Milzbrand- / Clostridiensporen

Um eine verlässliche Aussage über die Wirksamkeit von Desinfektionsmitteln treffen zu können, müssen die Hersteller das Desinfektionsmittel testen und den gleichen Anforderungen aussetzen wie im praktischen Einsatz. Daher erfolgt die Prüfung eines Desinfektionsmittels in 3 Stufen:

Bei der Auswahl eines Desinfektionsmittels muss sich der Anwender insbesondere von den Ergebnissen der Stufe 3 überzeugen. Eine Angabe „geprüft nach DIN/EN XY" reicht nicht aus, um die Wirkung ausreichend einschätzen zu können. Die Hersteller bieten dazu Gutachtenmappen an, die

Tab. 4 ▶ Teststufen bei Desinfektionsmitteln

❶	**Basistest**	Testung der Chemikalien auf Desinfektion ohne Bezug zur Anwendung
❷	**Quantitativer Suspensionsversuch**	Testung unter Anwendungsbedingungen (Temperatur/Belastung/ Zeit)
❸	**Praxisnaher Keimträgertest**	Testung unter realitätsnaher Anwendung mit Bioindikatoren mit Prüfanschmutzung: Hier werden Prüfkörper (angerautes Metallplättchen) mit einer Anschmutzung aus defibrinierten Schafsblutkoageln versehen und mit dem Prüfkeim in der Menge beimpft, die der Log-Stufe des erwarteten Erfolgs entspricht. Nach der Prüfung erfolgt ein Vorher-nachher-Vergleich. Die Prüfkeime müssen den jeweiligen Anforderungen entsprechen. Hierfür sind spezielle „Surrogatkeime" ausgewiesen (vgl. Kap. 12).

- Kosten sparend durch niedrige Anwendungskonzentration.
- Erhöhte Sicherheit bei regelmäßiger Anwendung durch remanente Wirkung (Langzeitwirkung).
- Angenehm frischer Geruch.

Mikrobiologische Wirksamkeit

B 15 zeigt folgende Leistungsmerkmale:

Anwendung	Konzentration	Zeit
Flächendesinfektion (nach VAH)[1]	0,5 %	1 Std.
Bakterien[1] inkl. MRSA[2] und Pilze[1]	1 %	15 Min.
	2 %	5 Min.
	3 %	2 Min.
Flächendesinfektion (im Lebensmittelbereich nach EN 1276, EN 1650, EN 13697) hohe und niedrige Belastung 20 °C	0,5 %	5 Min.
Tb-Bakterien (nach EN 14348[1], EN 14563[1])	1 %	1 Std.
Tb-Bakterien (nach RKI)	4 %	4 Std.
Aspergillus niger[1]	1 %	15 Min.
Vaccinia Viren, inkl. HBV, HCV und HIV[3, 4]	1 %	1 Min.
Adeno-Viren[5]	2 %	5 Min.
Polyoma SV 40-Viren[3]	1 %	5 Min.
Polio-Viren[5]	2 %	5 Min.
Noro-Viren[5]	2 %	5 Min.

[1] Prüfung bei hoher Belastung.
[2] Wirksamkeit gegen Bakterien schließt Wirksamkeit gegen MRSA ein.
[3] Prüfung ohne und mit Belastung.
[4] Gemäß RKI-Empfehlung (Bundesgesundheitsbl. 47, 62- 66, 2004).
[5] Werte gemäß EN 14476: geringe Belastung; hohe Belastung 4 %/ 5 Min.

Anwendung

Die Anwendungskonzentration beträgt gemäß VAH 0,5 % bei einer notwendigen Einwirkzeit von 1 Stunde bzw. 1 % und 15 Minuten oder als Kurzzeitwerte 2 % und 5 Minuten und 3 % und 2 Minuten. Für die Inaktivierung aller Viren empfehlen wir 2 % und 5 Minuten. Für 10 L Gebrauchslösung z. B. einer 1 %-igen Lösung 100 ml B 15 über Messbecher/Dosierkopf aus dem Kanister oder der Flasche entnehmen und mit kaltem Wasser in einem Eimer auf 10 L auffüllen. Wir empfehlen geeignete Nasswischverfahren zu verwenden. B 15 nicht mit Haushaltsreinigern vermischen.
Nach der Tauchdesinfektion von z. B. Atemschutzmasken sind diese nach der Einwirkzeit mit Wasser zu spülen.

Abb. 5 ▶ Auszug aus Produktinformation zu „B 15" (Orochemie)

der Anwender durchaus kritisch lesen sollte.

Auf Grundlage der Tests ergibt sich dann eine Tabelle, die der Hersteller in der Produktinformation veröffentlicht:[13]

Es sei nicht verschwiegen, dass die Angabe der Wirksamkeit gegen MRSA nur Marketingargumenten geschuldet ist. Jedes bakterizide Desinfektionsmittel ist gegen MRSA wirksam!

MERKE

Ein antibiotikaresistenter Keim ist nicht desinfektionsresistent.

Damit ist auch die Diskussion müßig, ob hierfür andere, aggressivere oder höher konzentrierte Desinfektionsmittel einzusetzen seien. Genauso wenig ist es sinnvoll, mit Blick auf die Resistenzentwicklung die Desinfektionsmittel turnusmäßig zu wechseln. Das verwirrt nur die Anwender und führt zu vermeidbaren Fehlern. Eine Resistenzentwicklung geschieht durch Veränderungen in der Erbsubstanz und hat nichts mit der chemischen Wirkung der Desinfektion zu tun.

Damit ein Desinfektionsmittel wirken kann, und das auch noch schnell und sicher, braucht es das wirksame Agens in der richtigen Konzentration. Gleichzeitig muss es aber auch Anforderungen an chemische Stabilität, Verträglichkeit mit dem Material, geringe Toxizität und anderes erfüllen. Das zwingt den Hersteller, die geeignete Mischung aus verschiedenen Bestandteilen herzustellen (s. TAB. 5).

Für Einzelheiten zur Wirkung ist die Sachkenntnis des Chemikers gefordert. Der Hygienebeauftragte hat zunächst die Aufgabe, nach der Indikation zu entscheiden.

TAB. 5 ▶ Inhaltsstoffe von Desinfektionsmitteln

Wirksame Agentien	Hilfsstoffe
Aldehyde (Formaldehyd, Glutaraldehyd)	Oberflächenadditive
Alkohole	Aktivatoren
Amine	Duftstoffe
Tenside	Emulgatoren
Anorganische Laugen	Duftstoffe
Bi- und Diguanide	Entschäumer
Halogene	Farbstoffe
Metalle und -verbindungen	Korrosionsinhibitoren
Peroxide, O_2-Abspalter	pH-Stabilisatoren
Organische und anorganische Säuren	Lösungsmittel
Quaternäre Ammoniumverbindungen	Netzmittel

7.1.3 Wann ist Desinfektion indiziert?

Die *Routinedesinfektion* wird oft auch als „laufende Desinfektion" bezeichnet. Diese Definition trifft im Rettungsdienst nur bei der Hände- u. Hautdesinfektion zu. Die Hände werden grundsätzlich vor und nach jedem Patientenkontakt sowie vor dem Umgang mit Medikamenten und Medizinprodukten desinfiziert; Haut vor jeder Maßnahme, die zur Durchtrennung oder Punktion führt. Die Aufbereitung von Flächen und Medizinprodukten erfolgt immer im Sinn einer „Abschlussdesinfektion". Unter der Routinedesinfektion ist hier die Aufbereitung nach jedem Einsatz – ob infektionsverdächtig oder nicht – sowie turnusmäßig, z.B. am Schichtende, zu verstehen. Einzelne Aufsichtsbehörden fordern auch eine (z.B. wöchentliche) Routinedesinfektion. Diese Forderung mag unlogisch erscheinen, schließlich macht eine Desinfektion nur Sinn, wenn sie unmittelbar nach dem infektionsverdächtigen Kontakt geschieht. Sie ist aber aus dem Gedanken entstanden, dass dann unerkannte Kontaminationen wenigstens regelmäßig entfernt werden. Die Einhaltung einer bestimmten Einwirkzeit ist bei dieser Routinedesinfektion ebenfalls nicht erforderlich; die Einsatzmittel sind benutzbar, sobald sie trocken sind.

Eine *indikationsbezogene Desinfektion* ist die Wiederaufbereitung des Rettungsmittels nach einem Einsatz mit einem bekannten oder vermuteten Infektionserreger. Sie orientiert sich am Erreger und an den möglichen Übertragungswegen. So ist bei einer Durchfallerkrankung meist die desinfizierende Reinigung stuhlkontaminierter Flächen – im Fall eines plötzlich aufgetretenen Brechdurchfalls, wo an die Norovirusinfektion gedacht werden muss, auch erbrechens- und expektorationskontaminierter Flächen – erforderlich. Über eine Einhaltung der Einwirkzeit sollte im Einzelfall entschieden werden. Grundlage dazu ist wieder die Frage, ob und wie eine Übertragung bei der jeweiligen Kontamination zu befürchten ist. Als „Eselsbrücke" kann die Liste der meldepflichtigen Infektionskrankheiten nach § 6 IfSG[14] dienen. Bei Vorliegen einer aktiven und ansteckungsfähigen Lungentuberkulose sind die entsprechenden tuberkuloziden Mittel nötig.

Eine *Desinfektion nach § 18 IfSG*[15] ist im Rettungsdienst die absolute Rarität. Hier handelt es sich um eine Maßnahme, die im begründeten Einzelfall behördlich angeordnet wird. Hier sind ausschließlich die Mittel und Verfahren der RKI-Liste[16] anzuwenden. Die Einwirkzeiten sind einzuhalten. Hier (und nur hier) kann auch einmal in sehr seltenen Fällen die Desinfektion mittels Verdampfens von Formaldehyd mit anschließender Neutralisation mit Ammoniak angeordnet werden. Diese Maßnahme ist Personen vorbehalten, die im Besitz einer besonderen Fachkunde[17] sind.

Eine *Desinfektion bei unbehüllten Viren* kommt im Rettungsdienst sehr selten vor. Die als hochinfektiös geltenden hämorrhagischen Viren (Ebola), die Pandemieviren (Influenza) und das HIV sind behüllt und daher leicht chemisch angreifbar. Die häufigste Indikation für eine Desinfektion unbehüllter

Viren sind stuhlkontaminierte Flächen bei Vorliegen von Hepatitis A.

Eine Desinfektion von sporenbildenden Bakterien hat im Rettungsdienst dann Bedeutung, wenn es um stuhlkontaminierte Flächen bei Vorliegen einer Clostridium-difficile-Kontamination geht. Diese Anforderung wird in den letzten Jahren deutlich häufiger. Für den Erfolg ist es entscheidend, dass die Stuhlverunreinigung entfernt wird und dass das verwendete Mittel bakterizid und sporozid wirkt. Die Einhaltung der Einwirkzeit ist bei guter Reinigung nicht erforderlich. Die Meldepflicht nach § 6 IfSG, die es seit dem 15.05.2016 gibt, ist nicht mit der besonderen Infektiosität zu begründen, sondern mit dem antibiotikabedingt exzessiven Anstieg von Clostridium-Kolonisationen, der zahlenmäßig erfasst werden soll. Dabei wurde der Begriff der „schweren Erkrankung“ um das Vorliegen einer stationären Aufnahme ergänzt. Das hat jedoch für den Rettungsdienst keine Bedeutung, weil er nach § 8 (2) IfSG von der Pflicht zur Meldung befreit ist.[18]

Für jede der Indikationen gibt es das geeignete Desinfektionsmittel. Es sollten auch nur diese dafür eingesetzt werden, weil sie eigens dafür zubereitet sind:

Händedesinfektionsmittel enthalten Alkohole und Hautpflegemittel, weil sie häufig angewendet werden. Das erfordert, dass sie hautschonend sind.

Hautdesinfektionsmittel enthalten Alkohol und keine Pflegemittel. Sie werden selten angewendet und brauchen Pflegemittel daher nicht.

Wund- und Schleimhautantiseptika enthalten nur so viel Alkohol (meist < 2%), dass sie selbst stabilisiert sind. Sie sollen schließlich die Wunde oder Schleimhaut weder reizen noch darauf brennen. Im Rettungsdienst kommen sie kaum vor.

Flächendesinfektionsmittel werden je nach Indikation und Materialverträglichkeit mit Aldehyden, quaternären Ammoniumverbindungen oder anderen desinfizierenden Substanzen hergestellt. Sie dürfen daher auch nur dafür eingesetzt werden.

Instrumentendesinfektionsmittel müssen eine gute Eiweißlösung und Materialverträglichkeit bieten. Deswegen sind sie meist alkalisch (pH > 7,5).

7.1.4 Rechtliche Aspekte der Desinfektion

Chemische Desinfektion heißt auch Umgang mit Gefahrstoffen. Es ist aber wie beim Autofahren: Der Anwender neigt dazu, Sicherheitsmaßnahmen nur dann einzuhalten, wenn sie von Vorschriften begleitet sind. Bei der Desinfektion gibt es einige formale Vorgaben, an denen sich die Gesundheitsbehörden orientieren:

- Die bereits erwähnte TRBA 250[19], die sich vorwiegend mit dem Arbeitsschutz bei Infektionsrisiken befasst, stellt einige Forderungen auf, u.a. die Erstellung und Einhaltung eines Hygieneplanes.[20] Ein Bestandteil davon sind die Desinfektionspläne und Verfahrensanweisungen, die vom Arbeitgeber zu erstellen und in Kraft zu setzen sind. Ihre Missachtung kann arbeitsrechtlich sanktioniert werden. Ihr Vorhandensein, aber auch der Inhalt, kann von den Gewerbeaufsichtsämtern oder Ämtern für Arbeitssicherheit

überwacht werden. In Ergänzung dazu müssen Verfahrensanweisungen vorliegen. In diesen wird vorgegeben, wie in bestimmten Situationen und bei infektionsrelevanten Tätigkeiten vorzugehen ist.
- Die RKI- oder KRINKO-Empfehlungen und Richtlinien[21] gelten als Stand der Wissenschaft. Wer davon abweicht, hat sicherzustellen, dass die von ihm angewandten Methoden mindestens diese Anforderungen erfüllen.
- Die Gefahrstoffverordnung (GefStoffV)[22]und zu ihrer Erläuterung die TRGS 525[23](Ziff. 7) regeln den Umgang mit Desinfektionsmitteln:
  > Am Anfang steht die Abwägung, ob überhaupt eine Desinfektion nötig ist oder eine Reinigung ausreicht. Ein Einsatz mit einem infektiologisch unbedenklichen Patienten muss nicht unbedingt die Desinfektion erfordern. In diesem Zusammenhang sei daran erinnert, dass auch Kliniken inzwischen „Hotelbetten" (bei Diagnostikpatienten) und „Pflegebetten" (bei länger liegenden Patienten mit evtl. Infektionsbelastung) unterscheiden. Es hat sich aber eingebürgert, sicherheitshalber (wir kennen das infektiologische Potenzial der Patienten nicht) eine Routinedesinfektion nach einem Einsatz zu empfehlen.
  > Es sind die Desinfektionsmethode und das Mittel auszuwählen, die die geringste Belastung des Personals und der Umwelt darstellen. Hier sei daran erinnert, dass die Anwendung der Vliestuchspender oder konfektionierter Desinfektionsfeuchttücher gegenüber einem Eimer mit Lösung die Abwasserbelastung erheblich reduziert. Damit werden auch die Kläranlagen entsprechend entlastet. Der Kontakt des Personals mit der Chemie ist weitaus geringer, unerwünschte Hautreaktionen und die Belastung der Atemluft werden seltener.
  > Bei der Anwendung von Desinfektionsmitteln muss die entsprechend an das Risiko angepasste Schutzausrüstung verwendet werden. Das betrifft sowohl das infektiologische Risiko, als auch die Belastung, die aus der Verwendung von Gefahrstoffen entsteht.
- Die Medizinprodukte-Betreiberverordnung (MPBetreibV)[24] regelt in § 4 die Aufbereitung von Medizinprodukten. Sie geht hierzu aber nicht ins Detail, sondern verweist auf die Medizinprodukterichtlinie der KRINKO[25], die dadurch entsprechend an Rechtskraft gewinnt.

7.1.5 Wohin gehören Desinfektionsmittel im juristischen Sinn?

Hautdesinfektionsmittel einschließlich der Händedesinfektionsmittel sowie die Schleimhaut- und Wundantiseptika fallen unter die Vorschriften des Arzneimittelgesetzes (AMG).[26] Daraus ergibt sich auch das Verbot, sie außerhalb der Verantwortung eines Apothekers ab- oder umzufüllen. Dieser hat sie sporengefiltert in sterile Behältnisse zu füllen und diese neu zu etikettieren. Dabei muss er die Chargennummer und das Verfalldatum übertragen.

MERKE

Nota bene: Bei Arzneimitteln und Medizinprodukten ist das Verfalldatum ein absolutes Datum, nach dem das Mittel nicht mehr verwendet werden darf, im Gegensatz zu den Haltbarkeitsdaten („mind. haltbar bis ...“/„best before ...“) im Lebensmittelbereich.

Das ganze Prozedere muss der Apotheker dokumentieren. Arzneimittel müssen vom Bundesamt für Arzneimittel und Medizinprodukte (BfArM)[27] geprüft und zugelassen sein. Sie führen eine pharmazeutische Zulassungsnummer, die Pharmazentralnummer (PZN) bzw. die europaweite Pharmacy Product Number (PPN).

Im Handel werden auch Händedesinfektionsmittel angeboten mit dem Argument, diese seien keine Arzneimittel oder Gefahrstoffe und damit sei angeblich weder Sicherheitsdatenblatt, Betriebsanweisung nach GefStoffV noch Einweisung der Anwender nötig. Diese Mittel sind keine Arzneimittel, sondern gelten als Kosmetika. Meist ist hier Wasserstoffperoxid (H_2O_2) das wirksame Agens. Dieses hat gegen katalasebildende Bakterien (Staphylococcus aureus einschl. MRSA) eine fragliche Wirkung. Die Hautverträglichkeit ist von der Konzentration abhängig. VAH-gelistet (s. dort) und damit in ihrer Wirkung bewiesen sind derzeit nur drei Peroxidverbindungen zur Händedesinfektion: Spitaderm®, Skinsept® F und Wofasteril®.

Desinfektionsmittel zur Anwendung *auf Flächen oder Medizinprodukten* sind keine Arzneimittel, sondern Medizinprodukte und unterliegen daher dem Medizinproduktegesetz (MPG).[28] Sie unterliegen ebenfalls der Beurteilung durch das BfArM.

Desinfektionsmittel, die „nur“ als Biozide[29] deklariert sind, fehlen meist sowohl in der RKI- als auch in der VAH-Liste.

7.1.6 Welches Desinfektionsmittel *darf* ich verwenden?

Der § 18 IfSG ist die einzige gesetzliche Vorschrift, die die Auswahl der Desinfektionsmittel vorgibt, und das ist auf die behördlich angeordnete Desinfektion beschränkt. Für alle anderen Desinfektionsmaßnahmen empfiehlt die KRINKO-RiLi Fläche[30] die Auswahl nach den Kriterien der VAH-Liste[31], für den Lebensmittelbereich die DVG-Liste.[32]

Sofern nicht eine höhere Rechtsquelle die Anwendung einer dieser Listen fordert, ist es dem Anwender überlassen, welches Desinfektionsmittel er anwendet. Er ist dann aber für die Wirksamkeit der Methode verantwortlich. Weil er das ohne die Mitwirkung eines mikrobiologischen Testlabors nicht kann, wird die Anwendung der VAH-Liste empfohlen. Wir gehen davon aus, dass künftige Hygieneverordnungen diese Forderung aufnehmen.

MERKE

Abgesehen von behördlich angeordneten Desinfektionen sollten im Rettungsdienst Desinfektionsmittel der VAH-Liste verwendet werden.

7.1.7 Kann ich etwas falsch machen?

Keine chemische Reaktion ist frei von Fehlermöglichkeiten. So unterliegt auch die chemische Desinfektion einigen Einschränkungen. Die Hersteller der Desinfektionslösungen steuern mit den oben genannten Hilfsstoffen (s. Tab. 6) dagegen, können aber trotzdem die folgenden Fehler nicht vollständig vermeiden, die die Anwender daher berücksichtigen müssen. Die Produktinformationen geben darüber Auskunft, wie breit die Spanne ist, in der eine Desinfektionslösung ihre Wirkung entfaltet. Im Zweifelsfall muss der wissenschaftliche Dienst des Herstellers zu Rate gezogen werden. Die Händler, besonders Versandhändler oder deren Außendienstmitarbeiter sind mangels Fachkenntnis nicht immer die richtigen Ansprechpartner.

MERKE

Für einen fehlerfreien Umgang mit Desinfektionsmitteln sind die zugehörigen *Sicherheitsdatenblätter, Betriebsanweisungen und Betriebsarbeitsstoffkataster* unbedingt zu beachten. Bei jeder Gefahrgutanwendung, wie sie die Desinfektion nun einmal unweigerlich darstellt, muss die Sicherheit der Anwender gewährleistet sein.

EG-Sicherheitsdatenblatt gemäß Verordnung (EG) Nr. 1907/2006
orochemie GmbH + Co. KG
Überarbeitet am: 02.02.2015 Revisions-Nr.: 2,01
B5
00320-0023-GHS

Formaldehyd
Glutaral
Signalwort: Gefahr
Piktogramme: GHS05-GHS07-GHS08-GHS09

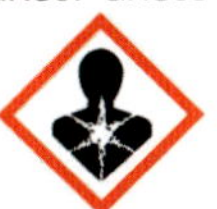

Gefahrenhinweise

H302+H332	Gesundheitsschädlich bei Verschlucken oder Einatmen.
H334	Kann bei Einatmen Allergie, asthmaartige Symptome oder Atembeschwerden verursachen.
H335	Kann die Atemwege reizen.
H314	Verursacht schwere Verätzungen der Haut und schwere Augenschäden.
H317	Kann allergische Hautreaktionen verursachen.
H341	Kann vermutlich genetische Defekte verursachen.
H350	Kann Krebs erzeugen.
H400	Sehr giftig für Wasserorganismen.
H411	Giftig für Wasserorganismen, mit langfristiger Wirkung.

Sicherheitshinweise

P202	Vor Gebrauch alle Sicherheitshinweise lesen und verstehen.
P260	Dampf nicht einatmen.
P280	Schutzhandschuhe/Schutzkleidung/Augenschutz/Gesichtsschutz tragen.
P303+P361+P353	BEI BERÜHRUNG MIT DER HAUT (oder dem Haar): Alle kontaminierten Kleidungsstücke sofo ausziehen. Haut mit Wasser abwaschen/duschen.
P305+P351+P338	BEI KONTAKT MIT DEN AUGEN: Einige Minuten lang behutsam mit Wasser spülen. Vorhandene Kontaktlinsen nach Möglichkeit entfernen. Weiter spülen.

Abb. 6 ▶ Auszug aus Sicherheitsdatenblatt zu B5 von Orochemie

Tab. 6 ▶ Fehler bei der Desinfektion

Eiweißfehler • Eiweiß • Fett • Kohlehydrate	Also gerade Lebensmittelreste, aber auch Blut und Ausscheidungen verbrauchen die desinfizierende Chemie sehr schnell. Das ist der Grund, warum vorher nicht gereinigte Flächen und Medizinprodukte schlecht zu desinfizieren sind. Besonders die Sauerstoffabspalter sind hier sehr empfindlich. Peressigsäure und Aldehyde fixieren Eiweiß am Desinfektionsgut, anstatt es zu lösen. In der Kranken- und Altenpflege war es (und ist es manchmal noch heute) weit verbreitet, das Geschirr infektionsverdächtiger Patienten vor dem Spülen in Desinfektionslösung zu legen. Das ist infolge der anhaftenden Reste nicht nur sinnlos, es erschwert die Reinigung auch erheblich.
Schmutzfehler	Genauso verbraucht sich die Desinfektionswirkung durch den Schmutz, der mit den Reinigungsutensilien in die Desinfektionsflotte eingebracht wird. Das ist der Grund, warum die KRINKO-RiLi Fläche[33] das Wiedereintauchen bereits benutzter Lappen ablehnt, auch wenn sie es etwas kryptisch formuliert („Verfahren, die geeignet sind, die Reinigungsflotte zu kontaminieren, sind abzulehnen."). Die logische Konsequenz ist die Verwendung der Vliestuchspender oder der konfektionierten vorgefeuchteten Desinfektionstücher. Ist das nicht möglich, wie bei O_2-Abspaltern, muss für jeden Reinigungsvorgang ein frisches Tuch verwendet werden. Die früher postulierte Anwendung der „Zwei-Eimer-Methode" wird damit ebenfalls obsolet. Manche Hersteller geben Standzeiten (also die Zeit, die die Lösung verwendbar ist) wie „sofern die Lösung nicht erheblich verunreinigt ist" an. Das ist eine vage Angabe; es ist nicht kalkulierbar, ab wann die Verschmutzung die Verwendung einschränkt.
Härtefehler	Desinfektionsmittel haben ihr Wirkungsoptimum innerhalb eines bestimmten Härtebereichs, der in „Grad deutscher Härte (°dH)" angegeben wird. Der örtliche Härtebereich kann beim Wasserversorger erfragt werden. Meist haben Gebirgsgegenden mit höherem Kalkanteil ein härteres Wasser als das Flachland mit seinen Sandböden. Bei längeren Regenperioden kommt das Wasser aus den Bergen und ist damit von vorneherein härter als in Trockenperioden, in denen der Anteil aus den Tiefbrunnen überwiegt.
Seifenfehler	Reinigungsmittel sind meist anionische Tenside; Desinfektionsmittel hingegen weitgehend kationisch. Beim Mischen kommt es dann zu einer chemischen Reaktion, die weder das Desinfektions- noch das Reinigungsergebnis kalkulierbar macht. Meist bleiben auch „Putzstreifen", die den Anwender dann dazu verführen, fälschlich die Konzentrationen zu erhöhen. Aus diesem Grund dürfen Desinfektions- und Reinigungsmittel nur in den Konzentrationen gemischt werden, die die Produktinformationen angeben. Meist ist dann die Standzeit eingeschränkt. Einige Hersteller haben in der letzten Zeit die Standzeiten ohnehin auf 24 Stunden verkürzt. Das ist fachlich sinnvoll (dient aber auch dem Absatz).
Wärme-/Kältefehler	Die Produktinformationen geben aus gutem Grund an, dass Desinfektionsmittel mit Leitungswassertemperatur (20 °C) anzusetzen sind. Temperaturen > 30 °C führen dazu, dass wirksame Agenzien verdunsten und ausgasen. Damit nimmt die Wirkung ab, und die Raumluft wird belastet. Ebenso kann eine zu kalte Temperatur die Wirkung beeinträchtigen.

pH-Fehler	Der pH-Bereich, in dem ein Desinfektionsmittel seine Wirkung bietet, ist ebenfalls begrenzt. Das macht keine Probleme, wenn es mit Leitungs- oder entsalztem Wasser verdünnt wird, kann aber beim Mischen mit Reinigern zum Wirkungsverlust führen. Grundsätzlich ist bei einem Desinfektionsmittel der Reinigungseffekt besser, wenn es alkalisch (pH > 7,5) ist. Saure Mittel (pH < 7,5) sind eher geeignet, Eiweiß zu fixieren (s.o.). Ihr Einsatz ist deswegen dort fraglich, wo es um blutige Rückstände geht.
Benetzungsfehler	Ein Desinfektionsmittel kann nur dort wirken, wo es in ausreichender Konzentration ankommt und ausreichend lange verbleibt. Dieser Hinweis ist nicht so überflüssig, wie es scheint. Bei einer Sprüh- oder Nebeldesinfektion ist die Benetzung immer inkomplett; wird eine desinfizierend gereinigte Fläche getrocknet, so wird der Desinfektionsvorgang unterbrochen. Daher muss die Desinfektionsflotte vollflächig aufgetragen werden (oder Desinfektionsgut voll eintauchen) und selbst abtrocknen.
Wirkungslücken	Die Desinfektionsmittel sind nach den oben genannten Indikationen getestet und gelistet. Desinfektionsmittel, die universell wirken, sind möglich, gehören aber einer hohen Gefahrstoffklasse an, sind für Haut und Schleimhaut sowie das Desinfektionsgut und Flächen aggressiv und damit auf wenige Ausnahmefälle zu beschränken. Ansonsten sind die Mittel nach den oben beschriebenen Indikationen und nach der Vorgabe der TRGS 525 auszuwählen.

Dazu muss der Hersteller ein Sicherheitsdatenblatt[34] kostenlos und unaufgefordert liefern. Dieses Sicherheitsdatenblatt bietet vorwiegend Informationen für Fachpersonal. Der Anwender muss aber mit der Handhabung des Gefahrstoffes, den möglichen Risiken, deren Vermeidung und der sachgerechten Entsorgung vertraut gemacht und darin unterwiesen werden. Dazu dient die Betriebsanweisung nach der Gefahrstoffverordnung.[35] Die Hersteller liefern dazu Vorlagen, die aber der jeweilige Betreiber auf die speziellen Anforderungen im Betrieb ausrichten muss. Anhand dieser Betriebsanweisungen sind alle Personen, die mit dem jeweils beschriebenen Mittel in Berührung kommen, einzuweisen. Die Betriebsanweisungen müssen jeder dieser Personen zu jeder Zeit zugänglich sein. Für Mitarbeiter, die der deutschen Sprache nicht ausreichend mächtig sind, müssen sie auch in deren Muttersprache vorhanden sein. Darüber hinaus hat der Betreiber ein Betriebsarbeitsstoffkataster zu führen, in dem alle Gefahrstoffe, deren Verwendung und Risiken dokumentiert sind.

Zur richtigen Anwendung gehört die Konzentration, die ihrerseits die Einwirkungszeit bedingt. Hierfür bieten die Hersteller *Konzentrationstabellen* an.[36] Für den mathematischen Vollpfosten (also für mich) gibt es im Internet – und inzwischen auch als App – Dosierrechner[37], die das Mischen erleichtern und sicherer machen.

Informationsblätter (neudeutsch: Fact Sheets) zur Unterweisung von der Internationalen Vereinigung für soziale Sicherheit (IVSS) finden sich zum Download auf der Seite der Berufsgenossenschaft für Gesundheitsdienst und Wohlfahrtspflege (BGW).[38] Ergänzende Informationen bietet die Schriftenreihe des Industrieverbands Hygiene und Oberflächenschutz (IHO).[39]

Ingo Johnscher vom Institut für Klinikhygiene, medizinische Mikrobiologie und klinische Infektiologie am Klinikum Nürnberg hat 2013 in der LandesArbeitsgemeinschaft MultiResistente Erreger (LARE) Bayern einen interessanten Vortrag über die Grundlagen der Desinfektion im Rettungsdienst gehalten, aus dem viele Informationen für eine Desinfektionseinweisung für Mitarbeiter entnommen werden können.[40] Ich warne aber davor, einen Vortrag, den ein anderer Autor erstellt hat, für eigene Unterweisungen oder Schulungen unverändert zu übernehmen. Nur, was dem Stil und der Didaktik und Methodik des Unterrichtenden entspricht, wirkt glaubwürdig.

7.2 Händehygiene[41]

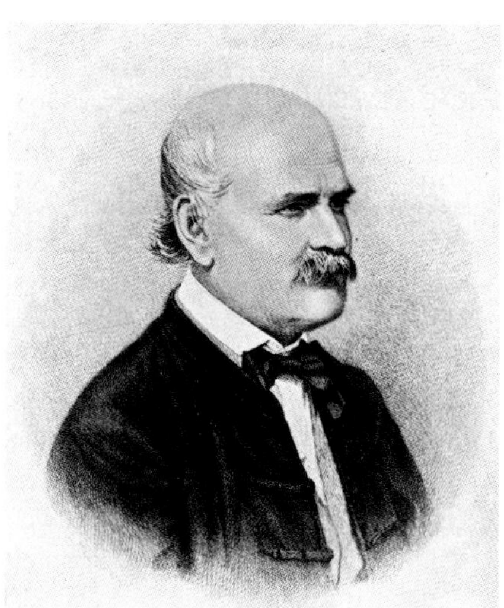

Abb. 7 ▶ Ignaz Semmelweis (aus „Die großen Deutschen im Bilde" [1936] von Michael F. Schönitzer)

1847 machte der ungarische Gynäkologe Ignaz Philipp Semmelweis (1818 – 1865)[42] in Wien eine interessante Feststellung:

In einer von zwei geburtshilflichen Kliniken in Wien starben 2% aller Wöchnerinnen an Infektionen – für uns heute unvorstellbar, damals aber Durchschnitt und in ganz Europa üblich. Es regte sich auch kaum jemand darüber auf, jedenfalls niemand aus dem Besitzbürgertum oder Adel und Eliten. Waren es doch die Frauen der absoluten Unterschicht, die in Kliniken entbanden: alleinstehende Mütter, Prostituierte, Arbeiterinnen und Dienstmädchen, die vom gnädigen Herrn geschwängert wurden. In der anderen Klinik waren es jedoch über 20%, was selbst für damalige Maßstäbe zu viel war. Ignaz Semmelweis stellte fest, dass in der zweiten Klinik auch operiert wurde und die Operateure mit blutigen Händen von den Operationen zu den Schwangeren gingen, um sie zu untersuchen. Er schaffte es durch eine einzige Maßnahme, die Einführung der Händedesinfektion, die Sterblichkeit auf das „übliche Maß" von 2% zu senken.

Das hört sich so einfach an. Aber Semmelweis hatte ungeheuerliche Widerstände der etablierten Kollegen und Professoren zu überwinden: „Neumodischer Blödsinn; das haben wir doch noch nie gemacht!" Ich will überhaupt nichts behaupten, was ich nicht beweisen kann, aber vielleicht war es seine Verzweiflung darüber, weswegen er 1865 mit 47 Jahren im Irrenhaus starb.

Tatsächlich hatte Semmelweis einige Vorgänger: Antike und mittelalterliche Ärzte, wie Ibn Abu Sina[43] und andere wie Oliver Wendell Holmes[44] (schon 1843 veröffentlichte er „The Contagiousness of Puerperal Fever“[45]), hatten bereits Erfolge durch eine konsequente Hygiene. Es ist aber das Verdienst von Semmelweis, dass er seine Erkenntnisse einem größeren Leser- und vor allem Wissenschaftlerkreis bekannt machte.

Kaum zu glauben, dass die Händedesinfektion damals mit Chlorkalk (!) durchgeführt wurde, der heute aufgrund seiner giftigen und ätzenden Wirkung als Gefahrstoff eingestuft ist. Es ist vorstellbar, wie die Hände darunter litten. Es dauerte dann auch nur bis 1890, bis William Halsted[46] an der Johns Hopkins University School of Medicine in Baltimore die desinfizierbaren Handschuhe erfand. Von da an hatte seine Assistentin (und Freundin) wieder ihre samtweichen Hände, die er so liebte.

Heute noch beschreiben viele Autoren, dass 80 – 90% aller nosokomialen Infektionen (NI) durch Hände übertragen werden, wobei es nicht ganz einfach ist, bei einer NI den Infektionsmechanismus sicher nachzuverfolgen. Gerade im Rettungsdienst mit seinen vielen Faktoren und den schwer beherrschbaren Infektionswegen ist kaum eine eindeutige Klärung möglich, wenn eine Infektion auftritt. Auch ist kaum möglich zu unterscheiden, ob eine Infektion beim Rettungseinsatz, bei der definitiven Versorgung in der Notaufnahme erworben wurde oder vorher bereits bestanden hat. Unabhängig von der Frage, wem eine „Schuld“ zuzuweisen sei, ist es die Verpflichtung jedes Beteiligten, die Risiken so gering wie möglich zu halten. Der Patient vertraut dem gesamten medizinischen Team, vom Ersthelfer bis zum endbehandelnden Arzt und Krankenpfleger, vom medizinischen Assistenten bis zur Reinigungskraft, seine Gesundheit, manchmal sein Leben an. Dieser hohen Verantwortung müssen wir gerecht werden. Sonst haben wir kein Recht, einen medizinischen Beruf auszuüben.

7.2.1 Waschen oder desinfizieren?

Für alle medizinischen Fachberufe gilt also: Die Händereinigung und -desinfektion ist eine grundlegende Routinemaßnahme zum Schutz des Patienten und zum Eigenschutz. Immer noch wird dabei aber diskutiert, ob die Reihenfolge „Waschen ⇨ Desinfektion“ oder „Desinfektion ⇨ Waschen“ sein soll. Letztere Empfehlung stammt von den Berufsgenossenschaften und aus einer Zeit, da die Händedesinfektionsmittel sehr aggressiv waren.

MERKE

Es ist aber die logische Reihenfolge, dass ich bei einer groben Kontamination den Schmutz erst abwasche, bevor ich ihn mit Desinfektionsmittel verschmiere. Deswegen geht die Reinigung der Desinfektion voran.

Seitens mancher Autoren, vor allem aus der Gesundheits- und Krankenpflege, wird behauptet, dass beim Waschen die Kontamination verbreitet würde. Das vermeide ich dadurch, dass ich diese Verunreinigung mit einem desinfektionsmittelgetränkten Einmaltuch abwische, bevor ich mit dem Waschen beginne. Geht es jedoch darum, mich auf eine „reine Tätigkeit“[47] vorzubereiten, so ist es sinnvoll, die Hände zuerst zu waschen und dann zu desinfizieren. Aktuell wird auch in der Chirurgie empfohlen, die Hände zu Beginn des OP-Programmes zu waschen und zu desinfizieren, dann zwischen den einzelnen Eingriffen nur zu desinfizieren.

Daraus ergibt sich die aktuelle Empfehlung:

▶ *Hände waschen*	Zu Beginn des Arbeitstages *(+ Schutzcreme)*
▶ *Hände desinfizieren*	Vor u. nach Patientenkontakt
▶ *Hände desinfizieren*	Vor dem Vorbereiten von Infusionen/Injektionen:
▶ *Hände desinfizieren*	Beim Ausziehen der Schutzhandschuhe
▶ *Hände waschen*	Nach der Toilette/vor Essen und Trinken
▶ *Hände desinfizieren*	Nach der Fahrzeug-/Materialaufbereitung
▶ *Hände desinfizieren*	Nach der Wäsche-/Abfallentsorgung
▶ *Hände waschen*	Bei Dienstende *(+ Pflegecreme)*

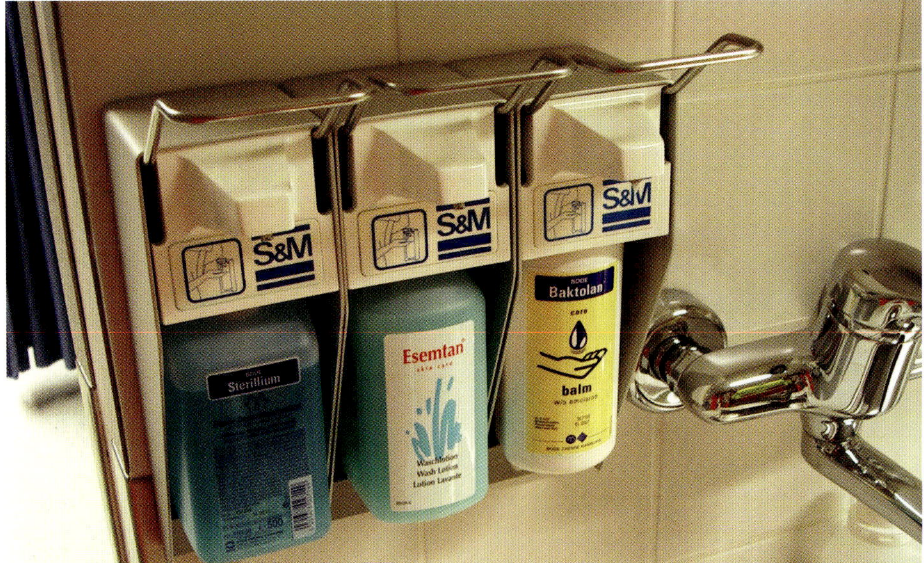

Abb. 8 ▶ Spender für Händedesinfektionsmittel, Waschlotion und Hautpflegemittel. Bei dieser engen Platzierung wird jedoch die Forderung nach „Ellbogenbedienbarkeit“ schwer zu erfüllen sein. Auch ist die Reihenfolge der Anordnung nicht unbedingt logisch (Foto: R. Schnelle).

Zur Verdeutlichung der Indikationen kann ein E-Learning-Tool (zur Hände- und Flächenhygiene) der Firma Bode Chemie verwendet werden.[48] Ein passender Kurzfilm ist gleichfalls verfügbar, allerdings nicht rettungsdienstspezifisch.[49]

7.2.2 Händedesinfektionsmittel

Es empfiehlt sich, Waschlotion, Desinfektions- und Pflegemittel aus der gleichen Serie zu verwenden, damit die einzelnen Komponenten miteinander kompatibel sind. Treten Unverträglichkeiten auf, so sind diese in den meisten Fällen durch Duft- oder Farbstoffe ausgelöst. In diesem Fall hilft es, verschiedene Präparate, auch verschiedener Hersteller, zu probieren. Farb- und duftstofffreie Produkte werden meist besser vertragen.

Händedesinfektionsmittel im Rettungsdienst müssen folgende Kriterien erfüllen:

- *Bakterizidie* einschließlich Tuberkulozidie – damit erfasst sind alle Bakterien, die als menschenpathogen im Rettungsdienst relevant sind. Diese Forderung erfüllen alle Alkohole. Die erforderliche Einwirkzeit (Achtung: Bei der Händedesinfektion ist sie sehr wohl wichtig!) ergibt sich aus der Konzentration. Meist ist diese so eingestellt, dass die Wirkung nach 30 Sekunden eintritt. Manche Händedesinfektionsmittel geben kürzere Zeiten an, weisen aber nicht darauf hin, dass die Pflegewirkung eine Anwendezeit erfordert, die länger sein kann (s.u.)

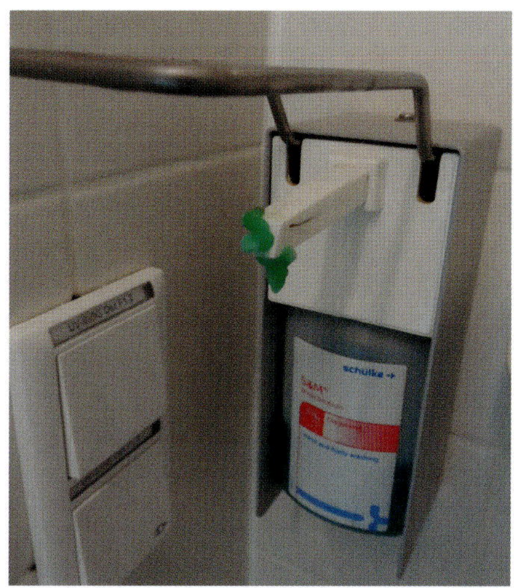

Abb. 9 ▶ Auch die Spender brauchen Pflege.

- *Eingeschränkte Viruzidie,* also eine Wirksamkeit gegen behüllte Viren. Zu diesen behüllten Viren gehören auch Influenza, HIV und Ebola. Damit ist es unverständlich, dass von einigen Behörden z.B. bei Influenza immer noch RKI-gelistete viruzide Händedesinfektionsmittel gefordert werden. Diese sind meist höher konzentriert, enthalten weniger Hautpflegesubstanzen und sind damit schlechter hautverträglich als eingeschränkt viruzide Mittel. Die im Handel üblichen Händedesinfektionsmittel sind in der Regel auch gegen Hepatitis-B- und -C-Viren geprüft und wirksam. Bei der Auswahl wird zusätzliche Wirksamkeit gegen Noroviren empfohlen. Das wird erreicht, wenn als wirksames Agens Äthylalkohol verwendet wird. Die hochaggressiven viruziden Mittel werden dann nur in ganz wenigen seltenen Ausnahmefällen wie He-

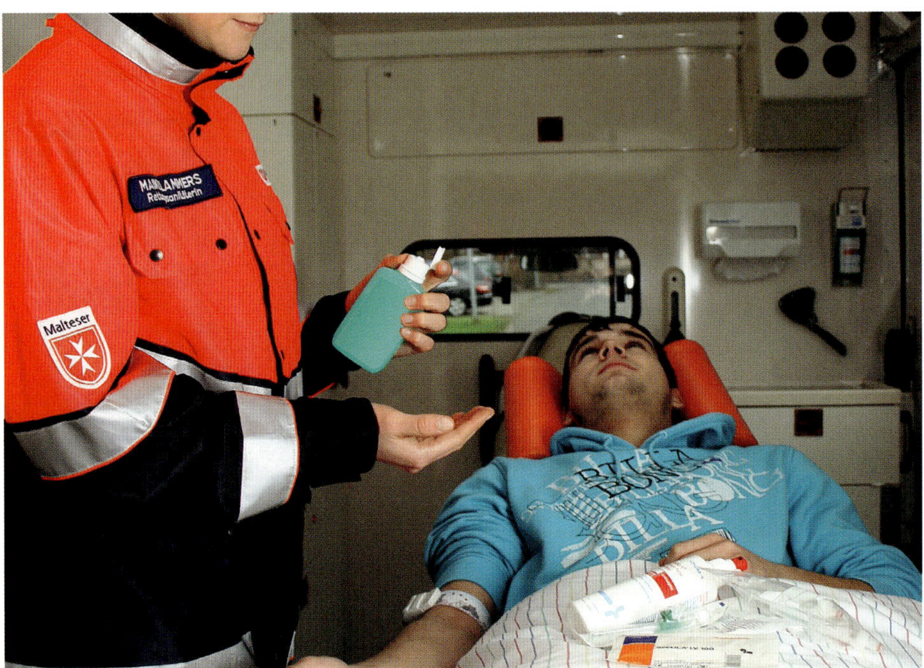

Abb. 10 ▶ Kittel-/Taschenflasche zur Anwendung im Einsatz (Foto: Oliver Hölters, Malteser Dinklage)

patitis A oder Poliomyelitis erforderlich.
Für die Viruzidietestung können selbstverständlich keine Viren verwendet werden, die für Menschen pathogen sind. Deswegen kommen hier sogenannte Surrogatviren zum Einsatz. Das sind Viren, die das Verhalten der krankheitserregenden simulieren, aber für Menschen unschädlich sind. So wird zur Testung gegen Noroviren das murine[50] Norovirus (MNV) verwendet.

- *Fungizidie* garantiert eine Wirkung gegen Hautpilze. Gerade beim Tragen der Schutzhandschuhe kommt es durch Transpiration zu einem massiven Wachstum der Pilzflora auf der Haut. Deswegen wird immer beim Ausziehen der Handschuhe eine Händedesinfektion durchgeführt.

Wenn ein Anwender angibt, die Hautdesinfektion nicht zu vertragen, ja gar allergisch zu sein, so handelt es sich meist nicht um eine echte Allergie (Alkohol, da gibt es kaum Allergien; das wäre ja eine Katastrophe!), es sind in aller Regel drei Faktoren entscheidend:

- Viele Händedesinfektionsmittel enthalten als Hautpflegezusatz Sorbitol, einen Fettalkohol. Dieser braucht etwa 25 Sekunden Zeit, um in der Haut zu sedimentieren und zu wirken. Wird diese Zeit bei der Anwendung unterschritten, fehlt die Pflegekomponente, die Haut trocknet aus. Wenn also ein Hersteller eine Einwirkzeit von weniger

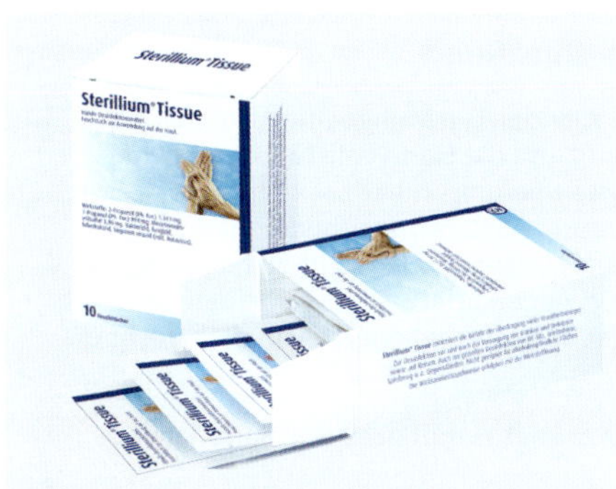

Abb. 11 ▶ Händedesinfektionstücher (Foto: Hartmann)

als 30 Sekunden angibt, so meint er hierbei die Zeit, in der die erwartete Keimreduktion erreicht ist. Die *Anwendungs*zeit ist dann die Zeit, in der die Hautpflege wirksam wird.

- Andere Händedesinfektionsmittel werden ganz ohne Rückfetter produziert. Sie lösen aus der Haut die eigenen Fette heraus. Diese müssen ebenfalls erst wieder in der Haut ankommen, was Zeit kostet.
- Händedesinfektionsmittel müssen immer auf völlig trockener Haut angewendet werden. Ansonsten perlt das Pflegemittel ab; die Haut wird nicht erreicht und bleibt ohne Pflege.

Es sind also selten Allergien oder Unverträglichkeiten, sondern meist Anwenderfehler, die zur Hautreizung führen. Es kann aber auch hilfreich sein, verschiedene Händedesinfektionsmittel auszuprobieren. Letztlich wird die erforderliche Compliance[51] nur durch Akzeptanz erreicht.

Die Desinfektionsmittel und Waschlotionen sind im Spender oder nach Anbruch nicht unbegrenzt haltbar. Hersteller geben hier konkrete Angaben, die auch für die Lösungen der anderen als Richtschnur gelten können:[52]

- alkoholische Händedesinfektionsmittel:
  - > im Wandspender 6 Monate
  - > mit eingeschraubter Dosierpumpe 12 Monate
  - > in der Spritzflasche 12 Monate
- Waschlotionen:
  - > grundsätzlich 12 Monate.

Die Ursache für die unterschiedlichen Zeiten ist die mögliche Verdunstung des Alkohols in den Spenderflaschen.

BEACHTE

Das Verfalldatum auf der Flasche gilt nur bei nicht angebrochenem Gebinde.

Für die Anwendung außerhalb des Rettungsfahrzeuges stehen Taschenflaschen zur Verfügung.[53] Desinfektionstücher für die Jackentasche sind auslaufsicher.[54] Leider sind hier bislang keine Tücher im Handel, die die Anforderungen für die Desinfektion von Noroviren erfüllen. Das ist schade, weil die Tücher dann zwar die Forderung nach Reinigung und Desinfektion in einem Arbeitsgang erfüllen, aber im Fall der Noroviren eine doppelte Anwendungszeit verlangen.

7.2.3 Ablauf einer korrekten Händedesinfektion

MERKE

Die komplette Benetzung der Hände ist eine Voraussetzung für eine erfolgreiche Desinfektion!

TAB. 7 ▶ Ablauf einer professionellen Händedesinfektion

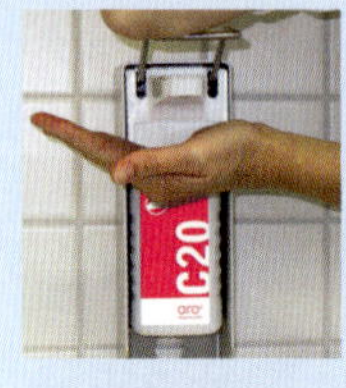	Die Entnahme erfolgt aus dem Spender. Die Menge „eine Hohlhand voll" ist die Mindestmenge, die nötig wird, um die Hand vollständig zu benetzen. Übrigens muss die Bedienung des Spenders nicht zwingend mit dem Unterarm geschehen. Die Forderung nach Ellbogenbedienbarkeit aus der TRBA 250 soll sicherstellen, dass der Spender nicht zu hoch oder zu tief angebracht wird. Es geht vorwiegend darum zu vermeiden, dass sich der Anwender mit dem Desinfektionsmittel benetzt, vor allem nicht die Augen verletzt.
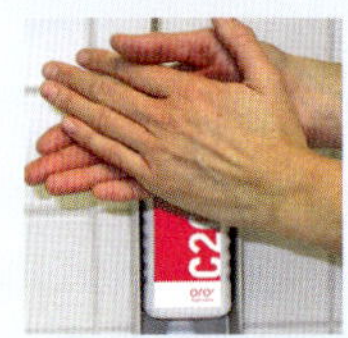	Der erste Schritt der Benetzung erfolgt Handfläche auf Handfläche.
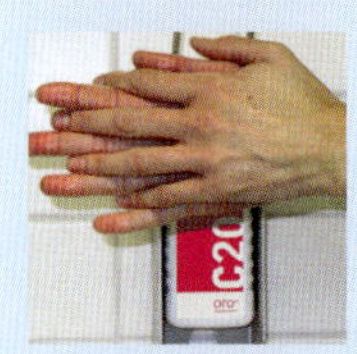	Dann folgt das Einreiben zwischen den Fingern vom Handrücken aus.
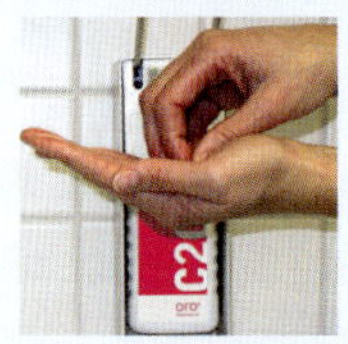	Die Handfläche wird mit den Fingerspitzen eingerieben.
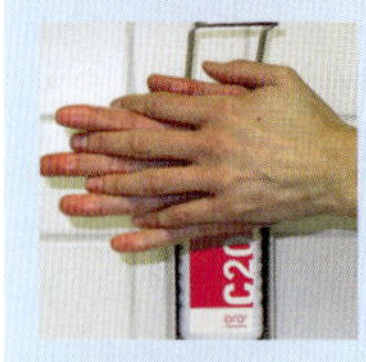	Noch einmal die Handflächen und zwischen den Fingern von vorne einreiben.
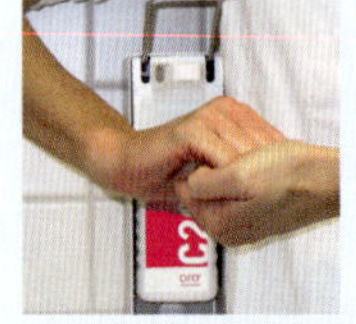	Und abschließend mit verschränkten Händen, um die Fingernägel zu erreichen. Das wird besonders bei lackierten Fingernägeln nötig, weil der glatte Nagellack das Desinfektionsmittel schlechter annimmt als bei unlackierten Nägeln. Ein Verbot von Nagellack macht nur bei der chirurgischen Händedesinfektion Sinn. Die TRBA 250 verlangt daher eine besondere indikationsbezogene Risikoanalyse.
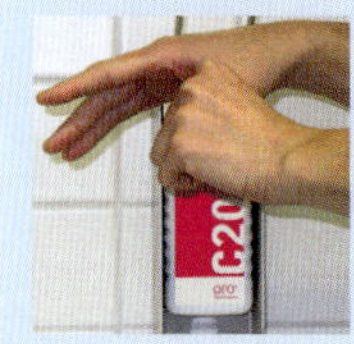	Daumen nicht vergessen! Bilder: © orochemie.de

MERKE

Der Vorgang der Händedesinfektion muss mindestens 30 Sekunden in Anspruch nehmen, um die Einwirkzeit und die erforderliche Zeit für die Hautpflege zu erreichen.

Die Regeln der Deutschen Gesetzlichen Unfallversicherung (DGUV) und die Auditoren des Qualitätsmanagements verlangen den Aushang der Händedesinfektions- und Hautschutzpläne. Beispiele solcher Pläne finden sich auf den Internetseiten der Hersteller.[55] Ob der Aushang wirklich sinnvoll ist, mag kontrovers diskutiert werden. Die Erfahrung zeigt, dass ein Zuviel an Aushängen eher die Aufmerksamkeit untergräbt. Jedenfalls müssen die Informationen aber jedem Beschäftigten zugänglich sein.

Manche Autoren und Hersteller empfehlen eine „eigenverantwortliche (Einreibe)Methode" bei der Händedesinfektion. Sie versprechen sich davon, dass sich die Anwender Gedanken machen und eine eigene Vorgehensweise entwickeln.[56] Indessen zeigt die Erfahrung aus der Ausbildung und Übung, dass die Vorgabe einer standardisierten Vorgehensweise vom Anwender bevorzugt wird und hilft, die Maßnahme durchzuführen, ohne sich viele Gedanken machen zu müssen. Eine weitere Hilfe bei der Schulung ist die Fluoreszin-Testung, bei der nicht mit Desinfektionsmittel benetzte Flächen der Hände sichtbar gemacht werden.[57] Die Händedesinfektion wird dabei mit einer fluoreszinhaltigen Lösung simuliert und die Benetzung unter der Schwarzlichtlampe dargestellt. Der dazu nötige Versuchsaufbau Derma LiteCheck® Box[58] ist im Fachhandel erhältlich, kann aber auch mit einem Geldscheinprüfer selbst hergestellt werden.

7.2.4 Schmuck, Ringe etc.

Die TRBA 250 nimmt in ihrer neuen Version vom Juli 2015, Ziffer 4.1.7 Stellung zu Schmuck und Anderem an Händen und Unterarmen:[59]

4.1.7 Schmuck und Fingernägel

Bei Tätigkeiten, die eine hygienische Händedesinfektion erfordern, dürfen an Händen und Unterarmen z.B. keine

- Schmuckstücke,
- Ringe, einschließlich Eheringe,
- Armbanduhren,
- Piercings,
- künstlichen Fingernägel,
- sogenannten Freundschaftsbänder

getragen werden.

Fingernägel sind kurz und rund geschnitten zu tragen und sollen die Fingerkuppe nicht überragen.

Hinweis: *Lackierte Fingernägel können den Erfolg einer Händedesinfektion gefährden. Deswegen ist im Rahmen der Gefährdungsbeurteilung zu entscheiden, ob auf Nagellack verzichtet werden muss.*

Damit dürften einige Diskussionen (Eheringe? Armbanduhr?) endgültig erledigt sein:

Eheringe sind eben auch Ringe, und die Staphylokokken wissen nicht, ob der Träger verheiratet ist.

Heute braucht kein Rettungsdienstmitarbeiter mehr die Armbanduhr zur Pulskontrolle. Pulsoxymeter haben sie überflüssig gemacht.

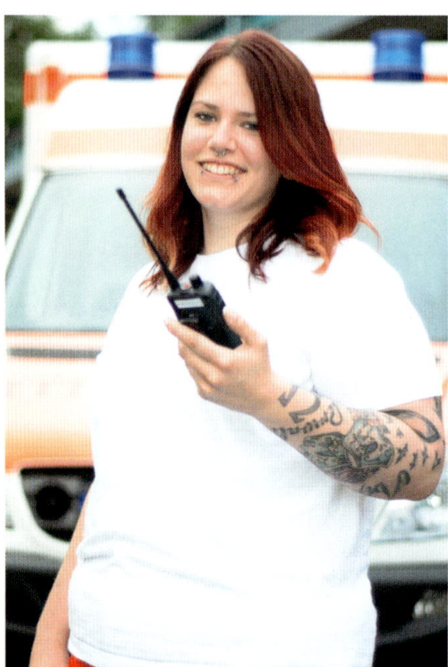

Abb. 12 ▶ Tattoos – oft Anlass für Diskussion, aus hygienischer Sicht völlig problemlos (Foto: T. Angerpointner, ASB Coburg)

Piercings sind eben nur hygienisch relevant, wenn sie sich an Händen oder Unterarmen befinden. Gesichts- oder andere Piercings, wo auch immer, sind für die Hygiene uninteressant. Wenn manche Wachleiter sie aus Ästhetik- oder Disziplinargründen verbieten, so ist das deren Angelegenheit.

Wir sind Notfallsanitäter, (noch) Rettungsassistenten, -sanitäter oder -helfer. Wir sind keine Jugendstilvasen. Deswegen möchten wir nicht danach beurteilt werden, wie wir aussehen, sondern wie wir denken und handeln. Viele von uns sind jung und aktiv. Diese Kolleginnen und Kollegen freuen sich an ihrem Äußeren, schmücken und pflegen es. Das mag jemand ästhetisch finden oder auch nicht. Mit der Leistung oder der Intelligenz des Einzelnen hat das nichts zu tun. Mit der Hygiene schon gar nicht! Ich habe die Erfahrung gemacht, dass gerade ältere Menschen – und das ist die Masse unserer Klienten – viel toleranter sind als die heute 50-Jährigen. Wenn eine (mir bekannte) Rettungswache in ihrer Hygiene-Pflichtunterweisung angibt „Make-up, Piercing und Tattoos sind aus hygienischen Gründen vor Dienstbeginn abzulegen", so ist das nicht nur widersinnig, hier werden auch fragwürdige Disziplinarvorstellungen hinter der Hygiene versteckt, wo sie wirklich nichts zu suchen haben.

Bei den „sogenannten Freundschaftsbändern" fehlen meiner Meinung nach allerdings die häufig weiter getragenen Festivalbändchen.

Der Nagellack ist bei im Rettungsdienst vorkommenden Kontakten unbedenklich. Das steht im Gegensatz zu Nail Design, Strasssteinchen, Gelnägeln oder Ähnlichem. Dort, wo eine chirurgische Händedesinfektion anfällt, ist auch glatter Nagellack bedenklich. Ein mir bekannter Hygieneplan enthält: „... farbloser oder normalroter [keine Ahnung, was normalrot ist, das steht in keiner RAL-Karte] Nagellack ist unbedenklich. Abweichende Farben sind zu entfernen ..." Das kann nur einer überholten Vorstellung von Disziplin entsprungen sein, die hinter der Hygiene versteckt wird. Da gehört sie aber nicht hin!

7.2.5 Handschuhe

Der Rettungsdienst verwendet im Allgemeinen unsterile Schutzhandschuhe aus Latex oder Nitril. Dabei haben

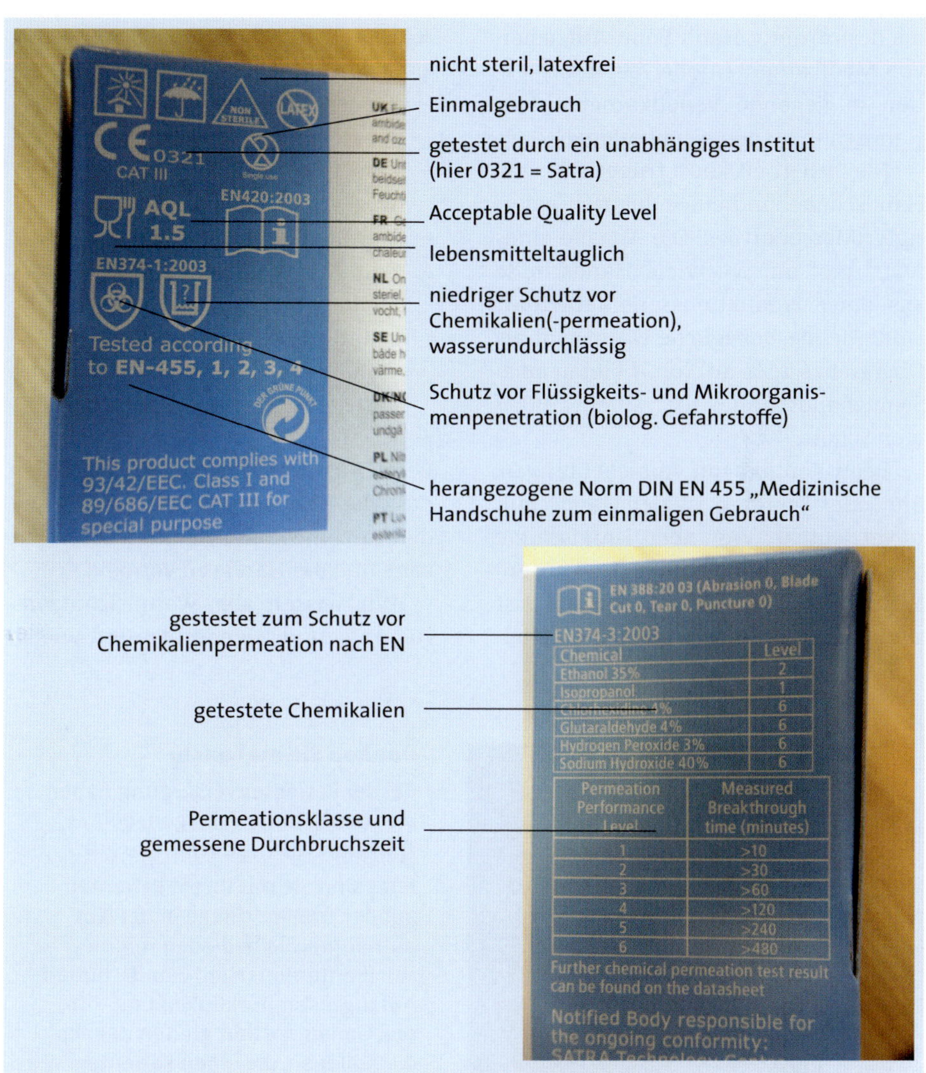

Abb. 13 ▶ Kennzeichnungen auf der Handschuhbox

sich inzwischen die Nitrilhandschuhe durchgesetzt, die zwar weniger elastisch sind, aber einen weitaus besseren Schutz gegen den Einfluss der chemischen Desinfektionsmittel oder anderer Gefahrstoffe bieten. Sie sind auch reißfester als Latexhandschuhe, was einen Vorteil beim Umlagern von Patienten darstellt.

MERKE

Handschuhe sind ein zusätzlicher Schutz für den Anwender, ersetzen aber nicht die Händedesinfektion, wie auch die Desinfektion nicht den Handschuh ersetzt.

Sie schützen auch nicht den Patienten oder sterile Medizinprodukte. So ist z.B.

die desinfizierte Hand beim Aufziehen von Medikamenten oder bei der Injektion in liegende Venenkatheter dem Handschuh hygienisch überlegen.

Die Sicherheit kann trügerisch sein. Handschuhe sind ein industriell gefertigter Massenartikel. Die Angabe eines AQL[60] gibt an, wie viele Handschuhe aus einer Produktionsserie fehlerhaft sind. Die diesbezügliche Norm gibt als Obergrenze 1,5% an. Somit bieten auch Schutzhandschuhe nie einen 100%-igen Schutz.

Beim Kontakt mit Ausscheidungen, Blut oder Sekreten ist der Handschuh unverzichtbar. Wer aber Handschuhe anzieht, bevor er den (nicht infektiösen) Patienten mit Handschlag begrüßt, ist mindestens unhöflich, wer die Handschuhe beim Autofahren nicht auszieht, hat etwas nicht begriffen. Ergo:

- Tragen Sie Schutzhandschuhe dort, wo sie nötig sind.
- Lassen Sie die Schutzhandschuhe weg, wo sie nicht nötig sind.
- Desinfizieren Sie die Hände nach dem Ausziehen (denken Sie an die Pilzflora und daran, dass kein Handschuh zu 100% dicht ist).
- Ohne Handschuh erhält Ihre Haut Luft, trocknet und erholt sich.

Beim Ausziehen ist darauf zu achten, dass die Handschuhe umgestülpt werden, um eine Kontamination der Innenseite und der Hände zu vermeiden.[61]

Wir wissen alle, wann Schutzausrüstung zu verwenden ist und wie sie

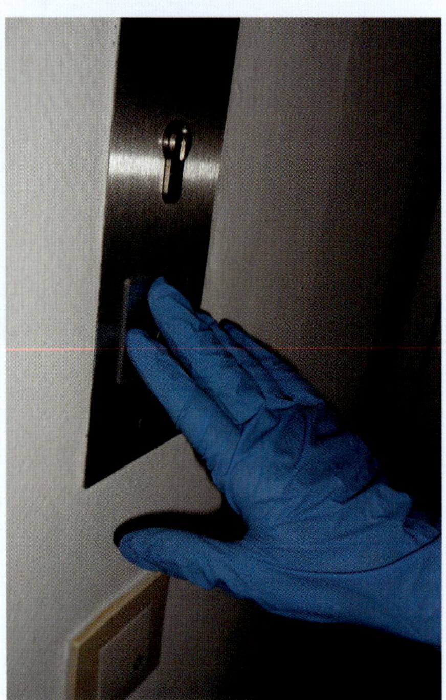

Denken Sie mal nach:

Bei der Patientenversorgung haben Sie Handschuhe getragen; beim Transport auch. So weit – so gut.

Jetzt sind Sie mit Ihrem Patienten auf der Transportliege in der Notaufnahme. Sie bedienen mit diesen (kontaminierten) Handschuhen Aufzugtaster, Türklinken und -öffner. Genau dorthin greifen danach die Kollegen, die einen Patienten zur Operation vorbereiten.

Merken Sie etwas?

Ist Ihnen schon einmal aufgefallen, wie oft Sie mit diesen Handschuhen Kugelschreiber, Funkhörer, Tastatur, Dokumentationskladde und und und berühren? Anschließend zünden Sie sich eine Zigarette an (falls Sie noch Raucher sind) oder fahren zur „King/Mac/Dönerbude" ...?

angezogen wird. Kaum jemand aber hat sich je Gedanken darüber gemacht, wie sie sicher wieder ausgezogen werden kann, ohne dass der Anwender sich selbst oder seine Umgebung kontaminiert. Gerade bei den Schutzhandschuhen, die ja nicht steril sind – und damit eben nicht den Schutz des Patienten gewährleisten –, sondern uns vor potentiell pathogenen Einflüssen schützen sollen, hat das große Bedeutung:

Tab. 8 ▶ Ausziehen potentiell kontaminierter Handschuhe

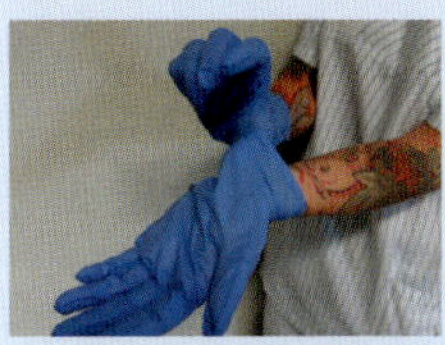	Wenn ich mit dem Daumen (der noch mit dem Handschuh bedeckt ist) unter den anderen Handschuh fahre ...
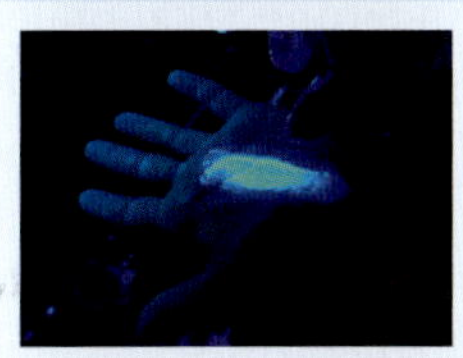	... und dieser Daumen noch kontaminiert ist (hier mit Fluoreszin simuliert), übertrage ich unvermeidlich die Kontamination auf die Hohlhand. Jetzt stellen Sie sich hier eine Stuhlkontamination vor.
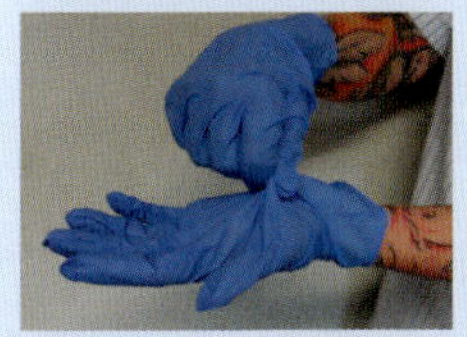	Es ist sicherer, den Handschuh in der Hohlhand zu fassen ...
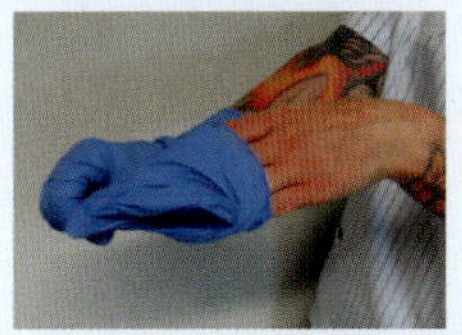	... und abzustreifen.
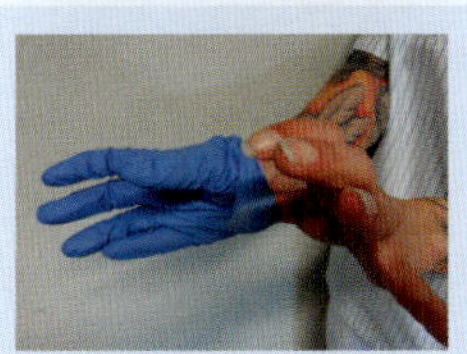	Den zweiten Handschuh kann ich dann ganz normal abstreifen. Die Hand ohne Handschuh ist ja nicht kontaminiert.
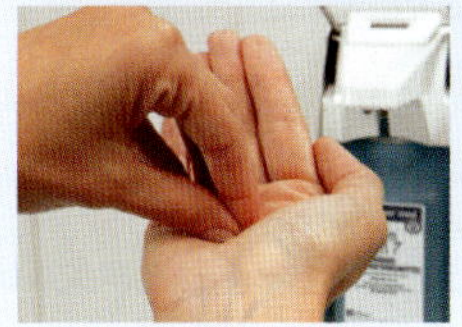	Nach dem Ausziehen folgt selbstverständlich eine hygienische Händedesinfektion (Foto: Hartmann).

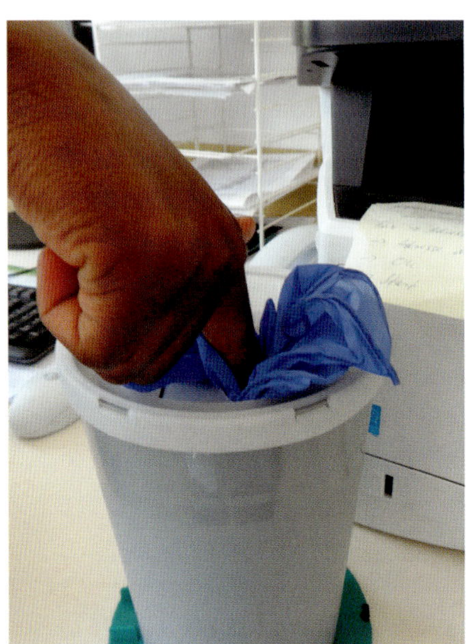

Abb. 14 ▶ Fehler: Handschuhe im Kanülenabwurf

Die benutzten Handschuhe gehören nicht in die Kanülenabwurfbox, sondern zum Restmüll, auch wenn sie blutkontaminiert sind. Ansonsten wäre der Betriebsunfall provoziert.

7.2.6 Händewaschen

Das Reinigen der Hände von sichtbarem Schmutz und unsichtbaren Krankheitserregern hat neben den hygienischen auch ästhetische Gründe. Die Indikationen zum Händewaschen sind oben beschrieben.[62] Besondere Bedeutung hat die Verhinderung fäkal-oraler Schmierinfektionen, weshalb der kindliche Merkspruch „Nach dem Klo und vor dem Essen – Händewaschen nicht vergessen!" auch im Erwachsenenalter zu beherzigen ist. In medizinischen Ein-

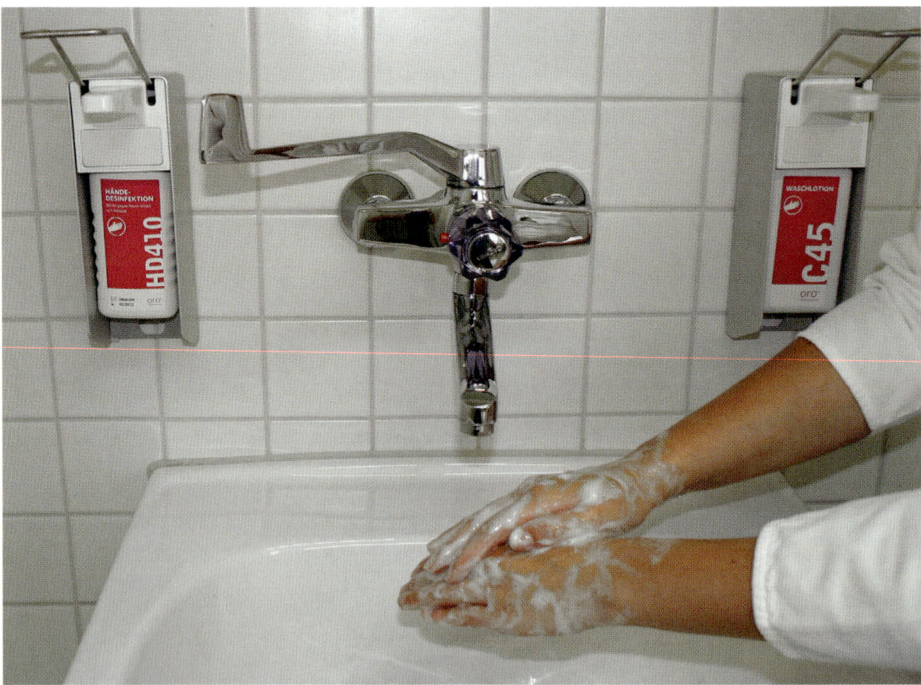

Abb. 15 ▶ Handwaschplatz in Klinik (Foto: orochemie)

richtungen werden die Hände an sog. Handwaschplätzen gereinigt.

Die TRBA 250 sagt zum Handwaschplatz aus:[63]

4.1.1 Handwaschplatz

1) Den Beschäftigten sind leicht erreichbare Handwaschplätze mit fließendem warmem und kaltem Wasser, Spendern für Hautreinigungsmittel und Einmalhandtücher zur Verfügung zu stellen.
(2) Die Handwaschbecken sind mit Armaturen auszustatten, welche ohne Handberührungen bedienbar sind. Geeignet sind z.B. haushaltsübliche Einhebelmischbatterien mit verlängertem Hebel, die mit dem Handgelenk bedienbar sind, oder selbstschließende Waschtisch-Armaturen (Druckknopf).
(3) Galten die Anforderungen nach Absatz 2 bis zur Bekanntmachung dieser TRBA nicht, so ist eine entsprechende Nachrüstung nur im Zusammenhang mit einer Neugestaltung oder wesentlichen Umgestaltung des Handwaschplatzes erforderlich.
(4) Absatz 1 gilt nicht für Rettungs- und Krankentransportfahrzeuge.

Die antimikrobielle Händewaschlotion – Stückseife ist abzulehnen, weil sie immer verkeimt – sollte aus der gleichen Produktreihe kommen wie das Desinfektionsmittel, damit keine unerwünschten Reaktionen zwischen den verschiedenen Mitteln auftreten.

MERKE

Beim Waschen ist auf eine ausreichende Benetzung bzw. Einschäumung zu achten und anschließend das Reinigungsmittel vollständig abzuspülen.

Zum Abtrocknen der Hände sind ausschließlich Einmalhandtücher geeignet. Warmlufttrockner blasen schlecht gefilterte und damit keimhaltige Luft an die frisch gewaschene Haut und führen zusätzlich zum Austrocknen. Deswegen sind sie deutlich schlechter als Einmalhandtücher.[64]

▶ Händehygiene bei Clostridium-difficile-Kontamination

Clostridium difficile gehört zu den häufigsten Erregern antibiotikaindizierter Durchfallerkrankungen. Selten handelt es sich um eine Infektion, vielmehr werden durch die Antibiotikagabe andere Darmbakterien angegriffen, und Clostridium difficile vermehrt sich stark. Die mit dem Stuhl ausgeschiedenen Bakterien bzw. Sporen führen zur Besiedelung von Krankenhauspatienten. Damit ist der Rettungsdienst in steigendem Maß damit konfrontiert. Die Erreger sind sporenbildende Bakterien. Dabei können die vegetativen Bakterien durch alkoholische Händedesinfektionsmittel abgetötet werden; die Sporen sind dagegen resistent. Um die sichere Wirksamkeit der Händehygiene und die Vermeidung einer Umgebungskontamination zu gewährleisten, wird die folgende Vorgehensweise empfohlen:[65]

1. *Hygienische Händedesinfektion* wie oben beschrieben:
   Das tötet innerhalb von 30 Sekunden 99,999% (5 $\log_{10}$) der vegetativen Bakterien ab.
2. *Gründliches Händewaschen:*
   Das entfernt in 10 Sekunden 99% (2 $\log_{10}$) der Sporen.

Diese Reihenfolge zur Händehygiene nach Clostridium-difficile-(also Sporen-)Kontakt sichert, dass das Abspülen der Sporen nach der Abtötung der vegetativen Bakterien erfolgt. Zusätzlich ist der Desinfektionserfolg besser auf trockener Haut.

▶ Händewaschen im Einsatz – Das Waschwasser im Rettungsfahrzeug

Seit den 1970er Jahren war in den Rettungsfahrzeugen ein Händewaschbecken mit einem Vorratskanister eingebaut. Wegen der Biofilmbildung in den Armaturen und der Verkeimung des Wasservorrats im Kanister wird inzwischen darauf verzichtet. Das ist durchaus sachgerecht, weil besonders die Biofilme nur schwer zu bekämpfen sind. Eine Alternative zur Händewaschung können die erwähnten Händedesinfektionstücher (Achtung: Es gibt Hände- und Flächendesinfektionstücher. Letztere haben keine Pflegekomponente und sind damit schlecht hautverträglich!) darstellen. Abgepacktes Sterilwasser ist denkbar, aber die mitführbare Menge ist meist zu gering.

In manchen Situationen ist es durchaus sinnvoll, eine Handwaschgelegenheit vorzusehen. Gerade bei Sicherheitswachen und Abstellungen für Veranstaltungen ist sie unverzichtbar. Wenn nicht eine Versorgung über das öffentliche Trinkwassernetz hergestellt werden kann, ist auf Kanister zurückzugreifen. Dabei muss eine gute Pflege der Behälter und Armaturen erfolgen. Die Wasserwerke verwenden bei ähnlichen Gelegenheiten für ihre Armaturen Präparate aus Wasserstoffperoxid mit Nanosilber, die sich bewährt haben. Die üblichen „Wasserentkeimungstabletten" aus dem Campingbedarf sind weniger geeignet. Sie bestehen aus Silber und Natriumnitrat und haben damit ein nicht zu unterschätzendes Gefahrstoffpotenzial. Aufgrund ihrer Zusammensetzung sind sie gegen Biofilme weniger wirksam. Trotz der „Entkeimung" muss das Wasser täglich gewechselt werden, denn sie bewirkt nur eine Bakteriostase[66], aber keine Desinfektion.

7.2.7 Hautschutz und -pflege

Das beste Händedesinfektionsmittel und die beste Waschlotion sind nicht perfekt. Auch bei korrektester Handhabung der Händehygiene kommt es zu einer mehr oder weniger starken Entfettung der Haut. Die Folge ist eine angegriffene, rissige Haut, was gerade an den häufig beanspruchten Händen zu Problemen führt. Verständlich ist dann, dass die Bereitschaft zur Befolgung der Händehygiene sinkt, wenn die Anwendung der alkoholischen Desinfektionsmittel brennt.

Die Konsequenz müssen guter Hautschutz und gute Hautpflege sein.[67] Damit diese auch akzeptiert und durchgeführt werden, muss immer wieder daran erinnert werden, z.B. mit Hautschutzplänen an den Waschplätzen. Diese müssen an die Gegebenheiten der Wache und an die dort verwendeten Mittel angepasst werden. Für die Unterweisungen stehen Videos der Hersteller zur Verfügung.[68]

▶ Hautschutz

Vor Dienstbeginn wird ein Hautschutzpräparat angewendet. Das ist eine Zubereitung, die vorwiegend den Hautschutz gegen Feuchtigkeit unterstützt. Dabei ist es normal, dass sie nur langsam in die Haut einzieht, deswegen ist die Akzeptanz auch oft eher schlecht. Ein Hautschutzpräparat ersetzt weder die Hautpflege nach Belastung noch gar die Handschuhe. Das Hautschutzmittel muss am Handwaschplatz in Spendern oder Tuben bereit stehen. Salbentöpfe („Kruken") werden durch die Hände kontaminiert und bieten dann kein einwandfreies Produkt mehr.

▶ Hautpflege

Die Hautpflege wird dem individuellen Hautmilieu angepasst. In jedem Fall ist eine Öl-in-Wasser-Emulsion (Ö/W) kontraindiziert. Diese enthält wenig Fett in einer wässrigen Grundlage und ist für die Gesichts- oder Körperhaut gedacht, die weniger belastet ist als die Hände. Eine Wasser-in-Öl-Emulsion (W/Ö) enthält wenig Wasser in einer Ölgrundlage und ist daher in der Lage, Fett an die Haut abzugeben. Dabei müssen die Menge an Fett (oder Glycerin) und die Häufigkeit der Anwendung zum Hautzustand passen. Eine sebostatische, also trockene Haut verlangt eine häufigere Pflege mit mehr Ölanteil; eine seborrhoische, also viel Talg produzierende Haut dagegen wenig Fett und seltenere Anwendung.

Der Anwender sollte mehrere Pflegemittel, auch mehrerer Hersteller ausprobieren, um das für ihn geeignete auszuwählen. Hier spielt auch die Art der Zubereitung und der Zusatzstoffe eine Rolle. Unparfümierte Präparate werden auch von empfindlichen Personen und Allergikern besser vertragen als parfümierte.

Letztlich muss auch hier wieder der Anwender das Pflegemittel akzeptieren, damit es auch wirklich angewendet wird. Der Arbeitgeber hat diese Pflegepräparate kostenlos und ausreichend zur Verfügung zu stellen (vgl. TRBA 250).

Aktuellste Empfehlungen zur Händehygiene hat die KRINKO beim Robert Koch-Institut 2016 herausgegeben.[69]

7.3 Hautantisepsis, Injektionen und Infusionen

Das Wort *Antisepsis* kommt uns zunächst fremd vor, sind wir doch gewohnt, von Desinfektion, nicht von Antisepsis zu reden. Grund ist, dass die Desinfektionsmittel, die zur Anwendung am Menschen gedacht sind, als Arzneimittel gelten. Diese Arzneimittelklasse wird als *Antiseptika* bezeichnet (von griech. *sepsis* „Fäulnis"), ungeachtet ihrer Zubereitung. Das erste dieser Antiseptika war das von Joseph Lister[70] 1865 eingeführte Phenol, das über dem Operationsgebiet vernebelt wurde. Das Hygieneergebnis war für diese Zeit phänomenal, indes die Verträglichkeit auf Haut und Wunden sehr schlecht. Heute müssen die Haut- und Wund- bzw. Schleimhautantiseptika dahingehend die strengen Kriterien für Arzneimittel erfüllen.

7.3.1 Antiseptika

Als Antiseptika eingesetzt werden:

- Alkohole, die den Vorteil einer sehr schnellen und umfassenden Wirkung haben. Ihre Anwendung bei Wunden ist jedoch schmerzhaft, sie kommen daher vor allem auf intakter Haut zur Anwendung. Beispiele sind Cutasept®, C 20® u.a.
- Halogene, insbesondere PVP-Jod wie in Braunol®, Braunovidon®, Mundidon®, Betaisodona® u.a., das ein geringeres Allergiepotenzial besitzt als die früher übliche Jodtink-

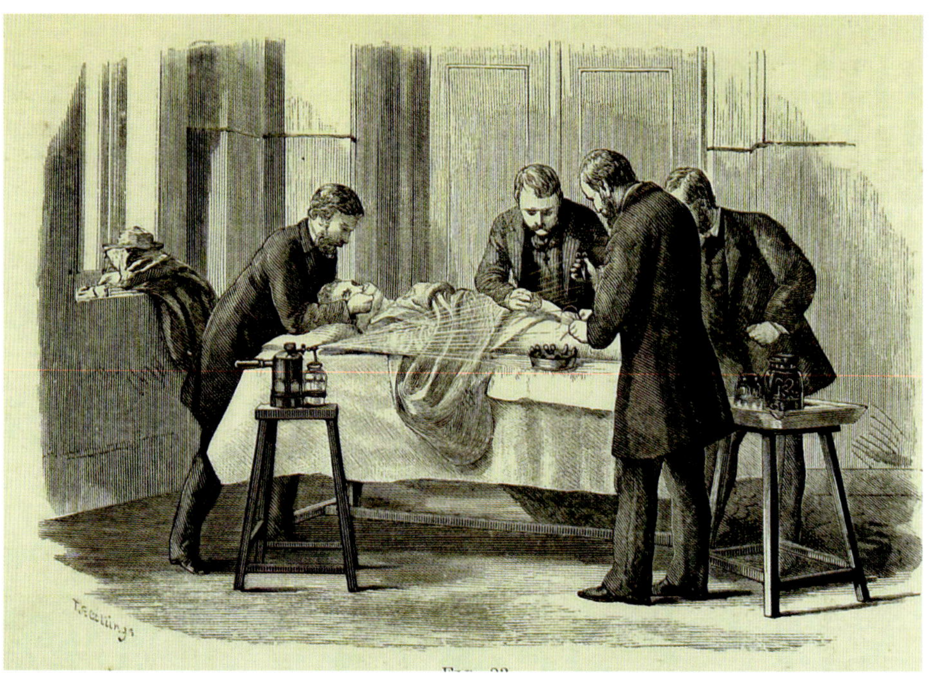

Abb. 16 ▶ Holzstich eines Karbolsprayapparates (aus: William Watson Cheynes „Antiseptic surgery, its principles, practice, history and results", London 1882, S. 71)

tur. Wie alle Halogene hat es jedoch eine verzögerte Wirkung auf stark sezernierenden Wunden (Eiweißfehler!) und Wirkungslücken im Bereich der gramnegativen Keime. Deswegen gilt es heute als veraltet, wird aber von vielen Ärzten noch gerne als Wund- und Schleimhautantiseptikum eingesetzt. Es besitzt aber eine schnelle Viruzidie. Deswegen ist es das Mittel der ersten Wahl bei Stichverletzungen mit möglicher HBV/HCV/HIV-Kontamination.

- Octenidin wie in Octenisept® u.a., das ein umfassend wirksames Antiseptikum für Schleimhaut und Wunden darstellt. Neuere Arbeiten beschreiben aber eine schlechte Verträglichkeit auf Knorpel und auf die Granulation[71] der Wunden. Dafür wird eine gute Remanenzwirkung[72] beschrieben.
- Polyhexanid, u.a. in Lavasept® enthalten, ist derzeit das aktuelle Antiseptikum. Es darf gleichfalls nicht längere Zeit auf Knorpelgewebe angewendet werden. Ansonsten ist es gut verträglich. Es fördert auch die Granulation.
- Wasserstoffperoxid ist inzwischen als Wundantiseptikum verlassen, weil es als Sauerstoffabspalter nur sehr kurz wirkt und durch die Reaktion ($2\ H_2O_2 \rightarrow 2\ H_2O + 2\ O \rightarrow 2\ H_2O + O_2\uparrow$) aggressiven atomaren Sauerstoff freisetzt, der sich dann zu molekularem Sauerstoff bindet. Diese Reaktion erzeugt Wärme, die die Gewebsneubildung behindert. Gerade der Staphylococcus aureus als Katalasebildner löst die Reaktion aus. Deswegen ist Wasserstoffperoxid auf eitrigen Wunden kontraindiziert.

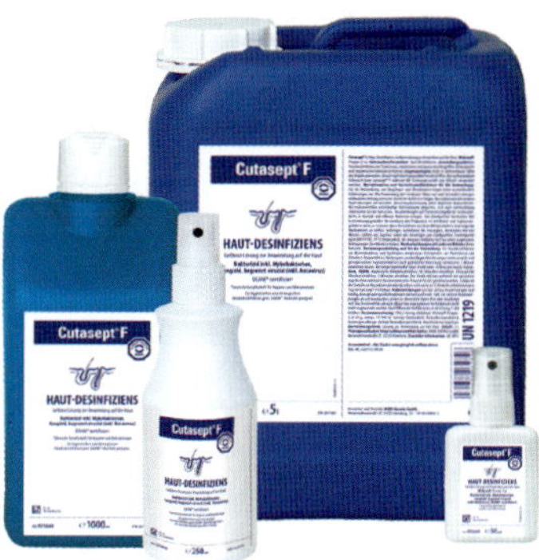

Abb. 17 ▶ Packungsgrößen von Cutasept®, das u.a. zur Hautantisepsis bei Punktionen verwendet wird (Foto: BODE Chemie)

- Hexetidin in Kombination mit Alkohol, verfügbar als Isozid®-H u.a., wurde einige Zeit als Hautantiseptikum wegen seiner umfassenden Wirkung aggressiv beworben. Inzwischen wird eine potentiell kanzerogene Wirkung vermutet. Es wird deswegen inzwischen meist abgelehnt.

Im Rettungsdienst kommt nur die Hautantisepsis, sehr selten (z.B. Blasenkatheterismus) auch die Schleimhautantisepsis vor. Die Wundantisepsis gehört zur definitiven Wundversorgung, die Bestandteil der Chirurgie, nicht des Rettungseinsatzes ist. Bei Sicherheitsabstellungen oder Sportbetreuungen mag sie vorkommen, ist aber riskant, wenn nicht bekannt ist, ob der Patient das Wundantiseptikum verträgt. Allergien sind häufig.

Weil gelegentlich eine chirurgische Hautvorbereitung vor der Punktion primär steriler Körperhöhlen (Pleurapunktion, intraossäre Infusion) oder bei der Punktion zentraler Venen vorkommt, sollte das alkoholische Antiseptikum zusätzlich auch gefärbt vorgehalten werden. Das gefärbte Antiseptikum markiert dann die desinfizierten Areale.

Haben Sie schon einmal über den Unterschied zwischen *Asepsis* und *Antisepsis* nachgedacht? Das ist eine sehr beliebte Examensfrage, wenn dem Prüfer nichts anderes einfällt.

- Wikipedia beschreibt *Asepsis* als völlige Keimfreiheit. Diese Definition wird der Praxis nicht ganz gerecht. Deutlicher ist die folgende: Wenn Sie mit steriler Kanüle und nach der sachgerechten Hautvorbereitung eine Vene punktieren, geschieht das unter aseptischen Kautelen.
- Wenn Sie zur Vorbereitung der Punktion die Haut mit dem alkoholischen Hautdesinfektionsmittel abwaschen oder eine infizierte Wunde mit einem Wundantiseptikum behandeln, so reduzieren Sie damit die Zahl der möglicherweise pathogenen Keime.
  Das ist *Antisepsis*.

7.3.2 Haltbarkeit

Wie jedes Arzneimittel hat auch ein Antiseptikum ein Verfalldatum, das wirklich als absolutes Ende der Verwendbarkeit gilt. Nach Anbruch ist die Haltbarkeit allerdings verkürzt, weil möglicherweise Keime eingeschleppt werden, in jedem Fall aber Lösungsmittel und auch wirksame Agenzien verdunsten. Nach Angabe eines Herstellers[73] sind die alkoholischen Hautdesinfektionsmittel nach dem Anbruch

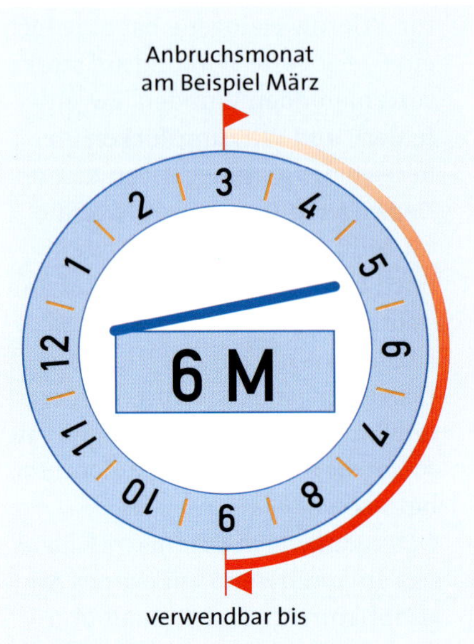

Abb. 18 ▶ Etikett zur Angabe des Verfalldatums

12 Monate wirksam. Vom Hersteller eines (nach eigenen Angaben) marktführenden Wund- und Schleimhautantiseptikums war zur Standzeit nur eine vage telefonische Auskunft zu erhalten, die deswegen nicht zitierfähig ist. Die KRINKO verlangt, dass die Gebinde entsprechend gekennzeichnet werden. Ein anderer Hersteller bietet dafür geeignete Aufkleber an, die wie ein „TÜV-Siegel" die Haltbarkeit verdeutlichen. Die Handels- und Dienstleistungsgesellschaft des Bayerischen Roten Kreuzes (H+DG) hat ebenfalls Aufkleber im Programm.[74] Eine Beschriftung von Hand empfiehlt sich nicht, weil das alkoholische Mittel die Farbe auflöst, die Beschriftung verwischt.

Eine gleiche Regelung gilt auch für die Händedesinfektionsmittel. Die genannte Herstellerinformation gibt auch hierüber Auskunft.

MERKE

Nach Anbruch sind Desinfektionsmittel nur beschränkt haltbar, Anbruchs- und Verfalldatum sind auf dem Gebinde zu dokumentieren.

7.3.3 Antisepsis bei bestimmten medizinischen Maßnahmen

Die rettungsdienstliche Untersuchung und Versorgung verlangt bei einer Reihe von Routinemaßnahmen eine vorherige Antisepsis. Hier werden nicht nur bei den invasiven Maßnahmen selbst, sondern auch der Lagerung und Vorbereitung des dazu nötigen Materials häufig Fehler oder Fehlannahmen gemacht.

► Formale Regelungen

Die Hautdesinfektion zur Gefäßpunktion wird von der KRINKO durch eine Empfehlung formal geregelt.[75] Die KRINKO befasst sich auch mit dem Umgang mit Injektionen und Infusionen einschließlich der Handhabung der dazu gehörenden Medikamente und Infusionslösungen.[76] Aus Sicht der Hygiene wäre es demnach angebracht, Injektionen und Infusionen ohne Handschuhe, mit desinfizierten Händen, vorzubereiten. Ob das bei dem im Rettungsdienst herrschenden Zeitdruck praktikabel ist, erscheint fraglich. Handschuhe zu desinfizieren, wird nicht empfohlen. Latexhandschuhe sind gegenüber den Händedesinfektionsmitteln nicht stabil, sie und auch die Nitrilhandschuhe werden von den Herstellern als Einmalartikel deklariert. Eine Desinfektion liegt damit in der Verantwortung des Anwenders, der die Materialverträglichkeit nicht beurteilen kann (!). Hierzu sei auch an die AQL-Rate an primären Perforationen erinnert (s. Kap. 7.2.5).

► Kapillare Blutentnahme – Besonderheiten bei der Blutzuckerbestimmung

Ein Diabetiker, der von seinem Arzt das Blutzuckermessgerät verschrieben bekommt, erhält hierzu keine Hautdesinfektionsmittel. Der Deutsche Diabetiker Bund (DDB)[77] erklärt, dass das Waschen der Hände ausreicht. Diese Aussage ist für die Selbstmessung oder für die durch Angehörige auch gültig. Im Fall der „gewerbsmäßigen“ Messung durch medizinisches Fachpersonal im Rettungsdienst hat aber nur die Aussage der KRINKO Rechtskraft, die für jede Durchtrennung der Haut eine korrekte desinfizierende Hautvorbereitung fordert.

Hierbei ist zu beachten: Erfolgt die Blutzuckermessung an einer Stelle, die von der Hautdesinfektion noch feucht ist, so wird die elektrische Leitfähigkeit der Haut verändert. Das führt zu falschen, bis 30% zu hohen Blutzuckerwerten. Das mag bei normoglykämischen Patienten nahezu vernachlässigbar sein. Im Fall einer bestehenden Hypoglykämie kann es jedoch lebensbedrohliche Fehlinterpretationen auszulösen. Deswegen lautet die aktuelle Empfehlung:

1. Hautvorbereitung mit Hautdesinfektionsmittel
2. Abwischen mit einem trockenen Tupfer
3. Punktion.

Hier wird öfter diskutiert, ob ein erneutes Auftragen der Hautdesinfektion mit anschließendem Abwarten bis zur Trocknung nötig ist. Tatsächlich zeigt die Erfahrung, dass es keinen signifikanten Unterschied der Keimbesiedlung zwischen einfacher und doppelter Desinfektion gibt. Der Zeitverlust wird das ohnehin nicht etablieren. Es ist wohl so, dass der wichtigste Teil der Maßnahme die Entfernung von Transpiration, Talg und Detritus durch die mechanische Reinigung ist.

Im Rettungsdienst ist es üblich geworden, den Blutzucker aus dem Mandrin der frisch gelegten Verweilkanüle zu bestimmen. Ob das mit Punkt 4.2.5 (6) Satz 1 der TRBA 250[78] (Entsorgung in Abwurfbehältern „unmittelbar nach Gebrauch") konform ist, wird derzeit noch diskutiert. Auf jeden Fall ist der Blutzuckerwert im Venenblut ca. 10% höher als im Kapillarblut, was jedoch bei der Notfalldiagnostik vernachlässigbar ist.

▶ Intramuskuläre/subkutane Injektion – im Rettungsdienst eine Rarität

Intramuskuläre und subkutane Injektionen kommen im Rettungsdienst nur selten vor, weil die Wirkung verzögert einsetzt und bei schlechter Kreislauffunktion wie im Schockgeschehen die Resorption nicht kalkulierbar ist.

Die Injektion verlangt, wie jede andere Hautdurchtrennung auch, eine korrekte Hautvorbereitung, bestehend aus dem Auftragen der Desinfektion und dem Abwischen. Damit wird die Forderung nach

Reinigen → Entfetten → Desinfizieren

erfüllt. Für die Wischreinigung muss nicht zwingend ein steriler Tupfer verwendet werden. Die in der KRINKO-Richtlinie erwähnte Bezeichnung *sterilisierter Tupfer* bezeichnet den nicht sterilen, aber sauberen und kontaminationsfrei gelagerten Tupfer, z.B. von der Zellstoffrolle, nicht den steril verpackten Tupfer. Der Begriff *sterilisiert* bezieht sich darauf, dass er bei der Produktion einmalig sterilisiert wurde, nicht aber steril gelagert werden muss.

Ob bei der Hautdesinfektion in diesem Fall die Einwirkzeit einzuhalten ist, wird kontrovers diskutiert. Sicher würde das eine zusätzliche Sicherheit bieten, scheitert aber im Rettungsdienst meist am Zeitdruck. Die KRINKO fordert sie, es fehlen aber Studien über den Unterschied zwischen Infektionsraten bei Hautdesinfektion mit und ohne Wartezeit.

▶ Punktion peripherer Venen

Für die periphere Venenpunktion zur Blutentnahme und intravenösen Injektion/Infusion gelten die gleichen Anforderungen wie oben beschrieben. Weil hier ein direkter Zugang zum Blutgefäßsystem geschaffen wird, ist die

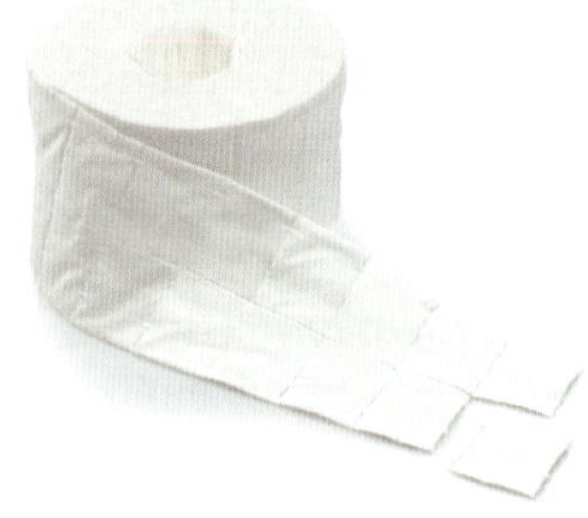

Abb. 19 ▶ Tupfer sind steril und unsteril („sterilisiert") verfügbar (Foto: Hartmann)!

Einhaltung der Vorgaben noch weit wichtiger als bei den subkutanen und intramuskulären Injektionen.

Der Vollständigkeit halber sei noch die *Auswahl der Insertionsstelle* erwähnt. Die Infektionsrate ist durchaus auch davon abhängig:

- Eine Verweilkanüle ist auf dem Handrücken sicher am einfachsten zu applizieren. Sie liegt dort jedoch an einer Stelle, die viel bewegt wird. Deswegen disloziert sie schnell. Außerdem behindert sie den Patienten bei den täglichen Verrichtungen.
- In der Ellenbeuge ist das Dislokationsrisiko geringer, bei der Beugebewegung aber immer noch vorhanden.
- Die günstigste Stelle ist am Unterarm. Dort besteht kaum das Risiko der Dislokation; die Aktivität des Patienten wird nicht behindert. Allerdings ist hier die Punktion auch am schwierigsten.

Die Deutsche Gesellschaft für Krankenhaushygiene e.V. (DGKH) empfiehlt, notfallmäßig gelegte Zugänge bei Klinikaufnahme zu entfernen und erneut zu legen.[79]

▶ Punktion zentraler Venen, Arterienpunktion, Punktion steriler Körperhöhlen, Punktion zur intraossären Infusion

Diese zentralen Punktionen stellen einen direkten Zugangsweg zu primär sterilen Körperhöhlen, zur arteriellen Blutversorgung und zum herznahen Blutgefäßsystem dar. Deswegen sieht die KRINKO-Richtlinie hier gleiche Hygienemaßnahmen vor wie bei operativen Eingriffen.

Das bedeutet:

- Hautvorbereitung mit zweimaligem Abwaschen mit alkoholischem (gefärbtem) Hautdesinfektionsmittel. Dabei werden sterile Tupfer verwendet und mittels einer sterilen Kornzange geführt.
- Abdecken mit einem sterilen Lochtuch
- Tragen von Schutzausrüstung:
  - sterile OP-Handschuhe
  - Mund-Nasen-Schutz
  - steriler Kittel
  - Haarschutz.

Indes ist das im Rettungsdienst kaum realisiert. Hier stehen die Vorgaben in einem krassen Gegensatz zu den zeitlichen Ressourcen der Notfallversorgung. Dort, wo jedoch die Zeit keine Rolle spielt, ist es durchaus von Wert, diese Vorschriften einzuhalten. So stellen Knochenmarkinfektionen eine schwere Komplikation der intraossären Infusion dar.[80] Weil diese häufig bei kleinen Kindern angewendet wird, ist die Komplikation noch zusätzlich emotional belastet. Die von manchen Anästhesisten gegebene Empfehlung, vor dem Entfernen eines intraossären Trokars ein Antibiotikum zu instillieren, kann unter dem Aspekt der Multiresistenzentwicklung, der Selektion von Clostridium difficile und der fraglichen Medikamentenverträglichkeit des Knochenmarks nicht unterstützt werden.

▶ Umgang mit Injektions- und Infusionsmaterial, Injektionsmedikamenten und Infusionen

Injektionen, besonders intravenöse, und Infusionen gehören im Rettungsdienst zum Standard der Patientenversorgung. Gerade die Alltäglichkeit lässt Gewohnheiten und damit Nachlässigkeiten entstehen. Hier haben wir aber direkten Zugang zum Gefäßsystem, der im Fall einer Kontamination sehr schnell zu einer Sepsis führen kann.[81] Die folgenden Regeln geraten gerne in Vergessenheit:

Lagerung von Infusionen und Infusionsmaterial: Infusionssysteme, Spritzen und Kanülen sind Medizinprodukte und Einmalmaterialien und haben ein Verfalldatum. Das bedeutet jedoch nicht, dass sie grundsätzlich bis zu diesem lagerfähig sind. Der Hersteller garantiert die Haltbarkeit bis zum Verfalldatum so lange, wie das Material in der Lieferverpackung ist. In dem Moment, da das Material ausgepackt und zur Nutzung bereitgestellt wird, beginnen die Fristen zu laufen:

– 6 Monate, wenn das Material staubgeschützt gelagert wird, also in Rucksack, Koffer Schrank oder Schublade. Selbstverständlich ist es nicht praxisgerecht, jetzt die Forderung nach Datumsbeschriftung und regelmäßiger Prüfung jeder einzelnen Kanüle zu stellen. Wenn jedoch die Lagerung nach einem „First-in-first-out"-Prinzip geschieht, wird das ohne zusätzlichen Aufwand erfüllt. Wenn die Einmalartikelverpackung jedoch ...
  > verknittert oder eingerissen ist, was im Rucksack oder Koffer leicht geschieht, oder
  > feucht wird, an der Unfallstelle bei Regen, aber auch durch Desinfektionsmaßnahmen (besonders die ohnehin umstrittene Nebel- oder Sprühdesinfektion lässt die Papierseite der Verpackung durchlässig werden),

  ... ist der Inhalt nicht mehr verwendbar und muss sofort verworfen werden.
– 24 Stunden, wenn das Material an einer Stelle gelagert ist, wo es durch Staub, aber auch durch Aerosole (Husten, Niesen), beeinträchtigt werden kann. Die Perfusionsspritze, gut gemeint zum sofortigen Gebrauch an die Spritzenpumpe angeklebt, oder das Infusionssystem, das zusammen mit einer Infusionsflasche an der Decke des Rettungswagens hängt, sind also Tagesbedarf.

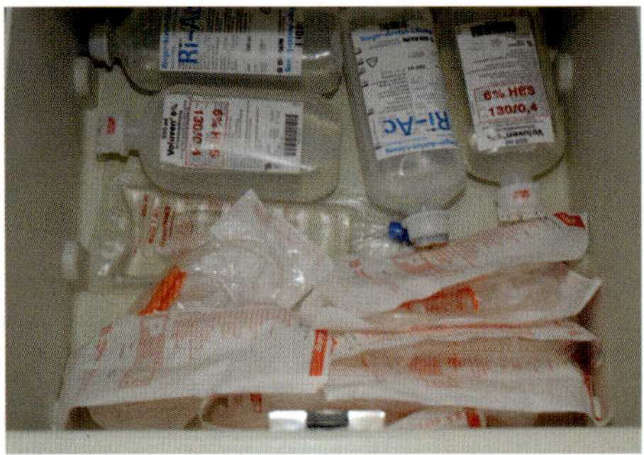

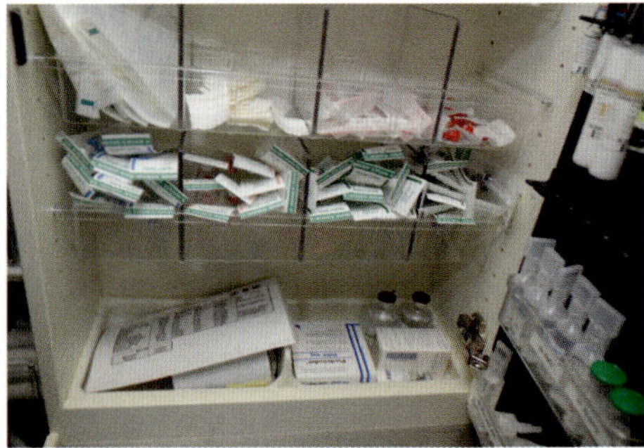

Abb. 20/21 ▶ Lagerung von Infusionsmaterial im RTW-Schrank, staubgeschützt bis zu 6 Monate (Fotos: K. v. Frieling)

- Angestochene Infusionen mit vorgefülltem System, die bereithängen – geht ja dann schneller –, dürfen gar nicht sein. Die KRINKO-Richtlinie sagt hier eindeutig „unmittelbar vor Applikation vorbereiten". Das gilt auch für die vorsorglich aufgezogenen Spritzen mit den Notfallmedikamenten.
- Manche Notfallmedikamente, wie Adrenalin und Muskelrelaxanzien, sind kühlpflichtig. Genauso gibt es auch Infusionen, die nicht im Wärmefach gelagert werden dürfen. Hier sollte Rücksprache mit dem Lieferanten oder Apotheker gehalten werden. Dieser kann aus der Fachinformation die Lagerbedingungen ersehen und Empfehlungen geben.

Anwendung: Infusionen müssen laufen können. Wird eine Infusion beim Umlagern des Patienten ihm kurzeitig auf den Bauch gelegt, so ist das sicher unbedenklich, vorausgesetzt, die Rollklemme wird dabei geschlossen. Läuft Blut in den Schlauch zurück, muss dieser getauscht werden. Für den Transport zum Fahrzeug und zur Notaufnahme sollten Infusionshalter zur Verfügung stehen, die an der Transportliege angebracht sind.

7.4 Flächenhygiene

Sind Sie Desinfektor? Dann müssen Sie jetzt ganz stark sein! Neuere Untersuchungen und Veröffentlichungen sagen aus, dass die Flächendesinfektion im Vergleich zu den bisher besprochenen Maßnahmen der Händehygiene und Hautdesinfektion eher nachrangig ist.[82] Andererseits existieren zwar Untersuchungen, die die Keimlast auf Oberflächen beschreiben, aber keine, die angeben, ob überhaupt – und wenn, wie häufig – nosokomiale Infektionen im Rettungsdienst sind.[83] Helen Kaden diskutiert das in einem Aufsatz in der Zeitschrift „Rettungsdienst".[84]

Ihre nachrangige Bedeutung heißt aber nicht, dass die Flächenhygiene vernachlässigbar ist. Vielmehr gilt:

MERKE

So viel wie nötig, so wenig wie möglich.

Dem wird auch die Technische Regel für Gefahrstoffe 525 (TRGS 525)[85] in Ziff. 7 S. 19 gerecht, die wir bereits erwähnt haben und die die Flächendesinfektion dezidiert einbezieht.

7.4.1 Flächendesinfektionsmittel als Gefahrstoffe

Wie alle Desinfektionsmittel sind Flächendesinfektionsmittel Gefahrstoffe und werden entsprechend mit den Gefahrensymbolen gekennzeichnet.

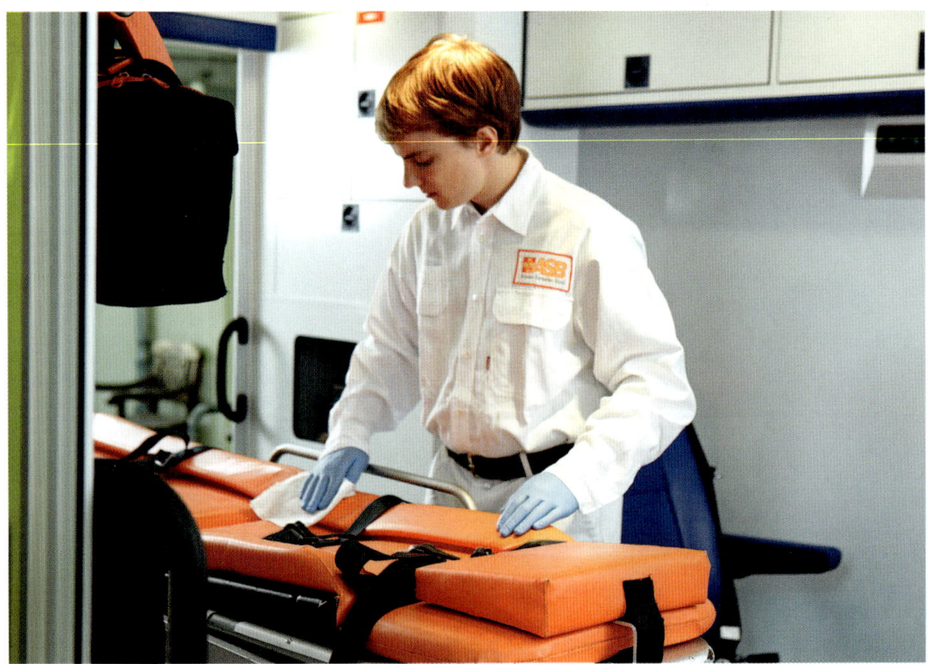

Abb. 22 ▶ Routinemaßnahme Flächendesinfektion im Rettungsdienst (ich hätte mir jedoch kurze Ärmel gewünscht, Foto: Hartmann)

Grundsätzlich würde das auch für die Hände- und Hautantiseptika zutreffen, bei ihnen wird jedoch auf die Kennzeichnung der Gebinde verzichtet, um den Anwender nicht zu verunsichern. Die für Flächendesinfektionsmittel gültigen Kennzeichnungen enthält TABELLE 9:

TAB. 9 ▶ Gefahrensymbole bei Flächendesinfektionsmitteln nach GHS[86]

GHS-Symbol	Bezeichnung	das bedeutet für die Praxis
GHS03	Brandfördernd	Dieser Gefahrstoff ist selbst nicht brennbar; er gibt aber bei chemischen oder thermischen Reaktionen Sauerstoff ab und unterstützt damit die Verbrennung. Das Kennzeichen findet sich auf den sauerstoffabspaltenden Desinfektionsmitteln (z.B. Dismozon® plus o.Ä.)
GHS02	Entzündlich	Dieser Stoff ist entzündbar (bzw. gar selbsterhitzungsfähig). Besonders beim Sprühen, aber auch bei der Verwendung durch Wischen ergeben sich bei Desinfektionsmitteln brennbare Aerosole. Das Kennzeichen findet sich auf den alkoholhaltigen Desinfektionsmitteln für Hände, Haut und Flächen (z.B. C20, Sterillium® med o.Ä).
GHS05	Ätzend	Der Gefahrstoff ätzt Flächen und Haut, verursacht also schwere Schäden der Haut und Augen. Peressigsäure und alkalische Mittel fallen hierunter. Das Kennzeichen findet sich auf vielen Desinfektionsmitteln für Flächen oder Instrumente (z.B. perform® classic concentrate o.Ä).
GHS06	Giftig	Hier liegt ein Risiko für den menschlichen Organismus vor bei Verschlucken, Hautkontakt bzw. Einatmen. Das Kennzeichen findet sich auf halogenhaltigen Desinfektionsmitteln, besonders Chlorabspaltern und auf Formaldehyd (z.B. B5).
GHS08	Gesundheitsgefahr TOST[87] bei wiederholter Exposition	Wurde früher als „gesundheitsschädlich" bezeichnet. Es bezeichnet ein minderes Risiko bei Verschlucken, Hautkontakt bzw. Einatmen. Es kann also die Organe schädigen, Krebs erzeugen und/oder genetische Defekte auslösen.
GHS08 + GHS07	Gesundheitsgefahr TOST bei einmaliger Exposition + reizend	Diese Kategorie ist neu. Sie bezeichnet ein schweres Gesundheitsrisiko bereits bei einmaliger Aussetzung, insbesondere CMR-Stoffe[88], also krebserzeugende, keimzellmutagene oder reproduktionstoxische Stoffe (KMR).
GHS09	Umweltgefährlich	Dieses Symbol bezeichnet nicht ein Risiko für den Anwender, sondern eine Wasser- oder Bodengefährdung. Es gehört also zur Abfallentsorgung. Diese Stoffe sind entweder als chemischer Sondermüll zu entsorgen oder dürfen nur stark verdünnt ins Abwasser kommen. Auskunft über die fachgerechte Entsorgung geben das Kreislaufwirtschaftsgesetz[89] oder die Mitteilung 18 der Länderarbeitsgemeinschaft Abfallwirtschaft.[90]

7.4.2 Verfahren der Flächendesinfektion – Was ist aktuell?

Weitgehend werden bei der Flächendesinfektion im Rettungsdienst immer noch Eimerchen mit Desinfektionsmittellösung verwendet, in die derselbe Lappen immer wieder eingetaucht wird. Das führt dazu, dass mit der Zeit Schmutz, im Rettungsdienst besonders Eiweiß aus Blutkontamination, Erbrochenem und Ausscheidungen, eingeschleppt wird. Die Desinfektionsflotte wird damit eiweißkontaminiert und verbraucht sich sehr schnell.

Dies wurde lange Jahre durch den Einsatz der „Zwei-Eimer-Methode" zu verhindern versucht, was aber nicht sehr erfolgreich war: Der Reinigungslappen wird zunächst im ersten Eimer in die Desinfektionsmittellösung getaucht, dann die Fläche abgewischt. Der benutzte Lappen wird über dem zweiten, noch leeren Eimer ausgewrungen und erst danach wieder in Eimer Nummer eins getaucht. Mit dem wiederholten Eintauchen des Lappens geraten jedoch trotz des Auswringens immer mehr Schmutz und Mikroorganismen in die Desinfektionsmittellösung und in der Folge Keime auf die anschließend gewischten Flächen. Auch das manchmal empfohlene „Auswaschen" in klarem Wasser oder in Desinfektionslösung war kontraproduktiv. Bei der ersten Methode wird die Desinfektionsflotte verdünnt und verliert an Wirkung. Bei beiden wird Verunreinigung in die Lösung eingeschleppt und führt zur Unwirksamkeit durch Eiweiß- und Schmutzfehler. Die KRINKO-Richtlinie Fläche (s. FUSSNOTE 1) sieht diese Methode deswegen in Punkt 4.1 Seite 54 sehr kritisch und verlangt, dass das Wiedereintauchen benutzter Bezüge oder Tücher in die Lösung zu verhindern ist.

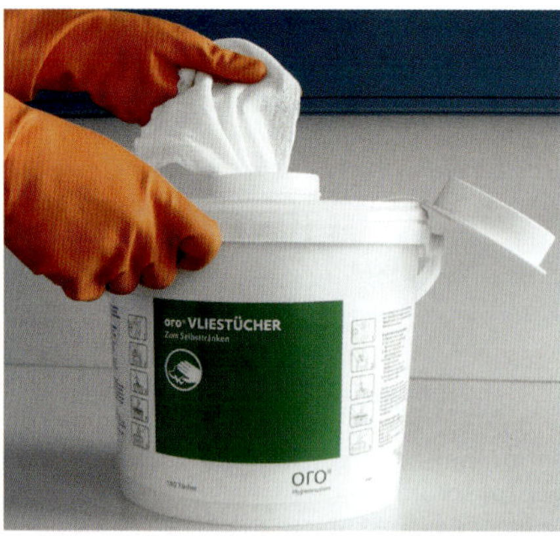

ABB. 23 ▶ Vliestuchspendereimer (Foto: orochemie)

Eine Möglichkeit wäre, für jeden Wischvorgang einen neuen oder frisch gewaschenen Lappen zu verwenden. Das ist aber teuer und auch ökologisch fragwürdig. Schließlich belasten wir bei jedem Waschvorgang auch das Abwasser. Dann wird die Frischwasseraufbereitung immer schwieriger und damit auch immer teurer. Merke: Viele Probleme macht sich die Gesellschaft selbst. Die beste Lösung sind daher konfektionierte Desinfektionstücher oder Vliestuchspendereimer.

Die konfektionierten Tücher, d.h. die vom Hersteller bereits in Desinfektionsmittel getränkt wurden, sind (aus Kostengründen) für die eher seltene tuberkulozide und die sporozide Flächendesinfektion zu empfehlen. Ansonsten haben sich die Vliestuchspender im sog. Vortränksystem bewährt, bei dem der Anwender die Desinfektionsmittellösung selbst

Tab. 10 ▶ Handhabung der Vliestuchspendereimer

Vor jeder (Neu-)Befüllung wird der Behälter zuerst ausgewaschen.	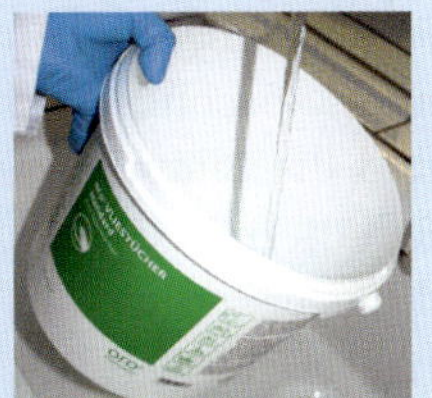
Es ist wichtig, dass der Behälter nach dem Auswaschen gründlich mechanisch ausgewischt und getrocknet wird.	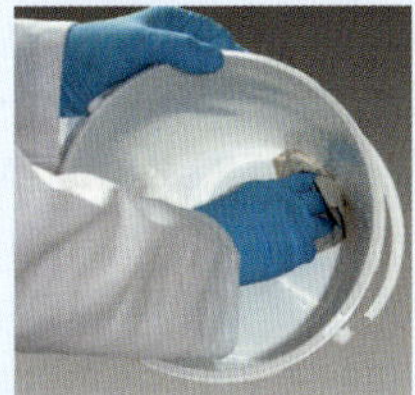
Erst dann wird die neue Vliestuchrolle eingesetzt.	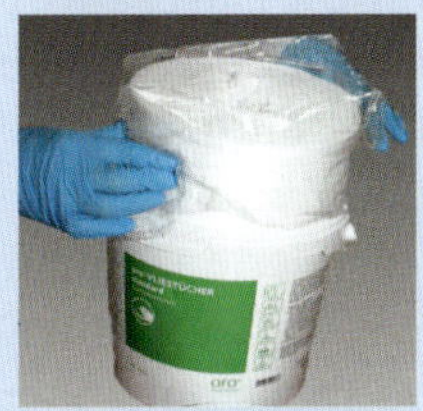
Die Befüllung erfolgt mit Desinfektionslösung, in der zu verwendenden Konzentration etwa zu einem Drittel der Füllhöhe, damit die Tücher nicht tropfend nass entnommen werden.	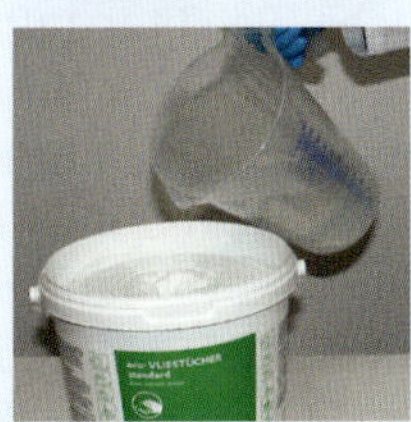
Die Beschriftung muss das Desinfektionsmittel in der eingefüllten Konzentration, das Datum des Ansatzes und das Verfalldatum (1 Monat) angeben. Werden mehrere Mittel oder Konzentrationen, etwa für verschiedene Indikationen, vorgehalten, erleichtert es die Auswahl, wenn auch die Indikation angegeben wird. Hilfreich ist eine Farbcodierung, z.B. blaue Deckel für die Routinedesinfektion, rote für sporozide oder tuberkulozide Desinfektion oder verschiedenfarbige Aufkleber.	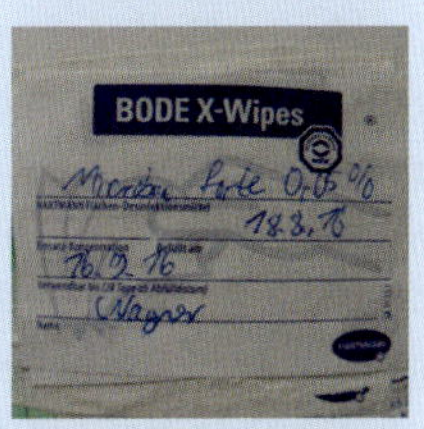
Die Tücher sind so 1 Monat einsetzbar. Für die Anwendung werden, wie bei jedem Gefahrstoffkontakt, Schutzhandschuhe getragen! Bilder mit frdl. Genehmigung: orochemie und BODE Chemie	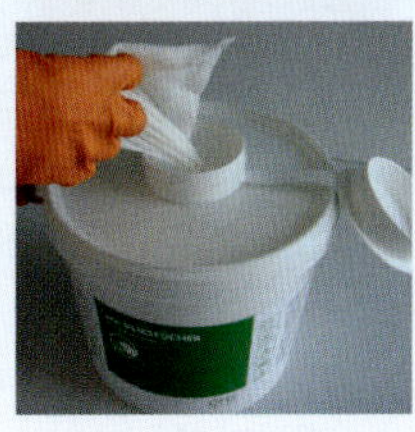

mischt und den Tüchern im Spendereimer zugibt. Der VAH beschreibt jedoch eine Verkeimung oder Besiedlung, besonders mit Pseudomonas, und die Bildung von Biofilmen in den Behältern.[91] Günter Kampf, der allerdings bei einem der Hersteller beschäftigt ist, hat bereits 2013 eine Aufbereitung beschrieben.[92] Dieser Hersteller bietet inzwischen Vliestuchrollen mit Folienbeuteln[93] an, wobei die Behälter dann i.d.R. keine Aufbereitung mehr benötigen (abgesehen vom Deckelverschluss). Deren Handhabung hat sich aber als nicht zufriedenstellend erwiesen: Die Plastiktüte im Schraubgewinde oder der Steckverbindung zum Deckel führt dazu, dass die Deckel schlecht fixiert sind. Andere Hersteller bieten gesonderte Reinigungs- und Desinfektionstücher für die Behälter an; meines Erachtens eine überflüssige und teure Sache. Behälter mit Tuchrolle als Einmalartikel sind in Vorbereitung oder auch bereits im Handel. Weil hier aber der Behälter mit entsorgt wird, entsteht ein kaum vertretbares großes Abfallvolumen. Dass dies ökologisch fragwürdig ist, versteht sich von selbst.

Meine Kollegen und ich haben aufgrund dessen einige Behälter kurz vor Ende der Standzeit bei normaler Verwendung mikrobiologisch untersucht und bei 80% nach korrekter Aufbereitung keinen Nachweis einer bakteriellen Besiedlung gefunden. Bei 20% der Stichproben gaben die Nutzer an, über die Notwendigkeit einer Aufbereitung nicht informiert zu sein. Bei diesen Behältern waren deutliche glitschige Beläge festzustellen.

Eine Aufbereitung von Systemen ohne Folienbeutel[94], einfach indem die Behälter bei jeder Befüllung mit einem Reiniger zur Entfernung der Biofilme[95] ausgewaschen und ausgetrocknet werden, reicht jedoch nach den von uns gemachten Erfahrungen völlig aus (s. Tab. 10).

Zur Erinnerung: Wenn einige Hersteller angeben, ihr bakterizides Desinfektionsmittel sei auch für die MRSA-Desinfektion geeignet, so ist das nur Marketingstrategie.[96] Die Angabe „bakterizid" der VAH-Liste bezieht sich selbstverständlich auf alle Bakterien mit Ausnahme der Mykobakterien, also auch auf die antibiotikaresistenten. Ein resistenter Staphylococcus aureus verhält sich selbstverständlich gegenüber Desinfektion nicht anders als ein sensibler.

7.4.3 Einwirkzeiten?

Auf einer Fläche, die mit einem Desinfektionsmittel reinigend behandelt wird, reduziert sich die Anzahl der dort residierenden Keime sehr schnell in einer logarithmischen Kurve. Diese Kurve flacht mit der Zeit ab. Nach der als „Einwirkzeit" angegebenen Zeit ist eine Reduktion von 5 Log-Stufen bei Bakterien, 4 Log-Stufen bei Viren, erreicht. Diese Funktion ist bereits bei den Grundlagen der Desinfektion beschrieben (s. Kap. 7.1).

Die KRINKO-Richtlinie Fläche beschreibt unter Punkt 5.4.2 auf S. 58, dass bei *routinemäßig* desinfizierten Flächen das Abwarten einer Einwirkzeit vor einer Wiederbenutzung der Fläche überflüssig ist (die Fläche muss aber komplett getrocknet sein). Daraus ergibt sich die folgende Risikoeinschätzung und Grundregel:

Anzahl Keime
100.000.000
90.000.000
80.000.000
70.000.000
60.000.000
50.000.000
40.000.000
30.000.000
20.000.000
10.000.000
0
1
2
3
4
5
6
7
8 Log-Stufe

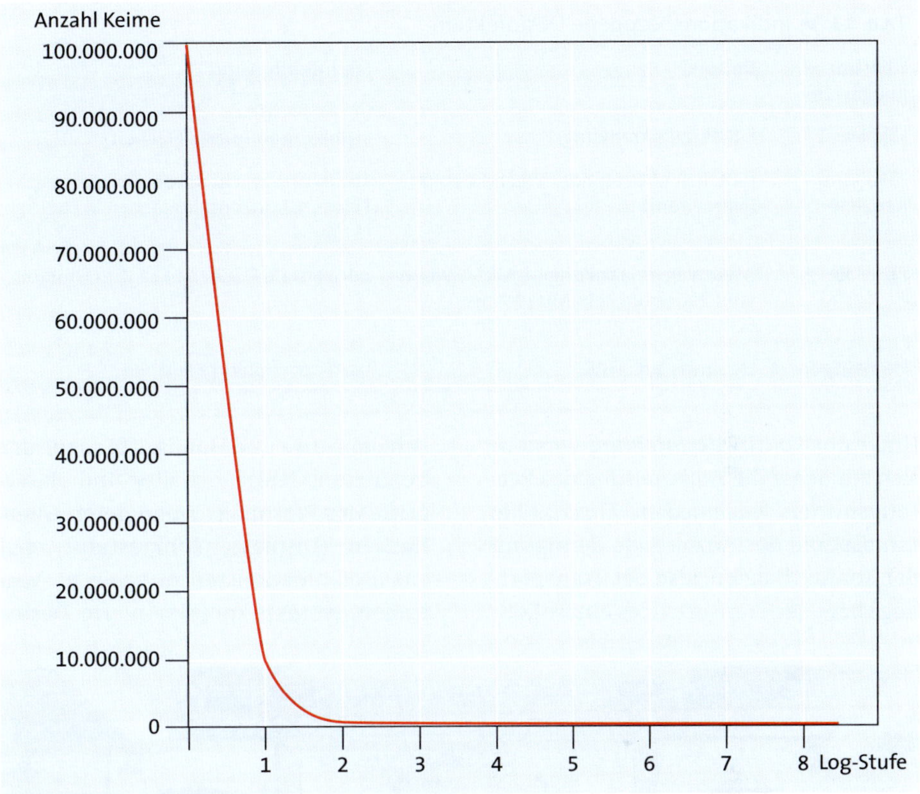

Abb. 24 ▶ Zusammenhang von Keimbelastung und Desinfektionsdauer

Routinedesinfektion
(einschließlich Multiresistenz u. Clostridium-difficile-assoziierte Diarrhö – CDAD):
keine Einwirkzeit
gezielte/indikationsbezogene Desinfektion
(Krankheiten nach § 6 IfSG):
Einwirkzeit
behördlich angeordnete Desinfektion
(§ 18 IfSG):
Einwirkzeit + Mittel/Verfahren der RKI-Liste

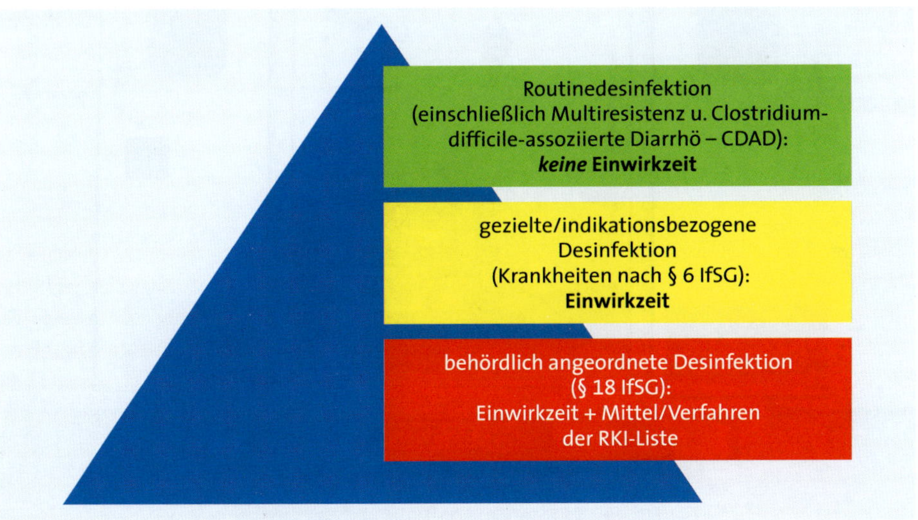

Abb. 25 ▶ Relevanz der Einwirkzeit

Tab. 11 ▶ Indikationsbezogene Desinfektion

Übertragungsweg	Beispiel	Desinfektionsgut
Fäkal-oral	Durchfallerkrankung	stuhlkontaminierte Flächen
Fäkal-oral + Aerosole	plötzlich auftretender Brechdurchfall (Noroviren!)	stuhl- u. erbrechenskontaminierte Flächen, horizontale Flächen in ca. 1 m Umkreis
Aerosole	Atemwegserkrankungen, MRSA, wenn vom Patienten kein Mund-Nasen-Schutz (MNS) getragen wurde	horizontale Flächen in ca. 1 m Umkreis
Hämatogen	Hepatitis B/C, HIV	blutkontaminierte Flächen

Unter der *Routinedesinfektion* versteht sich zunächst die *Aufbereitung* des Rettungsmittels *nach jedem Einsatz.* Sie umfasst die desinfizierende Reinigung der Kontaktflächen, also der Transportliege bzw. des Transportsitzes einschließlich der Gurte und Handgriffe sowie der benutzten Geräte, Schalter und Handgriffe des Personals. Wenn deren Oberflächen (Displays, Funktastatur etc.) das Desinfektionsmittel schlecht vertragen, werden konfektionierte Desin-

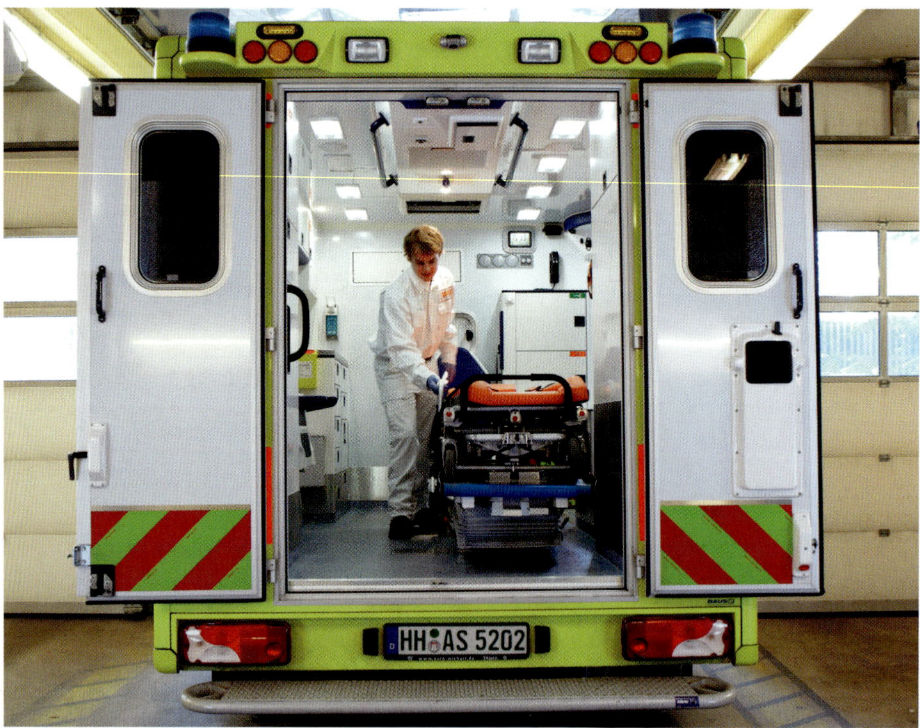

Abb. 26 ▶ Aufbereitung des RTW nach Einsatz (Foto: Hartmann)

fektionstücher mit einem Alkoholgehalt < 30% empfohlen. Hinzu kommen kontaminierte Flächen.

Täglich sollte zusätzlich eine *Grunddesinfektion* durchgeführt werden, bei der dann auch eine Durchsicht der Medizinprodukte und Arzneimittel auf Vollständigkeit, Funktionsfähigkeit und Verfalldaten geschieht.

Manche Aufsichtsbehörden ordnen in der Genehmigungsurkunde eine routinemäßige *wöchentliche Desinfektion* an. Das ist mit der Tagesdesinfektion erfüllt, wenn sie in die Dokumentation aufgenommen ist.

Die Dokumentation ist in ihrer Form nicht festgelegt. Sie muss aber den Grund (Routine?/Anlass?), die Zeit und das Desinfektionsmittel nachweisen und die Unterschrift des Durchführenden tragen. Wenn es sich um eine anlassbezogene Desinfektion (s.u.) handelt, muss auf die Einwirkzeit hingewiesen und die vorherige Benutzung des Rettungsmittels untersagt werden.

Nach infektionsrelevanten Einsätzen ist eine *indikationsbezogene Fahrzeugaufbereitung* angezeigt. Diese richtet sich nach den jeweiligen Übertragungswegen der Infektionskrankheit (s. Tab. 11).

Übertragungen durch Parasiten, sexuelle Übertragungen, plazentare Übertragungen u.a. spielen im Rettungsdienst keine Rolle.

Die Aufbereitung *auf behördliche Anweisung* nach § 18 IfSG ist die absolute Rarität.[97] Sie geschieht im Fall von multiresistenten ansteckungsfähigen Lungentuberkulosen, bei importierten virusbedingten hämorrhagischen Fiebern und anderen Exoten. Sie ist auch die einzige noch vorkommende Indikation für eine Raumdesinfektion mittels Verdampfung von Formaldehyd und anschließende Neutralisation mit Ammoniak. Weil das ein sehr riskantes Verfahren ist, bleibt es dem Desinfektor mit aktiver Erlaubnis zur Bedampfung vorbehalten (s. dazu TRGS 522).[98]

7.4.4 Routinemäßige Aufbereitung von Rettungsmitteln

Wir wissen bereits: Flächendesinfektion ist nicht das Allheilmittel, ist auch nicht das Wichtigste auf der Welt, stellt aber einen Beitrag zur Infektionsprävention dar. Sie dient auch ästhetischen Empfindungen und nicht zuletzt hat selbstverständlich jeder Patient das Anrecht auf eine einwandfreie Umgebung. Das verlangt, dass wir nach jedem Einsatz die Flächen und Gegenstände ordnungsgemäß aufbereiten, die

- mit dem Patienten Kontakt hatten oder
- vom Mitarbeiter berührt wurden, nachdem er Kontakt mit dem Patienten hatte.

Das betrifft die Liege- oder Sitzflächen der Transportgeräte einschließlich Handläufen, Kopfstützen, Lagerungsmaterialien, Decken und Kissen sowie Fixierungsmaterial. Vom Mitarbeiter berührt werden Griffe und Schalter, Funkhörer die Verschlüsse der Fächer, Rucksäcke und Koffer.

MERKE

Der Handschuh schützt *uns*, nicht das Material, das wir berühren.

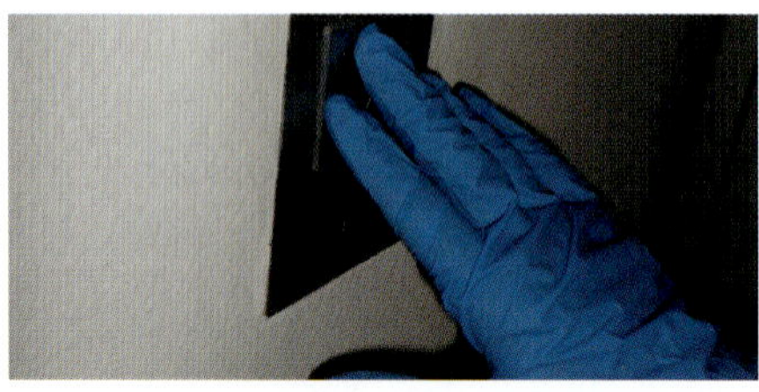

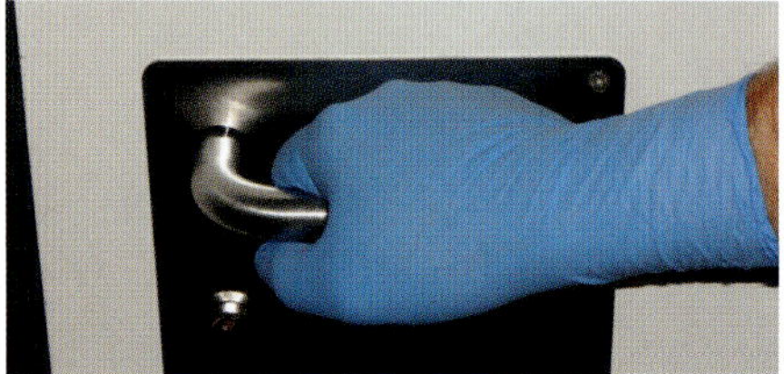

Abb. 27/28 ▶ Areale mit hoher Keimbelastung in der Klinik. Ursache ist unnötiges Tragen der Handschuhe genauso wie das Tragen von Handschuhen durch RTW-Fahrer.

Haben Sie schon einmal daran gedacht, was wir auf den Aufzugtasten und Türklinken hinterlassen, die wir berühren? Hier habe ich einmal eine Abdruckuntersuchung am Aufzug in einer Notaufnahme gemacht.

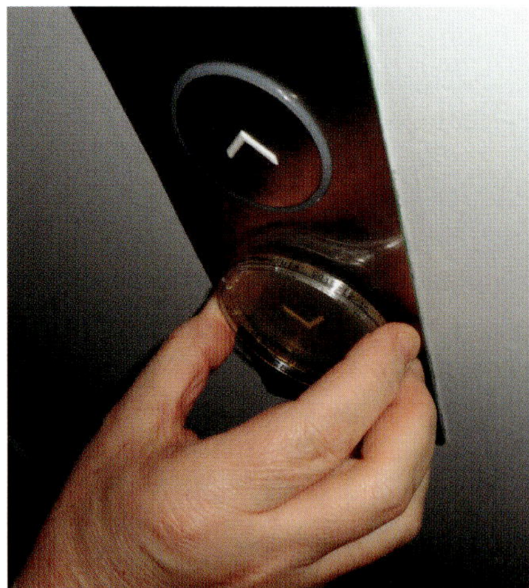

Abb. 29 ▶ Abdruckprobe an einer Aufzugtaste der Notaufnahme mit Rodac®-Platte

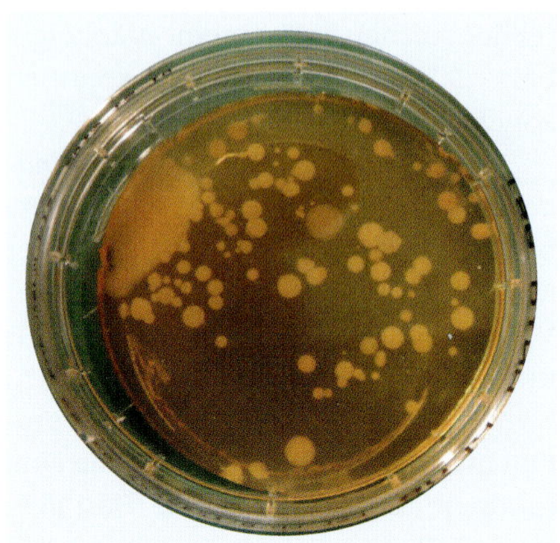

Abb. 30 ▶ Gleiche Probe nach Bebrütung

Das war das Ergebnis! Eitererreger und Pilze, die wir dann an den Händen haben.

Häufig ist zu beobachten, dass bei der Aufbereitung der Rettungsmittel besonders auf die Flächen geachtet wird, die der Patient „berührt" hat, also zum Beispiel die Fläche der Fahrtrage oder des Tragestuhls. Weniger Augenmerk wird oft den übrigen „patientenfernen" Flächen gewidmet, die ja „nur" der Rettungsdienst selbst berührt. Doch das ist der Fehler, denn diese Stellen sind besonders exponiert:

7.4.5 Welche Stellen werden gerne vergessen?

Die Fahrzeug- bzw. Aufbauhersteller geben sich viel Mühe, die Oberflächen glatt, leicht zu reinigen (und auch angenehm anzusehen) zu gestalten. Manchmal schießen sie über das Ziel hinaus. So werden seit einigen Jahren die Abwurfbehälter unter Abdeckklappen angebracht (s. Abb. 31). Das ist unpraktisch: Es erschwert die Reinigung des

Tab. 12 ▶ Hygienisch kritische Kontaktflächen im Rettungswagen

Tastaturen werden mit Handschuhen bedient, das begründet die Kontamination. Nur Folientastaturen können desinfizierend abgewischt werden, ohne dass das Risiko besteht, die Elektronik zu beschädigen. Achtung: Nur wenige Flächendesinfektionsmittel sind hier materialverträglich. Fertigtücher mit niedriger Alkoholkonzentration (30%) (z.B. Bacillol® 30) werden empfohlen.	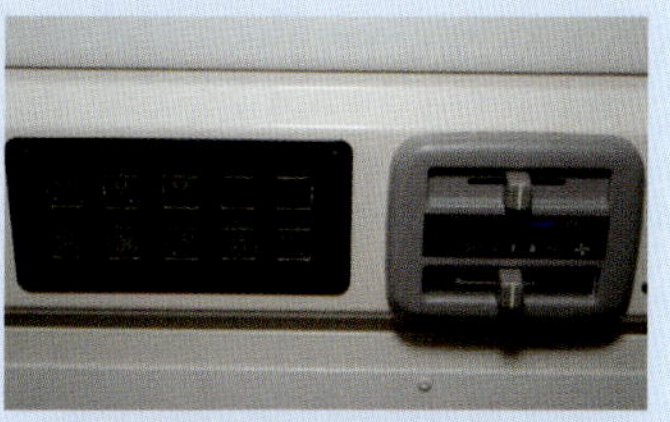
Griffe und Verstellhebel an der Transportliege gehören zu den meist kontaminierten Stellen. Sind die Trageholme einschiebbar, so müssen sie selbstverständlich zur Reinigung herausgezogen sein.	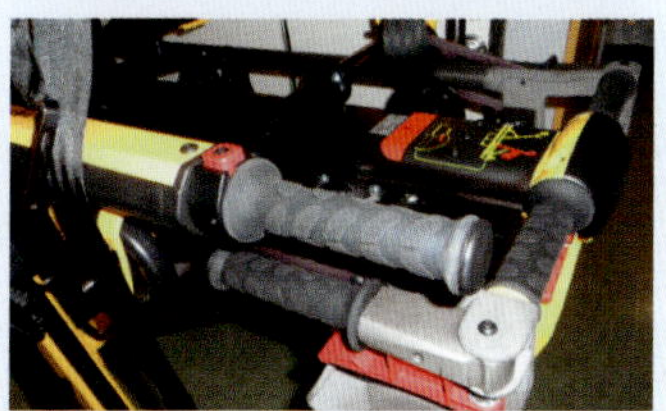
Gleiches gilt für die Kopfteilverstellung und die Patientengurte.	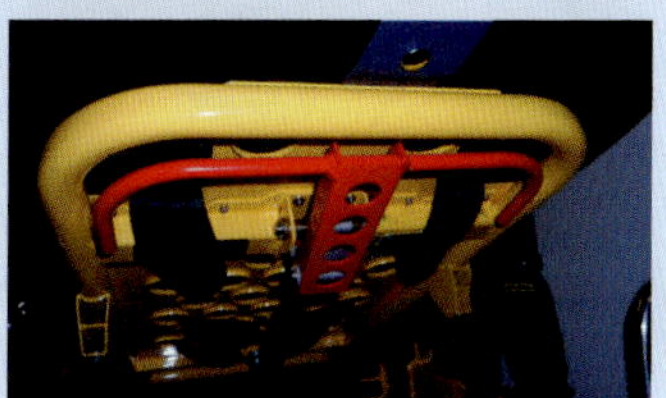
Und für die Klapp- und Drehknöpfe an den Fächern und Schubladen.	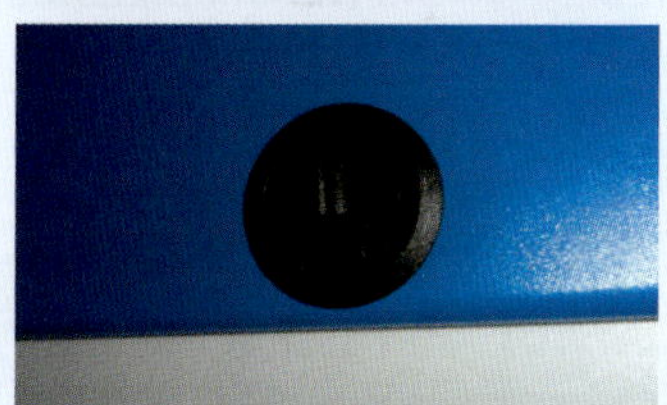
Es ist logisch, dass gerade die Händedesinfektionsspender, die ja mit der kontaminierten Hand bedient werden, in die Routinereinigung einbezogen werden müssen. Die KRINKO fordert eine desinfizierende Reinigung einschließlich des Durchspülens der Pumpe bei der Neubestückung. Wie sinnvoll es ist, den Spender an dieser Stelle anzubringen („Bayern-KTW 2015"), ist allerdings eine eigene Frage. Die Anwendung während der Fahrt dürfte nur Akrobaten problemlos gelingen.	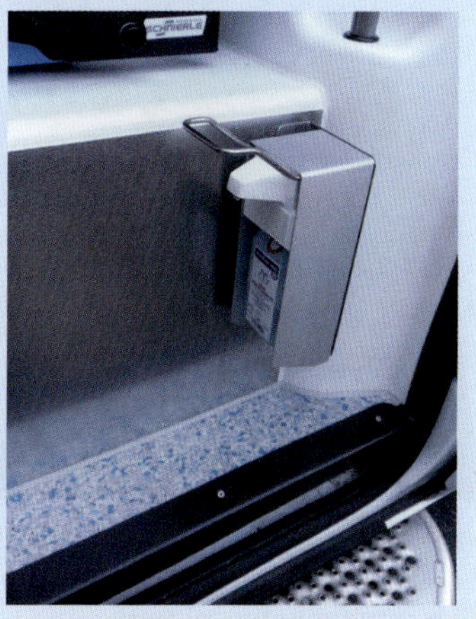

Druckknopfes und provoziert Nadelstichverletzungen: Wenn die Kanüle abgeworfen werden soll, wird eine Hand mehr benötigt, um die Klappe zu öffnen. Mitarbeiter mit drei Händen sind jedoch rar. Besser wäre es, den Abwurfbehälter offen versenkt in der Arbeitsfläche zu haben.

Auch die Stelle in ABBILDUNG 32 mag noch nach den Vorgaben der TRBA 250 fragwürdig sein, die ein Abwerfen unmittelbar nach dem Entfernen aus der Verweilkanüle fordert. Danach ist der ideale Ort links und rechts neben der Transportliege, eben dort, wo derjenige sitzt, der die Venenpunktion

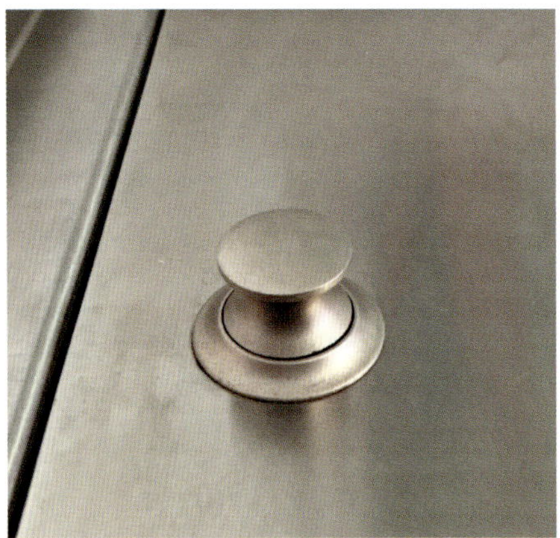

ABB. 31 ▶ Unzweckmäßige Abdeckung des Abwurfbehälters

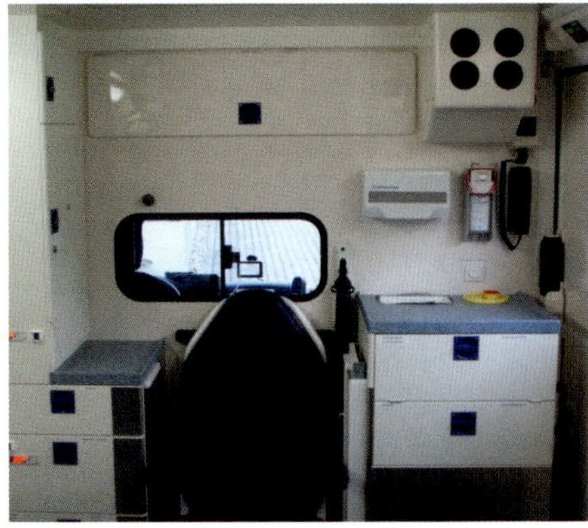

ABB. 32 ▶ Ebenfalls ungünstig: Abwurfbehälter nicht in Patientennähe (Foto: ProMedic, Karlsruhe)

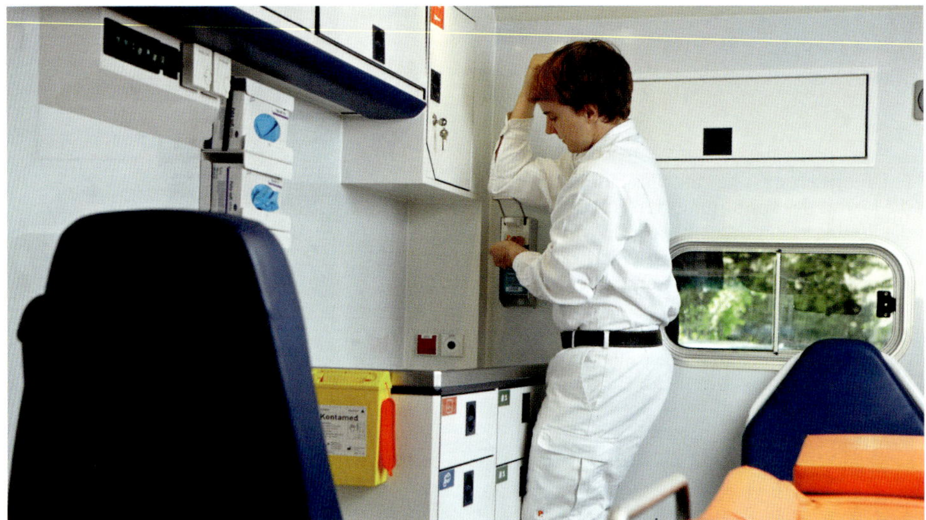

ABB. 33 ▶ Abwurfbehälter günstig platziert, zentral in Patientennähe (Foto: Hartmann). Hier fallen aber wieder einmal die langen Ärmel auf; die Manschetten werden unweigerlich ständig kontaminiert.

durchführt, wie in ABBILDUNG 33 (s. dazu bereits die Anmerkungen zur Erreichbarkeit von diesen Behältern in KAP. 6).

7.4.6 Vorhaltung und Einsatz der Desinfektionsmittel

Im täglichen Rettungseinsatz ist es empfehlenswert, die häufig genutzten Desinfektionsmittel mitzuführen, damit nicht nach jedem Einsatz die Wache angefahren werden muss und Anschlusseinsätze möglich bleiben. Eine weit verbreitete deutsche „Fachzeitschrift“[99] hat über das Problem wegen noch fehlender Desinfektion nicht einsetzbarer Krankenwagen bereits 2011 in bekannt epischer Ausschmückung berichtet ...

Das Mitführen ist bei allen Mitteln relativ problemlos, die aus Vliestuchspendern oder als konfektionierte Fertigtücher angewendet werden. Ein Grund mehr, von aufzulösenden und/oder in Lösung wenig stabilen Produkten abzuraten.

MERKE

Für die routinemäßige Flächendesinfektion ist ein bakterizides Desinfektionsmittel ausreichend, das zusätzlich eine eingeschränkte Viruzidie besitzt, die Hepatitis B, C, und Noroviren umfasst. Influenza und HIV sind hier immer mit erfasst, weil es sich um lipidbehüllte Viren handelt.

Eine *viruzide* Desinfektion wird dann nur in Ausnahmefällen nötig. Wir wissen inzwischen, dass auch die Filoviren (wie Ebola, Marburg-Virus etc.) und Coronaviren (wie SARS, MERS) behüllte Viren sind und somit von den eingeschränkt viruziden Desinfektionsmitteln erfasst werden. Damit bleibt für den Rettungsdienst im Wesentlichen nur Hepatitis A als Indikation für eine viruzide Desinfektion übrig. Hepatitis A ist aber sehr selten und nur fäkal-oral übertragbar. Ein Risiko gäbe es also nur, wenn der Patient inkontinent wäre oder ungewaschene Hände hätte. Beides ist „handelbar“.

Die *tuberkulozide* Desinfektion wird nötig, wenn ein Patient mit einer offenen ansteckungsfähigen und nicht mindestens eine Woche erfolgreich therapierten Lungentuberkulose nicht mit einem Atemschutz (FFP 2) versorgt werden kann. Bei einer Nieren- oder einer Darmtuberkulose sind nur die Ausscheidungen infektionsrelevant. Betroffen sind dann auch nur ausscheidungskontaminierte Flächen. Organtuberkulosen/Neurotuberkulosen sind kein Ansteckungsrisiko. Einen Sonderfall stellen Hauttuberkulosen dar. Bei diesen ist eine Kontaktübertragung denkbar. Ein weiterer Sonderfall ist die Lepra lepromatosa.[100] Beide Infektionskrankheiten stellen allerdings absolute Raritäten dar, hier sind *mykobakterizide* Desinfektionsmittel gefragt.

Tuberkulosen, seltener Lepra, können derzeit – in einer Zeit vermehrten Aufkommens von Migranten aus sog. Entwicklungsländern – durchaus auftreten. Die Verdachtsdiagnose ist mangels Erfahrung mit diesen Krankheiten oft nicht einfach und wird von anderen Ursachen der Kachexie und Unterernährung erschwert. Das darf aber nicht dazu führen, dass wir gerade diesen traumatisierten und leidenden Menschen unmenschlich begegnen und

Versorgungsverpflichtungen missachten.[101]

Bei Vorliegen einer Clostridium-difficile-assoziierten Diarrhoe (CDAD) wird oft die Forderung nach einer *sporoziden* Desinfektion erhoben. Grundsätzlich ist das sachgerecht, muss aber auch mit gebotener Überlegung betrachtet werden: Die Erkrankung ist in den seltensten Fällen eine Infektionserkrankung. Clostridium difficile gehört, wie andere Clostridien auch,[102] zur normalen Darmflora. Steht ein Patient unter Antibiotikatherapie, so verschiebt sich das Gleichgewicht der Darmflora, weil Clostridium difficile gegen die meisten üblichen Antibiotika resistent ist. Es kommt dann zur Durchfallerkrankung, die bis zum toxischen Megacolon exazerbieren kann. Eine Übertragung kann nur auf dem fäkal-oralen Weg stattfinden. Das ist im Rettungsdienst selten. Infektiös können also nur stuhlkontaminierte Flächen und Gegenstände sein. Hinzu kommt, dass zunächst überwiegend vegetative Bakterien ausgeschieden werden, die erst im weiteren Fortgang durch Eintrocknen und Erkalten Sporen bilden. Das Infektionsrisiko ist also nicht nur gering, sondern bei frischer Kontamination auch durch Bakterizide minimierbar. Aus Gründen der zusätzlichen Sicherheit wird ein sporozides Mittel empfohlen. Hier bieten sich aldehydhaltige Fertigtücher an.

MERKE

Das heißt zusammengefasst: Auf dem Rettungsmittel sollte eine überschaubare Auswahl von Desinfektionsmitteln mitgeführt werden. Mehr verwirrt den Anwender und führt zu Verwechslungen.

Empfehlenswert ist

- ein bakterizides / begrenzt viruzides Flächendesinfektionsmittel, wie z.B. Mikrobac® forte oder B 20, im Vliestuchspender sowie
- tuberkulozide / viruzide / sporozide Fertigtücher, wie z.B. Kohrsolin® extra Tissues.

Der im Fahrzeug mitzuführende Desinfektionsplan erläutert, wann welches Mittel anzuwenden ist.

7.4.7 Die Materialverträglichkeit der Desinfektionsmittel

Weil es verschiedene Rezepturen für Flächendesinfektionsmittel gibt, ist es für den Nichtchemiker kaum möglich, die Verträglichkeit mit den unterschiedlichen Oberflächen vorherzusagen. Hinzu kommt, dass die chemische Zusammensetzung der Kunststoffe oft nicht bekannt ist. Die Folge von der Anwendung ungeeigneter Desinfektionsmittel sind dann angegriffene und damit aufgeraute oder klebrig gewordene Flächen, die schwer zu reinigen sind. Besonders das häufig verbaute Acrylglas ist hier sehr empfindlich. Soweit die Fahrzeugausstatter, aber auch die Lieferanten von Medizinprodukten Desinfektionsmittel empfehlen, werden dort oft Mittel genannt, die in Europa nach der Risikobeurteilung verpönt sind. Gerade Hersteller, die in die USA liefern, empfehlen meist Formaldehyde, die hierzulande wegen ihrer potenziell kanzerogenen Eigenschaften nur wenigen Indikationen vorbehalten sind. Andere bieten handelsübliche Flächendesinfektionsmittel als eigene Präparate zu deutlich überhöhten Preisen an.

PRAXISTIPP

Die Lösung ist, den Hersteller der Desinfektionsmittel anzuschreiben und um Empfehlungen zu bitten. Dabei sollte eine Bescheinigung der Kompatibilität verlangt werden. Manche Hersteller von medizintechnischen Geräten schieben Fehlfunktionen oder Defekte an den Gehäusen gerne auf eine „falsche Aufbereitung". Wenn der Desinfektionsmittellieferant die Kompatibilität bescheinigt hat, trägt er – korrekte Anwendung vorausgesetzt – die Verantwortung und letztlich auch die Kosten bei Beschädigungen.

Auch zu beachten ist, dass es zu Verfärbungen kommt, die nicht mehr entfernt werden können, wenn aldehydhaltige und quatshaltige Desinfektionsmittel[103] abwechselnd oder nacheinander eingesetzt werden. Das Mischen von Desinfektions- und Reinigungsmitteln führt meist zu einer chemischen Reaktion. Desinfektionsmittel sind oft kationisch, Reiniger (Tenside) anionisch. Die Reaktion ergibt den sogenannten Seifenfehler (s.a. Kap. 7.1). Dabei entsteht eine schmierige Substanz, die weder reinigt noch desinfiziert. Deswegen können diese beiden Chemikalien nur gemischt werden, wenn es die Produktinformationen beider eindeutig zulassen. Dabei wird dann auch das Mischungsverhältnis vorgegeben. Die Standzeit ist meistens verkürzt.

7.5 Medizinprodukte und ihre Aufbereitung

Das Medizinproduktegesetz (MPG) definiert ein Medizinprodukt in § 3 (1):[104]

§ 3 Begriffsbestimmungen

1. Medizinprodukte sind alle einzeln oder miteinander verbunden verwendeten Instrumente, Apparate, Vorrichtungen, Software, Stoffe und Zubereitungen aus Stoffen oder andere Gegenstände einschließlich der vom Hersteller speziell zur Anwendung für diagnostische oder therapeutische Zwecke bestimmten und für ein einwandfreies Funktionieren des Medizinproduktes eingesetzten Software, die vom Hersteller zur Anwendung für Menschen mittels ihrer Funktionen zum Zwecke
   a) der Erkennung, Verhütung, Überwachung, Behandlung oder Linderung von Krankheiten,
   b) der Erkennung, Überwachung, Behandlung, Linderung oder Kompensierung von Verletzungen oder Behinderungen,
   c) der Untersuchung, der Ersetzung oder der Veränderung des anatomischen Aufbaus oder eines physiologischen Vorgangs oder
   d) der Empfängnisregelung

   zu dienen bestimmt sind und deren bestimmungsgemäße Hauptwirkung im oder am menschlichen Körper weder durch pharmakologisch oder immunologisch wirkende Mittel noch durch Metabolismus erreicht wird, deren Wirkungsweise aber durch solche Mittel unterstützt werden kann.

Ein Medizinprodukt (MP) muss also im bzw. am Menschen eingesetzt werden und der Diagnostik oder Therapie im weitesten Sinn dienen. Wird ein Produkt, das eigentlich kein MP ist, aber als ein solches verwendet, wird es wie eines im Sinn dieses Gesetzes behandelt.

Der Bezug zur Hygiene ergibt sich aus der Medizinprodukte-Betreiberverordnung (MPBetreibV).[105] Diese legt in § 4 (1) fest, dass die Aufbereitung von bestimmungsgemäß keimarmen oder sterilen MP nach einem *geeigneten validierten Verfahren* durchzuführen ist. Das verlangt, dass die einzelnen Schritte der Aufbereitung einschließlich der verwendeten Chemie in Arbeitsanweisungen festzulegen und auch so durchzuführen sind. Dabei müssen die Wirksamkeit der einzelnen Schritte und das Ergebnis beweisbar sein und dokumentiert werden. Das ist bei einer manuellen Aufbereitung und mit den Mitteln einer Rettungswache kaum möglich. Trotzdem trifft man in vielen Wachen noch die Tauchbadwannen an, oft viel zu groß und viel zu lange gefüllt stehend. Es wird davor gewarnt, diese Standzeiten der Gebrauchslösung voll auszunutzen (denken Sie an den Eiweißfehler!). Einige Lieferanten geben deswegen nur noch 24 Stunden als empfohlene Standzeit an. Die Aufbereitung im Tauchbadverfahren ist damit endgültig veraltet. Manche Verfahren halten sich hartnäckig, auch wenn sie von der Entwicklung längst überholt sind. Eine maschinelle Aufbereitung mit chemischer Reinigung und thermischer Desinfektion gibt es jedoch nur in ganz wenigen Rettungswachen, wie z.B. bei Berufs- oder Flughafenfeuerwehren, wo ein

TAB. 13 ▶ Indikationsbezogene Desinfektion

Einstufung	Begründung	Beispiele	Aufbereitung
Unkritische MP	Kommen nur mit intakter Haut in Kontakt	Blutdruckmanschette Zervikalstütze Vakkumschiene -matratze Immobilisationskorsett	Desinfizierende Reinigung
Semikritische MP	Kommen mit Schleimhaut (oder krankhaft veränderter Haut) in Kontakt	Laryngoskop Intubationszubehör Beatmungszubehör	Desinfizierende Reinigung, danach Sterilisation nach jedem Gebrauch; staubgeschützte Lagerung
Kritische MP	Kommen mit Blut in Kontakt oder werden invasiv eingesetzt (Haut oder Schleimhaut durchdringend)	Injektionszubehör Infusionszubehör Chir. Instrumente	Desinfizierende Reinigung, dann Prüfung und Sterilverpackung, Sterilisation vor Gebrauch, Sterile Lagerung bis zur Anwendung unter aseptischen Kautelen

ähnliches Verfahren für die Aufbereitung der umluftunabhängigen Atemschutzgeräte eingesetzt wird, oder in den Stützpunkten der Repatriierungsflüge, gelegentlich auch der Luftrettung.

Die Aufbereitung in den Sterilgutabteilungen der Kliniken ist möglich, aber nur zulässig, wenn diese für diese Aufgabe validiert sind. Die Gewerbeaufsichtsämter sind berechtigt, diesen Nachweis zu verlangen.

Der § 4 (2) MPBetreibV verweist auf die KRINKO-Richtlinie für Medizinprodukte.[106] Dort wird zunächst eine Risikobewertung in die Stufen der TABELLE 13 verlangt.

Dabei werden die im Rettungsdienst üblichen semikritischen und kritischen Medizinprodukte noch nach A und B unterschieden, je nachdem, ob sie einfach oder schwierig zu reinigen sind. So ist ein Kaltlicht-Laryngoskop semikritisch (A), während das mit der eingeschraubten Birne eindeutig der Gruppe B angehört. In der Chirurgie gibt es noch die Kategorie C für die Instrumente für minimalinvasive Eingriffe. Die der Kategorie kritisch (B) stellen höhere Anforderungen, besonders an die Reinigung. Für Instrumente der höchsten Kategorie C ist die Aufbereitung durch speziell ausgebildete technische Sterilgutassistenten vorgeschrieben.

Eine manuelle Aufbereitung besteht aus den Teilschritten in ABBILDUNG 34.

Sie ist also recht aufwendig. Dazu kommt dann noch, dass das Sterilgut nur 6 Monate lagerfähig ist, also das ganze Prozedere zweimal im Jahr wiederholt werden muss, auch wenn die Medizinprodukte nicht zum Einsatz gekommen sind. Grund dafür ist, dass eben eine völlige Keimfreiheit nicht

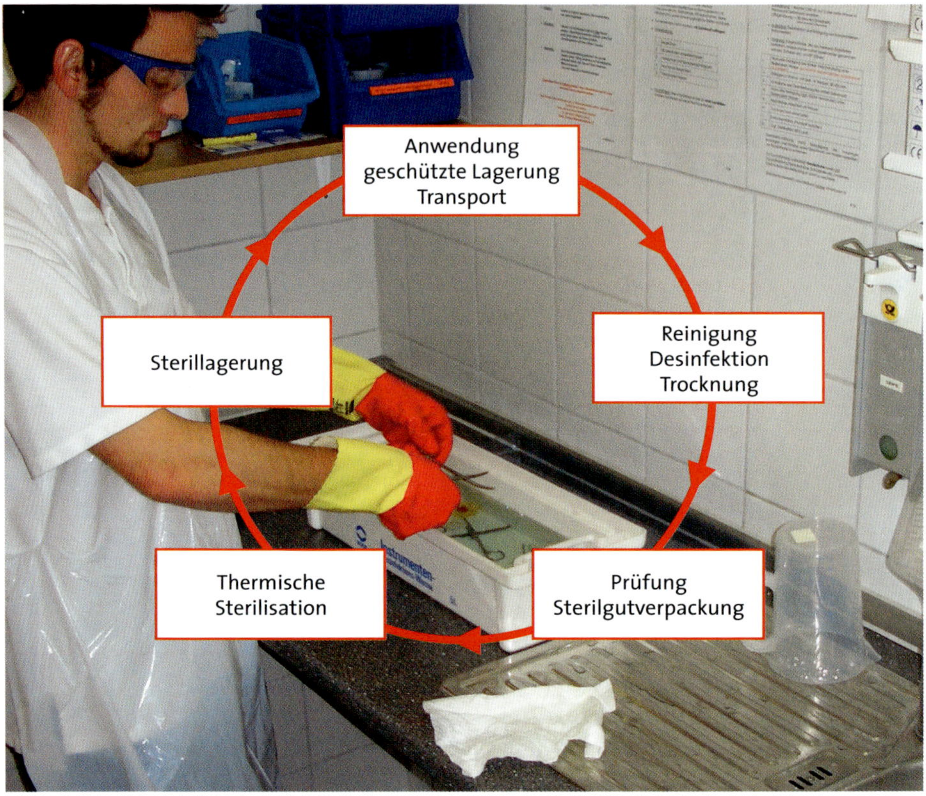

Anwendung geschützte Lagerung Transport

Reinigung Desinfektion Trocknung

Prüfung Sterilgutverpackung

Thermische Sterilisation

Sterillagerung

Abb. 34 ▶ Teilschritte der manuelle Aufbereitung

erreichbar ist. Wir erinnern uns: Sterilisation ist als eine Keimreduktion von 6 Log-Stufen definiert, von 1.000.000 Keimen kann also 1 überleben. Dieser keimt wieder aus, was das Verfalldatum begründet.

Die Reihenfolge Reinigung → Desinfektion → Sterilisation ergibt sich aus dem Gedanken, dass nur ein gereinigtes Instrument sicher desinfiziert und nur ein desinfiziertes Instrument sicher sterilisiert werden kann. Nimmt man für die Reinigung eine Reduktion um 3 Log-Stufen, für Desinfektion um 5 Log-Stufen und für die Sterilisation um die genannten 6 Log-Stufen an, so ergibt sich bei einer Keimlast von

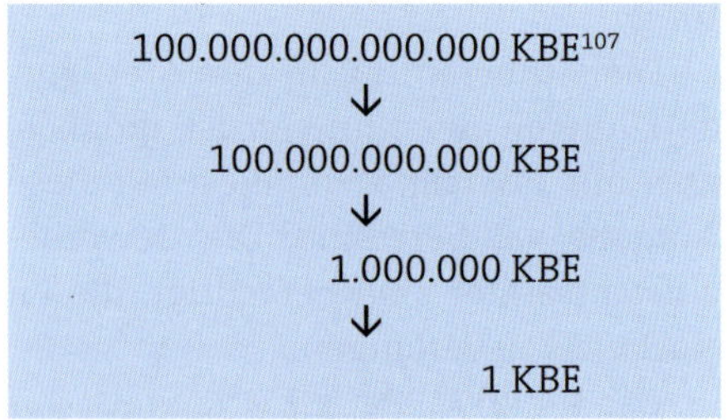

100.000.000.000.000 KBE[107]
↓
100.000.000.000 KBE
↓
1.000.000 KBE
↓
1 KBE

Von 100 Billionen Keimen übersteht also 1 das vollständige Prozedere. Ein erheblicher Aufwand, auch an Arbeit, der für eine korrekte Medizinprodukteaufbereitung zu betreiben ist.

Arbeitszeit ist bekanntlich das Teuerste, was wir haben. Damit rechnet sich die ausschließliche Verwendung von Einmalartikeln. Selbst chirurgische Instrumente als Einmalartikel sind inzwischen nicht mehr teurer als die Aufbereitung. Es ist verständlich, dass immer wieder ökologische Aspekte vorgebracht werden, wenn metallische Instrumente vernichtet werden. Tatsächlich ist jedoch eine echte Ökobilanzierung nicht realistisch, wenn der Transportaufwand, der Chemie- und Energieverbrauch und andere versteckte Faktoren mit einbezogen werden.

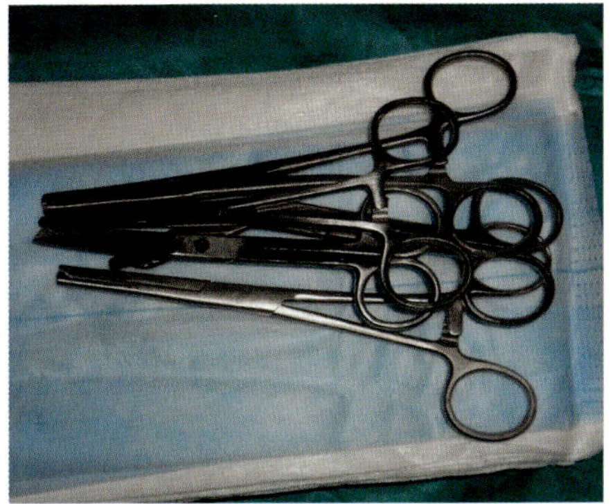

Abb. 35 ▶ Einmalinstrumente, Geburtsset Fa. Hartmann

7.5.1 Aufbereitung von Medizinprodukten

Ob aufzubereitenden Medizinprodukten oder Einmalartikeln der Vorzug gegeben wird, ist im Einzelfall zu entscheiden. Die Häufigkeit der Nutzung und die Möglichkeiten zur Aufbereitung spielen hier eine gewichtige Rolle, aber auch wirtschaftliche Gründe.

Beatmungszubehör stellt einen Sonderfall dar. *Beatmungsmasken* haben Kontakt mit i.d.R. intakter Haut, sie gelten daher als unkritisch. Eine desinfizierende Reinigung ist damit nach der KRINKO-Richtlinie sachgerecht und ausreichend. Wegen der doch häufigen aerosol-getragenen Infektionen erscheint es jedoch empfehlenswert, eine thermische Sterilisation durchzuführen oder Einmalmaterial zu verwenden. Bei den *Beatmungsschläuchen* kommen im Rettungsdienst meist 1-Schlauch-Systeme mit endständigem Ruben-Ventil vor. Hier findet keine Kontamination des Schlauchinneren statt. Im Ventil treffen sich Exspirationsluft und Inspirationsluft nur im Konnektor mit der Maske oder dem Tubus. Wird dabei patientenbezogen ein Beatmungsfilter eingesetzt, findet gleichfalls keine Kontamination mehr statt. Es gibt bereits einige Kliniken, die deswegen bei ihren Transportbeatmungsgeräten keinen patientenbezogenen Systemwechsel mehr vorsehen und rein empirisch einen Wechsel nach jeweils 5 Patienten vornehmen, sofern keine Kolonisation oder Infektion bekannt ist. Gerade darüber bestehen im Rettungsdienst meist aber keine Informationen, deswegen ist die Verwendung von Einmal-Beatmungssystemen zu empfehlen.

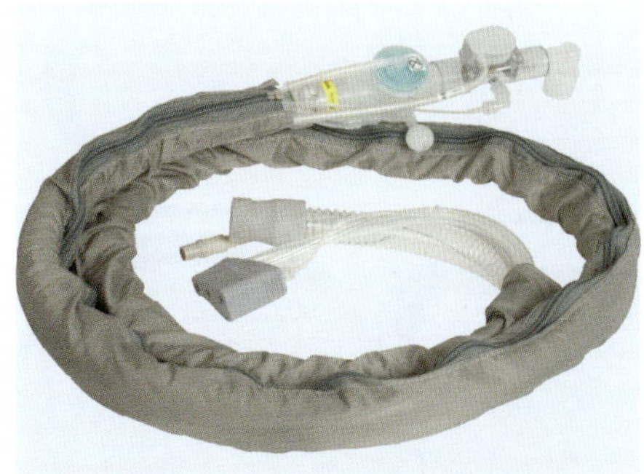

Abb. 36 ▶ Einmal-Beatmungssystem für MEDUMAT Transport (Foto: Weinmann GmbH + Co. KG)

Ein klimatisierender Filter (HME[108]) ist nur bei längeren Beatmungszeiten, also z.B. bei der Fernverlegung im Sekundärtransport, nötig. Im kurz dauernden Rettungseinsatz reicht die Zeit nicht aus, den Filter mit Feuchtigkeit und Wärme zu sättigen. Also ist ein Bakterien- und Virenfilter ausreichend, der eine Filtergröße < 5 µm hat. Die Filter müssen hydrophob[109] sein, damit sie sich nicht mit der Exspirationsfeuchtigkeit vollsaugen und dann der Beatmungswiderstand unkontrollierbar ansteigt. Keimfilter, wie sie an Narkosekreisteilen verwendet werden, sind geeignet.

Inzwischen haben sich weitgehend Einmal-*Beatmungsbeutel* durchgesetzt. Diese sind aus Sicht der Hygiene ebenso überflüssig wie eine Desinfektion des Korpusinneren eines mehrfach verwendeten Beutels. Eine desinfizierende Reinigung der Außenseite genügt. Nota bene: Eine Kontamination könnte nur im Konus stattfinden und diese wird durch den Beatmungsfilter verhindert, wenn dieser patientenbezogen getauscht wird.

Die *Spatel der Laryngoskope* sind echte semikritische Medizinprodukte. Sie haben Schleimhautkontakt und können durchaus ein Vehikel zur Infektionsübertragung darstellen. Deswegen ist hier zusätzlich zur Reinigung und Desinfektion die Sterilisation oder der Einsatz von Einmalartikeln ratsam.

Oft wird diskutiert, ob es gestattet ist, Einmalartikel aufzubereiten. Aus den einschlägigen Vorschriften kann kein formales Verbot abgeleitet werden. Es ist jedoch zu beachten, dass den Anwender, der einen aufbereiteten Einmalartikel einsetzt, die volle Herstellerverantwortung trifft. Deswegen sollte die gleiche Aufbereitung geschehen, die der Hersteller anwendet, wozu die Materialien und deren Verträglichkeit bekannt sein müssten. Deswegen ist von der Aufbereitung von Einmalartikeln abzuraten.

MERKE

Keine Aufbereitung von Einmalartikeln!

Es ist aber allzu vertrauensselig, die Qualität von Einmalartikeln blind vorauszusetzen. Die Einmalspritze in Abbildung 38, original verpackt und

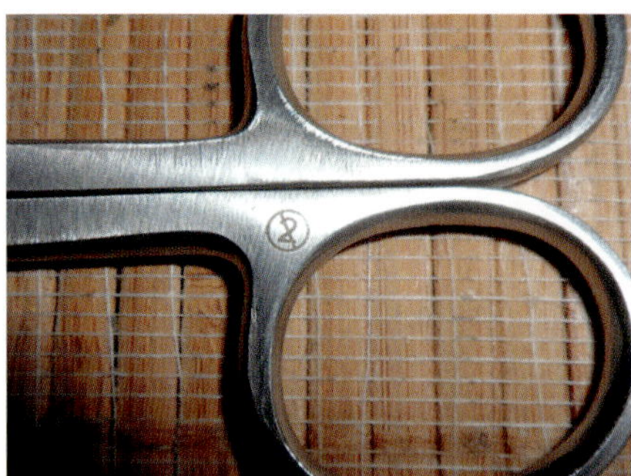

Abb. 37 ▶ Kennzeichnung für Einmalartikel

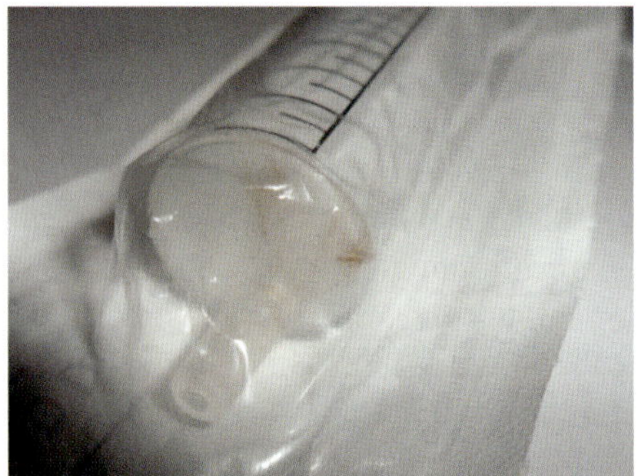

Abb. 38 ▶ Einmalspritze mit Fremdkörper in Originalverpackung

steril geliefert, enthielt eine Fremdkörperverunreinigung. Wäre diese nicht entdeckt worden, hätte sie bei der Injektion einen Embolus in die Blutbahn gebracht. Sicherlich handelt es sich zwar um einen sterilen Fremdkörper, aber auch steriler Dreck ist ein Pyrogen.[110] Sterilgut ist eben ein Artikel aus Massenproduktion und unterliegt einer, wenn auch geringen, Fehlerquote.

MERKE

Auch Einmalartikel sind vor Anwendung zu prüfen.

7.5.2 Sterilisation

Nur um der Vollständigkeit willen sei hier die Sterilisation erwähnt. Sie erfordert seitens des Anwenders eine erhebliche Sachkunde, bei höheren Anforderungen auch Fachkunde.[111] Meistens wird Sterilisation auf physikalischem Weg durch Hitze angewendet. Dabei sind das *Autoklavieren*[112] bei 134 °C über 4,5 Minuten oder bei 121 °C über 20 Minuten reine Einwirkzeit in gespanntem Dampf die meistverwendeten Prozesse. Trockene Heißluftsterilisation bei 180 °C über 90 Minuten reine Einwirkzeit wird zwar in manchen Arztpraxen noch angewendet, gilt aber als unsicher und veraltet.

Gassterilisation, also die Sterilisation mit mikrobioziden Gasen, ist Anwendern mit besonderem Sachkundenachweis (Begasungskurs[113]) vorbehalten. Sie hat Ihre Indikation bei Sterilisationsgut, das nicht ausreichend thermostabil für das Autoklavierverfahren ist. In den USA ist die Gassterilisation mit Ethylenoxid üblich. Deswegen sind viele Einmalartikel mit „EO" bezeichnet. Weil Ethylenoxid brennbar ist und eine Phase der Ausgasung nach

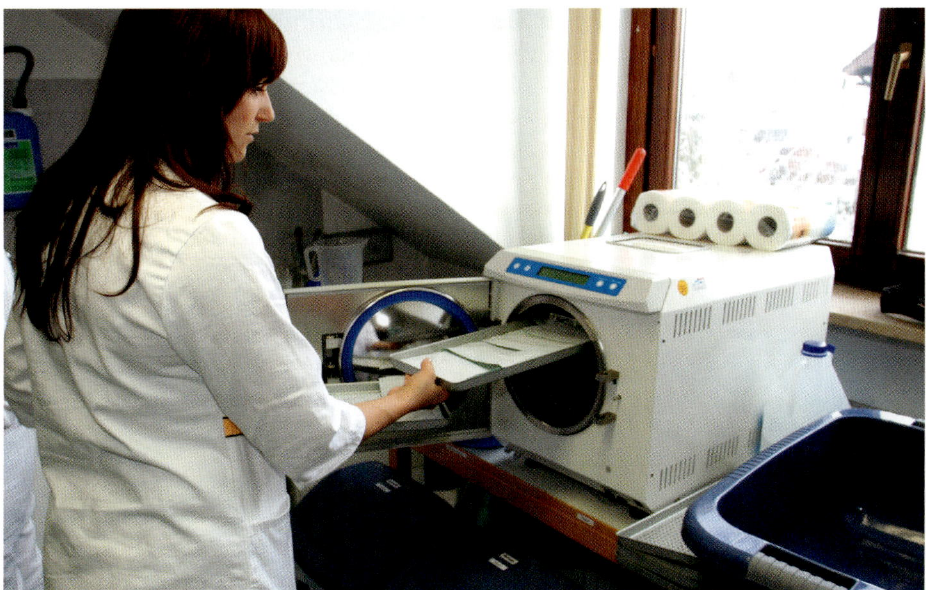

Abb. 39 ▶ Autoklav zur Instrumentensterilisation

dem Sterilisationsprozess erfordert, wird in Europa meist Formaldehyd (FO) verwendet. Die Hersteller exportieren ihre Produkte aber weltweit und nehmen deswegen die Nachteile des EO in Kauf.

Plasmasterilisation ist die neueste Methode der Sterilisation, sie kommt ebenfalls bei thermolabilem Instrumentarium zum Einsatz und dort, wo das Material den Kontakt mit Formaldehyd oder Ethylenoxid nicht verträgt. Bei dieser Methode wird Wasserstoffperoxid (H_2O_2) in einem elektrischen Feld zu Plasma. Das aktive Agens ist dann atomarer Sauerstoff (gepaart mit im Plasma entstehender UV-Strahlung sowie Ionenbeschuss). Die Methode ist extrem materialschonend aber teuer und hat ihre Grenzen dort, wo lange oder endständige Lumina von Plasma nicht durchdrungen werden können. Solche Instrumente kommen im Rettungsdienst (bislang) nicht vor. In der minimalinvasiven Chirurgie werden sie bei laparoskopischen Operationen verwendet.

Die *Strahlensterilisation* mit ionisierender Strahlung (UV-, Röntgen- oder Gammastrahlung) ist die schnellste und materialschonendste Art der Sterilisation. Sie ist aber wegen des technischen Aufwands der Industrieanwendung vorbehalten.

Medizinprodukte der semikritischen Kategorie können meist ohne Verpackung sterilisiert werden. Bei diesen geht es darum, die Infektionskette zwischen zwei Anwendungen an Patienten zu unterbrechen. Semikritische Medizinprodukte müssen aber bis zur Anwendung staubfrei gelagert sein, z.B. in Schublade, Rucksack oder Koffer. Kritische Medizinprodukte werden vor der Sterilisation verpackt, so sterilisiert und erst zur Anwendung entnommen. Dabei muss die Verpackung für den Sterilisationsprozess geeignet sein (s. Tab. 14).

Manchmal stößt man auf den Terminus der *Kaltsterilisation*. Damit wird eine chemische „Sterilisation" mit Formaldehyd gemeint. Diese Anwendung ist in ihrer Wirksamkeit nicht definiert und in Deutschland nicht üblich. In den USA wird sie als „High Level Disinfection" angewendet, in Europa ist diese Methode nicht anerkannt.

Tab. 14 ▶ Anforderungen an Verpackungen von Medizinprodukten bei Sterilisation

Sterilisationsprozess	Verpackung
Autoklav	– DIN-Container (im Rettungsdienst unüblich) – Papier/Folien-Verpackung, die vor der Sterilisation verschweißt wird – Textile Verpackungen oder Papier, das mit Klebeband verschlossen wird, sind veraltet.
Heißluft	– Hier ist nur die unverpackte Sterilisation sicher. In der Vergangenheit wurden Instrumentenschalen mit losem Deckel verwendet. Diese gelten aktuell nur als noch für Tagesbedarf verwendbar.
Gassterilisation	– Folienverpackung, die für das verwendete Gas geeignet sein muss
Plasmasterilisation	– spezielle Verpackung aus HDPE[114] (Tyvek®)

7.5.3 Qualitätssicherung und Dokumentation

Wir erinnern uns: MPBetreibV und RKI-Richtlinie zu Medizinprodukten[115] verlangen das „geeignete validierte Verfahren". Dazu gehört, dass jeder Schritt der Aufbereitung nachvollziehbar dokumentiert wird. Wie das zu geschehen hat, ist in der Verordnung nicht beschrieben; der Anwender ist also frei in seiner Entscheidung, wie er dies durchführt. Wir empfehlen die folgende Dokumentation, die für die Bedürfnisse des Rettungsdienstes ausreichen sollte:

Wenn Autoklaven oder Reinigungs- und Desinfektionsgeräte die Möglichkeit bieten, Protokollausdrucke zu erstellen, werden diese archiviert. Ebenso ist mit den Protokollen der Reinigungs-, Chargen- und Bioindikatoren zu verfahren. Hierzu wird ein Protokollordner angelegt, der nach den Vorschriften der Produkthaftung[116] zehn Jahre aufbewahrt wird. Die Dokumentation hat (wie alles) derjenige zu verantworten, der als Inhaber der Organschaft beim Amtsgericht eingetragen ist, also in der Regel der Geschäftsführer. Ob und inwieweit er das delegiert, ist durch eine Geschäftsordnung oder Stellenbeschreibungen zu regeln.

7.5.4 Lagerfristen

Wiederaufbereitete Medizinprodukte unterliegen den Lagerfristen, die die Deutsche Gesellschaft für Sterilgutversorgung e.V. (DGSV) in ihrer Qualitätsempfehlung festgelegt hat.[117] Für die Praxis bedeutet das, dass eine Lagerung auf Arbeitsflächen oder z.B. an Geräten zur sofortigen Verwendung, also über-

Desinfektions-/ Sterilisationsgut	Reinigung	R.-Mittel	Desinfektion	D.-Mittel	Konzentration	Einwirkzeit	Nachspülung	Kontrolle	Verpackung	Sterilisation/Autoklav	Temperatur	Druck	Zeit	Datum/ Uhrzeit	Unterschrift
	☐ manuell ☐ maschinell														
	☐ manuell ☐ maschinell														
	☐ manuell ☐ maschinell														
	☐ manuell ☐ maschinell														
	☐ manuell ☐ maschinell														
	☐ manuell ☐ maschinell														
	☐ manuell ☐ maschinell														
	☐ manuell ☐ maschinell														
	☐ manuell ☐ maschinell														
	☐ manuell ☐ maschinell														

Abb. 40 ▶ Dokumentation über die geeignete validierte Aufbereitung

all dort, wo sie durch Staub oder Aerosole beeinträchtigt werden können, nur für den Tagesbedarf der Fall sein kann. Werden die gleichen Artikel in Schubladen, Schrankfächern oder Koffern/Rucksäcken gelagert, sind sie grundsätzlich 6 Monate lagerfähig. Die Lagerzeit endet allerdings sofort, wenn die Sterilgutverpackung verknittert, eingerissen oder feucht geworden ist. „Feucht geworden" erzeugt nicht nur der Regen an der Einsatzstelle, sondern auch die Sprüh- oder Nebeldesinfektion!

MERKE

Deswegen empfiehlt sich die Kontrolle der Unversehrtheit der Verpackung beim täglichen Check.

Gleiche Voraussetzungen gelten für industriell hergestellte und sterilisierte Einmalartikel. Das bedeutet, dass das angegebene Verfalldatum nur gilt, wenn das Medizinprodukt umverpackt, also z.B. in der Lieferverpackung ist. Also ist eine Einmalspritze im Spritzenspender genauso 6 Monate verwendbar.

Dabei ist zu bedenken, dass Verfalldaten auf Medizinprodukten ein tatsächliches „end of life" angeben, nicht wie im Lebensmittelrecht ein „best before". Nun wäre es sicher zu viel verlangt, auf jeder Spritzen- oder Kanülenverpackung das Datum einzutragen, an dem sie zum Verbrauch bereitgestellt wurde. Die Hersteller machen auch keine Angaben, für welche Beschriftung (Kugelschreiber/Filzstift?) die Verpackung geeignet ist. Es ist aber machbar, beim Auffüllen darauf zu achten, dass ein realistischer Bedarf, nicht zu viel und nicht zu wenig, bereitgestellt wird und die Fächer so befüllt werden, dass das zuerst eingefüllte auch zuerst entnommen wird („First in – First out", FIFO-Prinzip).

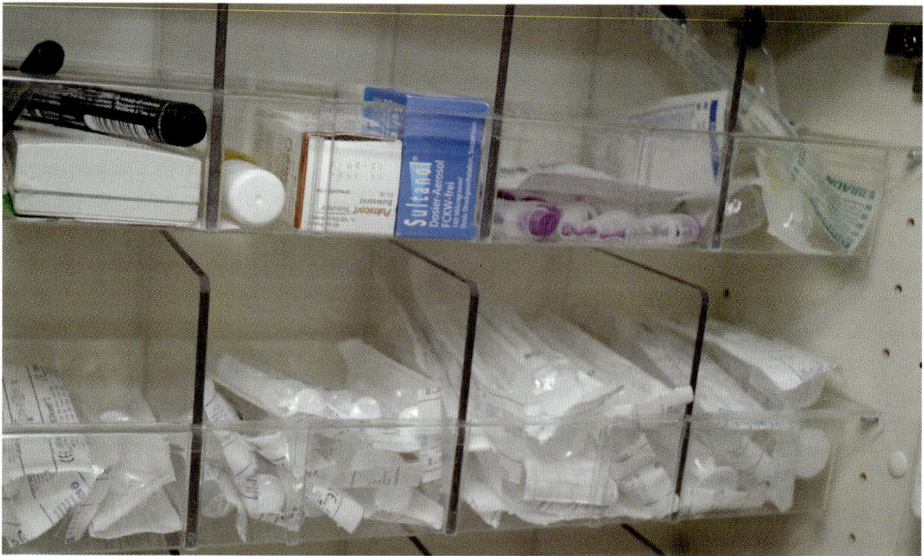

Abb. 41 ▶ Einmalprodukte am besten nach FIFO-Prinzip verbrauchen (Foto: K. v. Frieling).

7.5.5 Transport wiederaufzubereitender Medizinprodukte, Entsorgung von Einmalinstrumenten

Transport und Entsorgung gebrauchter Medizinprodukte sind noch nicht befriedigend gelöst. In Rettungsfahrzeugen fehlen die geeigneten Möglichkeiten, kontaminierte Produkte so zu transportieren, dass eine Keimverschleppung verhindert wird. Die vorhandenen Abwurfsysteme sind naturgemäß zu klein (Platz ist das Rarste, was wir haben) und erlauben keine Trennung aufzubereitender und nicht aufzubereitender Gegenstände. Auf jeden Fall sollte eine Möglichkeit zu dieser Trennung und zum Transport geschaffen werden, wobei Instrumente mit Verletzungsrisiko selbstverständlich in durchstichsicheren Behältern transportiert oder entsorgt werden müssen. Eine Entsorgung kann dann über den Gewerbeabfall geschehen. Die Einstufung als Infektionsabfall ist nur in den seltensten Fällen nötig (s. dort). Das Liegenlassen kontaminierter, insbesondere verletzungsträchtiger Produkte oder von Medikamentenresten am Einsatzort (Wohnung, Unfallstelle) ist sicher die schlechteste Lösung von allen.

LITERATUR UND QUELLEN:

1 Beim Deutschen Arzneibuch handelt es sich um eine Sammlung pharmazeutischer Regeln über die Qualität, Prüfung, Lagerung und Bezeichnung von Arzneimitteln und der bei ihrer Herstellung und Prüfung verwendeten Stoffe, Materialien und Methoden. Es ergänzt das Europäische Arzneibuch. Siehe unter: http//:www.bfarm.de/DE/Arzneimittel/zul/ZulRelThemen/azBuch/10_azBuecher/_node.html;jsessionid=BA4EFADDA1FB0F2FE876FC4E25A8E365.1_cid350, 8.6.2016.

2 Die Fähigkeit, krank zu machen.

3 Von lat. corpusculum „Körperchen“, also die Abwehr durch Blutkörperchen.

4 Von lat. (hu)umor „Saft/Flüssigkeit“, also die „flüssige Abwehr“ durch im Blut gelöste (nicht-zelluläre) Abwehrstoffe.

5 „Log“ steht dabei für „Logarithmus“ (auf Basis von 10).

6 Kommission für Krankenhaushygiene und Infektionsprävention (KRINKO) (Hrsg.) (2004) Anforderungen an die Hygiene bei der Reinigung und Desinfektion von Flächen. In: Bundesgesundheitsblatt 47: 51-61, DOI 10.1007/s00103-003-0752-9; unter: http://www.rki.de/DE/Content/Infekt/Krankenhaushygiene/Kommission/Downloads/Flaeche_Rili.pdf?__blob=publicationFile.

7 § 18 IfSG Behördlich angeordnete Entseuchungen, Entwesungen, Bekämpfung von Krankheitserreger übertragenden Wirbeltieren, Gebühren und Auslagen, unter: https://www.gesetze-im-internet.de/ifsg/__18.html.

8 § 6 IfSG Meldepflichtige Krankheiten, unter: https://www.gesetze-im-internet.de/ifsg/__6.html.

9 Nach dem Chemiker Herbert Sinner (1900 – 1988), der vor allem Waschmittel entwickelte und deren Reinigungswirkung anhand der vier Parameter beschrieb.

10 Mycobacteria other than tuberculosis (= atypische Mykobakterien).

11 Merke: Pilzsporen sind etwas Anderes als Bakteriensporen.

12 Gefahrstoffe in Einrichtungen der medizinischen Versorgung (TRGS 525), unter: http://www.baua.de/de/Themen-von-A-Z/Gefahrstoffe/TRGS/TRGS-525.html.

13 Produktinformation zu B 15 Wischdesinfektion Konzentrat, unter: https://www.orochemie.de/de/download/produktinformation_b15.pdf.

14 § 6 IfSG Meldepflichtige Krankheiten, unter: https://www.gesetze-im-internet.de/ifsg/__6.html.

15 § 18 IfSG Behördlich angeordnete Entseuchungen, Entwesungen, Bekämpfung von Krankheitserreger übertragenden Wirbeltieren, Gebühren und Auslagen, unter: https://www.gesetze-im-internet.de/ifsg/__18.html.

16 Liste der vom Robert Koch-Institut geprüften und anerkannten Desinfektionsmittel und -verfahren (vom 3. Dezember 2013); unter: http://www.rki.de/DE/Content/Infekt/Krankenhaushygiene/Desinfektionsmittel/Desinfektionsmittelliste.pdf?__blob=publicationFile und http://www.rki.de/DE/Content/Infekt/Krankenhaushygiene/Desinfektionsmittel/Desinfektionsmittellist/Nachtrag_2015.pdf?__blob=publicationFile.

17 Vgl. Raumdesinfektion mit Formaldehyd (TRGS 522), unter: http://www.baua.de/de/Themen-von-A-Z/Gefahrstoffe/TRGS/TRGS-522.html.

18 § 8 IfSG Zur Meldung verpflichtete Personen, unter: https://www.gesetze-im-internet.de/ifsg/__8.html.

19 Biologische Arbeitsstoffe im Gesundheitswesen und in der Wohlfahrtspflege (TRBA 250), unter: http://www.baua.de/de/Themen-von-A-Z/Biologische-Arbeitsstoffe/TRBA/TRBA-250.html.

20 Siehe die Hinweise im Anhang 2 der TRBA 250.

21 Empfehlungen der Kommission für Krankenhaushygiene und Infektionsprävention (KRINKO); unter: http://www.rki.de/DE/Content/Infekt/Krankenhaushygiene/Kommission/kommission_node.html.

22 Verordnung zum Schutz vor Gefahrstoffen (Gefahrstoffverordnung, GefStoffV) vom 26. November 2010 (BGBl. I S. 1643, 1644), unter: http://www.gesetze-im-internet.de/gefstoffv_2010/BJNR164400010.html.

23 Gefahrstoffe in Einrichtungen der medizinischen Versorgung (TRGS 525), unter: http://www.baua.de/de/Themen-von-A-Z/Gefahrstoffe/TRGS/TRGS-525.html.

24 § 4 MPBetreibV Allgemeine Anforderungen, unter: https://www.gesetze-im-internet.de/mpbetreibv/__4.html.

25 Kommission für Krankenhaushygiene und Infektionsprävention (KRINKO) (Hrsg.) (2012) Anforderungen an die Hygiene bei der Aufbereitung von Medizinprodukten. In: Bundesgesundheitsblatt 55: 1244-1310, DOI 10.1007/s00103-012-1548-6; unter: http://www.rki.de/DE/Content/Infekt/Krankenhaushygiene/Kommission/Downloads/Medprod_Rili_2012.pdf?__blob=publicationFile.

26 Gesetz über den Verkehr mit Arzneimitteln (Arzneimittelgesetz, AMG) in der Fassung der Bekanntmachung vom 12. Dezember 2005 (BGBl. I S. 3394), unter: http://www.gesetze-im-internet.de/bundesrecht/amg_1976/gesamt.pdf.

27 Vgl. http://www.bfarm.de/DE/Home/home_node.html.

28 Gesetz über Medizinprodukte (Medizinproduktegesetz, MPG) in der Fassung der Bekanntmachung vom 7. August 2002 (BGBl. I S. 3146), unter: https://www.gesetze-im-internet.de/mpg/BJNR196300994.html.

29 Vgl. die Erläuterungen unter: http://www.reach-clp-biozid-helpdesk.de/de/Biozide/Biozid-Definition/Definition.html.

30 Kommission für Krankenhaushygiene und Infektionsprävention (KRINKO) (Hrsg.) (2004) Anforderungen an die Hygiene bei der Reinigung und Desinfektion von Flächen. In: Bundesgesundheitsblatt: 47: 51-61, DOI 10.1007/s00103-003-0752-9; unter: http://www.rki.

de/DE/Content/Infekt/Krankenhaushygiene/Kommission/Downloads/Flaeche_Rili.pdf;jsessionid=49E31432F309308251D9AE1D00025F14.2_cid298?__blob=publicationFile.

31 http://www.vah-online.de/uploads/PDF/vorwort_deutsch_mhp.pdf und http://www.vah-online.de/index.php?page=desinfektionsmittel-liste-2. Hier ist allerdings nur ein Teil im Internet zugänglich. Die komplette detaillierte Liste mit den Indikationen, Konzentrationen, Einwirkzeiten und Anwendungshinweisen ist über den Verlag mhp (https://shop.mhp-verlag.de/index.php?cat=c23_Desinfektionsmittel-Liste.html) kostenpflichtig erhältlich.

32 Deutsche Veterinärmedizinische Gesellschaft e.V. (DVG) (Hrsg.) (2016) 8. Liste der nach den Richtlinien der DVG (4. Auflage) geprüften und als wirksam befundenen Desinfektionsmittel (Handelspräparate, Ausbringungsverfahren nicht geprüft) und Desinfektionsverfahren für den Lebensmittelbereich, unter: http://www.desinfektion-dvg.de/fileadmin/FG_Desinfektion/Dokumente/Listen/Lebensmittelbereich/DVG-Desinfektionsmittelliste_LM.pdf.

33 Kommission für Krankenhaushygiene und Infektionsprävention (KRINKO) (Hrsg.) (2004) Anforderungen an die Hygiene bei der Reinigung und Desinfektion von Flächen. In: Bundesgesundheitsblatt 47: 51-61, DOI 10.1007/s00103-003-0752-9; unter: http://www.rki.de/DE/Content/Infekt/Krankenhaushygiene/Kommission/Downloads/Flaeche_Rili.pdf;jsessionid=8DFEB297657773A6B37ACAB419EC400A.2_cid290?__blob=publicationFile.

34 Beispiel: Orochemie B5 http://www.orochemie.de/de/download/datenblatt_b5.pdf.

35 Beispiel: Orochemie B5 http://www.orochemie.de/de/download/betriebsanweisung_b5.pdf.

36 Vgl. beispielsweise: http://www.orochemie.de/de/download/service_dosierplan_desinfektionsmittel.pdf oder http://www.produktkatalog.bode-chemie.de/produkte/info-material/download/folder-Dosiertabellen.pdf und http://www.produktkatalog.bode-chemie.de/produkte/info-material/download/Dosiertabelle-Instrumente-Flaeche_A4.pdf.

37 Siehe unter: http://www.bode-science-center.de/nc/service/konzentrat-rechner.html?sword_list%5B0%5D=konzentratrechner, http://www.orochemie.de/de/service_dosierrechner.php und http://app.orochemie.de/.

38 unter: https://www.bgw-online.de/DE/Arbeitssicherheit-Gesundheitsschutz/Grundlagen-Forschung/Gefahrstoffe-Toxikologie/IVSS/IVSS_node.html; Informationen zur IVSS unter: https://www.issa.int/de.

39 Industrieverband Hygiene und Oberflächenschutz (IHO) (Hrsg.) IHO Schriftenreihe „Desinfektion richtig gemacht – Desinfektionsmittel gezielt und effizient eingesetzt“, siehe unter: https://iho.de/branchen/gesundheitswesen/schriftenreihe-desinfektion-richtig-gemacht.

40 Zu finden unter: http://www.lgl.bayern.de/aus_fort_weiterbildung/veranstaltungen/kongresse_veranstaltungen/doc/lare_rettungsdienst_2013_johnscher.pdf.

41 Siehe die Kampagne „Aktion Saubere Hände“ zur Verbesserung der Händedesinfektion unter: http://www.aktion-sauberehaende.de/ash/ash/.

42 Ungar. Ignac Filöp; Gynäkologe in Wien und Pest (heute Budapest).

43 Siehe auch: http://www.eslam.de/begriffe/a/avicenna.htm.

44 Oliver Wendell Holmes (1809 – 1894), Prof. für Anatomie und Physiologie in Harvard, USA.

45 Die Infektiosität des Kindbettfiebers, zuerst erschienen in The New England Quarterly Journal of Medicine, verfügbar unter: http://www.bartleby.com/38/5/1.html.

46 William Steward Halsted (1852 – 1922), Chirurg in Baltimore, USA.

47 Gemeint sind alle Tätigkeiten, die eine chirurgische Händevorbereitung erfordern, aber auch der Umgang mit Medikamenten und Injektionen/Infusionen und auch mit Lebensmitteln.

48 Verfügbar unter: http://www.bode-science-center.de/etool-rettungsdienst/.

49 Dieses und weitere Videos unter: http://www.bode-science-center.de/service/schulungsmaterialien/schulungsfilme/5-momente-der-haendehygiene.html.

50 Das Norovirus der Nagetiere (mus, lat. Maus).

51 Einhaltung von Regeln durch Einsicht.

52 Siehe unter: http://www.produktkatalog.bode-chemie.de/produkte/download/Haltbarkeit_Anbruchgebinde.pdf.

53 Zu deren Anwendung, siehe das Video unter: http://www.bode-science-center.de/service/schulungsmaterialien/schulungsfilme/die-kittelflasche.html.

54 http://www.produktkatalog.bode-chemie.de/produkte/haende/sterillium_tissue.php.

55 Siehe bspw. unter: http://www.hygienesystem.de/musterplaene/ und http://www.orochemie.de/de/download/service_awhw_haendedes.pdf.

56 Siehe www.bode-science-center.de/service/schulungsmaterialien/schulungsfilme/die-eigenverantwortliche-einreibemethode.html.

57 Siehe das Video „Hände richtig desinfizieren" unter: http://www.orochemie.de/de/presse_videothek.php.

58 Siehe die Produktbeschreibung unter: http://www.produktkatalog.bode-chemie.de/produkte/haende/Derma_LiteCheck.php.

59 Biologische Arbeitsstoffe im Gesundheitswesen und in der Wohlfahrtspflege (TRBA 250), unter: http://www.baua.de/de/Themen-von-A-Z/Biologische-Arbeitsstoffe/TRBA/TRBA-250.html.

60 Acceptet quality level

61 Siehe z.B. unter: http://www.pqsg.de/seiten/openpqsg/hintergrund-standard-einmalhandschuhe.htm.

62 Auch für die Händereinigung gibt es Anweisungen bei den Herstellern, z.B. unter: http://www.orochemie.de/de/download/service_awhw_haendereinigung.pdf, sowie ein Anwendungsvideo „Hände richtig waschen" unter: http://www.orochemie.de/de/presse_videothek.php.

63 Biologische Arbeitsstoffe im Gesundheitswesen und in der Wohlfahrtspflege (TRBA 250), unter: http://www.baua.de/de/Themen-von-A-Z/Biologische-Arbeitsstoffe/TRBA/TRBA-250.html.

64 Vgl. o.A. (2015) Beim Händetrocknen mit Einweghandtüchern werden weniger Keime und Infektionsrisiken in Luft und Waschräumen freigesetzt als bei anderen Methoden zum Händetrocknen. In: Krankenhaus-Hygiene + Infektionsverhütung 37 (4): 155 – 156; S. 155, unter: http://www.sciencedirect.com/science/article/pii/S0720337315001461.

65 Vgl. BODE Science Center (2015) Die richtige Reihenfolge zählt: Händehygiene bei Clostridium difficile. In: Desinfacts 1/2015, S. 20, unter: http://www.bode-science-center.de/fileadmin/user_upload/download-desinfacts/15_desin1.pdf.

66 Bakteriostase bezeichnet die Hemmung des Bakterienwachstums, nicht die Desinfektion. Deswegen sollten Termini wie „bakteriostatisch" oder „antibakteriell" sehr vorsichtig betrachtet werden. Diese Mittel sind meist als Biozide, nicht als Desinfektionsmittel bezeichnet.

67 Siehe auch die Informationen der Berufsgenossenschaft für Gesundheitsdienst und Wohlfahrtspflege (BGW) unter: https://www.bgw-online.de/DE/Arbeitssicherheit-Gesundheitsschutz/Gesunde-Haut/Schutzmassnahmen/Linksammlung-Infomedien-und-Produkte.html.

68 Zum Beispiel unter: http://www.orochemie.de/de/kurzinfo_orochemie_c60.php?sbck=1.

69 Kommission für Krankenhaushygiene und Infektionsprävention (KRINKO) (Hrsg.) (2016) Händehygiene in Einrichtungen des Gesundheitswesens. In: Bundesgesundheitsblatt 59: 1189-1220, DOI 10.1007/s00103-016-2416-6; unter: http://www.rki.de/DE/Content/Infekt/Krankenhaushygiene/Kommission/Downloads/Haendehyg_Rili.pdf.

70 Sir Joseph Lister (1827 – 1912); engl. Chirurg, führte die Antisepsis in die Chirurgie ein.

71 Neubildung von Gewebe in Wunden.

72 Remanenz ist das Vermögen eines Desinfektionsmittels, ein desinfiziertes Objekt oder Areal temporär vor Neukontamination zu schützen, also die Keimvermehrung zu verhindern.

73 Vgl. http://www.produktkatalog.bode-chemie.de/produkte/download/Haltbarkeit_Anbruchgebinde.pdf.

74 Vgl. https://www.h-dg.de/aufkleber-nach-anbruch-haltbar-bis-65-st.html.

75 Kommission für Krankenhaushygiene und Infektionsprävention (KRINKO) (Hrsg.) (2017) Prävention von Infektionen, die von Gefäßkathetern ausgehen. In: Bundesgesundheitsblatt 60: 141-244, DOI 10.1007/s00103-016-2511-8; unter: http://www.rki.de/DE/Content/Infekt/Krankenhaushygiene/Kommission/Tabelle_Gefaesskath_Rili.html.

76 Kommission für Krankenhaushygiene und Infektionsprävention (KRINKO) (Hrsg.) (2011) Anforderungen an die Hygiene bei Punktionen und Injektionen. In: Bundesgesundheitsblatt 54: 1135-1144, DOI 10.1007/s00103-011-1352-8; unter: http://www.rki.de/DE/Content/Infekt/Krankenhaushygiene/Kommission/Downloads/Punkt_Inj_Rili.pdf;jsessionid=E180E0D0DFC1EFB3CB88D602C5FFB559.2_cid363?__blob=publicationFile.

77 http://www.diabetikerbund.de/.

78 Biologische Arbeitsstoffe im Gesundheitswesen und in der Wohlfahrtspflege (TRBA 250), S. 21, unter: http://www.baua.de/de/Themen-von-A-Z/Biologische-Arbeitsstoffe/TRBA/pdf/TRBA-250.pdf?__blob=publicationFile.

79 Vgl. http://www.krankenhaushygiene.de/.

80 Deutsche Gesellschaft für Anästhesiologie und Intensivmedizin e.V. (DGAI) (Hrsg.) (2010) Die intraossäre Infusion in der Notfallmedizin. In: Anästh Intensivmed 51: S615-S620, unter: http://www.bda.de/docman/alle-dokumente-fuer-suchindex/oeffentlich/empfehlungen/615-die-intraossaere-infusion-in-der-notfallmedizin/file.html.

81 Umgangssprachlich „Blutvergiftung"; eine Infektion wird über das Blutgefäßsystem im Körper verteilt und führt zur generalisierten Infektion.

82 Vgl. Kommission für Krankenhaushygiene und Infektionsprävention (KRINKO) (Hrsg.) (2004) Anforderungen an die Hygiene bei der Reinigung und Desinfektion von Flächen. In: Bundesgesundheitsblatt 47: 51-61, DOI 10.1007/s00103-003-0752-9, S. 51 Ziff. 2.1; unter: http://www.rki.de/DE/Content/Infekt/Krankenhaushygiene/Kommission/Downloads/Flaeche_Rili.pdf;jsessionid=6E3FCD6E08D71ADBBFE3A5918098F4D2.2_cid363?__blob=publicationFile.

83 Nosokomiale Infektionen sind nicht etwa „Krankenhausinfektionen", sondern Infektionen, die im Zusammenhang mit einer medizinischen Maßnahme verursacht wurden. Also können sie auch im Rettungsdienst stattfinden.

84 Kaden H (2016) Flächendesinfektion im RTW: Umgang mit unsichtbaren Gefahren. In: Rettungsdienst 39 (1): 20-26.

85 Gefahrstoffe in Einrichtungen der medizinischen Versorgung (TRGS 525), unter: http://www.baua.de/de/Themen-von-A-Z/Gefahrstoffe/TRGS/pdf/TRGS-525.pdf?__blob=publicationFile&v=5.

86 GHS = Globally Harmonized System of Classification, Labelling and Packaging of Chemicals, also das global harmonisierte System zur Einstufung und Kennzeichnung von Chemikalien, siehe unter: http://www.baua.de/de/Publikationen/Broschueren/Poster/GHS-01.html.

87 TOST: target organ specific toxicity, eine zielorganspezifische Giftwirkung. So ist z.B. Jod giftig für die Schilddrüse, Alkohol für das Pankreas usw. Sofern bekannt, ist die jeweilige Wirkung konkret anzugeben bzw. sind die Organe zu nennen.

88 Die CMR/KMR-Liste wird vom Institut für Arbeitsschutz der Deutschen Gesetzlichen Unfallversicherung (IFA) herausgegeben: http://www.dguv.de/ifa/Fachinfos/KMR-Liste/index.jsp.

89 Gesetz zur Förderung der Kreislaufwirtschaft und Sicherung der umweltverträglichen Bewirtschaftung von Abfällen (Kreislaufwirtschaftsgesetz, KrWG) vom 24. Februar 2012 (BGBl. I S. 212), unter: http://www.gesetze-im-internet.de/krwg/BJNR021210012.html.

90 Bund/Länder-Arbeitsgemeinschaft Abfall (LAGA) (Hrsg.) (2015) Mitteilung 18: Vollzugshilfe zur Entsorgung von Abfällen aus Einrichtungen des Gesundheitsdienstes, unter: http://www.laga-online.de/servlet/is/23874/M%2018%20Januar%202015_Endfassung.pdf?command=downloadContent&filename=M%2018%20Januar%202015_Endfassung.pdf.

91 Verbund für Angewandte Hygiene e.V. (VAH) – Desinfektionsmittel-Kommision (Hrsg.) (2012) Empfehlung zur Kontrolle kritischer Punkte bei der Anwendung von Tuchspendersystemen im Vortränksystem für die Flächendesinfektion. In: Hyg Med 37 (11): 468-470, unter: http://brennpunkt-hygiene.de/wp-content/uploads/2014/07/VAH_Stellungnahme_zu_Tuchspendersystemen.pdf.

92 Kampf G (2013) Sichere Aufbereitung von Tuchspendern für Flächen-Desinfektionsmittel. In: Bodenschatz W (Hrsg.) (2013) Desinfektion. Hamburg: Behr, Lfg. 84, Kap. 20.13.3: 1-4, unter: www.bode-science-center.de/fileadmin/user_upload/download-de/SCIENCE_Uebersicht_Dr_Kampf_Tuchspender.pdf.

93 Vgl. www.bode-science-center.de/fileadmin/user_upload/download-de/Tuchspender-mit-Folienbeutel_Manuelle-Aufbereitung.pdf.

94 Vgl. www.bode-science-center.de/fileadmin/user_upload/download-de/Tuchspender-ohne-Folienbeutel_Manuelle-Aufbereitung.pdf.

95 Ein Biofilm ist eine Schleimschicht, in die Mikroorganismen eingebettet sind. Sie bildet sich auch in Desinfektionsmittel und ist schwer entfernbar.

96 Vgl. http://www.krankenhaushygiene.de/informationen/fachinformationen/empfehlungen-der-dgkh/19.

97 § 18 IfSG Behördlich angeordnete Entseuchungen, Entwesungen, Bekämpfung von Krankheitserreger übertragenden Wirbeltieren, Gebühren und Auslagen, unter: https://www.gesetze-im-internet.de/ifsg/__18.html.

98 Raumdesinfektion mit Formaldehyd (TRGS 522), unter: http://www.baua.de/de/Themen-von-A-Z/Gefahrstoffe/TRGS/pdf/TRGS-522.pdf?__blob=publicationFile.

99 Mühlebach R (2011) Klinik-Keim MRSA – Er legt Stuttgarts Krankenwagen lahm ... weil sie nach jeder Fahrt stundenlang desinfiziert werden müssen. Artikel am 17. Juni 2011 in BILD-Zeitung, unter: http://www.bild.de/regional/stuttgart/rettungsdienst/klinik-keim-legt-stuttgarts-krankenwagen-lahm-18417772.bild.html.

100 Die lepromatöse Lepra ist eine schwere Verlaufsform der Lepra, die sich durch gut begrenzte bräunlich-rote Hautknoten, die Leprome, auszeichnet. Sie enthalten massenhaft Erreger und sind hochgradig infektiös.

101 Wie eine Notärztin in Wolgast im August 2015, vgl.: Ärztin verweigert krankem Flüchtling Transport, Meldung am 26. August 2015 in Ostsee-Zeitung, unter: http://www.ostsee-zeitung.de/Vorpommern/Usedom/Aerztin-verweigert-krankem-Fluechtling-Transport.

102 Clostridium perfringens: Gasödem; Clostridium tetani: Wundstarrkrampf; Clostridium botulinum: Nerventoxin-Vergiftung.

103 Quats oder QAV sind quartäre Ammoniumverbindungen, bei denen alle Valenzen eines Stichstoffmoleküls besetzt, also gebunden sind (daher quartär). Sie sind gut in Wasser löslich und werden neben der Desinfektion auch als Algizide in Schwimmbädern eingesetzt.

104 Gesetz über Medizinprodukte (Medizinproduktegesetz, MPG) in der Fassung der Bekanntmachung vom 7. August 2002 (BGBl. I S. 3146), unter: https://www.gesetze-im-internet.de/mpg/BJNR196300994.html.

105 Verordnung über das Errichten, Betreiben und Anwenden von Medizinprodukten (Medizinprodukte-Betreiberverordnung, MPBetreibV) in der Fassung der Bekanntmachung vom 21. August 2002 (BGBl. I S. 3396), unter: https://www.gesetze-im-internet.de/mpbetreibv/BJNR176200998.html.

106 Kommission für Krankenhaushygiene und Infektionsprävention (KRINKO) (Hrsg.) (2012) Anforderungen an die Hygiene bei der Aufbereitung von Medizinprodukten. In: Bundesgesundheitsblatt 55: 1244-1310, DOI 10.1007/s00103-012-1548-6; unter: http://www.rki.de/DE/Content/Infekt/Krankenhaushygiene/Kommission/Downloads/Medprod_Rili_2012.pdf?__blob=publicationFile.

107 Koloniebildende Einheiten, techn. Angabe für die Keimzahl.

108 Heat and Moisture Exchanger zur Erwärmung und Befeuchtung der Einatemluft.

109 Wasserabweisend.

110 Entzündungsauslöser (von griech. *pyros* und *gennan* für „Feuer erzeugend" wegen des Entzündungszeichens Fieber).

111 Sachkunde wird in der Ausbildung gepaart mit Berufspraxis erworben, Fachkunde erfordert spezielle Weiterbildung.

112 Autoklaven sind gasdicht verschließbare Druckbehälter, in denen das Sterilgut bei Überdruck Heißdampf ausgesetzt wird, sie arbeiten also mit feuchter Hitze und oberhalb der Siedetemperatur des Wassers.

113 Dieser Begasungskurs ist nicht mit dem Lehrgang zur Raumbegasung mit Formaldehyd identisch. Es handelt sich um eine abweichende Anwendung, die gesondert vermittelt wird.

114 High-density Polyethylen, eine hochdichte Plastikverpackung.

115 Vgl. Verordnung über das Errichten, Betreiben und Anwenden von Medizinprodukten (Medizinprodukte-Betreiberverordnung, MPBetreibV) in der Fassung der Bekanntmachung vom 21. August 2002 (BGBL. I S. 3398); unter: https://www.gesetze-im-internet.de/mpbetreibv/BJNR176200998.html und Kommission für Krankenhaushygiene und Infektionsprävention (KRINKO) (Hrsg.) (2012) Anforderungen an die Hygiene bei der Aufbereitung von Medizinprodukten. In: Bundesgesundheitsblatt 55: 1244-1310, DOI 10.1007/s00103-012-1548-6; unter: http://www.rki.de/DE/Content/Infekt/Krankenhaushygiene/Kommission/Downloads/Medprod_Rili_2012.pdf?__blob=publicationFile.

116 Gesetz über die Haftung für fehlerhafte Produkte (Produkthaftungsgesetz, ProdHaftG) vom 15. Dezember 1989 (BGBl. I S. 2198), unter: http://www.gesetze-im-internet.de/prodhaftg/BJNR021980989.html.

117 Deutsche Gesellschaft für Sterilgutversorgung e.V. (DGSV) (2005) Empfehlung zur Lagerdauer für sterile Medizinprodukte. Empfehlungen des AK „Qualität" (39). In: Zentralsterilisation 13 (4): 301-302, unter: http://www.dgsv-ev.de/conpresso/_data/AK_Q_39_4_2005.pdf.

8 *Bevor etwas passiert: Impfungen. Wenn's passiert ist: Postexpositionsprophylaxe*

Beschäftigte im Rettungsdienst sind mehr als andere den Gefahren einer Infektion ausgesetzt. Sie sind schließlich oft die Ersten, die mit einer Infektion konfrontiert werden. Gerade wenn ihnen Asylbewerber anvertraut sind, die aus Ländern kommen, in denen es – neben den hierzulande nicht auftretenden Infektionskrankheiten – beträchtliche Impflücken gibt, steigt das Risiko unkalkulierbar an.

8.1 Impfungen

Impfungen können dazu beitragen, die Infektionsgefahr einiger Krankheiten zu minimieren. Eine Impfung war in den 1950er Jahren durch Bedrohungen wie zum Beispiel Poliomyelitis eine Selbstverständlichkeit. In den sog. Ostblockstaaten existierte ein hervorragendes öffentliches Gesundheitswesen. In Kindergärten und Schulen wurde häufig reihenweise (aber auch ohne entsprechende Aufklärung oder Einwilligung) gegen die wichtigsten Infektionskrankheiten geimpft, für viele Krankheiten bestand Impfpflicht.[1] In der BRD gab es als einzige gesetzlich vorgeschriebene Impfung die Pockenschutz-Erstimpfung. Diese wurde bereits 1874 durch das deutsche Reichs-Impfgesetz eingeführt. Wenn es gelingt, 75 – 80% der Bevölkerung gegen eine Krankheit zu immunisieren, kann diese Krankheit ausgerottet werden, weil der Erreger keinen infizierbaren Wirt mehr findet. Das ist bei den Pocken spätestens 1976 gelungen: Der letzte Erkrankte war ein Koch aus Nigeria. Seitdem gibt es Pocken „nur noch“ als Kampfstoff. Mit dem Verschwinden dieser Krankheit, 1980 von der WHO offiziell erklärt, wurde die Impfpflicht 1983 in der BRD abgeschafft. Heute ist jede Impfung freiwillig. Es gibt lediglich die Empfehlungen der Ständigen Impfkommission (STIKO)[2] des Robert Koch-Instituts. Die Freiwilligkeit der Impfung hat dazu geführt, dass viele Menschen die Notwendigkeit der Schutzimpfungen nicht mehr erkennen und – aus welchen Gründen auch immer – vernachlässigen oder sogar kategorisch ablehnen. Unverständlicherweise gehören zu diesen Menschen auch Hebammen und sogar Kinderärzte! Man denke an dem Wahnsinn der sog. Masern-Partys. Das Resultat ist die Ausbreitung von Infektionskrankheiten, die bereits als überwunden galten.

8.1.1 Aktive und passive Impfungen

Bei einer *aktiven Impfung* ist der Organismus gefordert, aktiv tätig zu werden: Jeder Organismus bildet bei einer Infektion oder Impfung Abwehrstoffe, sogenannte Antikörper. Die Bildung dieser Antikörper wird durch die Antigene des Erregers ausgelöst. Die Antikörper sind sehr spezifisch und wirken nur gegen dieses eine Antigen des spezifischen Erregers. Daher kann es immer

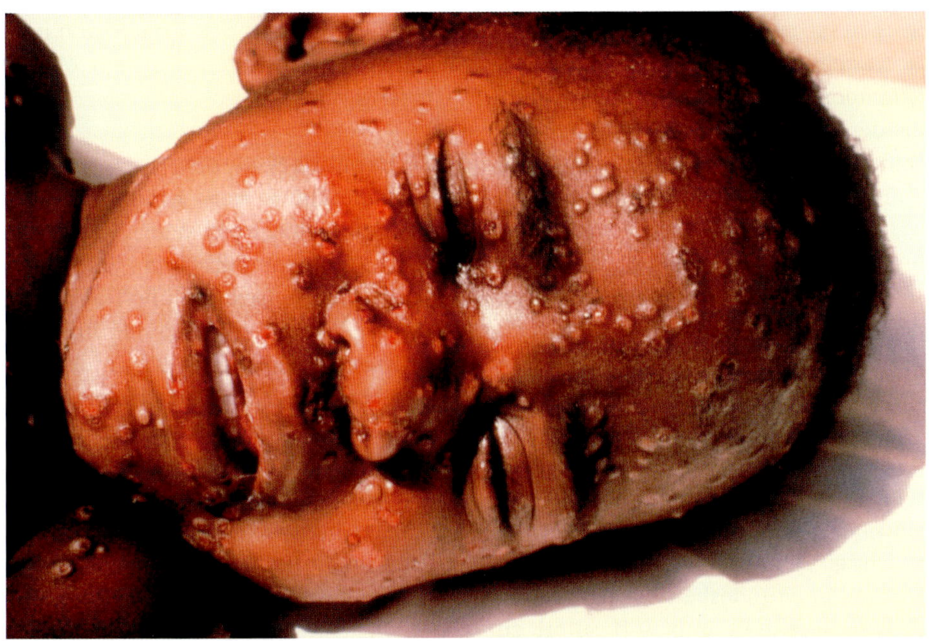

Abb. 1 ▶ Pockenpatient 1969 in den USA (Foto: CDC)

nur eine Impfung gegen eine Infektion geben, manchmal sogar nur gegen einen speziellen Erreger dieser Infektion. Bestes Beispiel dafür ist das Influenzavirus, das immer wieder mutiert, sodass immer wieder aufs Neue ein modifizierter Impfstoff produziert werden muss. Bei der aktiven Immunisierung werden bisher nicht erkrankten Personen also abgeschwächte, aber vermehrungsfähige Erreger oder tote Erreger oder deren Stoffwechselprodukte eingebracht, welche beim Impfling mit normalem Immunstatus keine Krankheit auslösen, aber zur entsprechenden Immunantwort mit Bildung der spezifischen Antikörper führen. Bei Tetanus zum Beispiel heißt ein Impfstoff zur aktiven Impfung Tetanol®. Der Körper bildet aktiv Antikörper, die vor der Infektion schützen. Diese Antigengabe kann einmalig oder in manchen Fällen mehrfach erforderlich sein, bis sich ein entsprechender Impfschutz aufbaut.

Bei der *passiven Impfung* wird aus dem Blut infizierter Tiere oder geimpfter Personen oder derer, die diese Krankheit bereits einmal erfolgreich überstanden haben, der Antikörper isoliert. Daraus wird dann der Impfstoff gewonnen. Der Impfling erhält also direkt die Antikörper, sie werden nicht vom Körper hergestellt. Aus Gründen der besseren Verträglichkeit werden heute viele der passiven Impfstoffe gentechnisch produziert. Das hat zu einem erheblichen Rückgang von Impfkomplikationen geführt. Ein Beispiel dafür ist das Anti-Tetanus-Immunglobulin Tetagam®, das bei einer Verletzung die Personen erhalten, die keinen ausreichenden Impfschutz besitzen.

Bei einer impfpräventablen Infektion ohne ausreichenden Impfschutz werden oft beide Impfungen gleichzeitig durchgeführt, um einen vorübergehenden Immunschutz zu erhalten, bis der durch die Impfung aufgebaute Schutz ausreicht. In diesem Fall spricht man von einer *Simultanimpfung*.

Jede Impfung wird vom Immunsystem beantwortet; etwas Fieber, Kopfschmerzen, Krankheitsgefühl sind nach einer Impfung normal, ja geradezu der Beweis, dass sich der Körper mit der Infektion auseinandersetzt und den Impfschutz aufbaut. Echte Komplikationen, die über das übliche Ausmaß einer Impfreaktion hinausgehen, sind nach dem IfSG[3], § 6 (1) 3 meldepflichtig.[4] Das Paul-Ehrlich-Institut[5] als zuständige Bundesbehörde hat dann den betreffenden Impfstoff sofort zu sperren und erst freizugeben, wenn die Unbedenklichkeit erwiesen ist.

Informationen zu den einzelnen für die Bevölkerung empfohlenen Impfungen finden sich auf der STIKO-Seite des RKI.[6]

MERKE

Notwendige Impfungen im Rettungsdienst sind abhängig vom Tätigkeitsprofil und Teil der arbeitsmedizinischen Vorsorge.

8.1.2 Impfungen und Sofortmaßnahmen für Personen in Gesundheitsberufen

▶ Hepatitis A

Kann nur über den fäkal-oralen Weg übertragen werden und gehört damit nicht zu den im Sinne des Arbeitsschutzes empfohlenen Impfungen. Sie ist eine Reiseimpfung.[7] Infektionen erfolgen häufig durch den Verzehr von infizierten Meerestieren aus dem Mittelmeerraum.

▶ Hepatitis B

Virusinfektion mit hoher Übertragungswahrscheinlichkeit. Sie wird durch Blutkontakt und über die Schleimhäute (sexuell) übertragen. Bei Stichverletzungen mit kontaminiertem Instrumentarium liegt die Infektionsrate bei über 30%. Die Immunisierung erfolgt nach Titerkontrolle durch dreimalige Impfung mit nachfolgender Erfolgskontrolle.

Hier handelt es sich um eine Impfung im Sinne des Arbeitsschutzes, die vom Arbeitgeber zu finanzieren ist. In medizinischen Fachberufen, also auch im Rettungsdienst ist diese Impfung verpflichtend und sowohl durch die TRBA 250[8] als auch durch die ArbMedVV[9] § 6 als Teil der arbeitsmedizinischen Vorsorge vorgeschrieben. Grundsätzlich darf ein Bewerber die Impfung ablehnen. Der Arbeitgeber ist jedoch schlecht beraten, wenn er dem zustimmt. Die Berufsgenossenschaft als zuständiger Versicherer kann dann im Erkrankungsfall die Kostenübernahme ablehnen. Es ist empfohlen, die Aufklärung des Arbeitnehmers zu dokumentieren und sich die Ablehnung unterschriftlich bestätigen zu lassen. Unterlässt der Arbeitgeber hingegen die Impfung oder hat er den Arbeitnehmer nicht ausreichend aufgeklärt, so hat dieser Anspruch auf die Kostenübernahme im Erkrankungsfall. Die BG kann dann den Arbeitgeber, persönlich den zuständigen Vorgesetzten, in Regress nehmen. Die Regelungen gelten nicht nur für Angestellte, sondern ebenso auch für Ehrenamtliche und Bundesfreiwilligendienstleistende.

In seltenen Fällen, bei sog. Low Respondern, wird trotz Impfung kein valider Schutz aufgebaut. Dann hat es sich bewährt, häufiger, in kürzeren Abständen und mit höheren Impfdosen zu impfen. „Über-Impfen" kann man nach derzeitigem Stand der Wissenschaft jedenfalls nicht.

▶ Hepatitis C

Gegen HCV besteht noch keine Impfmöglichkeit. Seit wenigen Jahren werden Heilerfolge durch virostatische Therapie berichtet. Diese Krankheit wird wie Hepatitis B durch Blut- oder Serumkontakt übertragen. Die Übertragungswahrscheinlichkeit liegt bei einer Stichverletzung bei über 3%. Bei einer Hepatitis C kommt es verstärkt zu chronischen und aggressiven Verläufen mit einer anschließenden Leberzirrhose.

▶ HIV

Auch gegen HIV gibt es noch keine Impfmöglichkeit. Die Übertragung erfolgt ebenfalls durch Blut, Serum und Genitalsekret. Die Übertragungswahrscheinlichkeit bei Stichverletzungen liegt bei unter 0,3%, ist also deutlich niedriger als bei anderen hämatogenen Infektionen und vor allem niedriger als in der Bevölkerung vermutet und durch die Presse kolportiert. Hier bietet nur die Expositions- und Postexpositionsprophylaxe (PEP, s. Kap. 8.2) Schutz.

▶ Röteln

Die Röteln gelten als harmlose Kinderkrankheit. Erkranken jedoch Schwangere, kann noch vor der Geburt mit

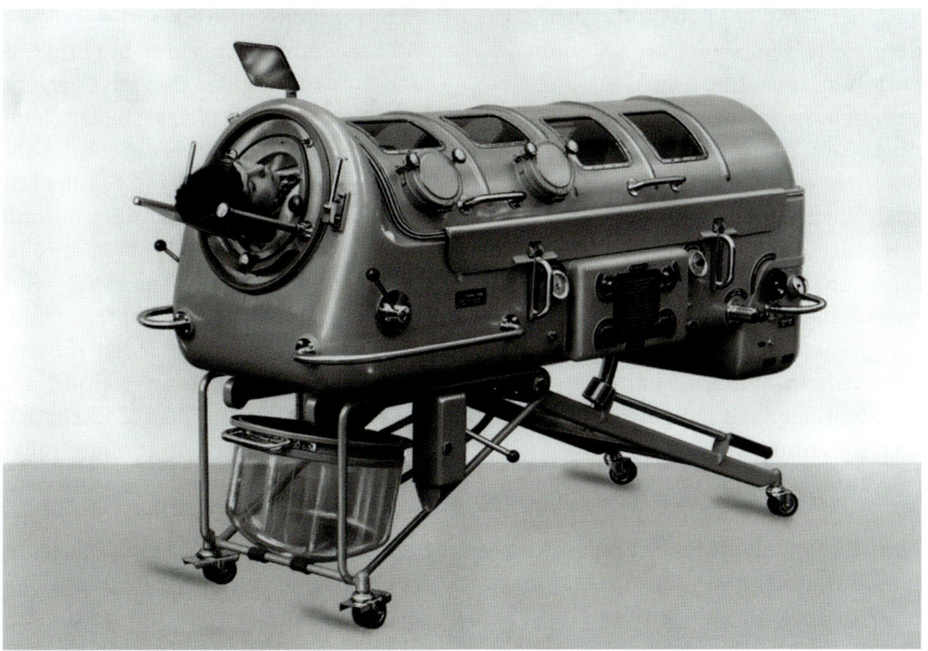

Abb. 2 ▶ Sog. Eiserne Lunge zur Behandlung bei Atemlähmung (Foto: Drägerwerk)

ernsten Komplikationen beim Kind gerechnet werden (plazentare Übertragung). Daher sollten Frauen die Immunität von der ersten sexuellen Aktivität bis zur Menopause aufrechterhalten. Eine überwundene Erkrankung stellt nicht immer einen sicheren Schutz dar. Der Impfstoff wird als Kombination Masern-Mumps-Röteln angeboten. Nach einer Impfung muss eine Schwangerschaft für drei Monate verhütet werden, weil das Ungeborene im ersten Trimenon, der Phase der Organogenese, besonders sensibel für Missbildungen ist.

▶ Poliomyelitis

Wird immer noch fälschlicherweise als „Kinderlähmung“ bezeichnet. Bis in die 1960er Jahre hatte dies seine Berechtigung. Heute sind es eher Erwachsene, die durch ungenügende Impfungen erkranken und bei Beteiligung des ZNS dann von den schlaffen Lähmungen betroffen sind. Die Krankheit galt als bereits ausgerottet, was zu einer Impfmüdigkeit führte. Inzwischen ist sie, wie viele andere Infektionskrankheiten auch, wieder auf dem Vormarsch. Daher wird derzeit für Kinder wieder die Injektionsimpfung empfohlen. Nach einer Schluckimpfung können vermehrungsfähige Viren mit dem Stuhl ausgeschieden werden, die dann Personen, die nicht oder seit Langem nicht mehr geimpft wurden, infizieren.

Kaum jemand von uns hat die Eiserne Lunge noch in Betrieb gesehen. Es handelte sich um das einzige für Langzeitbeatmung geeignete Gerät im mittleren 20. Jahrhundert, das zur Behandlung der Atemlähmung als Symptom bei schweren Verläufen der Polio diente. Die Kinder, denn um diese handelte es sich zumeist, lagen in der Tonne. Nur der Kopf befand sich außerhalb auf einer Ablage. Durch wechselnde Druckverhältnisse innerhalb der Kammer erfolgte die Ein- und Ausatmung. Sofern eine pflegerische Verrichtung nötig war, musste die Kammer geöffnet werden. Für diese Zeit war dann keine Beatmung möglich. Unter Beachtung der Tatsache, dass diese Beatmung oft monatelang dauerte und die Kinder diese bei vollem Bewusstsein erdulden mussten, wird klar, welche Erleichterung die Eltern verspürten, als die erste Polio-Schutzimpfung durch Jonas Salk entwickelt wurde! Heute sehen wir Poliomyelitiden vorwiegend als eingeschleppte Infektion bei Immigranten aus Afrika, seltener Asien.

▶ Frühsommer-Meningo-Enzephalitis (FSME)

FSME ist eine von Viren hervorgerufene Entzündung des Gehirns bzw. der Hirnhäute, die als Folgeschäden lang anhaltende Kopfschmerzen und Lähmungen verursachen kann. Zu Beginn treten grippeähnliche Symptome auf, die bei den meisten Erkrankten die einzigen Symptome bleiben. FSME wird durch Zecken in sogenannten Endemiegebieten übertragen.[10] Bei Aufenthalt in diesen Gebieten ist eine Impfung zu empfehlen. Jeder Zeckenstich birgt aber auch die Gefahr einer Infektion mit anderen Krankheiten, zum Beispiel Borreliose, die von spiralförmigen Borrelien ausgelöst wird und sich ebenfalls zunächst durch Grippesymptome zeigt. Die Tiere stechen ihren Saugrüssel in die Haut ihres Wirts. Nur dieser Rüssel, nicht der Kopf, befindet sich in der Haut. Der Saugvorgang kann mehrere Stunden dauern. Je länger der Saugvorgang andauert, desto höher ist das Infektionsrisiko. Vor dem Versuch, das Tier durch Salben oder Klebstoff zu ersticken, kann nur gewarnt werden. Die Handhabung der speziellen Zeckenzange oder die Entfernung mittels einer Pinzette erfordert Übung. Es muss vor allen Dingen vermieden werden, das Tier dabei zu quetschen und dadurch den virenhaltigen Speichel und Mageninhalt in den Wirt zu drücken. Die sicherste Methode ist es, unmittelbar an der Hautoberfläche mit einem Skalpell oder einem scharfen Messer den Saugrüssel durchzuschneiden. Zwar bleibt ein mikroskopisch kleiner Teil des Rüssels zunächst in der Haut. Dieser löst jedoch in den seltensten Fällen eine Infektion aus und fällt nach wenigen Stunden einfach ab. Rettungsdienstmitarbeiter arbeiten viel im Freien, dabei oft in feuchten Gräben längs der Straßen und Autobahnen, die ein ideales Habitat für Zecken darstellen. Deswegen ist in Endemiegebieten eine Impfung empfohlen.

▶ Influenza

Die echte Virusgrippe tritt glücklicherweise nicht allzu häufig auf und verläuft wesentlich schwerer als gewöhnliche „grippale Infekte“. Sie stellt für immungeschwächte Personen, kleine Kinder und ältere Menschen durchaus eine Gefahr dar. Weltweite Epidemien (Pandemien) haben in der Vergangenheit mehr Todesfälle verursacht als Kriege. So wird angenommen, dass bei der „spanischen Grippe“ nach dem Ersten Weltkrieg bis zu 50.000.000

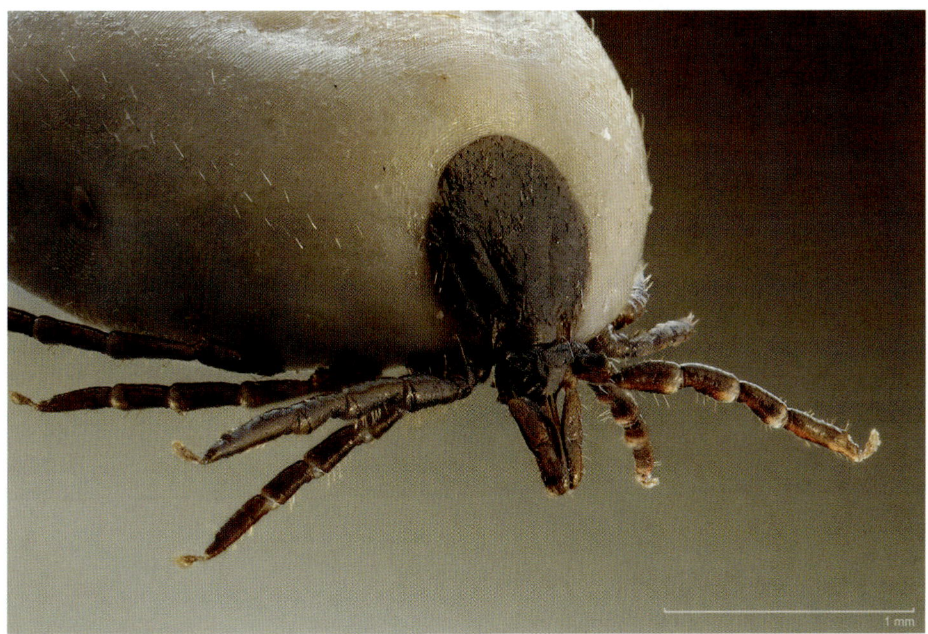

Abb. 3 ▶ Makroaufnahme der Mundwerkzeuge der Zecke (Foto: Richard Bartz)

Menschen gestorben sind. Heute wissen wir, dass es sich damals bereits um das Virus H1N1 handelte, das uns 2009/2010 als „Schweinegrippe" begegnet ist. Dieses Virus tritt in Abständen immer wieder auf, zuvor 1976. Es ist davon auszugehen, dass deswegen jetzt nur Personen erkrankten, die nicht aus den 1970er Jahren noch Antikörper hatten. Es wäre aber trügerisch, darauf zu vertrauen. Grundsätzlich gibt es fast jedes Jahr eine neue Virusvariante, die zum Pandemievirus werden kann. Gefährdeten Personen ist eine Impfung dringend zu empfehlen. Weil Rettungsdienstmitarbeiter zu den ersten gehören, die mit einer Infektionswelle konfrontiert werden, gehören sie dazu. Die Impfung ist jährlich zu wiederholen, weil der Erreger immer wieder mutiert. Viele Menschen glauben, an Grippe erkrankt zu sein, und vermuten deswegen ein Versagen der Impfung. Sie haben jedoch nur eine banale Erkältung, die durch die Influenzaimpfung nicht verhindert werden kann. Deswegen wird die Wirksamkeit der Impfung oft fälschlicherweise bezweifelt.

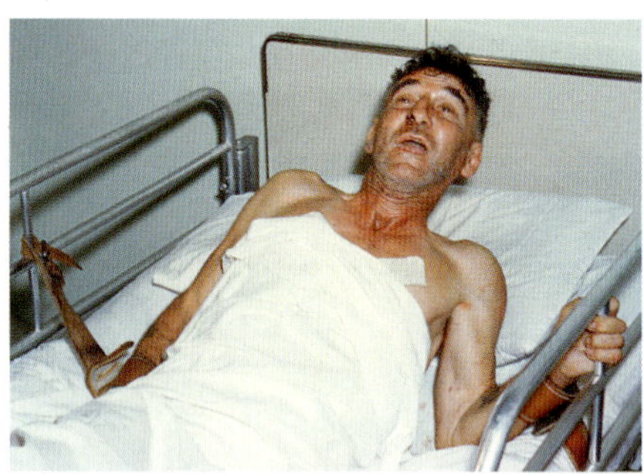

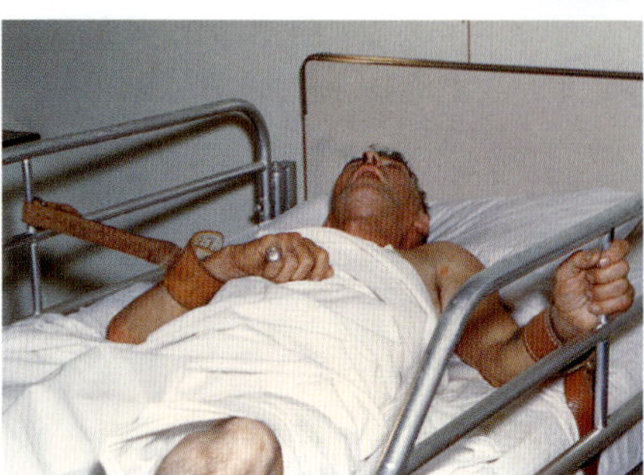

Abb. 4/5 ▶ Tollwut-Patient mit u.a. Verwirrtheit, akuter Halluzination (1958, Foto: CDC)

▶ Tollwut

Die Tollwut ist eine Virusinfektion, in deren Folge es zu einer meist tödlichen Enzephalitis und zentralnervösen Symptomen kommt (Lähmungen, Verwirrtheit, Angst, Halluzination; daher der umgangssprachliche Name). Im Allgemeinen erfolgt keine prophylaktische Impfung, sondern eine Verabreichung nur bei besonders exponierten Personen wie Tierärzten oder Forstpersonal.[11] Bei einer Verletzung erfolgt eine passive Immunisierung. Inzwischen ist auch die Tollwutexposition (Berührung eines verendeten Tieres) meldepflichtig. Das Risiko bei Kontakt mit streunenden Hunden in Urlaubsländern wird meist unterschätzt. Weil eine erfolgreiche kausale Therapie fehlt, ist nur die sofortige Impfung nach dem Kontakt aussichtsreich.

▶ Tuberkulose

Die Impfung gegen das Mycobacterium tuberculosis gehört inzwischen nicht mehr zu den empfohlenen Impfungen. Sie ist nur noch für medizinisches Fachpersonal indiziert, das regelmäßig Kontakt mit Tuberkuloseerregern hat. Grund ist, dass die bisher verwendete BCG[12]-Impfung nicht bei allen Stämmen wirksam ist. Einen sicheren Schutz gewährt sie nur vor der tuberkulösen Meningitis, einer seltenen Komplikation. Rettungsdienstpersonal wird in Pflegeeinrichtungen[13], aber zunehmend auch in Gemeinschaftseinrichtungen für Migranten, mit Tuberkulose konfrontiert. Dort können auch importierte multiresistente Tuberkulosen auftreten, besonders bei Personen, die aus der früheren Sowjetunion kommen. Trotzdem und wegen des unsicheren Impfschutzes wird auf die Impfung verzichtet.

▶ Diphtherie

War in den letzten 40 Jahren in Europa nahezu unbekannt. Durch die Grenzöffnungen und den dadurch entstandenen Verkehr ist die Verbreitung des Corynebacterium diphtheriae wieder auf dem Vormarsch. Es befällt vorrangig die oberen Atemwege und stellt durch mögliche Atemwegsverengungen für Kinder ein Risiko da. Die Infektion ist sehr leicht über Aerosole möglich. Es ist ein großes Problem, dass Ärzte in Mitteleuropa kaum noch Erfahrung mit der Erkrankung besitzen und Frühsymptome (Fieber, Halsschmerzen, Schluckbeschwerden) nicht erkennen. Treten die ersten typischen Symptome auf, so ist meistens bereits eine Intensivtherapie erforderlich. Eine Impfung, die auch in Kombination mit Tetanus angeboten wird, ist dringend zu empfehlen.

▶ Tetanus

Der sog. Wundstarrkrampf ist eine häufige Erkrankung, die jedoch durch die Impfung sicher zu verhindern ist. Das Bakterium Clostridium tetani schädigt durch sein Toxin die muskelsteuernden Nervenzellen, wodurch es im weiteren Krankheitsverlauf zu Krämpfen vor allem der Rücken- und Extremitätenmuskulatur kommen kann. Die Sporen des Bakteriums kommen nahezu überall vor (Staub, Erde) und dringen über

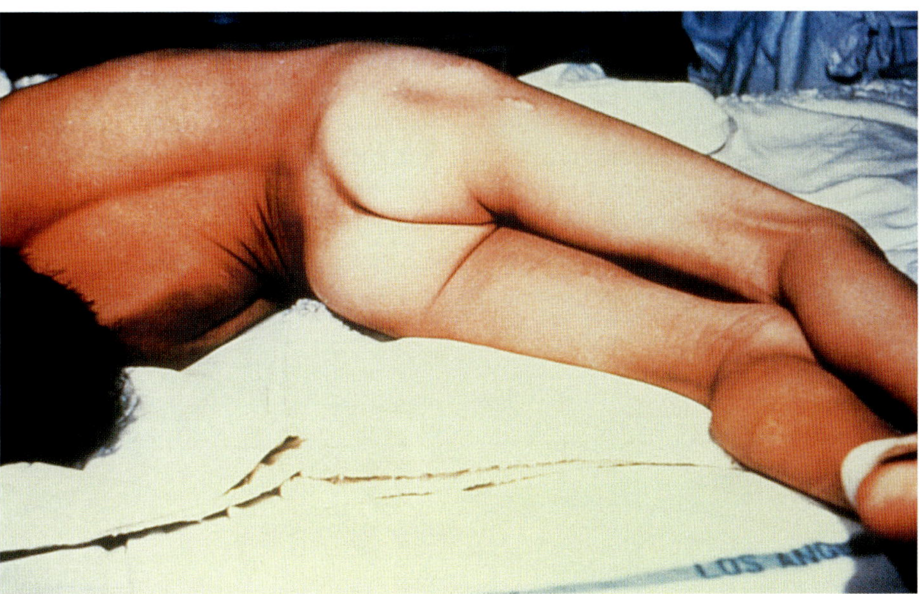

Abb. 6 ▶ Typische Rückenstreckung (Opisthotonus) bei Tetanuserkrankung (Foto: CDC)

Wunden ein. Eine Impfung ist daher ausdrücklich zu empfehlen. Gerade Rettungsdienstmitarbeiter haben häufig Kontakt mit potenziell erregerhaltigem Material (Erde) und Bagatellverletzungen an den Händen.

8.1.3 Wann keine Impfung?

Kontraindikationen für Impfungen gibt es nur wenige. Im Einzelfall sollte der Impfarzt auf die folgenden Faktoren hingewiesen werden:
- aktive Infekte, insbesondere bei Neu- und Frühgeborenen,
- Immunschwächen,
- Zyto- oder Virostasetherapie,
- reduzierter Allgemein- und Ernährungszustand,
- Schwangerschaft.

Grundsätzlich gilt bei allen Impfungen:
- Impfschutz besteht meist für zehn Jahre, danach muss eine Auffrischimpfung erfolgen. Eine erneute Grundimmunisierung ist nicht erforderlich, eine Auffrischung genügt. Eine Ausnahme ist die jährlich zu wiederholende Influenzaimpfung. In der DDR war eine 4-malige Poliomyelitis-Impfung vor dem 18. Lebensjahr Pflicht. In diesem Fall kann von einem lebenslangen Impfschutz ausgegangen werden. „Wessis“ haben nur drei Impfungen erhalten, sie müssen im 10-Jahres-Abstand auffrischen.
- Jede Impfung muss dokumentiert sein. Auf die Aussagen des Geimpften sollte man sich nicht verlassen.

8.1.4 Welche Impfung für welches Reise- oder Herkunftsland?

Fernreisende und Kollegen, die sich für Auslandseinsätze interessieren, sollten sich rechtzeitig vor Reiseantritt über geforderte und empfohlene Impfungen informieren. Das halbjährlich aktualisierte CRM-Handbuch (CRM = Centrum für Reisemedizin) gibt erschöpfende Auskunft, auch im Internet.[14] In der Asylantenbetreuung ist es angezeigt, sich je nach den Herkunftsländern der Betreuten zusätzlichen Impfungen zu unterziehen, die dort nötig sind. Kann das erst sehr kurzfristig vor der Exposition geschehen, so ist der Impfschutz oft nicht vollständig, aber auch eine erst begonnene Immunisierung ist auf jeden Fall besser als keine.

8.2 Der effiziente Schutz nach Infektionskontakt: Postexpositionsprophylaxe

Auf welche Art und Weise Infektionen bekämpft oder verhütet werden, ist bereits bekannt. Der Kontakt mit erkrankten und ansteckenden Patienten ist unvermeidlich. Bei einigen Infektionskrankheiten ist es auch nach erfolgter Exposition noch möglich, durch nachträgliche aktive oder passive Impfung, durch entsprechende Antibiotikagabe, durch Transfusion von Immunglobulin oder durch eine Infusion von Interferonen die Vermehrung des Erregers im Körper und den Ausbruch der Krankheit zu verhindern. Diese *Postexpositionsprophylaxe (PEP)* ist umso wirksamer, je früher sie nach der Exposition erfolgt.

Die Maßnahmen sind von der Art des Erregers, der Infektiosität, der Kontagiosität, dem Krankheitsverlauf und den vorhandenen Therapiemöglichkeiten abhängig. Jede Infektionskrankheit besitzt ihre eigene Form der Postexpositionsprophylaxe, sofern es für diese Erkrankung eine gibt.

Die Ständige Impfkommission (STIKO) des Robert Koch-Instituts hat hierzu in ihrer Datei „Infektionskrankheiten A-Z“Empfehlungen herausgegeben.[15] Bei Personen im medizinischen Tätigkeitsbereich nehmen mögliche Hepatitis- und/oder HIV-Infektionen durch penetrierende Verletzungen und durch Kontakt mit infektiösen Körperflüssigkeiten sicher den größten (emotionalen) Stellenwert ein. Aber auch im Rahmen anderer Maßnahmen tauchen Fragen hinsichtlich möglicher Übertragungen und Vorgehensweisen bzw. einer möglichen oder notwendigen prophylaktischen Intervention auf.

Der Kontakt mit bereits erkrankten Personen erfordert unter Umständen ein spezielles Vorgehen, um eine weitere Ausbreitung der Krankheit zu verhindern. Für die meisten der nachfolgend besprochenen Infektionen stellt ein ausreichender Impfschutz die erfolgversprechendste Prophylaxe dar.

Besteht kein Impfschutz, werden bei Hepatitiden die spezifischen Antikörper, bei Hepatitis B gemeinsam mit einer aktiven Impfung, gegeben. Bei HIV sind geeignete Virostatika verfügbar. Die HIV-Prophylaxe ist aber nur dann erfolgreich, wenn sie innerhalb weniger Stunden nach Infektionskontakt erfolgt. Deswegen ist inzwischen auch ein Schnelltest im Handel, der aus dem Serum des Indexpatienten[16] das Infektionsrisiko bestimmt. Also steht im Vordergrund der Risikobewertung die Frage, ob der Kontakt tatsächlich infektionsverdächtig ist, also ob der Indexpatient anamnestische Hinweise gibt oder einer Risikogruppe angehört. Eine Blutentnahme darf nur durchgeführt werden, wenn der Patient zustimmt. Kann das Serum des Indexpatienten nicht gewonnen werden, ist es sinnlos, einen Schnelltest aus Serum des Gestochenen zu versuchen. Dort können Antikörper erst nach Wochen nachgewiesen werden. Gibt der Schnelltest Hinweise auf eine positive Viruslast oder besteht der dringende Verdacht auf eine Infektion des Indexpatienten, so ist die Indikation zur PEP gestellt. Einzelheiten finden sich weiter unten.

▶ Hepatitis A

Bei Ausbrüchen in Einrichtungen wie Schulen, Wohngemeinschaften oder Unterkünften werden sogenannte Riegelungsimpfungen angeboten, um die Antikörperproduktion bei Kontaktpersonen schnell einzuleiten. Das Virus kann nur kurzzeitig zu Beginn der Infektion im Blut, aber während der ganzen Dauer der Erkrankung im Stuhl nachgewiesen werden. Die Infektionsdosis ist sehr klein, sodass die Infektion oft unbemerkt geschieht. Nach Kontakt mit Erkrankten, besonders mit deren Ausscheidungen, werden zwei Dosen eines HAV-wirksamen Impfstoffes nach dem jeweiligen Plan für diesen Impfstoff verabreicht. Besonders gefährdet sind Personen mit Immunschwäche und solche, die nachgewiesenen Kontakt mit dem Stuhl der Indexperson hatten. Bei diesen Exponierten kommt zeitgleich mit der ersten Impfung auch eine Gabe von Immunglobulinen in Frage. Diese sollte spätestens bis zwei Wochen nach der Exposition erfolgen.

▶ Hepatitis B

Die Konzentration des Erregers entscheidet über die Übertragungswahrscheinlichkeit und bestimmt die Wirksamkeit der Prophylaxe nach der Exposition. Die arbeitsmedizinische Fakultät der Universität Freiburg hat zum Beispiel eine Übertragungswahrscheinlichkeit von 30% bei Kanülenstichen an Ungeimpften festgestellt.

Für geimpfte Personen sind nach Exposition keine weiteren Maßnahmen erforderlich, wenn ...

- der Anti-HBs-Titer nach Abschluss der Grundimmunisierung über 100 I.E./l betrug und die letzte Impfung nicht länger als fünf Jahre zurückliegt,
- innerhalb des letzten Jahres ein Anti-HBs-Titer von über 100 I.E./l nachgewiesen wurde, unabhängig vom Zeitpunkt der letzten Impfung.

Eine sofortige Gabe einer HBV-Impfdosis wird empfohlen, wenn der Anti-HBs-Titer nach der Grundimmunisierung unter 100 I.E./l war und die letzte Impfung fünf bis zehn Jahre zurückliegt.

Es besteht keine Infektionsgefahr, wenn die Indexperson bei der aktuellen Bestimmung des HBs-Antigens negativ ist.[17] Bei nicht geimpften Personen oder zu niedrigem Anti-HBs-Titer sollte jedoch zur Vermeidung zukünftiger ähnlicher Zwischenfälle eine Grundimmunisierung oder Auffrischimpfung erfolgen.

Ist die Indexperson Anti-HBs-positiv oder besteht ein unbekannter Status, richtet sich das weitere Vorgehen nach dem aktuellen Anti-HBs-Titer des Exponierten. Eine sofortige Bestimmung des Anti-HBs-Titers sollte also immer erfolgen, wenn der Exponierte

- nicht bzw. nicht vollständig geimpft wurde,
- ein Low Responder ist, d.h. der Anti-HBs-Titer nach Grundimmunisierung unter 100 I.E./l liegt,
- der Impferfolg nicht kontrolliert wurde oder
- die Impfung länger als zehn Jahre zurückliegt.

Eine simultane Gabe von HB-Impfstoff (1 ml intramuskulär in den Deltoidalmuskel) und HB-Immunglobulin (5 ml intramuskulär in den Glutealmuskel) sollte erfolgen bei ...

- bekannten Non-Respondern (keine messbare Anti-HBs-Konzentration nach mindestens sechs vorausgegangenen Impfungen),
- einem Anti-HBs-Titer unter 10 I.E./l bzw. wenn der Anti-HBs-Titer nicht innerhalb von 48 Stunden bestimmt werden kann.
- Bei einem Anti-HBs-Titer zwischen 10 und 100 I.E./l ist lediglich die Gabe von HB-Impfstoff erforderlich.

▶ Hepatitis C

Eine Postexpositionsprophylaxe bei HCV gab es bis vor kurzer Zeit noch nicht. In letzter Zeit werden gute Erfolge mit Virostatika beschrieben. Auch kann eine Interferontherapie, frühzeitig begonnen, einen chronischen Krankheitsverlauf zu fast 100% verhindern. Generell ist die Übertragungswahrscheinlichkeit deutlich geringer als bei Hepatitis B, jedoch ist ein chronischer Verlauf häufig (bis 80%), sodass eine frühe Diagnosestellung wichtig ist. Nach entsprechender Exposition sollte deshalb über drei Monate in regelmäßigen Abständen die HCV-RNA[18] im Serum bestimmt werden.

▶ HIV und AIDS

Die HIV-Infektion wurde noch vor wenigen Jahren moralisierend thematisiert. Gerade die Boulevardpresse nutzte die Angst der Bevölkerung vor der „Strafe für homosexuelle Praktiken", Promiskuität und Drogenmissbrauch weidlich aus! Heute ist bekannt, dass es sich hier um eine schwer therapierbare Infektion und nicht um eine Strafe Gottes handelt, die nur Homosexuelle und Drogenabhängige befällt. Gerade im medizinischen Beruf sollte man sich davor hüten, medizinische Themen unter moralischen Gesichtspunkten zu betrachten. Homosexualität ist als Normvariante, Sucht oder Abhängigkeit sind als psychische Erkrankungen zu verstehen, Promiskuität oft aus der Not geboren.

Die Wahrscheinlichkeit einer HIV-Übertragung hängt entscheidend von der Erregermenge ab und liegt zwischen 1 Infektion/100 Kontakte und 1 Infektion/1.000 Kontakte. Generell ist das HI-Virus als lipidbehülltes subzelluläres Objekt sehr fragil und zerfällt bei Austrocknung oder an der Luft schnell. Eine verlässliche Zerfallskurve kann aber nicht angegeben werden, da der Zerfall von mehreren Faktoren wie Anwesenheit von Zellen, Feuchtigkeit, Temperatur und anderen Werten abhängt.

Nach einer möglichen HIV-Exposition am Arbeitsplatz durch Stich- oder Schnittverletzungen sollte unverzüglich der Blutfluss gefördert werden (länger als 1 Minute) bzw. bei Kontamination von nicht intakten Hautarealen sowie Auge oder Mundhöhle eine intensive Spülung (Wasser, Alkohol, PVP-Jod, Octenidin, Kochsalzlösung) erfolgen, gefolgt von einer antiseptischen Behandlung. Am oder im Auge wird eine Verdünnung von PVP-Jod- oder Octenidin-Präparaten auf 50% empfohlen. Eine systemische medikamentöse PEP sollte bei Bedarf so schnell wie möglich nach dem Expositionsereignis begonnen werden. Bei beruflicher Exposition ist eine D-Arzt-Dokumentation erforderlich. Außerdem ist eine Blutentnahme für den HIV-Antikörpertest nötig.

Eine medikamentöse PEP ist bei bekanntem positivem HIV-Status der Indexperson bzw. bei hoher Wahrscheinlichkeit einer HIV-Infektion zu empfehlen bei ...

- perkutanen Verletzungen mit Injektionsnadeln oder anderen Hohlinstrumenten,
- tiefen Verletzungen mit sichtbarem Blut und
- Nadelstichverletzungen nach intravenöser Injektion.

Bei oberflächlichen Verletzungen ist eine PEP nur zu empfehlen, wenn der Indexpatient definitiv an AIDS erkrankt ist oder eine hohe HI-Viruskonzentration aufweist. Ansonsten sollte dem Exponierten bei oberflächlichen Verletzungen sowie bei Kontakt mit Schleimhäuten oder nicht intakter Haut mit Flüssigkeiten mit hoher Viruskonzentration eine PEP angeboten werden.

Nicht zu empfehlen ist eine PEP bei beruflicher Exposition bei ...

- perkutanem Kontakt mit anderen Körperflüssigkeiten als Blut und Sperma (zum Beispiel Urin oder Speichel),
- Kontakt von intakter Haut mit Blut, auch bei hoher Viruskonzentration, und
- Haut- oder Schleimhautkontakt mit anderen Körperflüssigkeiten als Blut (zum Beispiel Urin, Speichel).

Zurückhaltend hinsichtlich einer medikamentösen PEP sollte verfahren werden bei unbekanntem HIV-Serostatus der Indexperson oder wenn die klinische Diagnose einer HIV-Infektion eher unwahrscheinlich ist. Gerade bei unklarem Infektionsrisiko sowie auch zur Abwägung des Nutzen-Risiko-Verhältnisses empfiehlt es sich, einen in der HIV-Therapie erfahrenen Arzt hinzuzuziehen.

Bei nicht berufsbedingter HIV-Exposition gelten folgende Richtlinien: Eine PEP sollte generell erfolgen bei ...

- einer Transfusion von HIV-haltigen Blutprodukten,
- ungeschütztem vaginalen oder analen Geschlechtsverkehr (z.B. bei gerissenem Kondom) mit einer HIV-infizierten Person und
- dem Gebrauch von HIV-kontaminiertem Injektionsbesteck.

Bei ungeschütztem oralem Geschlechtsverkehr mit der Aufnahme von Sperma des HIV-infizierten Partners in den Mund sollte der exponierten Person eine PEP angeboten werden.

Küssen und andere Sexualpraktiken ohne Sperma-/Blut-/Schleimhautkontakte oder Blut-zu-Blut-Kontakte sowie Verletzungen durch herumliegendes, nicht ordnungsgemäß entsorgtes gebrauchtes Spritzenbesteck zur Injektion von Drogen oder Medikamenten (z.B. Insulin) erfordern in der Regel keine medikamentöse PEP.

Falls der HIV-Status der potenziellen Infektionsquelle unbekannt ist bzw. sich nicht klären lässt, sollte eine medikamentöse PEP bei einem übertragungsrelevanten Kontakt nur dann erfolgen, wenn die Personengruppe der Indexperson eine HIV-Prävalenz von mindestens 10 – 20 % aufweist.

Ein Abbruch der PEP ist zu jedem Zeitpunkt möglich, wenn die genaue Aufklärung der Umstände bzw. das Vorliegen des entsprechenden HIV-Serostatus der Indexperson ein Fortführen der Prophylaxe als nicht erforderlich erscheinen lassen.

Ansonsten sollte die Arzneimittelgabe insgesamt 28 Tage lang beibehalten werden. Wird die Indexperson selbst antiretroviral behandelt, sollten bekannte Resistenzen bei der Auswahl der zur PEP verwendeten Medikamente berücksichtigt werden. Kurzbeschreibungen der Medikamente sind auf der Internetseite der Zeitschrift für Infektionstherapie abrufbar.[19]

Ein in der HIV-Therapie erfahrener Arzt sollte immer hinzugezogen werden, ...

- wenn eine exponierte Person schwanger ist,
- der Zeitpunkt der Exposition mehr als 24 Stunden zurückliegt,
- bei langer retroviraler Therapie der Indexperson,
- bei bekannten Resistenzen oder
- bei erheblichen Nebenwirkungen der antiretroviralen Therapie.

▶ Diphtherie

Diese Krankheit, in der romantischen Literatur als „Würgeengel der Kinder" bezeichnet, war seit etwa 40 Jahren in Mitteleuropa so gut wie ausgerottet. Ein rechtzeitiges Erkennen durch die hiesigen Ärzte ist deswegen äußerst schwierig. Noch in den 20er und 30er Jahren des vorigen Jahrhunderts war diese Infektion auch in Westeuropa durchaus verbreitet. Heute werden wieder Neuinfektionen registriert, die aus den Ländern Osteuropas oder der ehemaligen Sowjetunion eingeschleppt wurden. Dort gab es bis in die 1990er Jahre ein hervorragendes öffentliches Impfsystem, das jetzt nicht mehr präsent ist. Da die Infektion auch aerogen übertragbar ist, muss an das Impfbewusstsein der Bevölkerung, besonders an das der Eltern, wieder stärker appelliert werden. Auch Hebammen und Geburtshelfer sind hierbei nicht ausgeschlossen.

Hier gewinnt die PEP an Bedeutung. Für enge Kontaktpersonen (Face-to-face-Kontakt) wird eine Auffrischimpfung ab fünf Jahren nach der letzten Impfung empfohlen sowie unabhängig vom Impfstatus eine orale antibiotische Prophylaxe, beispielsweise mit Erythromycin (Erythrocin®).

▶ Haemophilus influenzae Typ B

Haemophilus influenzae ist *nicht* der Erreger der Virusgrippe, auf deren Konto durch die pandemische Ausbreitung Millionen von Toten gingen, sondern ein gefährlicher Erreger, dessen Komplikationen sogar Meningitis auslösen können.

Säuglinge und Kleinkinder sind besonders davon betroffen, durch eine invasive Haemophilus-influenzae-b-(Hib)-Infektion zu erkranken. Erwachsene können Überträger sein, erkranken jedoch in der Regel nicht. Die Impfung stellt die wichtigste Schutzmaßnahme für Kinder vor invasiven Hib-Infektionen dar. Eine Chemotherapieprophylaxe, unter anderem mit Rifampicin (Rifa®), wird bei folgenden Konstellationen empfohlen:

- nicht geimpfte exponierte Kinder bis zu vier Jahren in Gemeinschaftseinrichtungen

- Haushaltsmitglieder (außer Schwangere) unabhängig vom Alter, wenn sich dort ein nicht oder unzureichend geimpftes Kind im Alter von bis zu vier Jahren befindet oder eine Person mit einem relevanten Immundefekt.

Die Dosierungsempfehlung für Rifampicin, jeweils in einer Einzeldosis über insgesamt vier Tage, lautet:
- Neugeborene: 10 mg/kg KG/Tag
- über 1 Monat: 20 mg/kg KG/Tag
- Erwachsene: 600 mg/Tag.

Die Prophylaxe sollte dabei so früh wie möglich beginnen, spätestens jedoch sieben Tage nach Beginn der Erkrankung der Indexperson.

▶ Masern, Mumps, Röteln

Nicht geimpfte oder nur einmal geimpfte Kinder und Jugendliche sowie gefährdete Personen in Gemeinschaftseinrichtungen sollten innerhalb von drei Tagen nach Exposition mit den Erregern von Masern, Mumps oder Röteln vorzugsweise mit dem MMR-Kombinationsimpfstoff geimpft werden. Eine zusätzliche Immunglobulingabe ist für gefährdete Personen mit hohem Expositionsrisiko sowie für Schwangere zu empfehlen.

▶ Meningokokken

Meningokokken-Meningitis, eine bakterielle Form der Hirnhautentzündung, kommt häufiger vor als vermutet.[20] Rechtzeitig diagnostiziert und antibiotisch behandelt, ist sie recht gut zu therapieren. Leider ist die Diagnose oft erst nach dem Auftreten typischer Symptome zu stellen. Viele denken auch dann noch nicht an diese Infektion. Typisch ist der folgende Verlauf:
- Übertragung durch Schleimhaut- und Rachensekretkontakte
- Nach drei Tagen zeigen sich unauffällige Allgemeinsymptome wie Fieber, Kopfschmerz und Abgeschlagenheit. Nach Zunahme der Kopfschmerzen und des Fiebers tritt wenig später ein Hautausschlag auf, den ein konsultierter Hausarzt als petechiale Hauteinblutungen im Sinne eines Waterhouse-Friderichsen-Syndroms erkennen könnte. Dieses Syndrom ist ein typisches Zeichen der Meningitis. Eine zusätzlich auftretende Nackensteifigkeit lässt den Verdacht zur Gewissheit werden.
- Eine endgültige Diagnose erfolgt durch eine Rückenmarkspunktion. Hier werden die Erreger (Meningokokken) nachgewiesen und das erforderliche Antibiotikum, Ceftriaxon (Rocephin®), ausgetestet.

Enge Kontaktpersonen (Haushaltsmitglieder, Kontaktpersonen zu oropharyngealen Sekreten der Indexperson, Kontaktpersonen in Kindereinrichtungen mit Kindern unter sechs Jahren, enge Kontaktpersonen in Gemeinschaftseinrichtungen mit haushaltsähnlichem Charakter) sollten bis zu zehn Tage nach dem letzten Kontakt mit der Indexperson eine antibiotische Prophylaxe erhalten. Die Eradikationsrate, also die Rate der Keimeliminierung, beträgt hierbei je nach Sensibilität bis zu 97%. Als mögliche antibiotische Substanzen kommen in Frage:

- Rifampicin (Rifa®), jeweils in zwei Einzeldosen für zwei Tage
  - Neugeborene: 10 mg/kg KG/Tag
  - Kinder: 20 mg/kg KG/Tag
  - Personen über 30 kg KG: 600 mg/Tag
- Ceftriaxon (Rocephin®)
  - bis 12 Jahre: 125 mg einmalig i.m.
  - über 12 Jahre: 250 mg einmalig i.m.
- Ciprofloxacin (Ciprobay®):
  - ab 18 Jahre: 500 mg einmalig p.o.

▶ Pertussis (Keuchhusten)

Generell gilt auch hier, dass in erster Linie die Komplettierung eines unvollständigen Impfschutzes erreicht werden sollte. Bei Kontaktpersonen ohne Impfschutz ist ansonsten unter Umständen eine antibiotische Therapie mit Erythromycin (Erythrocin®) als Prophylaxe zu empfehlen.

▶ Varizellen (Windpocken/Herpes zoster = Varicella-Zoster-Virus, VZV)

Nicht geimpfte Personen mit negativer Anamnese und positivem Expositionskontakt (d.h. Face-to-face-Kontakt oder ungeschützter Aufenthalt von über einer Stunde mit der Indexperson im gleichen Raum oder Haushaltskon-

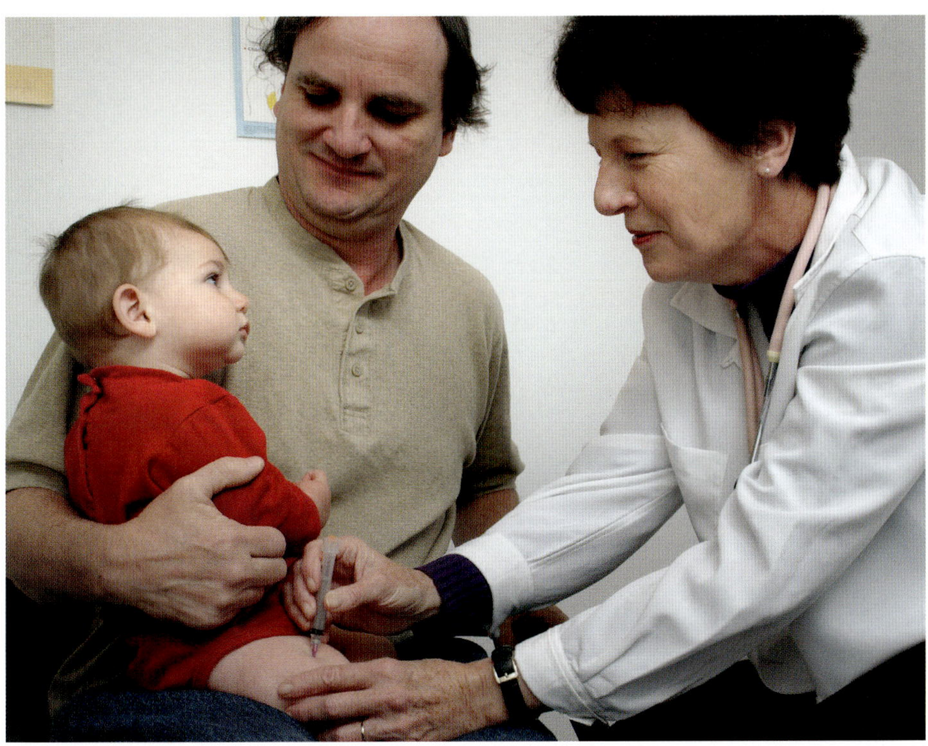

Abb. 7 ▶ Kleinkinder benötigen einen möglichst umfassenden Impfschutz (Foto: CDC). Die Profifrage: Was fällt Ihnen aus der Sicht der Hygiene auf? Antwort: die Armbanduhr, die Ringe und die langen Ärmel.

takt) sollten innerhalb von fünf Tagen nach Exposition oder innerhalb von drei Tagen nach Beginn des Exanthems geimpft werden.

Eine passive Immunisierung mit Varizella-Zoster-Immunglobulin wird innerhalb von 36 Stunden nach Expositionskontakt für Personen mit erhöhtem Risiko für Varizellen-Komplikationen empfohlen (nicht geimpfte Personen mit Immundefekten, Neugeborene, deren Mütter fünf Tage vor bis drei Tage nach der Entbindung an Varizellen erkrankt sind).

MERKE

Ein ausreichender Impfschutz (s. Tab. 1) stellt bei den meisten hier besprochenen Infektionskrankheiten den besten Schutz dar. Bei unzureichendem Impfschutz oder bei Infektionen ohne Impfmöglichkeit sollte soweit wie (und sobald als) möglich eine spezielle Postexpositionsprophylaxe erfolgen.

Die jeweils aktuellen Empfehlungen kann der Betriebsarzt geben.

Tab. 1 ▶ Empfohlene Immunitäten im RD (ab 18. Lebensjahr)

Infektions-krankheit	**Impfung empfohlen für**			
	Gesamte Bevölkerung	Risikogruppen bzw. bei gesonderter Exposition (Reise, Endemiegebiete usw.)	med. Personal/RD	med. Personal/RD mit bes. Aufgaben
Tetanus	x	x	x	x[1]
Diphtherie	x	x	x	x[1]
Pertussis	x	x	x	x[1]
Poliomyelitis	x	x	x	x[2]
Hepatitis A		x		x
Hepatitis B		x	x	x
Hib	x	x	x	x
Pneumokokken		x		x
FSME		x	x	x
Masern	x	x	x	x[2]
Meningokokken		x		x
Mumps	x	x	x	x
Röteln	x	x	x	x
Windpocken	x	x	x	x
Grippe/Influenza		x	x	x[3]
Humane Papillomviren (HPV)	x	x	x	x
Cholera		x		
Gelbfieber		x		x
Tollwut		x		
Typhus		x		

[1] Auffrischungsimpfung alle 10 Jahre
[2] nachzuholende Grundimmunisierung bei fehlender Impfung oder unklarem Impfstatus
[3] jährlich

Literatur und Quellen:

1 In der DDR waren beispielsweise bis zum 18. Geburtstag bis zu 17 Pflichtimpfungen vorgesehen, u.a. gegen Diphtherie, Keuchhusten, Poliomyelitis („Kinderlähmung"), Tetanus, Masern. Diese wurden nach festem Plan von Reihenfolge und Altersstufen vorgenommen (häufig direkt in den Betreuungseinrichtungen), im Impfausweis dokumentiert und von sog. Dauerimpfstellen geprüft, vgl. Klein S, Schöneberg I, Krause G (2012) Vom Zwang zur Pockenschutzimpfung zum Nationalen Impfplan. Die Entwicklung des Impfwesens vom Deutschen Kaiserreich bis heute. In: Bundesgesundheitsblatt 55: 1512-1523. DOI 10.1007/s00103-012-1539-7, unter: http://edoc.rki.de/oa/articles/rezdaJCRKKbw/PDF/200xo3Lu4m8iA.pdf.

2 Siehe den Impfkalender unter: http://www.rki.de/DE/Content/Kommissionen/STIKO/Empfehlungen/Impfempfehlungen_node.html.

3 § 6 IfSG Meldepflichtige Krankheiten, unter: https://www.gesetze-im-internet.de/ifsg/__6.html.

4 Der entsprechende Meldebogen für das Paul-Ehrlich-Institut findet sich unter: http://www.pei.de/SharedDocs/Downloads/vigilanz/pharmakovigilanz/ifsg-meldebogen-verdacht-impfkomplikation.pdf?__blob=publicationFile&v=1.

5 Vgl. http://www.pei.de/DE/home/de-node.html.

6 Vgl. http://www.rki.de/DE/Content/Infekt/Impfen/ImpfungenAZ/ImpfungenAZ_node.html.

7 Vgl. Informationen unter https://www.crm.de/ oder http://www.fit-for-travel.de/startseite.thtml.

8 Biologische Arbeitsstoffe im Gesundheitswesen und in der Wohlfahrtspflege (TRBA 250), unter: http://www.baua.de/de/Themen-von-A-Z/Biologische-Arbeitsstoffe/TRBA/TRBA-250.html.

9 § 6 ArbMedVV Pflichten des Arztes oder der Ärztin, unter: http://www.gesetze-im-internet.de/arbmedvv/__6.html.

10 Diese werden vom RKI aufgrund der gemeldeten Fallzahlen ermittelt: http://www.rki.de/DE/Content/InfAZ/F/FSME/Karte_FSME.pdf?__blob=publicationFile.

11 Vgl. http://www.rki.de/DE/Content/Infekt/EpidBull/Merkblaetter/Ratgeber_Tollwut.html.

12 Bacillus Calmette-Guérin, von Albert Calmette und Camille Guérin herabgezüchtetes Bakterium, das als Lebendimpfstoff verwendet wird.

13 Einige Ältere hatten in der Zeit während und nach dem 2. Weltkrieg Tuberkulose, die zunächst geheilt erschien, aber jetzt mit dem Alter und zunehmendem Verlust der Immunlage reaktiviert wurde.

14 Siehe unter: http://www.crm.de/.

15 Siehe unter: http://www.rki.de/DE/Content/InfAZ/InfAZ_marginal_node.html?cms_lv2=3544250&cms_box=1.

16 Als Indexpatient (Patient Null) wird die Person bezeichnet, von der die Ausbreitung einer Infektionskrankheit ihren (möglichen) Ausgang genommen hat.

17 HBs-Antigen ist das Hepatitis-B-Surface-Antigen, also das Hüllprotein des HB-Virus.

18 Der Nachweis der Erbsubstanz des Hepatitis-C-Virus.

19 Unter: http://www.infektio.de/.

20 Die Inzidenz ist zwar rückläufig, jedoch treten pro Jahr mehrere Hundert Fälle in Deutschland auf. Genaue Fallzahlen sind nachzulesen in: RKI (2015) Infektionsepidemiologisches Jahrbuch meldepflichtiger Krankheiten für 2014. Berlin, hier S. 161-166.

9 Damit nichts passiert: Infektionsprävention

Einschlägige Veröffentlichungen, wie die Leitlinie „Hygienemaßnahmen beim Krankentransport“[1] der Arbeitsgemeinschaft der Wissenschaftlichen Medizinischen Fachgesellschaften e.V. (AWMF)[2], aber auch andere Veröffentlichungen sprechen immer noch vom „Infektionstransport“. Auch die alte RKI-Richtlinie von 1989[3] sprach in Ziffer 4.5.3 von „Anforderungen an den Krankentransport einschließlich Rettungstransport in Krankenkraftwagen“. Dabei wird übersehen, dass dieser Terminus so nicht sachgerecht ist. Erst in neueren Veröffentlichungen tritt der *Rettungsdienst* langsam in den Vordergrund.[4] Wer einigermaßen Erfahrung im Metier des Rettungsdienstes hat, wird nämlich einsehen, dass die infektionsrelevanten Kontakte gerade nicht beim Kranken*transport,* sondern bei der Patienten*versorgung* stattfinden und dass damit die abschließende Flächendesinfektion nur eine Maßnahme der Prophylaxe ist. Sie ist unverzichtbar, um die nosokomiale Übertragung auf nachfolgende Patienten zu verhindern.

9.1 „Wer nicht fragt, bleibt dumm!“ – Informationsweitergabe

Die oben zitierte Leitlinie der AWMF erwähnt zunächst die Verpflichtung, dem Rettungsdienstpersonal die erforderlichen Informationen zu geben, und unterscheidet die Risikokategorien A-D:

Transportübernahme

Erkrankungen mit erhöhtem Infektionsrisiko sind dem Krankentransportpersonal bzw. Rettungsdienst vor dem Transport mitzuteilen. Die notwendigen Hygiene- und Vorsichtsmaßnahmen ergeben sich aus der Einteilung der Patienten in Kategorien:

Kategorie A:
Patienten, bei denen kein Anhalt für das Vorliegen einer Infektionserkrankung besteht.

Kategorie B:
Patienten, bei denen zwar eine Infektion besteht und diagnostiziert wurde, diese jedoch nicht durch beim Transport übliche Kontakte übertragen werden kann. Darunter fallen auch Tuberkulose exkl. offene Lungen-TB, Virushepatitis bei Patienten ohne offene und blutende Wunden und HIV-Infektion ohne klinische Zeichen eines Vollbildes AIDS

Kategorie C-1:
Patienten, bei denen die Diagnose gesichert ist oder der begründete Verdacht besteht, dass sie an einer kontagiösen Infektionskrankheit leiden wie z.B. an offener Lungen-Tuberkulose, Meningokokken-Meningitis, Diphtherie, Milzbrand, Windpocken, generalisiertem Zoster, Cholera, Typhus, Tollwut, sowie Patienten mit Infektionen oder bekannter Kolonisation durch multiresistente Erreger, bei denen die Gefahr einer Weiterverbreitung besteht wie z.B. MRSA

Kategorie C-2:
Patienten, bei denen auch nur der begründete Verdacht auf eine Infektionskrankheit mit besonders gefährlichen Erregern besteht, wie z.B.:

hämorrhagisches Fieber (Lassa, Ebola), Pocken, Pest, Lungenmilzbrand, SARS.

Kategorie D:
Patienten, die in besonderem Maße infektionsgefährdet sind durch:
z.B.: ausgedehnte Verbrennungen, Immunsuppression [z.B. manifeste AIDS-Erkrankung, Leukopenie (< 500 Neutrophile), Agranulocytose]

Die Informationsweitergabe ist sicher der größte Schwachpunkt in der Kette, obwohl eindeutige gesetzliche oder Ordnungsvorschriften sich analog äußern. So gibt das BayRDG in Art. 40 (3) die Verpflichtung zur Informationsweitergabe an:[5]

„Die Besteller rettungsdienstlicher Leistungen sind verpflichtet, der Integrierten Leitstelle oder dem Unternehmer bei der Bestellung das Vorliegen oder den Verdacht einer Infektionskrankheit oder einer Besiedelung mit multiresistenten Erregern sowie Informationen über Maßnahmen, die zu deren Verhütung und Bekämpfung erforderlich sind, mitzuteilen. Der Unternehmer des Transports ist verpflichtet, diese Informationen an die Einrichtung weiterzugeben, an die er den Patienten übergibt."

Die Bayerische MedHygV[6] äußert sich in Bezug auf nosokomiale Infektionen und resistente Erreger in § 13 ebenso, andere Länderverordnungen[7] äußern sich ähnlich.

In welcher Form diese Informationsweitergabe geschieht, ist nicht einheitlich. Die Landesarbeitsgemeinschaft Multiresistente Erreger (LARE) beim Bayerisches Landesamt für Gesundheit und Lebensmittelsicherheit (LGL)[8] hat einen Informationsweitergabebogen[9] für Multiresistenzen unter der Bezeichnung „Sektorenübergreifender Informationsaustausch für Infektionstransportkategorie C" veröffentlicht, der allerdings mit Diagnosen und Lokalisation der Kolonisation für den Rettungsdienst recht sparsam umgeht. Die Begründung ist wieder einmal die oft kolportierte Meinung, dass es sich beim Rettungsdienst eben nicht um eine medizinische Einrichtung, sondern um eine reine Transportaufgabe handele. Vielleicht tröstet es die Rettungsdienste etwas, dass auch die Pflegeeinrichtungen mit einer ähnlichen Begründung nur unzureichend informiert werden. Zu seiner Berechtigung sei gesagt, dass es sich bei den Multiresistenzen in den seltensten Fällen um Infektionen, meist um eine Kolonisation unter Antibiotikadruck, handelt.

Andere Bundesländer gehen mit der Information offener um. Vorbildlich ist der Informationsbogen aus Rheinland-Pfalz[10], der sehr umfassend informiert und als Teil der Transportdokumentation archiviert wird. Überhaupt hält dieses Bundesland eine Fülle von Informationen für die Rettungsdiensthygiene bereit.[11] Dabei ist besonders herauszuheben, dass hier die meisten der im Rettungsdienst beteiligten Organisationen mitwirken und damit eine weitgehende Einheitlichkeit hergestellt wird. Davon sind andere Bundesländer noch meilenweit entfernt.

Die Informationsweitergabe an den Rettungsdienst ist, um ehrlich zu sein, immer noch verbesserungswürdig. Auch heute noch hören wir „das geht doch den Sani nichts an". Bedauerliche Arroganz!

Übergabeprotokoll Infektionstransport

Die den Transport des **Patienten** veranlassende Einrichtung bestätigt dessen folgenden **Infektionsstatus**, aus dem sich die auf der Rückseite dargestellten Schutz- und Hygienemaßnahmen für das Transportpersonal ergeben:

Name:
Vornarne:
Geb.-Datum:

Transportziel:
☐ **informiert wurde**__________ ☐ **nicht informiert**

Transportdatum: **Fahrzeug:**
Transportnummer:

☐	☐ Hepatitis B ☐ Hepatitis C ☐ Tuberkulose, geschl. ☐ Legionellose ☐ HIV
☐	☐ Hepatitis A ☐ Salmonellose ☐ Pfeiffersches Drüsenfieber ☐ ESBL - Infektion ☐ VRE - Infektion
☐	☐ MRSA – Infektion/ Kolonisation ☐ nicht aerogen übertragbar ☐ aerogen übertragbar
☐	☐ Diphterie ☐ Pertussis ☐ Scharlach ☐ Tuberkulose, offen ☐ Meningitis: **Bei gesicherter Diagnose Information der Leitstelle** ☐ Clostridium difficile – Infektion ☐ Pneumokokken – Infektion ☐ Herpes Zoster ☐ Influenza ☐ Masern ☐ Noro-Virus - Infektion ☐ Rota-Virus – Inf. ☐ unklarer Durchfall ☐ unklare Hautausschläge mit Fieber
☐	☐ sonst. Infektionserkrankung: __________
☐	☐ Es besteht kein Verdacht auf eine Infektionserkrankung. Die Transportdurchführung kann abgelehnt werden, wenn diese Bestätigung auf Verlangen nicht erfolgt.

Datum: **Name/Funktion:** **Station:** **Unterschrift:**

Das Original dieses Protokolls ist Bestandteil der Transportdokumentation und mit dem DIVI-Protokoll zu archivieren. Datenschutz beachten! Start- und Zieleinrichtung bitte bei Bedarf Kopie anfertigen.

RheinlandPfalz ALRD ASB Deutsches Rotes Kreuz DIE JOHANNITER Malteser …weil Nähe zählt. **Stand: 14.12.2011**

Abb. 1 ▶ Übergabebogen in Rheinland-Pfalz (Quelle: www.rettungsdienst-rlp.de)

9.2 Schutzmaßnahmen im Einzelnen

Um mit Infektionen gezielt umgehen zu können, wurden verschiedene diagnosebezogene Informationstabellen der zu treffenden Hygienemaßnahmen veröffentlicht. Als Beispiel können die der LARE Bayern[12, 13], aber auch die Datei aus Rheinland-Pfalz[14] dienen. Im Rettungsdienst liegt aber nur in wenigen Fällen, meist nur im Sekundäreinsatz (Interhospitaltransfer), eine exakte Diagnose vor. Im Primäreinsatz ist der Rettungsdienst gefordert, aus der Symptomatik und der Anamnese eine Verdachtsdiagnose herzustellen.

Die ASB-Schulen Bayern führen auf ihrer Seite eine Tabelle der symptombezogenen Hygienemaßnahmen bei Verdacht auf Infektion bzw. Kolonisation (s. Tab. 1).[15]

Die meisten *Infektionseinsätze* betreffen wohl die in der Kategorisierung der AWMF als Gruppe *B* bezeichneten Krankheiten, bei denen die potenziellen Übertragungswege durch die üblichen Hygienemaßnahmen ausreichend beherrschbar sind.

Für den Transport von Patienten mit multiresistenten Erregern gibt es besondere Hinweise, dazu haben Kerwat und Wulff (Marburg) einen Artikel veröffentlicht.[16]

TAB. 1 ▶ Symptombezogene Schutzmaßnahmen im Rettungsdienst

Symptomatik	Verdachtsdiagnose/ Transmissionsweg	Schutzmaßnahmen
Blutung	**Verletzung** hämatogen	Händedesinfektion, Schutzhandschuhe
Durchfall	**Enteritis** fäkal-oral	Händedesinfektion, Schutzhandschuhe
Brechdurchfall, besonders: plötzlich auftretend	**Norovirenenteritis** fäkal-oral/ Aerosol	Händedesinfektion, Schutzhandschuhe, MNS*, Schutzkittel
Erbrechen	**Intoxikation** Aerosol	Händedesinfektion, Schutzhandschuhe, MNS*
Blutige Expektoration (Bronchialschleim)	**Lungentuberkulose** Aerosol	Händedesinfektion, Schutzhandschuhe, Atemschutz FFP 2**, Schutzkittel
Fieber	**unklarer Infekt** Aerosol mögl.	Händedesinfektion, Schutzhandschuhe, MNS
Fieber/Kopfschmerz/ Nackensteifigkeit	**Meningitis** Aerosol mögl.	Händedesinfektion, Schutzhandschuhe, MNS, Schutzkittel
(vermutete) Kolonisation	**Multiresistenz** Aerosol mögl.	Händedesinfektion, Schutzhandschuhe, MNS, Schutzkittel
Schleimhautblutung/ Tropenaufenthalt	**Hämorrhagisches Fieber** Weitgehend unerforscht!	Händedesinfektion, Schutzhandschuhe, Atemschutz FFP 3, Vollschutzanzug

*MNS: Mund-Nasen-Schutz · **FFP: Filtering Face Piece (partikelfiltrierende Halbmaske)
Darstellung der Piktogramme mit freundlicher Genehmigung der BODE Chemie GmbH – einem Unternehmen der HARTMANN GRUPPE.

9.2.1 Schutzmaßnahmen bei Infektionsmöglichkeit über Aerosole

Aerosolgetragene Übertragung, die in manchen Quellen in Abhängigkeit von der Tröpfchengröße auch als aerogen bezeichnet wird, beschreibt eine Übertragung, bei der die Erreger in Tröpfchen über die Luft transportiert werden. Das kommt meist bei Atemwegserkrankungen vor, wenn erregerhaltiges Sekret expektoriert wird. Eine Ausnahme gibt es bei Brechdurchfällen durch Noroviren. Also sind alle Patienten infektionsverdächtig, die stark expektorieren oder die anamnestisch einen plötzlich auftretenden Brechdurchfall angeben. Bei Kindern muss auch bei Windpocken (Varizella) an eine mögliche aerogene Übertragung gedacht werden.

Eine aerogene Übertragung wird auch bei der Meningokokken-Meningitis beschrieben, auch wenn neuere Veröffentlichungen des RKI[17] hier großzügiger geworden sind und einen engen Kontakt mit oropharyngealen Sekreten postulieren.

Der sicherste Schutz ist hier ein Mund-Nasen-Schutz (MNS) für den Patienten. Ein Atemschutz (FFP 1-3[18]) wäre noch sicherer, bietet aber meist so viel Atemwiderstand, dass er von einem ohnehin atemdepressiven Patienten nicht toleriert wird. Ein Schutz für den Patienten erlaubt zusätzlich, dass bei der anschließenden Aufbereitung die durch Aerosole kontaminierbaren Flächen des Rettungsmittels nicht desinfizierend gereinigt werden müssen.

Wann und für welche Tätigkeit am Influenzapatienten welche Schutzklasse nötig ist, hat der Ausschuss für Biologische Arbeitsstoffe (ABAS) am Bundesamt für Arbeitsschutz und Arbeitssicherheit (BAuA)[19] im Zusammenhang mit seinen Empfehlungen zur Influenza in seinem Beschluss 609[20] aus dem Jahr 2012 definiert. Für hochinfektiöse aerogen übertragbare Erkrankungen lassen sich diese ebenfalls anwenden.

Bei ansteckungsfähigen Lungentuberkulosen wird grundsätzlich die FFP-2-Maske empfohlen, die FFP 3 nur bei den hämorrhagischen Fiebern. Die jeweilige Filterklasse ist auf die Maske aufgedruckt; manche besitzen auch farbcodierte Bänder. Allerdings stimmen die Farben nicht bei allen Herstellern überein. Das Aufsetzen und das Herstellen des Dichtsitzes der Maske müssen – ebenso wie das Abnehmen – geübt werden (s. Abb. 2–6 und 8).[21] Das gilt insbesondere bei den Atemschutzmasken (FFP 1-3), bei denen jede Leckage ein potenzielles Risiko darstellt.

Masken mit Ausatemventil machen lange Tragezeiten erträglicher, sind aber natürlich für Patienten ungeeignet. Mitarbeiter, die unter diesen Atemschutzmasken – nicht unter MNS – arbeiten, erhalten eine betriebsärztliche Betreuung wie Feuerwehrangehörige unter umluftunabhängigem Atemschutz. Der Betriebsarzt hat hier die Betreuung nach den hierfür vorgesehenen Mindestanforderungen durchzuführen.[22] Er kann medizinisch begründet auch davon abweichen. Um das beurteilen zu können, muss er die entsprechende Ausbildung als Arbeitsmediziner haben.

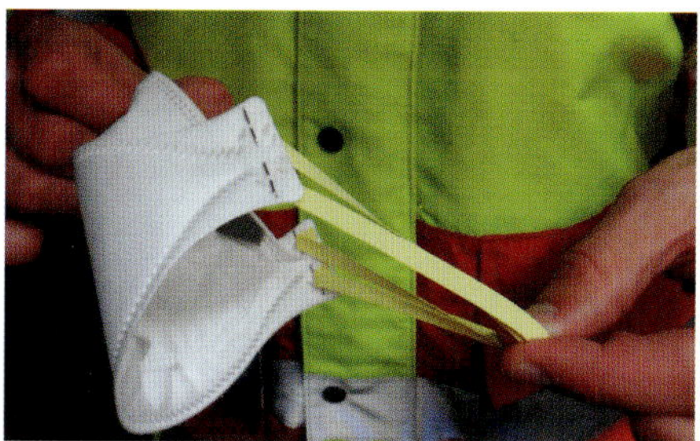

Abb. 2 ▶ Die Maske, hier FFP 2 (erkennbar an gelben Bändern), wird vor dem Aufsetzen entfaltet und vorgeformt.

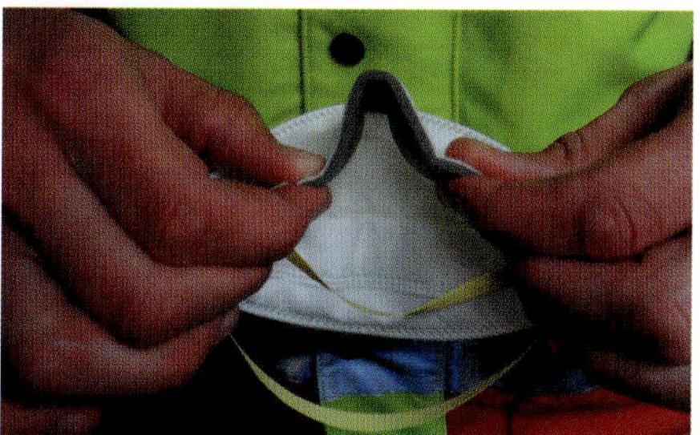

Abb. 3 ▶ Dabei wird die Nasenpartie besonders sorgfältig modelliert.

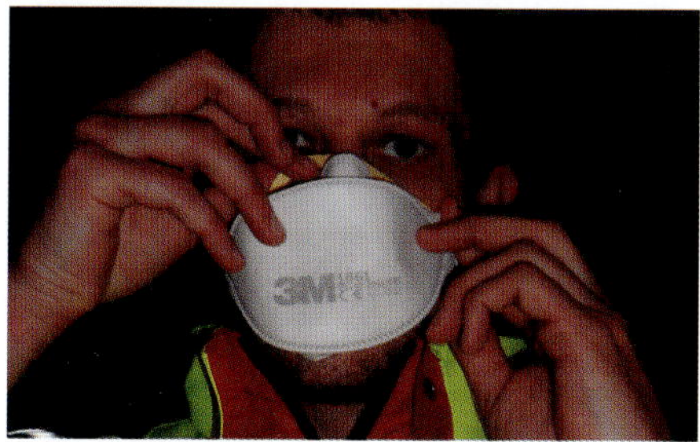

Abb. 4 ▶ Jetzt kann die Maske aufgesetzt werden.

Das Risiko für Anwendungsfehler besteht weniger beim Aufsetzen, sondern vielmehr beim Abnehmen von Schutzausrüstung. Hier muss darauf geachtet werden, dass sich der Träger nicht selbst kontaminiert. Eine Anleitung findet sich bei MRSA-Net[23] (dort einschließlich des Schutzkittels), für weitergehende Schutzausrüstung beim

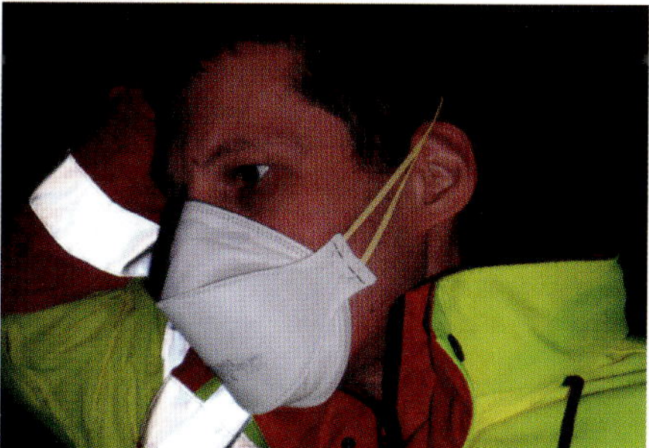

Abb. 5 ▶ Die Bänder werden so angelegt, dass sie den Träger nicht irritieren, damit sie nicht später mit den kontaminierten Handschuhen (!) korrigiert werden müssen.

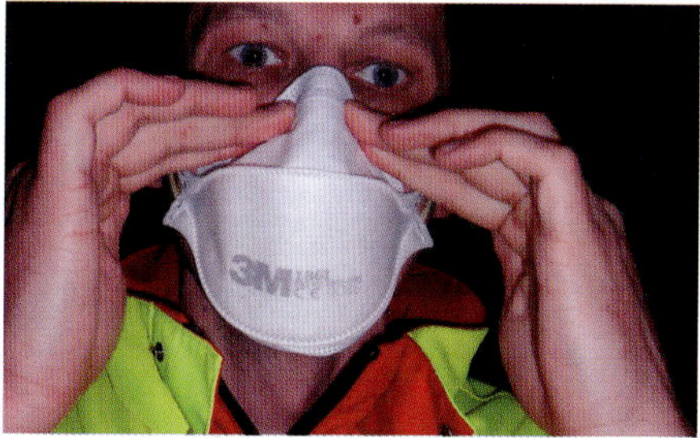

Abb. 6 ▶ Jetzt wird abschließend der Dichtsitz an der Nase nachmodelliert. Dabei wird durch Ein- und Ausatmen überprüft, dass keine Luft neben der Maske eintreten kann. Wenn eine Maske mit Ausatemventil verwendet wird, muss dabei das Ventil mit der Hand zugehalten werden.

RKI (dort einschließlich der Virenschutzanzüge).[24]

MERKE

Besonderen Stellenwert hat das Ausziehen von Schutzausrüstung ohne Kontaminationsverschleppung.

Besonderes Augenmerk muss auf das kontaminationsfreie Ausziehen der Handschuhe gerichtet werden: Gerade bei den Schutzhandschuhen, die ja nicht steril sind – und damit eben nicht den Schutz des Patienten gewährleisten –, sondern uns vor potenziell pathogenen Einflüssen schützen, hat das große Bedeutung. Ich muss darauf achten, weder mich selbst noch die Umgebung zu kontaminieren (vgl. Kap. 7.2.5).

Das Ablegen der Infektionsschutzkleidung geschieht, wie in den Abbildungen 7 bis 11 dargestellt.

Eine weitergehende Schutzausrüstung (Kittel, Handschuhe) ist zu erwägen, wenn ausgeprägt expektoriert wird oder ein enger Kontakt bei der Versorgung entsteht. Ein Haarschutz ist nur in ganz wenigen Ausnahmefällen angezeigt. Haare werden nur bei beson-

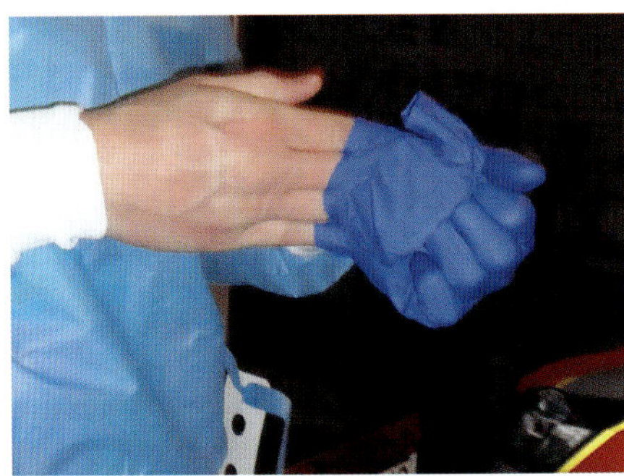

Abb. 7 ▶ Ablegen der Handschuhe

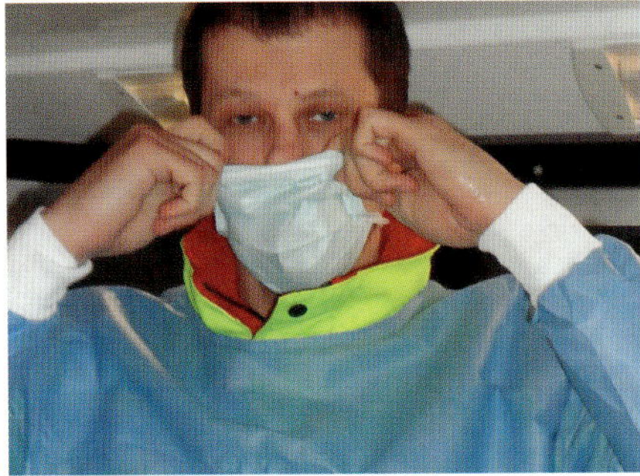

Abb. 8 ▶ Ablegen und Abwerfen des Mund-Nasen-Schutzes oder der Atemschutzmaske. Idealerweise werden dabei nur die Haltebänder berührt.

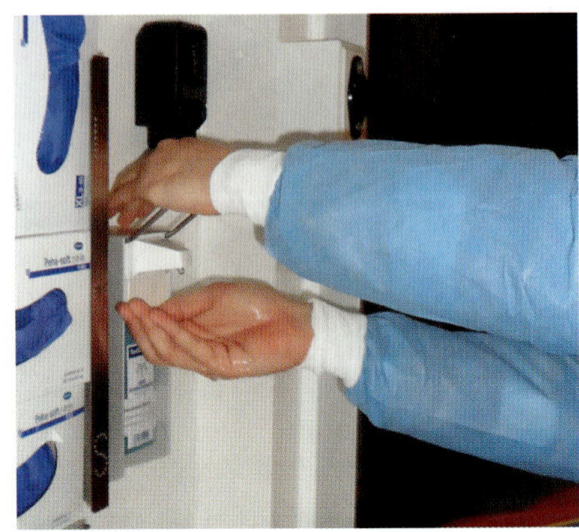

Abb. 9 ▶ Zwischendesinfektion der Hände

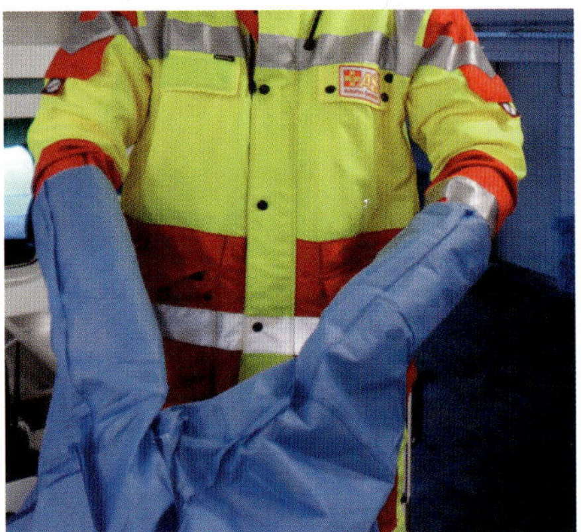

Abb. 10 ▶ Den Kittel mit „kontaminierter Außenseite nach innen“ ausziehen, so zusammenrollen und abwerfen.

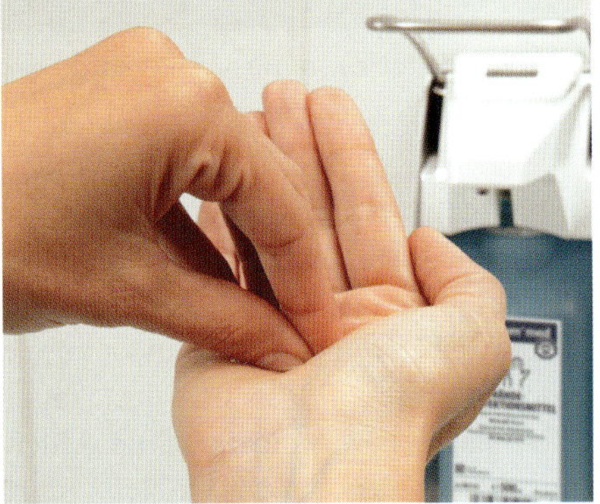

Abb. 11 ▶ Abschlussdesinfektion der Hände (Foto: Hartmann.

ders starker Expektoration kontaminiert. Schließlich dient auch der Haarschutz, der bei Operationen getragen wird, nicht der Infektionsprävention, sondern soll verhindern, dass Haare ins Operationsfeld fallen.

Die Verwendung von Schuhüberzügen wird sehr kontrovers diskutiert. Es ist sicher richtig, dass der Fußboden durch die Sedimentierung des Expektorats kontaminiert wird und theoretisch auch eine Weiterverbreitung durch Schuhe denkbar ist. Andererseits stellen diese Überzüge einen trügerischen Schutz dar: Sie zerreißen sehr schnell und sind dann sinnlos. Sie sind auch als Unfallrisiko nicht zu unterschätzen. Wer sie einmal auf einem frisch gereinigten Krankenhausfußboden getragen hat, wird zustimmen, dass er mit dieser Nummer auch bei Holiday on Ice auftreten kann.

9.2.2 Schutzmaßnahmen bei hämatogener Infektionsmöglichkeit

Die hämatogene (blutgetragene) Übertragung betrifft in erster Linie die Infektionen Hepatitis B, C und die Immunschwächekrankheit HIV. Deren Immun- und Postexpositionsprophylaxe sind bereits beschrieben (s. Kap. 8).

Im Gegensatz zu den aerogenen Übertragungen gibt es hier keine Symptomatik, die auf das Risiko schließen lässt. Umso wichtiger sind die konsequente Benutzung von Handschuhen und die Händedesinfektion bei Blutkontakt. Dazu gehört auch, die Handschuhe zu wechseln, wenn eine Kontamination stattgefunden hat, um eine Verschleppung zu vermeiden. Eine Kontaktinfektion ohne Blutkontakt ist nicht möglich. Damit erübrigen sich weitere Maßnahmen.

MERKE

Blutkontaminierte Handschuhe sind sofort zu wechseln.

9.2.3 Schutzmaßnahmen bei fäkal-oraler Infektionsmöglichkeit

Schon der Name *fäkal-orale Übertragung* beschreibt, dass es hier nur einen einzigen Weg gibt: Infektiöses Material wird mit dem Stuhl ausgeschieden und muss über den Mund aufgenommen werden. Früher wurde dieser Infektionsweg auch als „Schmierinfektion" bezeichnet. Folgendes Szenario ist denkbar: Der Rettungsassistent hat die Patientin mit einer Durchfallerkrankung auf seine Transportliege umgelagert und nimmt nun, ohne die Handschuhe auszuziehen, die Schreibutensilien zur Hand, um die Dokumentation auszufüllen. Jetzt werden Stift und Block kontaminiert; die Infektion wird weitergetragen. Irgendwann werden dann Stift oder Finger unwillkürlich zum Mund geführt.

MERKE

Daraus ergibt sich die Folgerung: Alle Maßnahmen der Händehygiene schützen vor der fäkal-oralen Infektion.

Eine Schutzkleidung ist dann nötig, wenn enger Kontakt wie beim Umlagern vorkommt. Der Mund-Nasen-Schutz ist überflüssig, mit Ausnahme der besonderen Situation des plötzlich aufgetretenen Brechdurchfalls. Eine solche Anamnese muss immer an die Norovirusinfektion denken lassen, die auch über Hust- und Erbrechensaerosole übertragbar ist.

Die Flächenhygiene betrifft stuhlkontaminierte Flächen und benutzte Gegenstände und Schalter.

9.2.4 Weitere Maßnahmen

Andere Infektionswege spielen im Rettungsdienst eine untergeordnete Rolle, diese Infektionen sind jedenfalls durch die hier bestehenden Kontakte nicht zu übertragen. Insbesondere stellen Infektionen, die nur durch Insektenstiche übertragen werden (Malaria, Dengue-Fieber etc.) in Mitteleuropa derzeit kein Infektionsrisiko dar.

In manchen Hygieneplänen wird immer noch vorgegeben, dass „nicht benötigte Gegenstände" auszuladen oder die Fugen von Schubladen und Fächern mit Klebestreifen abzuschließen seien. Beides ist kontraproduktiv. Geschlossen gelagerte Ausrüstung ist von der Infektion nicht betroffen, für den Fall einer Komplikation muss sie aber zugänglich bleiben. Eine vorübergehende Lagerung im Fahrerraum stellt ein Unfallrisiko dar.

Nach dem Einsatz erfolgt eine *gezielte* desinfizierende Reinigung der kontaminierten Flächen und Gegenstände. Das bedeutet vor allem die Desinfektion der Kontaktflächen und -gegenstände. Horizontale Flächen sind betroffen, wenn Expektorate dort sedimentiert sein können; vertikale nur bei sichtbarer Kontamination. Ob eine Fußboden*desinfektion* erforderlich ist oder eine Reinigung ausreicht, muss davon abhängig gemacht werden, ob sich dort infektiöse Stäube oder Aerosole abgelagert haben.

MERKE

Es kann nicht sein, dass wir nach dem „Infektionseinsatz" alles oder viel zu viel machen; nach einem „Normaleinsatz" wenig oder nichts. Unsere Hygienemaßnahmen müssen immer so sicher sein, dass nosokomiale Infektionen möglichst unterbunden werden.

9.2.5 Vorgehen bei hochkontagiösen Infektionen sowie immunsupprimierten Patienten

Hochkontagiöse – meist importierte virale – Infektionen (hämorrhagische Fieber) gehören nicht zum alltäglichen Rettungsdienstgeschehen.[25] Hier sind die Kompetenz- und Behandlungszentren zuständig, die besonders dafür trainierte Einheiten haben.[26] Sie bieten auch spezielle Lehrgänge dazu an. Die Kontakte werden über die Gesundheitsämter hergestellt. Diese haben hierfür einen Notfalldienstplan, der bei den Einsatzzentralen der Polizei hinterlegt ist.

Ein Flussschema zum Vorgehen am Beispiel von Ebola ist beim Robert Koch-Institut abrufbar.[27] Weitere Hinweise zur Schutzkleidung sind ebenfalls beim RKI zu finden.[28] Selbstverständlich wird der gesamte Einsatz unter der von den Kompetenzzentren gesondert festgelegten Schutzausrüstung durchgeführt und darf auch nicht, außer bei absolut vitaler Indikation, unterbrochen werden, ohne dass die Gesundheitsbehörden darüber informiert werden.

Die Nachbereitung muss ebenfalls unter Schutzausrüstung erfolgen. Bei hochinfektiösen Fällen werden die Desinfektionsmittel und -methoden der RKI-Liste[29] nach § 18 IfSG[30] angewendet. Die Einwirkzeiten werden eingehalten, erst danach kann das Einsatzmittel bei der Leitstelle als einsatzbereit gemeldet werden. Weitergehende Informationen finden sich ebenfalls beim RKI.[31]

Patienten mit ausgeprägten Immundefekten (das betrifft Personen im AIDS-Vollbild, unter Zytostasetherapie, mit großflächigen Verbrennungen sowie nach Transplantationen) sind nicht infektiös, aber vor Infektionen zu schützen. Das bedeutet, dass auf die Vorbereitung des Einsatzes Wert gelegt wird. Hier hat der Rettungsdienst den Vorteil, dass diese Patienten aus einer medizinischen Betreuung kommen; es kann also erfragt werden, ob und ggfs. welche Schutzmaßnahmen zu treffen sind. Häufig reicht ein Mund-Nasen-Schutz für den Patienten aus, selten wird die Schutzkleidung für das Transportpersonal nötig. In jedem Fall sollte Personal, das aktuell erkrankt ist und zum Beispiel hustet oder niest, diese Patienten nicht betreuen.

MERKE

Patienten mit Immundefekten sind nicht infektiös, aber (i.d.R. mit MNS) vor Infektionen zu schützen.

9.3 Abfallentsorgung

Zur Infektionsprävention gehört auch der sachgerechte Umgang mit Abfall. Diesen regelt die Bund/Länder-Arbeitsgemeinschaft Abfall (LAGA).[32] Für den medizinischen Bereich ist deren Mitteilung 18 maßgebend.[33] Die Rechtsgrundlage dafür ist das Kreislaufwirtschaftsgesetz (KrWG).[34]

Daneben sind die Vorgaben der örtlichen Abfallsatzungen einzuhalten, die bei den Gemeinden oder Landkreisen zu erfragen sind. Sie regeln u.a., zu welchen Entsorgungsanlagen verschiedene Abfälle zu bringen sind – sog. Andienungspflicht.

Grundsätzlich sind die Abfälle des Rettungsdienstes kein Infektionsabfall. Werden sie am Ort des Anfalls in geschlossenen Säcken oder Behältern gesammelt und kommt kein Mensch danach damit in Kontakt, können sie mit dem normalen Haus- und Gewerbemüll entsorgt werden. Das betrifft auch die fest verschlossenen Kanülenabwurfbehälter, Abfälle, die mit Blut, Sekreten und Ausscheidungen kontaminiert sind, und auch solche, die von multiresistenten Patienten kommen. Diese Abfälle werden von den Entsorgungsunternehmen je nach ihrem Brennwert zur energetischen Verwertung oder zur Beseitigung verbrannt.

Echter Infektionsabfall erfüllt hingegen drei Voraussetzungen:

- Er kommt von einem Patienten mit einer Infektionskrankheit, wie sie im § 6 IfSG beschrieben ist;[35]
  - Multiresistenzen fallen nicht darunter.
- Er ist kontaminiert;
  - das bedeutet z.B., dass die Hepatitis-A-Kanüle nicht dazugehört, weil das Virus nur im sehr frischen Stadium der Erkrankung (da ist der Patient noch nicht symptomatisch) im Blut nachweisbar ist.
- Es gibt eine Übertragungsmöglichkeit;
  - das bedeutet z.B., dass die Hepatitis-B-Kanüle kein Infektionsabfall mehr ist, sobald sie im Abwurfbehälter ist und sich niemand mehr daran verletzen kann. Genauso ist die HIV-Kanüle kein Infektionsabfall mehr, sobald das Koagel eingetrocknet ist und damit die Viren zerfallen.

Echten Infektionsabfall können daher zum Beispiel mit Bronchialsekret verunreinigte Abfälle von Tuberkulose- oder Meningokokken-Meningitis-Patienten darstellen.

Infektionsabfall wird sicher verpackt.[36] Eine Infobroschüre der Stabsstelle Arbeitssicherheit und Nachhaltigkeit der Ludwig-Maximilians-Universität München (LMU) beschreibt die nötige Verpackung und den Umgang damit.[37] Der Transport zur Entsorgung ist nur dafür zugelassenen Betrieben erlaubt, die bei den örtlichen Abfallbehörden zu erfragen sind. Diese haben dafür einen Übernahmeschein zu erstellen, dessen Durchschläge den verschiedenen zuständigen Stellen zugeleitet werden.[38] Allen Abfällen werden laut Abfallverzeichnis-Verordnung (AVV)[39] europaweit sechsstellige sog. Abfallschlüsselnummern (AS) zugewiesen.

MERKE

Infektionsabfälle sind demnach „Abfälle, an deren Sammlung und Entsorgung aus infektionspräventiver Sicht besondere Anforderungen gestellt werden", und tragen die Nummer 18 01 03*. Der Transport erfolgt als Gefahrgut mit der UN 3291 „Medizinische Abfälle". Die Entsorgung erfolgt auch nur durch wenige, vom Bundesland dafür benannte Verbrennungsanlagen.

Kulante Kliniken übernehmen mit dem Patienten auch dessen Infektionsabfall, andere verweisen auf die unsichere Rechtslage und lehnen das ab. Dann hat der Rettungsdienstbetreiber die Verpflichtung, selbst einen Entsorgungsweg festzulegen und die entsprechenden Behälter vorzuhalten.

Für andere gefährliche Abfälle (erkennbar an dem Zeichen * nach der Abfallschlüsselnummer), die aber im Rettungsdienst kaum vorkommen, gelten ähnliche Regelungen.

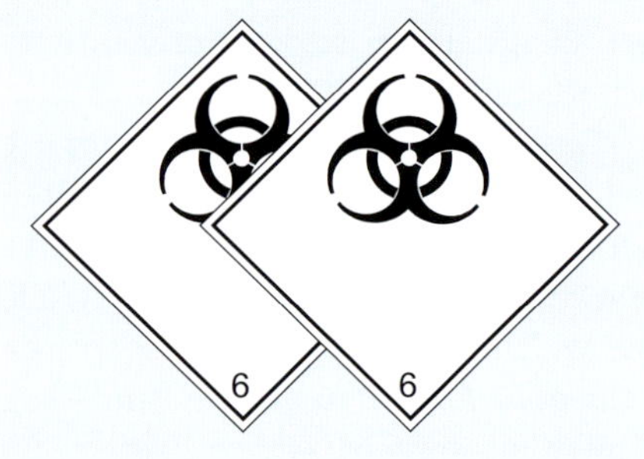

Abb. 12 ▶ Gefahrgutkennzeichnung für infektiöse Stoffe

Literatur und Quellen:

1 Arbeitskreis „Krankenhaus- & Praxishygiene" der AWMF (2014) Leitlinien zur Hygiene in Klinik und Praxis. In: HygMed 39 (3): 82-86, unter: http://www.awmf.org/uploads/tx_szleitlinien/029-029l_S1_Hygienemassnahmen_beim_Patiententransport_2014-01_01.pdf.

2 Siehe http://www.awmf.org.

3 Robert Koch-Institut (Hrsg.) (1989) Richtlinie für Krankenhaushygiene und Infektionsprävention, unter: https://www.rki.de/DE/Content/Infekt/Krankenhaushygiene/Kommission/Downloads/Altanl_Rili.pdf?__blob=publicationFile.

4 Nassauer und Mielke haben 2010 hierzu einen sehr interessanten und realistischen Artikel publiziert, dessen Abstract das RKI veröffentlicht hat: Nassauer A, Mielke M (2010) Infektionsprävention im Krankentransport und Rettungsdienst - Hinweise zur Umsetzung von Hygienestandards. In: Notfall + Rettungsmedizin 13 (6): 483-496, DOI: 10.1007/s10049-010-1347-2, Abstract unter: http://www.rki.de/SharedDocs/Publikationen/DE/2010/N/Nassauer_A.html?cms_abstrakt=true.
Der komplette Artikel ist für Abonnenten online zugänglich. Das RKI selbst bietet zur Rettungsdiensthygiene seine Beratung an: http://www.rki.de/DE/Content/Infekt/Krankenhaushygiene/ThemenAZ/K/Krankentransp_29-06-12.html?nn=2868974.

5 Art. 40 BayRDG Hygiene im Rettungsdienst und Transport von Patienten mit Infektionskrankheiten, unter: http://www.gesetze-bayern.de/Content/Document/BayRDG-40.

6 § 13 Sektorübergreifender Informationsaustausch. In: Verordnung zur Hygiene und Infektionsprävention in medizinischen Einrichtungen (MedHygV) vom 1. Dezember 2010, unter: http://www.gesetze-bayern.de/Content/Document/BayMedHygV-13.

7 Siehe die Sammlung der Vorschriften unter: http://www.orochemie.de/de/service_hygieneplan.php.

8 Siehe http://www.lgl.bayern.de/gesundheit/hygiene/lare/lare_downloads.htm.

9 Siehe unter: http://www.lgl.bayern.de/downloads/gesundheit/hygiene/doc/informationsweitergabebogen_lare.doc.

10 Zu finden unter: http://www.rettungsdienst-rlp.de/index.php/anerkannte-seminare-6h-frrp/func-startdown/217/.

11 Unter anderem Musterdesinfektionspläne, Checklisten zur Gefährdungsanalyse und das besagte Übergabeprotokoll. Siehe unter: http://www.rettungsdienst-rlp.de/index.php/anerkannte-seminare-6h-frrp/Hygiene-im-RD-RLP/.

12 Hygienemaßnahmen für das Personal bei dem Transport von Patienten mit potentiell übertragbaren Erregern (nur Kategorie B-D), unter: http://www.lgl.bayern.de/downloads/gesundheit/hygiene/doc/lare_merkblatt_tabelle_hygienemassnahmen_patiententransport.pdf, mit dem zugehörigen Begleittext unter: http://www.lgl.bayern.de/downloads/gesundheit/hygiene/doc/lare_merkblatt_begleittext_tabelle_hygienemassnahmen.pdf.

13 Hygienemanagement beim Transport von Patienten mit multiresistenten Erregern (MRE), unter: http://www.lgl.bayern.de/downloads/gesundheit/hygiene/doc/lare_merkblatt_hygienemanagement_transport.pdf.

14 Schutz- und Hygienemaßnahmen bei Infektionstransporten (Übersicht), unter: http://www.rettungsdienst-rlp.de/index.php/anerkannte-seminare-6h-frrp/func-startdown/216/.

15 Siehe unter: http://www.asb-schulen.de/files/2314/2174/2837/Anweisungskarten_Infektionsschutz.pdf.

16 Kerwat K, Wulf H (2012) Krankenhaushygiene – Transport von Patienten mit multiresistenten Erregern. In: Anästhesiol Intensivmed Notfallmed Schmerzther 47: 564-565, unter: http://www.mre-rhein-main.de/downloads/rettungsdienst/KerwatundWolf_Transport_von_Patienten_mit_MRE.pdf.

17 Vgl. die Informationen unter: http://www.rki.de/DE/Content/Infekt/EpidBull/Merkblaetter/Ratgeber_Meningokokken.html#doc2374538bodyText5.

18 Filtering face piece (partikelfiltrierende Halbmaske), diese liegen im Gegensatz zu vielen anderen MNS dicht an und es gibt sie in drei Schutzstufen, die 80%, 94% oder 99% eines Prüfaerosols zurückhalten.

19 Vgl. http://www.baua.de/de/Startseite.html.

20 Arbeitsschutz beim Auftreten einer nicht ausreichend impfpräventablen humanen Influenza, unter: http://www.baua.de/cae/servlet/contentblob/672810/publicationFile/48577/Beschluss-609.pdf.

21 Siehe das Anleitungsvideo eines Herstellern unter: https://www.youtube.com/watch?v=wwy6VLjjnGs.

22 Diese werden in den berufsgenossenschaftlichen Grundsätzen beschrieben, die Teil der DGUV-Informationen sind. Die Atemwegserkrankungen finden sich im G23/DGUV-Informationen 240-232 bis 238: https://www.bghm.de/arbeitsschuetzer/gesetze-und-vorschriften/informationen/arbeitsmedizinische-vorsorge-nach-bg-grundsaetzen/.

23 Siehe unter: http://www.mrsa-net.nl/de/personal/schutzmassnahmen/schutzkleidung/691-in-welcher-reihenfolge-muss-ich-schutzkleidung-an-und-ausziehen-beim-betreten-des-mrsa-patientenzimmers.

24 Vgl. http://www.rki.de/DE/Content/Infekt/Biosicherheit/Schutzmassnahmen/Schutzkleidung/Schutzkleidung_node.html.

25 Nähere Informationen zu Ebola und Co. im Themenheft „Seltene hochkontagiöse und lebensbedrohliche Erkrankungen" des Bundesgesundheitsblattes 58 (7) sowie in: RKI (Hrsg.) (2011) Steckbriefe seltener und importierter Infektionskrankheiten, Berlin, unter: http://www.rki.de/DE/Content/InfAZ/Steckbriefe/Steckbriefe_120606.pdf;jsessionid=846F74F5DF83865529235FACA124EC7C.2_cid363?__blob=publicationFile.

26 Diese haben sich 2014 zum „Ständigen Arbeitskreis der Kompetenz- und Behandlungszentren für hochkontagiöse und lebensbedrohliche Erkrankungen" (STAKOB) zusammengeschlossen, siehe unter: http://www.rki.de/DE/Content/Kommissionen/Stakob/Stakob_node.html.

27 Siehe unter: http://www.rki.de/DE/Content/InfAZ/E/Ebola/EbolaSchema.pdf;jsessionid=F9E5C421EB29F59C51D82EBB8958A123.2_cid363?__blob=publicationFile.

28 Siehe unter: http://www.rki.de/DE/Content/Infekt/Biosicherheit/Schutzmassnahmen/Schutzkleidung/Schutzkleidung_node.html.

29 Alle Informationen zur RKI-Liste unter: http://www.rki.de/DE/Content/Infekt/Krankenhaushygiene/Desinfektionsmittel/Desinfektionsmittellist/Desinfektionsmittelliste_node.html.

30 § 18 IfSG Behördlich angeordnete Entseuchungen, Entwesungen, Bekämpfung von Krankheitserreger übertragenden Wirbeltieren, Gebühren und Auslagen, unter: https://www.gesetze-im-internet.de/ifsg/__18.html.

31 Unter: http://www.rki.de/DE/Content/Infekt/Krankenhaushygiene/ThemenAZ/ThemenAZ_node.html.

32 Vgl. http://www.laga-online.de.

33 LAGA (2015) Vollzugshilfe zur Entsorgung von Abfällen aus Einrichtungen des Gesundheitsdienstes, unter: http://www.laga-online.de/servlet/is/23874/M%2018%20Januar%202015_Endfassung.pdf?command=downloadContent&filename=M%2018%20Januar%202015_Endfassung.pdf.

34 Gesetz zur Förderung der Kreislaufwirtschaft und Sicherung der umweltverträglichen Bewirtschaftung von Abfällen (Kreislaufwirtschaftsgesetz, KrWG) vom 24. Februar 2012 (BGBl. I S. 212), unter: https://www.gesetze-im-internet.de/krwg/BJNR021210012.html.

35 § 6 IfSG Meldepflichtige Krankheiten, unter: https://www.gesetze-im-internet.de/ifsg/__6.html.

36 Berufsgenossenschaft für Gesundheitsdienst und Wohlfahrtspflege (BGW) (2007/2012) Abfallentsorgung – Informationen zur sicheren Entsorgung von Abfällen im Gesundheitsdienst, Hamburg, unter: https://www.bgw-online.de/SharedDocs/Downloads/DE/Medientypen/bgw-themen/EP-AE_Abfallentsorgung_Download.pdf?__blob=publicationFile.

37 Stabsstelle Arbeitssicherheit und Nachhaltigkeit (AuN) (2014) Transportvorschriften für den infektiösen Abfall – UN3291, unter: http://www.sicherheitswesen.verwaltung.uni-muenchen.de/gefahrgut2/transportbiologischeproben/un3291_klinischerabfall.pdf.

38 Vgl. Sonderabfall-Management-Gesellschaft Rheinland-Pfalz GmbH (SAM) (Hrsg.) (2007) Praxisleitfaden Sonderabfall – Teil III: Abfallrechtliches Nachweisverfahren – Verbleibskontrolle, S. III-6, unter: http://www.sam-rlp.de/fileadmin/pdf/praxisleitfaden/kapitel3.pdf.

39 Verordnung über das Europäische Abfallverzeichnis (Abfallverzeichnis-Verordnung, AVV) vom 10.12.2001, unter: http://www.gesetze-im-internet.de/avv/BJNR337910001.html.

10 (Gar nicht so) Selten, aber (immer) interessant: Spezielle Erreger

Ein Mensch, der ein Krankenhaus betritt, ist inzwischen so weit konditioniert, dass er schon am Eingang nach dem Desinfektionsmittelspender sucht. Ein definitiv sinnloses Accessoire, für das aber im Kopf der Bevölkerung wohl Bedarf besteht. Die Angst vor „Krankenhauskeimen" ist inzwischen so fest verankert, dass es wenig Sinn macht, dagegen zu argumentieren. Tatsächlich könnte bestenfalls die Benutzung *nach* einem Besuch sinnvoll sein. Es wird auch vor „lifestock associated", also außerhalb des Krankenhauses erworbenen Infektionen gewarnt. Halbwissen und durch Medien vermittelte Hysterie erzeugen eine Angst, die durch nichts begründbar ist.

Andere Infektionskrankheiten sind selten, zum Teil unerforscht und lassen so selbst bei erfahrenen Fachkräften Ängste entstehen. Wieder andere sind seit Jahrhunderten bekannt, bei uns in Mitteleuropa aber selten geworden und gelten als „Geißel der armen Länder". Bei Urlaubsrückkehrern können sie aber vorkommen und werden dann oft nicht oder erst spät erkannt.

10.1 Multiresistenzen

Um das Wichtigste gleich vorwegzunehmen: Multiresistenzen werden oft wie Infektionskrankheiten empfunden. Das sind sie *nicht*.

MERKE

Multiresistenzen entstehen unter dem Druck einer Antibiotikatherapie, es handelt sich um die Unempfindlichkeit von Keimen gegen verschiedene Antibiotika.

Das heißt, diese Erreger können im Fall einer Infektion dann nicht durch zum Beispiel Breitbandantibiotika bekämpft werden. Prinzipiell sind multiresistente Erreger (MRE) aber nicht infektiöser oder gefährlicher als ihre antibiotikaempfindlichen Kollegen. Problematisch ist, dass sich die Keime auf der (Schleim-)Haut und im Stuhl von vielen Menschen befinden, ohne dass diese erkranken. Diese besiedelten bzw. kolonisierten Träger können bei mangelnder Sorgfalt, bei Inkontinenz oder schlechter Compliance für die Verbreitung der Keime auch in Krankenhäusern sorgen, wo sie bei Patienten, die unter Antibiotikatherapie stehen, Kolonisationen oder gravierende Infektionen auslösen können.

Zur Frage, wie häufig Kolonisationen unerkannt in der Bevölkerung sind, existieren nur vage Schätzungen. MRSA-net[1] geht von 1% in Deutschland aus. Andere gehen deutlich weiter. Dahinter stecken oft knallharte Interessen, die der Werbung für Haushaltsdesinfektionsmittel oder ganz einfach der Panikmache im Journalismus dienen. Die Meldung in ABBILDUNG 1 spricht Bände![2]

Die Kolonisationen in Kliniken sind besser untersucht. So gibt das Bundesministerium für Gesundheit (BMG) für die Jahre 1999 bis 2004 immer höhere und bis 2011 konstant hohe Zahlen an.[3] Dort wird aber auch von „Krankenhauskeimen" gesprochen. Diese Definition ist so nicht ganz richtig. Richtig ist, dass die Diagnostik und damit die Keimidentifizierung i.d.R. in Krankenhäusern stattfinden. Die Selektion antibiotikaresistenter Keime, also die Entwicklung der Resistenz, findet jedoch genauso in der ambulanten Versorgung statt. Sie ist dort eher noch häufiger, weil dort die Antibiotikatherapie üblicherweise ohne vorherige Testung erfolgt (also beispielsweise der Hausarzt undifferenziert ein Breitbandantibiotikum verordnet).

Die von Medien kolportierten Berichte aus den Niederlanden, die von deutlich niedrigeren Zahlen dort sprechen, sind sicher interessant. Die Niederlande gelten seit Jahrzehnten als vorbildlich in der MRSA-Prophylaxe.[4] Hier ist aber zu sehen, dass es sich dabei nur um die Zahlen aus den Kliniken handelt. Bei den Kolonisationen, die unter antibiotikabelasteten Lebensmitteln erworben werden (lifestock-associated), liegen die Niederlande mit ihren Mega-Zuchtbetrieben nicht niedriger als Deutschland. Bei der Beurteilung der Voraussetzungen sollte man zudem bedenken, dass in Deutschland das Budget pro Krankheitsfall nach Angaben der Deutschen Krankenhausgesellschaft e.V. (DKG) bei durchschnittlich etwa 4.600 € liegt. In den Niederlanden stehen über 12.000 € zur Verfügung. Weder deutsche Krankenkassen noch Steuer- oder Beitragszahler sind bereit, diese Differenz aufzuwenden.

Eine interessante Arbeit zur Verteilung der Prävalenzen von MRSA in Europa hat A.W. Friedrich vom Medizi-

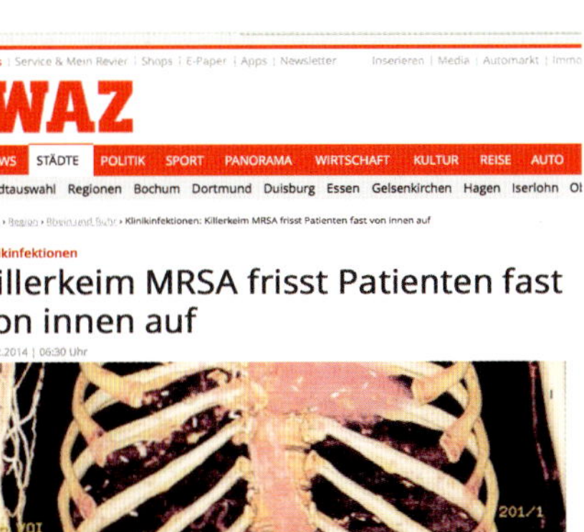

Abos | Service & Mein Revier | Shops | E-Paper | Apps | Newsletter   Inserieren | Media | Automarkt | Immo

WAZ

NEWS STÄDTE POLITIK SPORT PANORAMA WIRTSCHAFT KULTUR REISE AUTO

Stadtauswahl Regionen Bochum Dortmund Duisburg Essen Gelsenkirchen Hagen Iserlohn Ol

Start › Region › Rhein und Ruhr › Klinikinfektionen: Killerkeim MRSA frisst Patienten fast von innen auf

Klinikinfektionen

Killerkeim MRSA frisst Patienten fast von innen auf

25.02.2014 | 06:30 Uhr

Reste eines Brustkorbes. Die CT-Aufnahme zeigt, was der Killerkeim MRSA von Bernd Z. übrig gelassen hat. *Foto: Privat*

An Rhein und Ruhr. **Nach einer OP in der Uniklinik Essen ist Bernd Z. mit dem Killerkeim MRSA infiziert. Er frisst ihn fast auf. In letzter Sekunde entdecken Ärzte in Mülheim den Keimherd und retten den Patienten. Eine landesweite Recherche unserer Zeitung zeigt: Hygienemängel in NRW-Kliniken öffnen Keimen Tür und Tor.**

Man schaut vielleicht nicht gerne auf dieses Bild, aber es schärft den Sinn für die Gefahr. Die CT-Aufnahme zeigt einen menschlichen Brustkorb; die Reste. Dem Skelett fehlen Knochen. Enden und Mittelstücke der Rippen sind nicht mehr da. Die Schlüsselbeine schweben frei, ohne Gelenke. Das Bild zeigt, was der MRSA-Keim von Bernd Z. übrig gelassen hat.

Abb. 1 ▶ Meldung im Online-Auftritt der Westdeutschen Allgemeinen Zeitung am 25.2.2014

nischen Zentrum der Universität Groningen vorgelegt.[5] Daraus geht hervor, dass überall dort, wo sorglos mit der Antibiotikagabe umgegangen wird, auch die Prävalenz höher ist. Daraus erklärt sich auch, dass wir in den Wintermonaten höhere Zahlen sehen, weil Erkältungskrankheiten (auch die viraler Genese) fälschlich mit Antibiotika behandelt werden. Aber auch Länder, in denen es mit der Verschreibung nicht so genau genommen wird oder ein reger Medikamenten-Schwarzmarkt existiert, gelten als Prävalenzländer.[6]

In Deutschland, Österreich und der Schweiz wird eine erhöhte Prävalenz in Einrichtungen der Behinderten-, Chronischkranken- und Altenpflege angenommen. Hier geht es um ein Klientel, das aufgrund seiner Grunderkrankung häufiger behandlungsdürftig wird.

10.1.1 Was ist nun die Ursache einer Multiresistenzentwicklung?

Jeder Mensch (und andere Organismen auch) ist mit einer Vielzahl von Bakterien besiedelt. Die meisten davon sind antibiotikasensibel. Einige, zunächst wenige, sind antibiotikaresistent. Diese liegen meist unterhalb der Nachweisgrenze. Wird, aus welchem Grund auch immer, mit einem Antibiotikum behandelt, so sterben die sensiblen ab, die zunächst wenigen resistenten haben dann keine Nahrungs- und Habitatkonkurrenten mehr und überwuchern. Somit wird unter Antibiotikatherapie, besonders wenn diese länger andauert, unweigerlich eine Multiresistenz gezüchtet. Die ambulante Versorgung in den Arztpraxen kann das

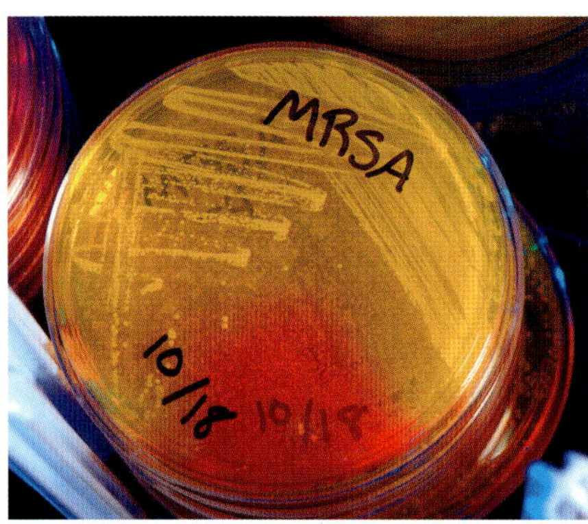

Abb. 2 ▶ MRSA-Kultur auf Spezial-Indikatoragar. Der ursprünglich rot-pinke Nährboden ändert durch die Stoffwechselprodukte der Bakterien seinen pH-Wert und verfärbt sich gelb (Foto: CDC).

mangels diagnostischer Möglichkeiten nicht feststellen. Bei der Krankenhausaufnahme wird dann die Kolonisation festgestellt. Die Genese von Multiresistenzen erklärt auch die höhere Prävalenz in den Pflegeeinrichtungen: Dort leben eben mehr multimorbide Bewohner auf engem Raum, was eine Übertragung eher fördert. Dort werden auch Antibiotikatherapien häufiger als in der Gesamtbevölkerung verordnet. Die Übertragung auf dem Infektionsweg kommt vor, ist aber deutlich seltener als die Selektion unter Antibiotika. Studien, die das verdeutlichen, fehlen weitgehend (noch).[7]

Infektiös, also Überträger, kann ein Patient sein, wenn er die Erreger auf dem Expektorationsweg verbreitet. Kolonisationen über Wunden und Sekrete, Stuhl und Urin sind mit den im Rettungsdienst üblichen Maßnahmen der Basishygiene beherrschbar, die ohnehin bei jedem Patienten anzuwenden sind.

Wird nun ein gesunder Mensch mit seinem Mikrobiom aus hunderten verschiedener Bakterien zusätzlich bei Kontakt mit einem multiresistent kolonisierten Patienten besiedelt, wirkt sich diese Konkurrenzsituation aus: Die zunächst wenigen Resistenten müssen mit den residenten[8] Keimen um den Wohnsitz und das Nährsubstrat konkurrieren; sie können sich nicht durchsetzen und bleiben unter der Infektionsdosis. Deswegen muss der Gesunde keine Sorge vor einer Ansteckung haben. Bei einem Patienten, der selbst unter Antibiotika steht, ist dieser Infektionsmechanismus umgekehrt: Die antibiotikasensible Standortflora ist reduziert; die resistente Infektionsflora hat jetzt ihre Chance und kann Habitat und Nährsubstrat in Besitz nehmen.

MERKE

Daraus ergibt sich bei MRE für alle medizinischen Berufe nicht die Verpflichtung zum Eigenschutz, sondern die Aufgabe, die Übertragung auf den nächsten Patienten zu vermeiden.

10.1.2 Multiresistente Erreger im Einzelnen

▶ MRSA

MRSA bezeichnet den **M**ethicillin (multi-)**r**esistenten **S**taphylococcus **a**ureus. Also ein ubiquitäres Bakterium, das in seinem Habitat zunächst apathogen ist, aber wenn es als Infektionserreger in den Organismus eindringen kann, in der Lage ist, eine Vielzahl von Erkrankungen hervorzurufen. Dabei ist ein resistenter Erreger nicht pathogener, nicht virulenter, nicht infektiöser als der sensible. Staphylokokken können über Kontaktinfektionen übertragen werden, oder – bei Kolonisation im respiratorischen Trakt – über Aerosole. Resistente Erreger sind auch in keinem bekannten Fall widerstandsfähiger gegen Desinfektion als sensible der gleichen Spezies. Informationen hat das RKI veröffentlicht.[9]

▶ VRE

VRE sind Vancomycin-resistente Enterokokken. Diese sind seltener als die MRSA und finden sich meist im Darm, seltener im Urin oder Bronchialsekret. Eventuell erforderliche Schutzmaßnahmen richten sich nach der Lokalisation bzw. dem Übertragungsweg.[10] Hier ist es also wieder vorwiegend der inkontinente und/oder unkooperative Patient, seltener der mit produktivem Husten, der ein potenzielles Risiko darstellt. Empfänger der Infektion kann natürlich jeder sein, erkranken wird aber wieder nur jemand unter Antibiotikatherapie, seltener auch mit geschädigtem Immunsystem oder fortgeschrittenem Alter.

▶ ESBL

ESBL ist kein Bakterienname, sondern eine Bakterien*eigenschaft:* ESBL bezeichnet **e**xtended-**s**pectrum **Be**ta-**L**actamasen-Bildner, also eine Vielzahl von Bakterien, die gelernt haben, Beta-Lactam-Antibiotika zu verstoffwechseln.[11] Sie finden sich in verschiedenen Habitaten im menschlichen Körper, so im Darm, im Urin, manchmal auch im Bronchialsekret. Die Übertragungsmöglichkeit ist vom Habitat abhängig. ESBL im Urin ist dann unbedenklich, wenn eine geschlossene Harndrainage vorliegt. ESBL im Stuhl ist nur bei Inkontinenz oder mangelnder Compliance zu beachten. Gegenüber Desinfektion sind sie, wie alle gramnegativen Keime, eher empfindlicher als die grampositiven Staphylokokken oder die Sporen der Clostridien. Dass es in den letzten drei Jahren zu Ausbrüchen in Kliniken gekommen ist, ist einer insuffizienten Reinigungstätigkeit, überwiegend aber der schlechten Immunität (Frühgeborene!) geschuldet.

▶ 3MRGN/4MRGN

3MRGN/4MRGN sind relativ neu beschrieben. Hier geht es, wie bei den ESBL, um **m**ulti**r**esistente **g**ram**n**egative Bakterien, die gegen drei oder alle vier der üblichen Antibiotikagruppen resistent sind. Diese Gruppen sind:

- Acylureidopenicilline,
- Carbapeneme,
- Aminoglycoside/Fluorchinolone,
- Cephalosporine.

Ist ein Keim als 3MRGN beschrieben, so ist er gegen 3 dieser 4 Gruppen resistent; wir haben (noch) Reserveantibiotika. Ist er als 4MRGN beschrieben, fehlen diese; wir haben unser Pulver verschossen. Dabei ist es nicht selten, dass sich ein Keim im Lauf einer länger dauernden Behandlung von der Sensibilität zu ESBL, dann zu 3MRGN und schließlich zu 4MRGN weiterentwickelt. Diese Bakterien leben vorwiegend im Körper, nur selten auf der Körperoberfläche. Das RKI empfiehlt, Patienten mit 3MRGN in der Intensivpflege, mit 4 MRGN grundsätzlich in jeder Versorgungsstufe zu isolieren.[12] Im Rettungsdienst ist eine solche RKI-Empfehlung wenig hilfreich. Demzufolge ist wieder zur Risikoanalyse und zur Entscheidung über Schutzmaßnahmen das Wissen über Lokalisation und potenzielle Übertragungswege nötig.

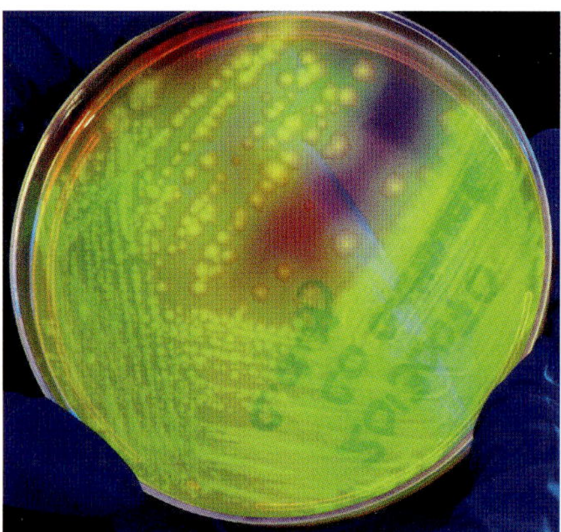

Abb. 3 ▶ Nährboden mit Clostridium-difficile-Kolonien, hier bestrahlt mit UV-Licht, um Fluoreszenz der Bakterien zu prüfen (Foto: CDC)

▶ CDAD

CDAD beschreibt die **C**lostridium-**d**ifficile-**a**ssoziierte **D**iarrhö, also ein Symptom des Durchfalls, der zustande kommt, wenn sich die Darmflora unter Antibiose verschiebt. Dabei sind Clostridien durchaus ein physiologischer Bestandteil dieser Darmflora. Unter dieser befinden sich mehrere Spezies von Clostridien, darunter auch Cl. difficile. Diese sind von Natur aus widerstandsfähig gegen die meisten Antibiotika. Wirksam sind z.B. Metronidazol (Clont®), Fidaxomicin (DIFICLIR®) und Vancomycin (das letzte nur oral; i.v. gegeben kann es nicht im Darm ankommen). Ohne suffiziente Behandlung kommt es durch die Bakterientoxine zu Durchfällen, in schweren Fällen zum toxischen Megacolon, das in ausgeprägten Fällen eine Darmresektion begründen kann. Eine Übertragung kann nur über Stuhlkontamination, z.B. bei Inkontinenz, stattfinden. Dabei sind hohe Infektionsdosen nötig, weil sich die Clostridium-difficile-Kolonisation gegen die normale Darmflora durchsetzen muss. Nicht stuhlkontaminierte Flächen und Gegenstände sind unbedenklich. Es ist zu bedenken, dass Clostridien Sporenbildner und somit die Sporen (nicht die Bakterien) gegen viele Desinfektionsmittel widerstandsfähig sind. Wirksam sind nur Aldehyde und O_2-Abspalter. Bei der Händedesinfektion wird die Reihenfolge Desinfektion zur Abtötung der vegetativen Bakterien → Händewaschen zur Entfernung der Sporen empfohlen (s.a. Kap. 7.2.6).[13]

10.1.3 Besteht ein Risiko für Rettungsdienstmitarbeiter?

Mit einem Wort: Nein. Akquiriert ein Organismus eine multiresistente Kolonisation, so trifft diese auf die auf/in ihm existierende Mischkultur. Und Bakterien sind Nahrungs- und Habitatkonkurrenten. Das führt dazu, dass die neu hinzugekommenen weder Platz finden, um sich niederzulassen, noch ausreichend Nährstoffe, um sich entwickeln und vermehren zu können und dann eine Infektion zu erzeugen. Nur, wenn der neue Wirt – auf welche Weise auch immer – einen weitgehend bakterienfreien Körper hätte, würde er der multiresistenten Besiedlung Möglichkeiten zum Leben und Wachsen bieten. Nach ausgeprägten Kontakten mit übertragungsfähigen Multiresistenzen kann man manchmal vorübergehend geringe Keimpopulationen auf der Nasenschleimhaut finden. Die Normalflora und die neu akquirierte limitieren sich jedoch schnell gegenseitig.

Genauso gering ist das Risiko für Angehörige und andere Kontaktpersonen. Nur wenn diese selbst unter Antibiotika stehen, kann sich die Kontaktflora zur residenten und zur Infektionsflora entwickeln. Das ist der Grund, weshalb in Krankenhäusern und Pflegeeinrichtungen Isolationsmaßnahmen zu treffen sind: nämlich um die Übertragung zu verhindern. Im häuslichen Umfeld gibt es hierfür keine Notwendigkeit.

Behindertenfahrdienst, Taxi, Straßenbahn oder Krankenfahrten stellen aus dem gleichen Grund kein Risiko dar. Bei Krankenfahrten erübrigt sich auch der Einsatz von Schutzkleidung; die hygienische Händedesinfektion des Personals reicht aus. In Fällen, da ein erhöhtes Aerosolrisiko vorliegt, empfehle ich, dass hier der Rettungsdienst gefordert ist, weil dessen Mitarbeiter besser geschult sind, mit der Situation umzugehen. Der Rahmenhygieneplan Rettungsdienst äußert sich ähnlich (Anlage 5).[14] Der Art. 40 BayRDG und andere Rettungsdienstgesetze sehen keinen Vorbehalt des Rettungsdienstes mehr vor.[15] Nur im Absatz 3 wird der Besteller einer rettungsdienstlichen Leistung verpflichtet, Informationen über Infektionen oder Multiresistenzen der Leitstelle mitzuteilen.

Zur Information für Betroffene, deren Angehörige, für Interessierte und besonders für Angehörige medizinischer Fachberufe einschließlich der Rettungsdienste hat das Niedersächsische Landesgesundheitsamt (NLGA) mehrere hervorragende Informationen, auch Präsentationen für den Unterricht, veröffentlicht.[16]

10.2 Exoten

Im Folgenden geht es um Krankheiten, die bei uns nicht heimisch sind, aber eingeschleppt werden können. Weil sie so selten sind, sind sie mit besonderen Ängsten verbunden.

▶ Ebola-/Lassa-/Marburg-Viren

Ebola-[17]/Lassa-/Marburg-Viren sind die Erreger hämorrhagischer Fieber (altgriech. *„blutbrechende" Fieber*). Die Erreger sind behüllte Filoviren (Fadenviren), die durch Körperflüssigkeiten, über Schleimhautkontakte oder durch den Verzehr von Bushmeat (Fleisch infizierter Affen) übertragen werden können. Sie lösen hochfieberhafte Zustände aus, die zu einem Verbrauch der Gerinnungsstoffe führen. Die Folge sind Schleimhaut- und petechiale Blutungen sowie Blutungen innerer Organe, die in 30 – 90% zum Tode führen. Die Erkrankung trat 1976 erstmals in Westafrika, in der Nähe des Flusses Ebola (daher der Name auf). Bereits 1967 war ein Ausbruch einer ähnlichen Erkrankung als Laborinfektion in den Behringwerken in Marburg aufgetreten, die wohl von Laboraffen auf Menschen übertragen wurde. Es ist nicht Sache des Rettungsdienstes, aber es hinterlässt einen schalen Geschmack, dass die Wissenschaft von 1967 bis 2014 brauchte, um die Forschung nach einem Impfstoff erfolgversprechend zu intensivieren. Sollte die Armut der Prävalenzländer eine Rolle spielen?

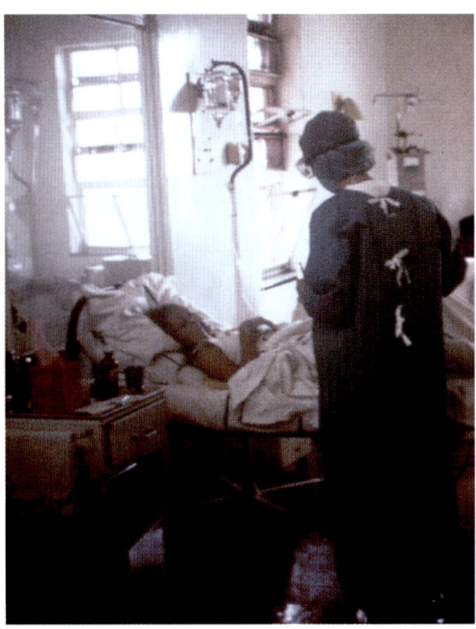

Abb. 4 ▶ Patientin mit Marburg-Virus in Johannesburg 1975 (Foto: CDC)

Behüllte Viren sind einer Desinfektion sehr leicht zugänglich. Alle als „begrenzt viruzid" beschriebenen Desinfektionsmittel sind wirksam. Weil über diese Krankheiten kurz nach dem Auftreten Erfahrungen fehlten, wurden sicherheitshalber viruzide Desinfektionsmittel und das Vorgehen als „behördlich angeordnete Desinfektion" nach § 18 IfSG gefordert.[18] Eine Übertragbarkeit von Mensch zu Mensch ist nach den derzeitigen Erkenntnissen nicht auszuschließen, Erfahrungen in

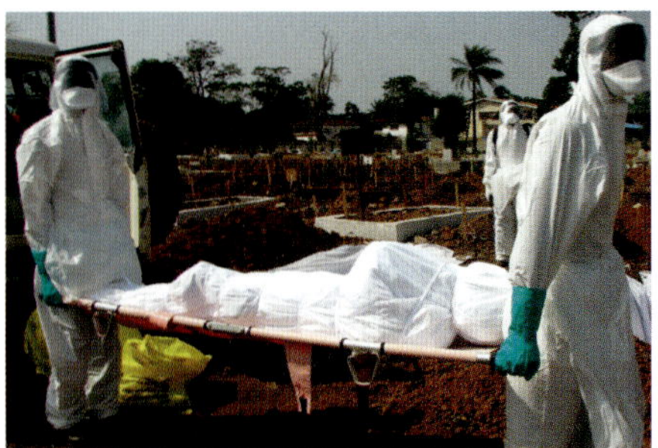

Abb. 5 ▶ Begräbnis auf dem Friedhof von Freetown in Sierra Leone während des Ebola-Ausbruchs 2015 (Foto: CDC)

der Behandlung fehlen weitgehend. Deswegen wird für den Rettungsdienst hier auf Kapitel 9.2 (Vorgehen bei hochkontagiösen Infektionen) verwiesen.

▶ Malaria

Malaria ist immer noch eine der häufigsten importierten Infektionskrankheiten. Sie tritt immer noch in vielen tropischen und subtropischen Ländern auf. Die Prophylaxeempfehlungen ändern sich sehr schnell, weshalb vor Fernreisen eine aktuelle Information wichtig ist.[19] Die Übertragung ist nur durch infizierte Mücken möglich, also in unseren Breiten weitgehend ausgeschlossen. Ganz vereinzelt wurden Fälle von „Flughafenmalaria" beschrieben. Das heißt, ein Malariapatient ist also nicht infektiös; Schutzmaßnahmen sind somit überflüssig.

Ebenso verhält es sich mit der Infektiosität des *Dengue-Fiebers*, einem weiteren hämorrhagischen Fieber, gegen das 2015 der erste Impfstoff entwickelt wurde.

▶ Läuserückfallfieber

Während und nach den beiden Weltkriegen brachten Soldaten und Kriegsgefangene das „Wolhynische Fieber"[20] mit zurück. Dabei handelt es sich um eine auch als „Flecktyphus" bezeichnete Erkrankung, deren Erreger, Rickettsien[21], durch Läuse übertragen werden. Diese ist nicht mit dem „Läuserückfallfieber" zu verwechseln, einer Borreliose.[22] Diese Erkrankung hatte lange Jahre nur historische Bedeutung. In

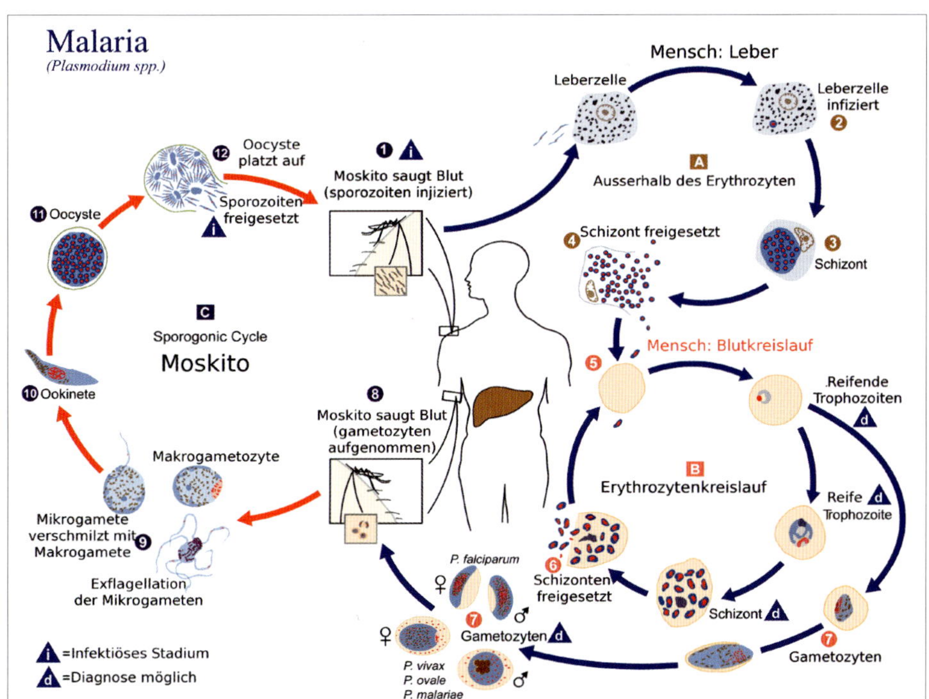

Abb. 6 ▶ Lebenszyklus des Malariaerregers Plasmodium spp. (Bild: Wikipedia/CDC)

letzter Zeit ist sie durch Migranten wieder eingeschleppt worden. Gerade weil sie selten ist, denken viele Mediziner nicht daran. Eine Übertragung ist nur durch Läusestiche möglich; bedarf im Rettungsdienst also enger Kontakte. Ein Ausbruch in einer Gemeinschaftsunterkunft ist denkbar.

In Zeiten vermehrter Anwesenheit von Migranten lässt sich nicht vermeiden, dass exotische Krankheiten auch bei uns auftreten, mit denen der Rettungsdienst konfrontiert wird. Hierzu bietet das Epidemiologische Bulletin Nr. 38 des RKI eine Übersichtstabelle[23] mit Infektionen, die ...

- in Deutschland nur sehr selten auftreten *und*
- mit einem akuten Krankheitsbild einhergehen, welches ggf. bei einer einmaligen Untersuchung auffallen könnte, *und*
- unbehandelt mit einer hohen Letalität einhergehen können *und*
- eine lange Inkubationszeit oder einen langen Krankheitsverlauf haben oder auf der Flucht erworben werden können.

Gerade weil die meisten dieser Erkrankungen mit unspezifischen Grippesymptomen beginnen, sind die Angaben zu den Endemiegebieten hilfreich, die dann mit der Herkunft der Flüchtlinge bzw. den Fluchtrouten abgeglichen werden können.

MERKE

Am häufigsten leiden Flüchtlinge jedoch unter den Infektionen, die auch ansässige Patienten haben, also grippalen Infekten und den sog. Kinderkrankheiten! Weil ihre Durchimpfungsrate aber gering ist, sehen wir wieder einmal Krankheiten, die wir bereits überwunden glaubten.

Informationen zu weiteren reiseassoziierten Infektionen[24] finden Sie auf der Seite des Centrums für Reisemedizin.[25]

Literatur und Quellen:

1 EUREGIO MRSA-net ist ein Netzwerk der Universität Twente (Niederlande), des Laboratoriums Mikrobiologie Twente Achterhoek, des Universitätsklinikums Münster und des Landesinstituts für den Öffentlichen Gesundheitsdienst mit dem Ziel der Prävention und Bekämpfung von MRSA in der grenzüberschreitenden Region, siehe: http://www.mrsa-net.nl/de/oeffentlichkeit/mrsa-allgemein/was-ist-mrsa/277-wie-haufig-kommt-mrsa-vor.

2 Brandt K (2014) Killerkeim MRSA frisst Patientin fast von innen auf." Artikel vom 25.02.2014, verfügbar unter: http://www.derwesten.de/region/rhein_ruhr/killerkeim-mrsa-frisst-patienten-fast-von-innen-auf-id9036619.html.

3 Seit 2011 ist ein Rückgang erkennbar, vgl. Bundesministerium für Gesundheit (2015) DART 2020. Antibiotika-Resistenzen bekämpfen zum Wohl von Mensch und Tier, Berlin, unter: http://www.bundesgesundheitsministerium.de/fileadmin/Dateien/Publikationen/Ministerium/Broschueren/BMG_DART_2020_Bericht_dt.pdf, S. 8.

4 Vgl. Becker K, Werner G, Friedrich AW (2013) MRSA-Screening: Für und wider aktive Surveillance. In: Dtsch Ärztebl 110 (39): A-1789/B-1580/C-1555, unter: http://www.aerzteblatt.de/archiv/146786.

5 Friedrich A (o.J.) MRSA – Epidemiologie und Strategien in Europa (Vortragshandout), verfügbar unter: https://www.gesunde.sachsen.de/download/Download_Gesundheit/Dr._Friedrich_Muenster.pdf.

6 Meyer E (2013) Antibiotikaeinsatz und Resistenzentwicklung in Deutschland. Studie im Auftrag der Bundestagsfraktion Bündnis 90/Die Grünen. Berlin: Charité, unter: https://www.gruene-bundestag.de/fileadmin/media/gruenebundestag_de/themen_az/agrar/Studie-Antibiotika-und-Resistenzen.pdf.

7 Vgl. RKI (2013) Eigenschaften, Häufigkeit und Verbreitung von MRSA in Deutschland – Update 2011/2012. In: Epidemiologisches Bulletin Nr. 21 vom 27.5.2013, 187-193, unter: https://www.rki.de/DE/Content/Infekt/EpidBull/Archiv/2013/Ausgaben/21_13.pdf?__blob=publicationFile.

8 Dort „wohnenden".

9 Unter: http://www.rki.de/DE/Content/Infekt/Krankenhaushygiene/ThemenAZ/M/Info_MRSA.html.

10 Klare I et al. (2012) Vancomycin-resistente Enterokokken (VRE) – Aktuelle Daten und Trends zur Resistenzentwicklung. In: Bundesgesundheitsbl 55: 1387-1400, DOI 10.1007/s00103-012-1564-6, unter: http://edoc.rki.de/oa/articles/reRcy5if5aqts/PDF/21DqS3Top4YqQ.pdf.

11 Informationen des RKI unter: https://www.rki.de/DE/Content/Infekt/Krankenhaushygiene/Erreger_ausgewaehlt/ESBL/Uebersicht.html.

12 Siehe: Hübner N-O (2013) Hygienemaßnahmen bei Infektionen oder Besiedlung mit multiresistenten gramnegativen bakteriellen Erregern. Eine Musterpräsentation des Robert Koch-Instituts, unter: https://www.rki.de/DE/Content/Infekt/Krankenhaushygiene/Kommission/Ergaenzende_Informationen/MRGN_Vortrag.pdf?__blob=publicationFile. Kommission für Krankenhaushygiene und Infektionsprävention (KRINKO) (Hrsg.) (2012) Hygienemaßnahmen bei Infektionen oder Besiedlung mit multiresistenten gramnegativen Stäbchen. In: Bundesgesundheitsbl 55: 1311-1354, DOI 10.1007/s00103-012-1549-5, unter: http://www.rki.de/DE/Content/Infekt/Krankenhaushygiene/Kommission/Downloads/Gramneg_Erreger.pdf?__blob=publicationFile. Kommission für Krankenhaushygiene und Infektionsprävention (KRINKO) (Hrsg.) (2014) Ergänzung zu den „Hygienemaßnahmen bei Infektionen oder Besiedlung mit multiresistenten gramnegativen Stäbchen" (2012) im Rahmen der Anpassung an die epidemiologische Situation. In: Epidemiologisches Bulletin Nr. 21, unter: http://www.rki.de/DE/Content/Infekt/EpidBull/Archiv/2014/Ausgaben/21_14.pdf?__blob=publicationFile.

13 Ackermann G (2004) Clostridium difficile – Aktueller Stand. Teil I: Epidemiologie, Pathogenese, Diagnostik, Therapie, Immunologie und Prophylaxe. In: Mikrobiologie 14: 123-129, unter: https://www.rki.de/DE/Content/Infekt/Krankenhaushygiene/Erreger_ausgewaehlt/Clostridium/Clostridium_pdf_01.pdf?__blob=publicationFile.

14 Landesamt für Gesundheit und Soziales Berlin u.a. (Hrsg.) (2011) Rahmenhygieneplan für Rettungs- und Krankentransportdienste, erarbeitet vom Länder-Arbeitskreis zur Erstellung von Hygieneplänen nach § 36 IfSG, unter: https://www.berlin.de/imperia/md/content/baneukoelln/gesplan/gesundheitsamt/rhpl_rettungsdienstkt_1103.pdf?start&ts=1304926419&file=rhpl_rettungsdienstkt_1103.pdf.

15 Art. 40 BayRDG Hygiene im Rettungsdienst und Transport von Patienten mit Infektionskrankheiten, unter: http://www.gesetze-bayern.de/Content/Document/BayRDG-40.

16 Unter anderem auch in verschiedenen Fremdsprachen, siehe: http://www.mrsa-netzwerke.niedersachsen.de/portal/live.php?navigation_id=6787&article_id=132064&_psmand=22.

17 Informationen des RKI zum Ebolafieber unter: http://www.rki.de/DE/Content/InfAZ/E/Ebola/Ebola-Virus.html?cms_box=1&cms_current=Ebolafieber&cms_lv2=2399472.

18 § 18 IfSG Behördlich angeordnete Entseuchungen, Entwesungen, Bekämpfung von Krankheitserreger übertragenden Wirbeltieren, Gebühren und Auslagen, unter: https://www.gesetze-im-internet.de/ifsg/__18.html.

19 Sie finden die Informationen des Centrums für Reisemedizin unter: http://www.crm.de/malaria/.

20 Wolhynien, eigentl. Wolynien, ist eine Landschaft im Nordwesten der Ukraine. Früher als Lodomerien beschrieben.

21 Vgl. http://flexikon.doccheck.com/de/Rickettsien.

22 Zur Borrelia recurrentis siehe: http://www.rki.de/DE/Content/InfAZ/L/Laeuserueckfallfieber/Laeuserueckfallfieber.html.

23 RKI (Hrsg.) (2015) Für medizinisches Personal: Akut behandlungsbedürftige, für Deutschland ungewöhnliche Infektionskrankheiten, die bei Asylsuchenden auftreten können. In: Epidemiologisches Bulletin Nr. 38 vom 21.09.2015, 413-415, DOI 10.17886/EpiBull-2015-007.2, unter: http://www.rki.de/DE/Content/Infekt/EpidBull/Archiv/2015/Ausgaben/38_15.pdf?__blob=publicationFile.

24 Siehe zu generellen Informationen sowie den Spezifika der einzelnen Infektionen: http://www.rki.de/DE/Content/InfAZ/R/Reiseassoz/reiseassoziiert_node.html.

25 Unter: https://www.crm.de/.

11 *Damit Sie (nicht nur) schön aussehen: Dienst-, Schutz- und Hygienekleidung*

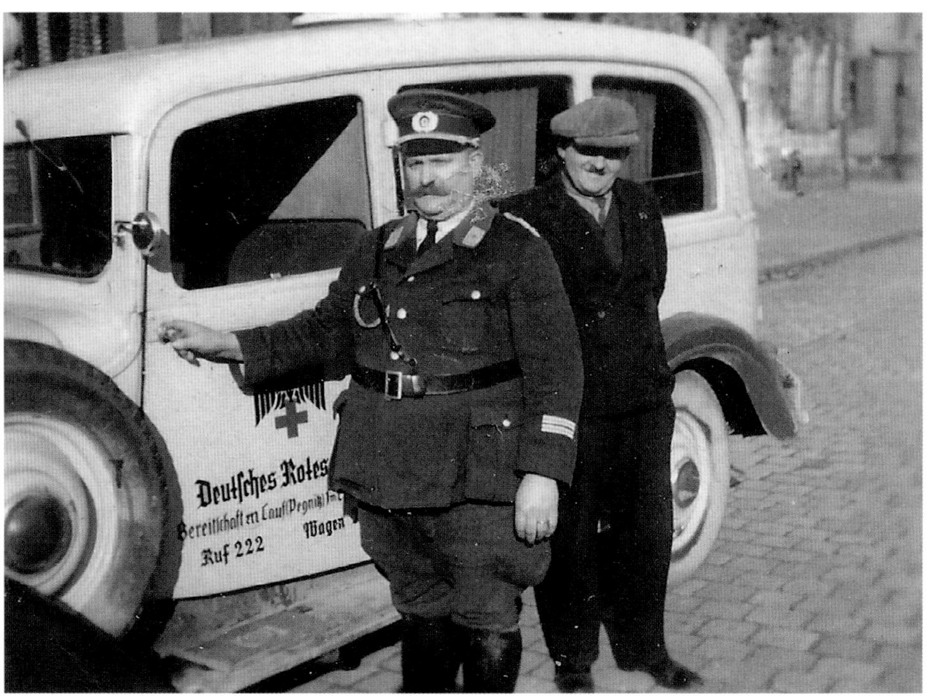

Abb. 1 ▶ DRK im Jahr 1938 (Foto: Archiv W. Tanzer)

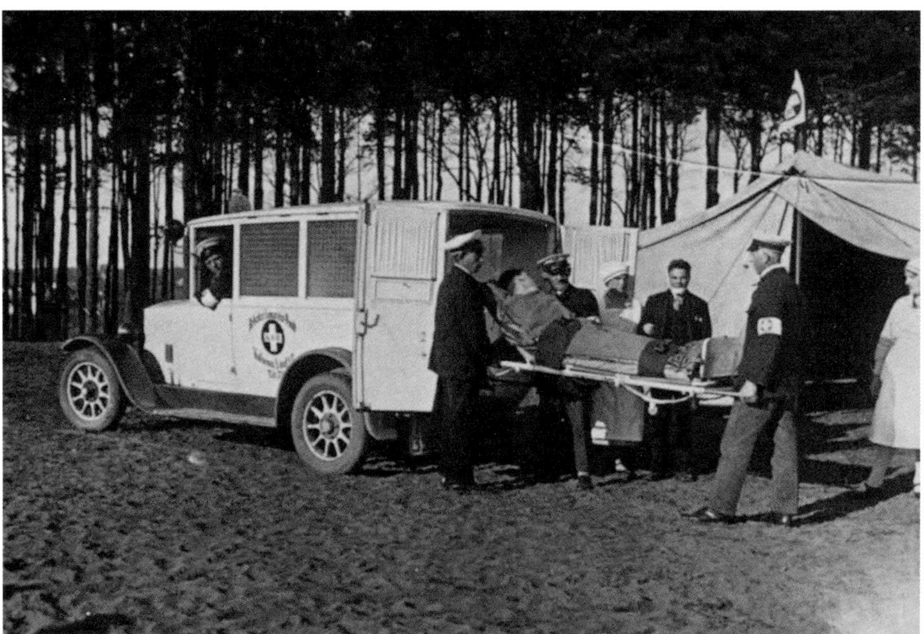

Abb. 2 ▶ ASB im Jahr 1927 (Foto: Archiv W. Tanzer)

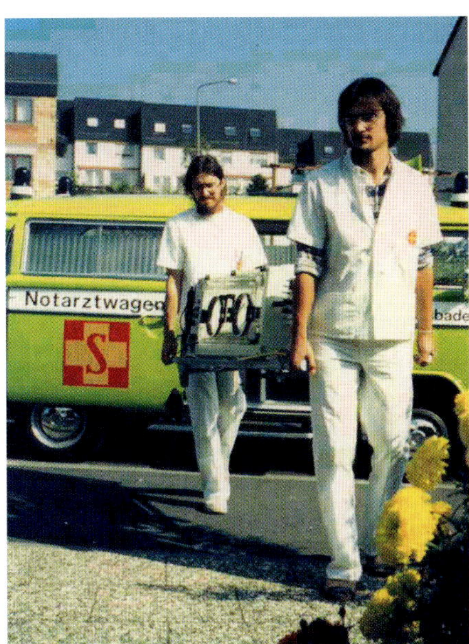

Abb. 3 ▶ Weiße Dienstkleidung in den 1970er Jahren (Foto: ASB Wiesbaden)

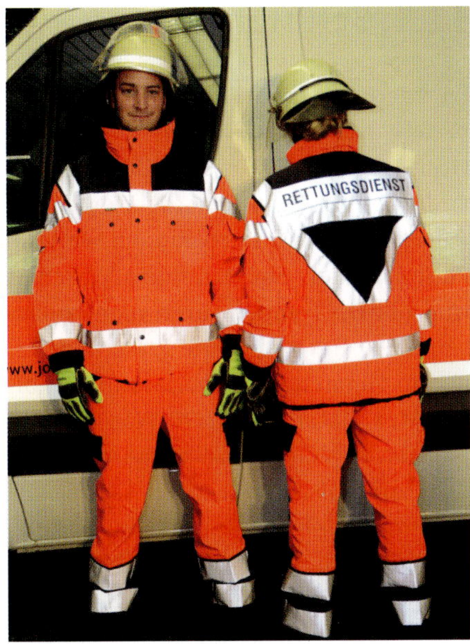

Abb. 4 ▶ Heutige Dienstkleidung mit Signalfarben und Reflexmaterial

Als der Rettungsdienst noch eine weitgehend ehrenamtliche Angelegenheit war, hatten Äußerlichkeiten eine erhebliche Bedeutung. Das Rote Kreuz – aus seiner Tradition des militärischen Sanitätsdienstes herrührend[1] – hielt lange an der Uniform fest. Der Arbeiter-Samariter-Bund führte seine Wurzeln auf die pazifistische Arbeiterbewegung zurück[2] und verwendete bewusst Zivilkleidung; nur als Kennzeichnung wurden die weiße Tellerkappe und eine Armbinde getragen.

In den Jahren 1952 und 1953 kamen Johanniter und Malteser dazu, die sich als Nachfolger der Ritterorden verstanden und daher selbstverständlich auch Uniformen verwendeten.

Zu Beginn der 1970er Jahre „emanzipierte" sich der Rettungsdienst vom Krankentransport und etablierte sich als eigene Institution der Daseinsvorsorge, damals wurde die weiße Dienstkleidung, ähnlich der in Kliniken, eingeführt.

Diese Dienstkleidung, oft kombiniert mit weißen oder roten Jacken, war aus hygienischer Sicht ein Fortschritt, bot aber kaum Schutz gegen Witterungeeinflüsse und machte die Träger auch nicht eindeutig genug an den Unfallstellen kenntlich.

Es ist daher nur konsequent, dass die heutige Dienstkleidung des Rettungsdienstes vorwiegend eine Unfall-, nicht eine Hygieneschutzkleidung darstellt.

11.1 Schutzkleidung aus hygienischer Sicht

Für den alltäglichen Rettungseinsatz bietet die Kleidung einen Hygiene-Grundschutz. Die aus Sicht der Hygiene zu fordernde, tägliche Aufbereitung ist jedoch nicht realisierbar, auch weil die Reflexflächen ein häufiges Waschen und höhere Temperaturen nicht zulassen. Eine diesbezügliche Rückfrage bei einem Hersteller ergab, dass die Stabilität des Materials auf 30 Wäschen bei jeweils 40 °C garantiert wird. Dabei wird ein „desinfizierendes Waschmittel" empfohlen. Der Zusatz von Flächendesinfektionsmittel zur Waschflotte ist auf jeden Fall ungeeignet. Bei ausreichend langer Haltezeit der Waschtemperatur sind 60 °C auf jeden Fall ausreichend.

Die einschlägigen Vorgaben, z.B. die TRBA 250, schreiben die Aufbereitung durch den Arbeitgeber für *Schutz*kleidung vor.[3] Im Rettungsdienst ist aber davon auszugehen, dass die Dienstkleidung gleichzeitig Schutzkleidung ist, weil ja eine zusätzliche Schutzausrüstung nur bei bekanntem Infektionsrisiko getragen wird. Deswegen muss hier die Aufbereitung in der Wache oder durch einen entsprechenden Dienstleister gefordert werden. Ob dieser Dienstleister hierzu eine Zertifizierung, wie das sog. „Hohensteiner Zertifikat"[4] besitzen muss, wird von den Gesundheitsämtern unterschiedlich beurteilt.

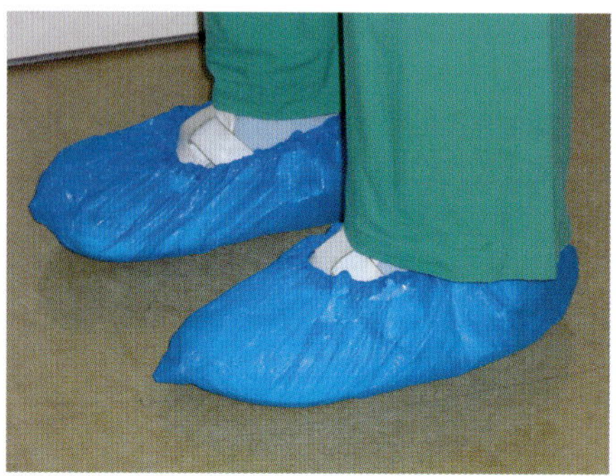

Abb. 5 ▶ Schuhüberzieher – zweifelhafter hygienischer Nutzen bei erhöhter Unfallgefahr

MERKE

Die Aufbereitung von Dienstkleidung erfolgt in der Wache bzw. durch einen geeigneten Dienstleister, nicht zu Hause.

Wird die Aufbereitung in der Wache selbst durchgeführt, ist ein Desinfektionswaschmittel empfehlenswert. Dieses muss eine VAH-Listung[5] besitzen und nach den Vorschriften des Herstellers verwendet werden, um den Desinfektionserfolg sicherzustellen (s.a. Kap. 11.3). Welche Temperaturen einzusetzen sind, muss der Hersteller der Bekleidung vorgeben. Bei einzelnen Bestandteilen (Reflexstreifen!) sind die Aufbereitungszyklen beschränkt (s.o.).

Die Fußbekleidung hat ebenfalls die Aufgabe, vor Verletzungen durch scharfkantige Gegenstände an der Unfallstelle zu schützen, einen sicheren Auftritt zu gewährleisten und den Fuß zu stabilisieren. Dafür sind nur die halbhohen Stiefel geeignet. Eine Hygienefunktion haben diese Stiefel nicht (es geht in diesem Zusammenhang allenfalls um den Durchtrittschutz bei spitzen kontaminierten Gegenständen). Wenn Autoren die Forderung nach einer täglichen Desinfektion erheben, so ist das übertrieben. Sicher werden die Sohlen kontaminiert. Die Kontamination läuft sich jedoch schnell ab und findet nicht den Weg zurück zum Patienten (Merke: Wir reden von Staphylokokken, nicht von Hüpfokokken). Schuhüberzüge aus Plastik sind überflüssig, zerreißen schnell und sind ein Unfallrisiko auf glatten Fußböden. Inzwischen gibt es aber auch Varianten mit rutschhemmender Sohle. Heute werden sie nur noch in besonderen Fällen bei hochkontagiösen Erkrankungen empfohlen.

Hygieneschutzkleidung hat sich (wie beschrieben) den möglichen Übertragungswegen anzupassen. Demzufolge beginnt das Spektrum mit – möglichst als Einmalkleidung – Kleidung aus Kittel und Handschuhen. Je nach Infektionsweg kommen Mund-Nasen-Schutz und bei ausgeprägter Expektoration Schutzbrille sowie manchmal auch ein Haarschutz dazu.

Nur in wenigen Ausnahmefällen der importierten hämorrhagischen Fieber oder beim Auftreten noch unbekannter Infektionen, deren Übertragungsmöglichkeit noch nicht ausreichend erforscht ist, hat das Infektionsschutzset mit Einmaloverall inkl. Halbmaske und Schutzbrille seine Indikation.[6]

Auf das Kontaminationsrisiko vor allem beim *Aus*ziehen der Infektionsschutzkleidung wurde bereits in Kapitel 9 über die Infektionsprävention hingewiesen. Bei den Overalls gelingt ein kontaminationsfreies Ausziehen dadurch, dass eine Hilfsperson den Anzug am Rücken aufschneidet.[7] Die Entsorgung muss als Infektionsabfall (AS 18 01 03*) erfolgen. Weil das Infektionsschutzset unmittelbar nach Ende des Einsatzes, vom Fahrer auch zu Beginn der Fahrt, ausgezogen wird, sind gekennzeichnete Behältnisse (Entsorgungsbeutel) mitzuführen.

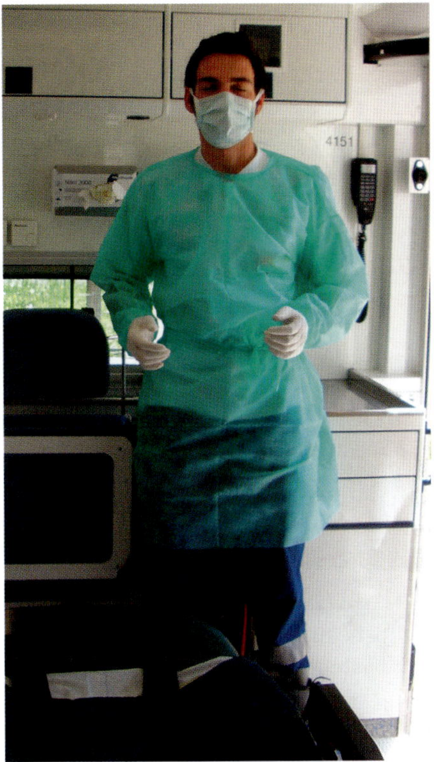

Abb. 6 ▶ Hygieneschutzkleidung aus Kittel und Handschuhen

MERKE

Damit der Infektionsschutz sicher ist, bedarf es zwar des richtigen Schutzsets, aber primär der ausreichenden Schulung und Übung des Personals!

Laut PSA-Benutzungsverordnung (PSA-V)[8] ist der Arbeitsgeber verpflichtet, für die Benutzung der bereitgestellten PSA erforderliche Informationen (z.B. als Betriebsanweisung) vorzuhalten und die Mitarbeiter in der Benutzung zu unterweisen. Die Mitarbeiter sind wie-

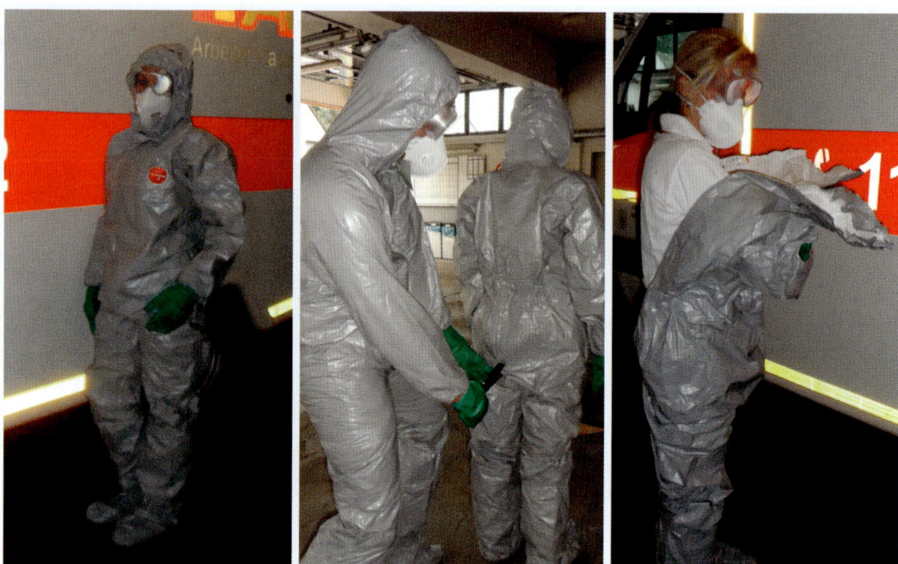

❶ Schutzanzug „Kategorie 3“, wie er als Virenschutzanzug, z.B. beim Kontakt mit virusbedingtem viralem Fieber (Ebola), empfohlen wird.
Er besteht aus einem dicht schließenden HDPE*-Gewebe (High density Polyethylen) und fest montierten Füßlingen und Kapuze. Die Reißverschlüsse sind zusätzlich mit Klebestreifen abgedichtet. Zusätzlich werden 2 Lagen Handschuhe getragen, von denen die äußeren aus desinfizierbarem Nitril bestehen. Spritzschutzbrille und FFP-3-Atemschutz vervollständigen den Schutzanzug.

❷ Ein Kontaminationsrisiko entsteht vor allem beim Ausziehen. Deswegen wird der Anzug vollflächig zuerst mit einem alkoholischen Desinfektionstuch abgewischt und dann auf der Rückseite aufgeschnitten. Dabei trägt die Hilfskraft ebenfalls Schutzkleidung.

❸ Dann wird der aufgeschnittene Anzug nach vorne abgestreift, dabei „auf links gedreht“ und als Infektionsabfall (AS 18 01 03*) entsorgt.

Abb. 7 – 9 ▶ Ausziehen des Schutzanzuges „Kategorie“ 3 mit Helfer

derum für die bestimmungsgemäße Benutzung sowie für eine Sicht- und Funktionsprüfung der PSA vor jeder Benutzung verantwortlich.

Bei allen Tätigkeiten, die mit Aerosolbildung einhergehen, wie bei Erbrechen, spritzenden Blutungen oder Expektoration, ist eine Schutzbrille unverzichtbar. Die Schleimhaut der Augen stellt eine Eintrittspforte, besonders für virale Infektionen, dar.

Ein Video über den Transport unter Schutzkleidung am Beispiel eines MRSA-Trägers findet sich bei YouTube (wo auch sonst!).[9] Ob das dort geschilderte Vorgehen aber dem Risiko durch MRSA wirklich entspricht und warum andere Multiresistenzen unerwähnt bleiben, mag diskussionswürdig bleiben. Wie ein (zwar innerklinischer) Transport von MRSA-Patienten gelingt, ohne dass Türklinken, Aufzugtastaturen oder derlei kontaminiert werden, zeigt ein Video der Landeszentrale für Gesundheitsförderung in Rheinland-Pfalz e.V.[10]

Für den Niedrig-Risikobereich der nicht qualifizierten Krankentransporte (Krankenfahrten) oder des Behindertenfahrdienstes ist keine gesonderte Schutzkleidung erforderlich. Eine Dienstkleidung zur Kennzeichnung ist sinnvoll.

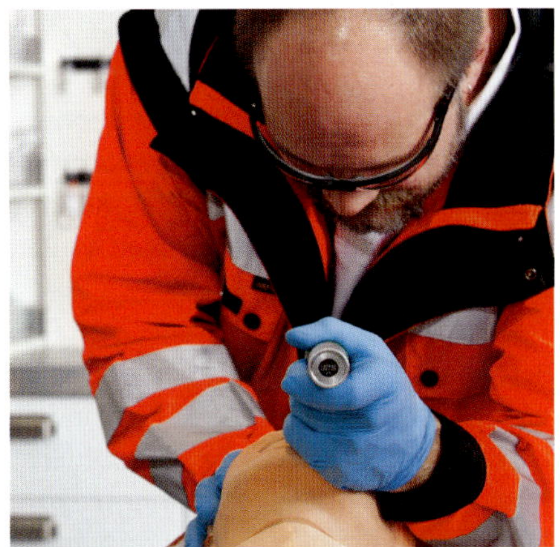

Abb. 10 ▶ Schutzbrille als Teil des Infektionsschutzes

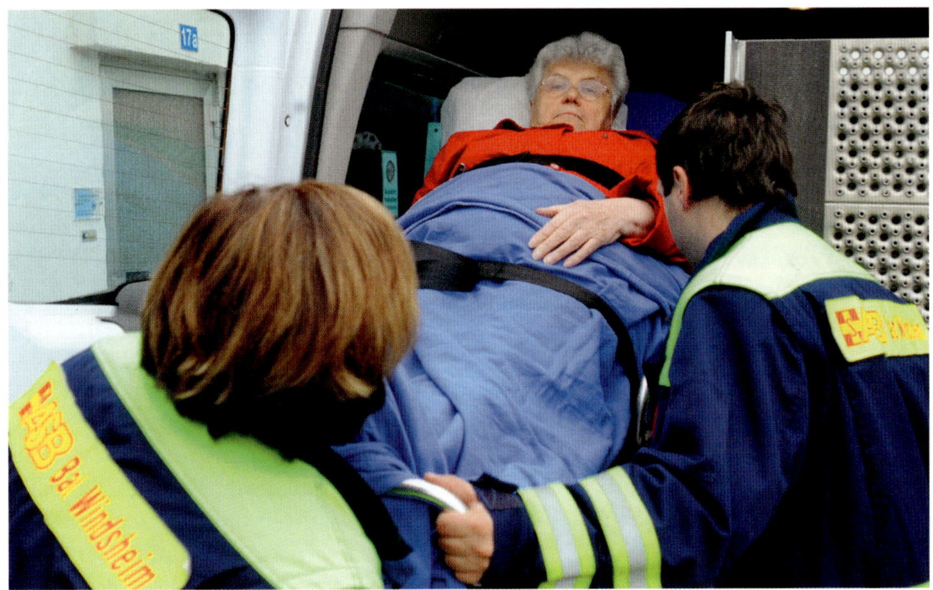

Abb. 11 ▶ Krankentransport, besonders der nicht qualifizierte („Krankenfahrt"), birgt i.d.R. keine hohen Infektionsrisiken.

11.2 Weitere Wäsche

Die andere im Rettungsdienst verwendete Wäsche ist streng genommen nicht Gegenstand dieser Abhandlung, sei aber um der Vollständigkeit willen hier erwähnt.

Für textile Tragenwäsche oder die Bettwäsche und Handtücher in der Wache ist Kochwäsche (95 °C), mindestens jedoch 60 °C-Wäsche, empfehlenswert. Für die Wäsche, die Patientenkontakt hat, sind gleiche Vorgehensweisen wie bei der Dienstkleidung nötig. Hier werden sinnvollerweise fast nur noch Einmalartikel verwendet. Das ist kostengünstiger, wenn man Arbeitszeit und Logistik einbezieht, und ökologischer, wenn man die Abwasserbelastung bedenkt. Außerdem wird dann eine Trennung nach Infektionswäsche und sogenannter *infektionsverdächtiger Wäsche*, also der täglich anfallenden Wäsche, überflüssig. Selbst für *hochinfektiöse Wäsche* wäre das Waschverfahren mit 95 °C die sicherste Möglichkeit. Eine physikalische, hier thermische, Desinfektion ist immer sicherer als eine chemische. Das als gefährlich eingestufte Ebola-Virus ist als lipidbehülltes Virus beiden Methoden gegenüber sehr fragil. Das Risiko liegt darin, dass das Personal, das damit umzugehen hat und nicht die ausreichende Fachkenntnis zur Infektionsprophylaxe besitzt, dazu neigt, Infektionskrankheiten als immanente Gefahr, nicht als beherrschbar zu verstehen.

11.3 Nachweis des desinfizierenden Waschverfahrens

Wird in der Rettungswache selbst gewaschen, ist ein Waschverfahren zu verlangen, das desinfizierend wirkt. Die einschlägigen Vorschriften sind allerdings nicht eindeutig, weil zwischen Dienstkleidung und Schutzkleidung unterschieden wird. Der Verbund für angewandte Hygiene e.V. (VAH) hat sich noch nicht mit dem Rettungsdienst befasst, aber nimmt zur Arbeitskleidung in Arztpraxen Stellung.[11] Weil im Rettungsdienst die infektiologischen Risiken selten bekannt sind und die Dienstkleidung zur Schutzkleidung im Sinn der TRBA 250 wird, ist es sinnvoll, die Desinfektionswirkung des Waschverfahrens nachzuweisen. Dazu kann man wie folgt vorgehen:

Bioindikatoren wie SIMICON TEX®[12] enthalten ein Vliesstoffläppchen, das mit Schafsblut verunreinigt ist und zusätzlich mit Enterococcus faecalis (Darmbakterien) beimpft ist (Abb. 12). Die Indikatoren verbleiben beim Waschverfahren in der wasserdurchlässigen Verpackung. Fünf dieser Bioindikatoren werden in einer Waschbeladung in einem Wäschenetz in die Waschmaschine gegeben (Abb. 13). Ein sechster Indikator bleibt als Positivkontrolle unbehandelt.

Die Indikatoren werden nach dem Waschen entnommen und mit dem ausgefüllten Untersuchungsauftrag an ein mikrobiologisches Testlabor geschickt (s. Abb. 14). Dort werden sie

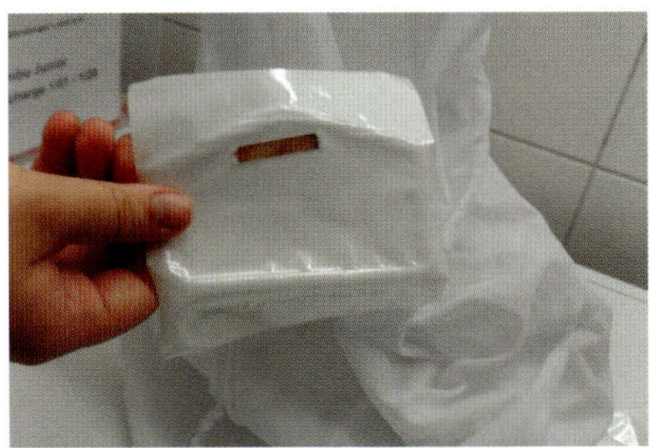

Abb. 12 ▶ Bioindikator SIMICON TEX® zur mikrobiologischen Kontrolle von Waschverfahren

in einer Nährbouillon fünf Tage lang bebrütet und dürfen keinen Bewuchs mehr zeigen. Damit ist das desinfizierende Waschverfahren bewiesen.

In diesem Beispiel wird eine Haushaltswaschmaschine verwendet. Wenn das Waschergebnis den Desinfektionserfolgt nachweist, ist diese Maschine ausreichend. Manche Gesundheitsämter fordern eine Industriemaschine, was aber in Anschaffung und Betrieb teuer wird. Wenn die Temperatur von > 60°C ausreichend lange gehalten wird und ein desinfizierendes Waschmittel aus der Liste des VAH verwendet wird, ist ein Desinfektionserfolg gewährleistet.[13]

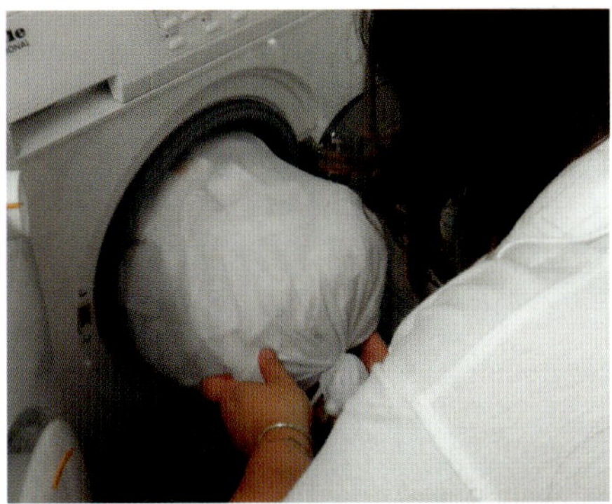

Abb. 13 ▶ Befüllen der Maschine mit Wäschenetz inkl. 5 Bioindikatoren

Prüfbericht „Waschmaschine" nach RKI

[x] Textil- Waschmaschine
[ ]
[ ]

[ ] Prüfung nach Aufstellung
[ ] Periodische Prüfung
[x] Außerordenliche Prüfung

Standort der Textilwaschmaschine

Krankenhaus	Abteilung
RW Lauf -	Rettungswache

Angaben über die Anlage

Hersteller	Herstell-Nr.	Typbezeichnung
Miele		Professional PW 5605
Reinigungsmittel	**Desinfektionsmittel**	**Klarspüler**
Clean & Clever 60		

Angaben über die Prüfbedingungen

Geprüftes Programm		Desinfiziertemperatur	Desinfektionszeit
Buntwäsche 60°C		60°C	11 min.
Chargenzeit 57 min.	Bioindikatoren: Simicon TEX; E. faecium ATCC 6057		

Wachstumskontrolle („⊕ Ktr.") nicht mitwaschen !

Dieses Adressenfeld bitte vor Einsendung vom Absender ausfüllen

Absender/Einsender

ASB Arbeiter-Samariter-Bund
Regionalverband Nürnberger Land e.V.
Südring 3, Tel.: 09123/9787-0
91207 Lauf a.d.Pegnitz

Klinikum Nürnberg
Institut für Klinikhygiene,
Med. Mikrobiologie und Klin. Infektiologie
Prof.-Ernst-Nathan-Str.1
90419 Nürnberg Tel.. 0911-398-2522

Eingangsdatum:
Labornummer:

Vom Labor auszufüllen:

Eingangskontrolle der Bioindikatoren

Angenommen / verarbeitet am / von: Datum / Uhrzeit /Sign	Anzahl	Chargennummer(n)	
Verfalldat. überschritten [ ]	Indikatoren beschädigt [ ]	Kontrolle behandelt [ ]	unbeschriftet [ ]
Kontrolle fehlt [ ]	Die Probe ist nicht zu beanstanden [ ]	Die Probe ist zu beanstanden [ ]	

[ ] Wirkungsbereich A 7 Tage bei 36 ± 1 °C

Ergebnis: Bioindikator Nr. ______ = Wachstumskontrolle

Bioindikator Nr:	1	2	3	4	5	6	7	8	9	10	11	12	13	14	15	16	17	18	19	20
Mikrobiologischer Befund																				

Mikrobiologischer Befund: + Wachstum des Prüfkeimes; - = **kein** Wachstum des Prüfkeimes

Hinweise für den Betreiber:

[ ] Die Textil- Waschmaschine kann aufgrund des vorliegenden Prüfergebnisses weiterbetrieben werden.

[ ] Der mikrobiologische Befund weist auf eine **unzureichendes** Waschergebnis hin; die geprüfte Waschmaschine darf bis zur Behebung des Fehlers **nicht** weiterbetrieben werden.

[ ] Die Probe ist zu beanstanden. Die positiv- Kontrolle wurde mit **desinfiziert**. Die Anforderungen der Norm werden nicht erfüllt. Eine Wiederholung der Prüfung wird empfohlen

Bemerkungen:

Prüfung durchgeführt von:

Ort	Datum	Unterschrift
Lauf	19.07.16	[Unterschrift]

Zur Validierung freigegeben:	Datum	Sachbearbeiter
Befund validiert	Datum	Arzt

Erstellt 10-2004 1.0 Dipl. Ing Roggenkamp Dr. Johnscher

Abb. 14 ▶ Prüfbericht nach Vorgaben des RKI

Literatur und Quellen:

1 Vgl. Schomann S (2013) Im Zeichen der Menschlichkeit. Geschichte und Gegenwart des Deutschen Roten Kreuzes. München: DVA.

2 Müller W (2013) Der Arbeiter-Samariter-Bund. Eine Biografie. Köln: ASB Deutschland, siehe: https://www.asb.de/de/ueber-uns/geschichte/asb-chronik.

3 Biologische Arbeitsstoffe im Gesundheitswesen und in der Wohlfahrtspflege (TRBA 250), unter: http://www.baua.de/de/Themen-von-A-Z/Biologische-Arbeitsstoffe/TRBA/TRBA-250.html.

4 Dabei handelt es sich um ein Qualitätslabel des Prüflabors und Forschungsinstituts Hohenstein Laboratories GmbH & Co. KG in Bönnigheim, das Materialprüfungen vornimmt, insbesondere von Textilien, siehe: http://www.hohenstein.de/de/home/home.xhtml.

5 Siehe Teilliste unter: http://www.vah-online.de/uploads/PDF/vorwort_deutsch_mhp.pdf und http://www.vah-online.de/index.php?page=desinfektionsmittel-liste-2. Die komplette Liste ist über den Verlag mhp kostenpflichtig erhältlich unter: https://shop.mhp-verlag.de/index.php?cat=c23_Desinfektionsmittel-Liste.html.

6 Zu Indikation und korrekter Anwendung der besonderen Infektionsschutzsets bietet das BBK nähere Informationen in seinen Lehrvideos unter: http://www.bbk.bund.de/DE/TopThema/TT_2014/Aktuelle_Infos_Ebola_okt_2014.html. Einen Überblick über die besonderen (auch umluftunabhängigen) Schutzausrüstungen bietet das RKI unter: http://www.rki.de/DE/Content/Infekt/Biosicherheit/Schutzmassnahmen/Schutzkleidung/Schutzkleidung_node.html.

7 Siehe auch: Friederichs D et al. (2007) Anlegen und Ablegen des Infektionsschutz-Sets. In: BBK, RKI (Hrsg.) Biologische Gefahren I. Handbuch zum Bevölkerungsschutz, 3. Aufl. Berlin/Bonn: Robert Koch-Institut und Bundesamt für Bevölkerungsschutz und Katastrophenhilfe, S. 585-598.

8 Verordnung über Sicherheit und Gesundheitsschutz bei der Benutzung persönlicher Schutzausrüstungen bei der Arbeit (PSA-Benutzungsverordnung, PSA-BV) vom 4.12.1996, unter: http://www.gesetze-im-internet.de/psa-bv/BJNR184110996.html.

9 Siehe: https://www.youtube.com/watch?v=9ZygD9EPO88.

10 Ebenfalls auf YouTube verfügbar: https://www.youtube.com/watch?v=LIMbhPRqvu8&feature=youtu.be.

11 Heeg P, Vossebein L (2011) Aufbereitung von Berufskleidung und Bettwäsche in einer Arztpraxis. In: HygMed 36 (9): 351-352, unter: http://www.vah-online.de/index.php?page=waesche-3.

12 Siehe Herstellerangaben unter: http://www.simicon.de/pdf/bi_tex_15001.pdf.

13 Siehe auch: Anforderungen der Hygiene an die Wäsche aus Einrichtungen des Gesundheitsdienstes, die Wäscherei und den Waschvorgang und Bedingungen der Vergabe von Wäsche an gewerbliche Wäschereien. Anlage zu Ziffern 4.4.3 und 6.4 der „Richtlinie für Krankenhaushygiene und Infektionsprävention“. In: Kommission für Krankenhaushygiene und Infektionsprävention (KRINKO)/RKI (Hrsg.) Richtlinie für Krankenhaushygiene und Infektionsprävention, unter: https://www.rki.de/DE/Content/Infekt/Krankenhaushygiene/Kommission/Downloads/Altanl_Rili.pdf?__blob=publicationFile.

12 Andere wollen auch was lernen: Hygiene in der Ausbildung

Als Kostenträger für Ausbildungsmaßnahmen in der Ersten Hilfe treten u.a. die Berufsgenossenschaften auf. Sie verlangen für die Ausbildung Desinfektionsmaßnahmen an den Übungsphantomen zur Atemspende sowie Hygienemaßnahmen an Gegenständen, die mit den Übenden in Kontakt kommen. Wie diese „Desinfektion" zu geschehen hat, wird aber nicht beschrieben.

12.1 Desinfizierende Aufbereitung von Atemspende-Übungsmasken

Ob Übungsmasken zur Atemspende tatsächlich eine desinfizierende Aufbereitung brauchen, ist diskussionswürdig. Nach der Definition des Medizinproduktegesetzes (MPG) stellen sie kein Medizinprodukt nach § 3[1] dar, weil sie nicht der Diagnostik, Therapie oder Linderung, sondern der Ausbildung und Übung dienen. Insofern kann der § 8 der dazugehörigen Betreiberverordnung (MPBetreibV)[2] unberücksichtigt bleiben, der eine Aufbereitung nach der RKI-Richtlinie für Medizinprodukte fordert.[3] Eine ausgeprägte Kontamination ist eher nicht zu erwarten; sie bewegt sich in der Größenordnung der von Geschirr oder Besteck. Da die Masken mit Schleimhaut und Körpersekreten in Kontakt kommen, ist jedoch laut VAH eine ausreichend bakterizide und viruzide Aufbereitung notwendig.[4]

Die Hersteller der Masken geben an, dass „jedes PVC-geeignete Desinfektionsmittel" verwendbar ist. Nähere Angaben zur Materialverträglichkeit und zu möglichen Beeinträchtigungen der Gesundheit bei den Übenden fehlen. Dampf- oder Gassterilisation werden nicht erwähnt. Thermostabilität ist bis 65 °C gewährleistet. Damit scheidet die Dampfsterilisation aus. Einige Lieferanten empfehlen CIDEX® OPA, ein Instrumentendesinfektionsmittel aus Orthophtalaldehyd (OPA) mit einem als sehr unangenehm empfundenen Nachgeschmack, das deswegen ausscheiden dürfte.

Seitens der übenden Anwender ist eine gewisse Ekelschwelle nicht zu vernachlässigen. Gerade die Anwender geben aber nach der Desinfektion einen unangenehmen Geschmack der Desinfektionsmittelrückstände an. In Einzelfällen treten auch echte Hautreaktionen auf, weil die Schleimhautverträglichkeit der Mittel nicht geprüft und schwer abzuschätzen ist. Gelegentlich wird auch berichtet, dass das Material unter dem Einfluss der Chemie brüchig oder klebrig wird oder Verfärbungen annimmt. Das ist insbesondere der Fall, wenn aldehydhaltige und quatshaltige Desinfektionsmittel abwechselnd oder nacheinander verwendet werden.

Es ist also festzustellen, dass eine desinfizierende Aufbereitung zwar nicht unbedingt nötig, aber doch wünschenswert ist. Um eine Aufbereitungsmethode zu finden, die die Anforderungen erfüllt und gleichzeitig die subjektiven und objektiven Erscheinungen verhindert, entschloss sich die Ausbildungsabteilung des ASB-Regionalverbands Jura zu einer eigenen Untersuchung:

12.1.1 Welche Desinfektion ist möglich?

Eine Desinfektion soll die Keimlast um > 5 Log-Stufen reduzieren. Das bedeutet in der Praxis eine Reduktion um 99,999%. Das kann auf chemischem oder physikalischem (hier: thermischem) Weg erreicht werden. Die RKI-Richtlinie verlangt, auch wenn ihre Anwendung hier strittig bleiben muss (s.o.), ein „geeignetes validiertes Verfahren“. Das bedeutet, dass jeder einzelne Aufbereitungsschritt festgelegt und in seiner Wirksamkeit beweisbar sein muss. Das ist beim Tauchbadverfahren nicht erfüllt. Außerdem kommt das Tauchbad dort an seine Grenzen, wo der Reinigungserfolg vor oder während des Desinfektionsprozesses nicht nachprüfbar oder gesichert ist. Inkrustierte Schleimreste enthalten Eiweiß und inaktivieren das Desinfektionsmittel, die Wirkung lässt nach. Ein thermisches Verfahren wäre grundsätzlich sicherer als ein chemisches, es scheitert jedoch an der mangelnden Thermostabilität der Masken (max. 65 °C).

Also kann hier nur ein kombiniertes chemo-thermisches Verfahren zur Anwendung kommen. Das hat seine Grenzen dort, wo Chemierückstände auftreten.

Das gesuchte Verfahren hat die folgenden Kriterien zu erfüllen:

- sichere Wirkung: Keimreduktion um > 10^{-5}
- standardisierte Vorgehensweise, auch durch Kräfte ohne besondere Vorkenntnisse der Desinfektion durchführbar
- Nachweisbarkeit der Wirkung jedes einzelnen Schrittes
- Vermeidung chemischer Rückstände und damit
- sichere Vermeidung von Schleimhautirritationen oder Unverträglichkeiten beim Übenden
- überall ohne besondere Ausstattung durchführbar
- kostengünstig
- materialschonend.

Unabhängig davon wird selbstverständlich die durchführende Person in der Aufbereitung unterwiesen.

12.1.2 Untersuchungsgang

Zunächst wurden die benutzten Masken hinsichtlich ihrer Belastung durch Verunreinigung untersucht: Die benutzten Masken wurden mittels des Eiweißnachweises Speed Check der Firma Ecolab® auf Verunreinigung geprüft. Dabei wurde kein Eiweiß festgestellt. Das lässt den Schluss zu, dass die Verunreinigung eine untergeordnete Rolle spielt, zumal die Untersuchung im Winter stattfand, also eher mit Bronchialsekreten zu rechnen war.

Anschließend wurden die Masken mit einer Prüfanschmutzung kontaminiert: 8 Masken erhielten je einen Keimträger BWA/GSA/OPS der Firma Simicon in München (s. Abb. 1/2).[5] Diese Prüfanschmutzung mit Enterococcus faecium 10^5 in eingetrocknetem defibriniertem Schafsblut wird zum Beispiel bei der Überprüfung von

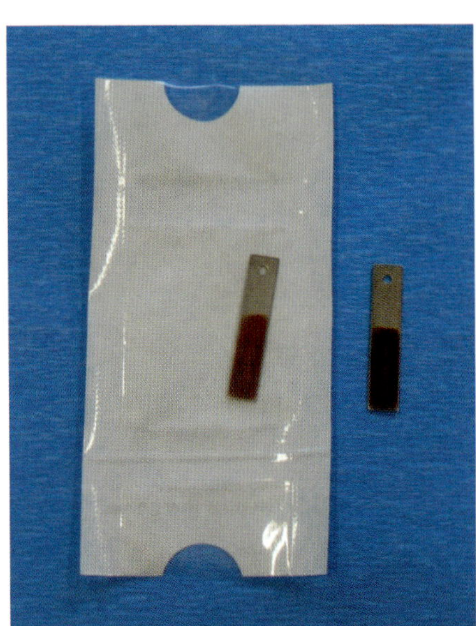

Abb. 1 ▶ Prüfanschmutzung (Foto: Simicon)

Reinigungs- und Desinfektionsautomaten für chirurgische Instrumente (RDG-Geräte) verwendet. Die Masken wurden in einer haushaltsüblichen Geschirrspülmaschine (AEG Öko-Favorit®) bei 65 °C und einer Temperaturhaltezeit von 20 Minuten gespült (s. Abb. 2). Hierbei wurde ein handelsübliches Maschinenspülmittel verwendet. Ein Keimträger wurde als Positivkontrolle unbehandelt belassen. Danach wurden die Prüfkörper in Enterokokkenselektivbouillon[6] über vier Tage bei 35 °C bebrütet. Dabei zeigte sich keine Trübung der Bouillon, also an den gespülten Keimträgern kein Wachstum; die Positivkontrolle war erwartungsgemäß bewachsen. Damit ist der Nachweis erbracht, dass die behandelten Masken desinfiziert aus der Spülmaschine entnommen wurden.

Also kann dieses Verfahren als geeignet angesehen werden, Atemspende-Übungsmasken ordnungsgemäß aufzubereiten. Die Temperatur von 65 °C in Verbindung mit der langen Haltezeit ist ausreichend, Enterokokken, also Darmbakterien, abzutöten. Die bei

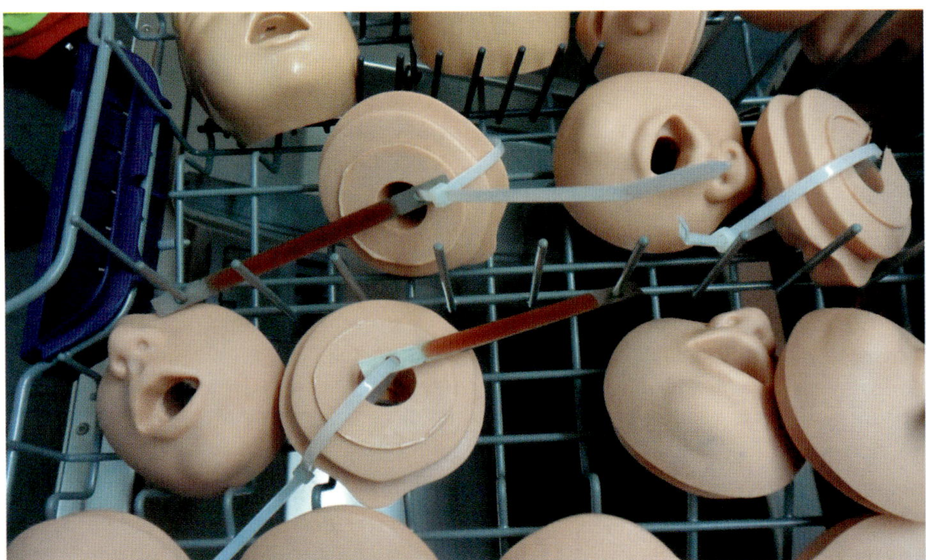

Abb. 2 ▶ Übungsmasken mit Keimträgern in Geschirrspülautomat

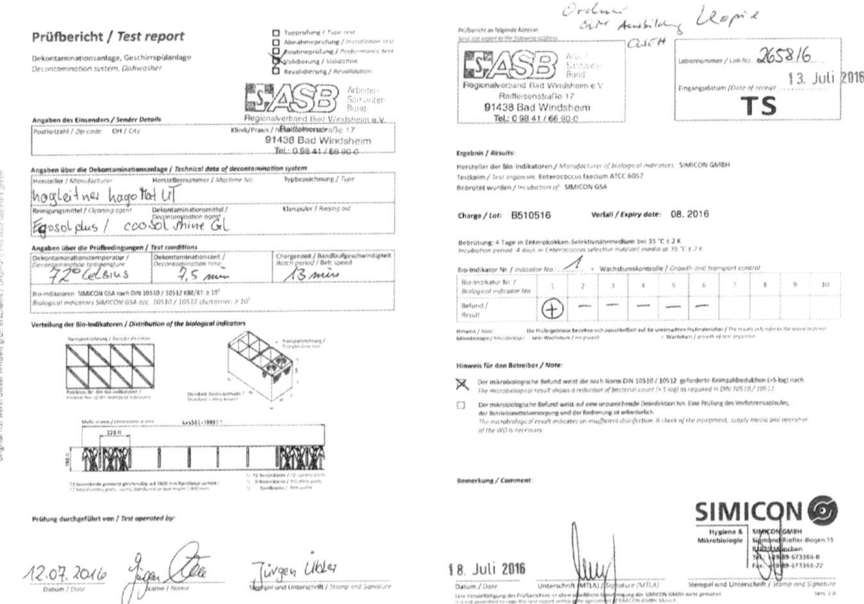

Prüfbericht / *Test report*

Dekontaminationsanlage, Geschirrspülanlage
Decontamination system, Dishwasher

☐ Typprüfung / *Type test*
☐ Abnahmeprüfung / *Installation test*
☐ Routineprüfung / *Performance test*
☒ Validierung / *Validation*
☐ Revalidierung / *Revalidation*

ASB Arbeiter-Samariter-Bund
Regionalverband Bad Windsheim e.V.
Raiffeisenstraße 17
91438 Bad Windsheim
Tel.: 0 98 41 / 66 90-0

Angaben des Einsenders / *Sender Details*

Postleitzahl / *Zip-code* Ort / *City* Klinik/Praxis / ...

Angaben über die Dekontaminationsanlage / *Technical data of decontamination system*

Hersteller / *Manufacturer*	Herstellernummer / *Machine No.*	Typbezeichnung / *Type*
hagleitner hagotat UT		
Reinigungsmittel / *Cleaning agent*	Dekontaminationsmittel / *Decontamination agent*	Klarspüler / *Rinsing aid*
Egosol plus /	ecosol shine GL	

Angaben über die Prüfbedingungen / *Test conditions*

Dekontaminationstemperatur / *Decontamination temperature*	Dekontaminationszeit / *Decontamination time*	Chargenzeit / Bandlaufgeschwindigkeit *Batch period / Belt speed*
72° Celsius	7,5 min	13 min

Bio-Indikatoren: SIMICON GSA nach DIN 10510 / 10512 KBE/KT: ≥ 10^5
Biological indicators SIMICON GSA acc. 10510 / 10512 cfu/carrier: ≥ 10^5

Verteilung der Bio-Indikatoren / *Distribution of the biological indicators*

Prüfung durchgeführt von / *Test operated by*

12.07.2016 Jürgen Ubler
Datum / *Date* Name / *Name* Stempel und Unterschrift / *Stamp and Signature*

Prüfbericht an folgende Adresse:
Send test report to the following address:

ASB Arbeiter-Samariter-Bund
Regionalverband Bad Windsheim e.V.
Raiffeisenstraße 17
91438 Bad Windsheim
Tel.: 0 98 41 / 66 90-0

Labornummer / *Lab No.* 265816
Eingangsdatum / *Date of receipt* 13. Juli 2016
TS

Ergebnis / *Results:*

Hersteller der Bio-Indikatoren / *Manufacturer of biological indicators:* SIMICON GMBH
Testkeim / *Test organism:* Enterococcus faecium ATCC 6057
Bebrütet wurden / *Incubation of:* SIMICON GSA

Charge / *Lot:* B510516 **Verfall / *Expiry date:*** 08. 2016

Bebrütung: 4 Tage in Enterokokken-Selektivnährmedium bei 35 °C ± 2 K
Incubation period: 4 days in Enterococcus selective nutrient media at 35 °C ± 2 K

Bio-Indikator Nr. / *Indicator No.* 1 = Wachstumskontrolle / *Growth and transport control*

Bio-Indikator Nr. / *Biological indicator No.*	1	2	3	4	5	6	7	8	9	10
Befund / *Result*	+	–	–	–	–	–				

Hinweis für den Betreiber / *Note:*

☒ Der mikrobiologische Befund weist die nach Norm DIN 10510 / 10512 geforderte Keimzahlreduktion (>5 log) nach.
The microbiological result shows a reduction of bacterial count (> 5 log) as required in DIN 10510 / 10512.

☐ Der mikrobiologische Befund weist auf eine unzureichende Desinfektion hin. Eine Prüfung des Verfahrensablaufes, der Betriebsmittelversorgung und der Bedienung ist erforderlich.
The microbiological result indicates an insufficient disinfection. A check of the equipment, supply media and operator of the WD is necessary.

Bemerkung / *Comment:*

18. Juli 2016
Datum / *Date* Unterschrift (MTLA) / *Signature (MTLA)*

SIMICON Hygiene & Mikrobiologie
SIMICON GMBH
Stempel und Unterschrift / *Stamp and Signature*

Abb. 3 ► Bericht des prüfenden mikrobiologischen Labors

benutzten Masken zu erwartende Flora aus Schleimhaut-, Bronchial- und Enterobakterien ist in ihrer Desinfektionsbeständigkeit dem E. faecium durchaus vergleichbar. Schleimhautunverträglichkeit oder Geschmacksbeeinträchtigung sind hier nicht zu befürchten, da gerade dieses Verfahren als lebensmitteltauglich anerkannt ist, wird es doch für Geschirr und Besteck verwendet.

12.1.3 Fazit

Die Aufbereitung von Atemspende-Übungsmasken als Spülgut in der Geschirrspülmaschine bei 65 °C und 20 Minuten Temperaturhaltezeit mit handelsüblichen Spültabletten erfüllt die Voraussetzungen zur ordnungsgemäßen Desinfektion mit gleichzeitiger Reinigung. Die Anforderungen der MPBetreibV sind hier nicht zwingend zu erbringen, diejenigen der (nichtmedizinischen) Hygieneverordnungen der Länder werden eingehalten. Die Unsicherheiten des Tauchbadverfahrens sowie Schleimhautunverträglichkeit werden vermieden. Chemisch bedingte Materialveränderungen an den Masken wurden nicht beobachtet. Zudem leiden die Masken nicht unter mechanischen Belastungen, wie sie beispielsweise in Waschmaschinen der Fall sind. Waschmaschinen wären zudem deswegen ungeeignet, weil die dort verwendeten Waschmittel nicht unbedingt schleimhautverträglich sind.

12.2 Decken, Lagerungs- und Verbandmaterial

Bei Decken und Lagerungsmaterial, das bei Erste-Hilfe-Kursen oder in der Rettungsdienstausbildung verwendet wird, ist eine normale Wäsche völlig ausreichend. Verschmutzungsgrad und das infektiologische Risiko sind eher gering. Auch ein Parasitenbefall muss kaum befürchtet werden. Verbandmaterial, das von mehreren Personen benutzt wird („Übungsbinden"), kommt seit Jahren nicht mehr vor.

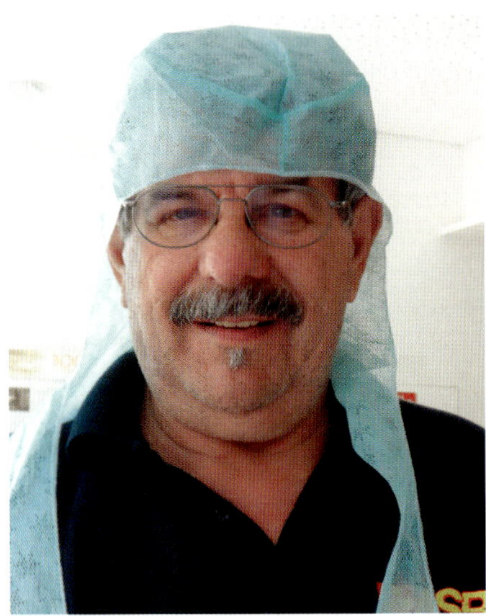

Abb. 4 ▶ Astronautenhaube als Unterzieher bei der Übung der Helmabnahme

Bei der Übung der Helmabnahme sind es eher ästhetische Bedenken, die geäußert werden. Hier hilft es, sogenannte Astronautenhauben zu verwenden, wie sie von Chirurgen im OP getragen werden (s. Abb. 4).

Bei Schienen, Fixierungs- und Lagerungshilfsmitteln, Tragen und Transportmitteln ist keine infektiös bedenkliche Kontamination zu erwarten. Eine Reinigung von anhaftendem Schmutz genügt.

Einen Musterhygieneplan für die Ausbildung haben beispielsweise die ASB-Schulen in Bayern auf ihrer Homepage veröffentlicht.[7]

12.3 Hygieneunterweisungen

Regelmäßige Schulungen des medizinischen Personals in der Hygiene werden aufgrund verschiedener Rechtsquellen gefordert. Vor allem die TRBA 250 verlangt in Kap. 7.2.3:[8]

Die Unterweisung ist vor Aufnahme der Tätigkeiten sowie bei maßgeblichen Änderungen der Arbeitsbedingungen, mindestens jedoch jährlich, durchzuführen. Sie muss in einer für die Beschäftigten verständlichen Form und Sprache mündlich, arbeitsplatz- und tätigkeitsbezogen erfolgen.

Inhalt und Zeitpunkt der Unterweisungen sind zu dokumentieren und vom Unterwiesenen durch Unterschrift zu bestätigen.

In 7.2.2 (1-6) werden auch Inhalte vorgegeben, diese haben sich immer an der konkreten Gefährdungsbeurteilung auszurichten:

- potenzielle tätigkeitsbedingte Gesundheitsgefahren
- einzuhaltende Verhaltensregeln
- Notwendigkeit, Eignung und Gebrauch von PSA
- Erste Hilfe, Postexpositionsprophylaxe und Vorgehen bei Schnitt- und Stichverletzungen
- Nutzen und Umfang der arbeitsmedizinischen Vorsorge sowie
- deren Angebot bei Auftreten einer vermutlich durch die Tätigkeit erworbenen Erkrankung.

Es ist aber durchaus verständlich, dass es weder dem Mitarbeiter noch dem durchführenden Hygienebeauftragten viel Freude bereitet, einmal jährlich denselben Text abzuspulen bzw. anzuhören. Viel erfolgversprechender ist es, einen aktuellen Sachverhalt (schließlich haben wir ja jedes Jahr irgendeinen „Horrorkeim", der durch die Medien getrieben wird) als Sujet zu nehmen und vorzustellen. Damit wird auch der jährliche Termin fragwürdig; für den Fall einer neuen Information sollte diese zeitnah an die Mitarbeiter weitergegeben werden.

Ob der Hygienebeauftragte selbst immer der geeignete Referent ist, muss ebenfalls abgewogen werden. Ein Ausbilderkurs, das Talent zur Wissensvermittlung und die Gabe, die kognitive Ebene der Zuhörer zu treffen, sind jedenfalls wünschenswert, schließlich soll die Unterweisung auch lebendig gestaltet werden. Dort, wo es um konkrete Fragestellungen geht, ist manchmal ein eingeladener Experte besser geeignet. Aber, bedenken Sie: Es gibt mehr selbsternannte als echte „Experten"!

Literatur und Quellen:

1 § 3 MPG Begriffsbestimmungen, unter: http://www.gesetze-im-internet.de/mpg/__3.html.

2 § 8 MPBetreibV Aufbereitung von Medizinprodukten, unter: http://www.gesetze-im-internet.de/mpbetreibv/__8.html.

3 Kommission für Krankenhaushygiene und Infektionsprävention (KRINKO) (Hrsg.) (2012) Anforderungen an die Hygiene bei der Aufbereitung von Medizinprodukten. In: Bundesgesundheitsblatt 55: 1244-1310, DOI 10.1007/s00103-012-1548-6; unter: http://www.rki.de/DE/Content/Infekt/Krankenhaushygiene/Kommission/Downloads/Medprod_Rili_2012.pdf?__blob=publicationFile.

4 Desinfektionsmittel-Kommission des VAH (Hrsg.) (2010) Desinfektion von HLW-Übungsphantomen. In: Hyg Med 35 (6): 221, unter: http://www.ihph.de/vah-online/uploads/PDF/HM2010_6_221_vah.pdf.

5 Zu den Reinigungsindikatoren von SIMICON siehe: http://www.simicon.de/product.php?SID=dqgicwms&id=2&lang=1&abtnav=2&itemgr=5.

6 Übersicht über die verschiedenen Nährböden unter: http://tu-dresden.de/die_tu_dresden/fakultaeten/fakultaet_mathematik_und_naturwissenschaften/fachrichtung_biologie/mikrobiologie/mikrobielle_diversitaet/studium/downloads_praktika_allgemein/Naehrmedienuebersicht.pdf.

7 Siehe: http://www.asb-schulen.de/files/7114/2174/3141/Hygieneplan_Ausbildung.pdf.

8 Biologische Arbeitsstoffe im Gesundheitswesen und in der Wohlfahrtspflege (TRBA 250), unter: http://www.baua.de/de/Themen-von-A-Z/Biologische-Arbeitsstoffe/TRBA/TRBA-250.html.

13 Jetzt gibt es was zu essen: Lebensmittelhygiene

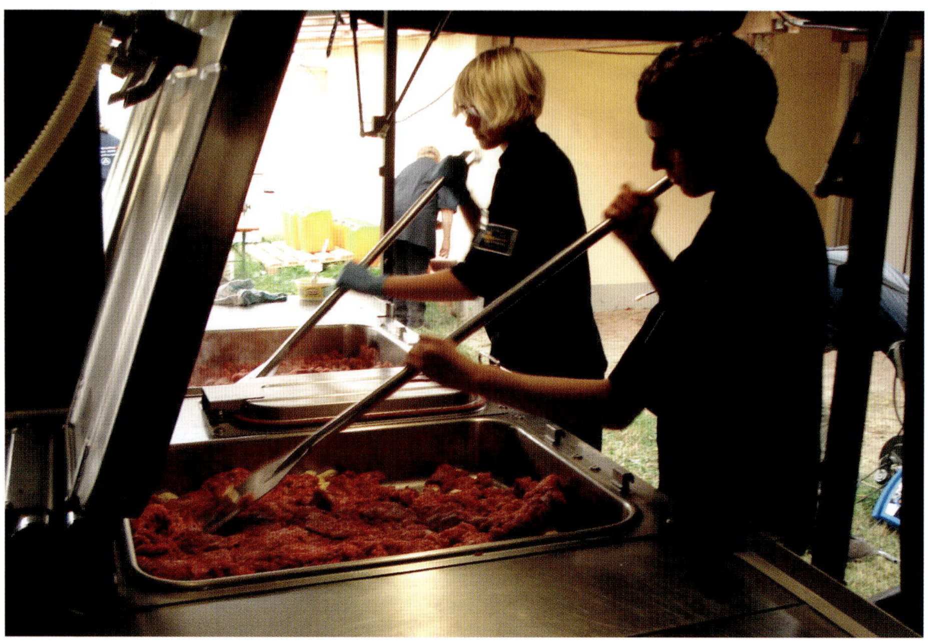

Abb. 1 ▶ Lebensmittelzubereitung im Feldkochherd (Foto: ASB Bad Windsheim/Matthis)

Ein besonders für die in den Katastrophenschutz eingebundenen Helfer relevantes Thema ist die hygienische Verarbeitung und Zubereitung von Lebensmitteln, also die sog. Lebensmittelhygiene bzw. -sicherheit. Es sind aber auch alle Helfer bei Veranstaltungen betroffen, bei denen entgeltlich Speisen und Getränke angeboten werden.

Für alle Betriebe oder Einrichtungen, die Lebensmittel herstellen, verarbeiten oder in Verkehr bringen, greift hier gleich eine Reihe zusätzlicher rechtlicher Vorgaben. Sie dienen dazu, die Tauglichkeit von Lebensmitteln für den menschlichen Verzehr zu sichern und zu kontrollieren.

13.1 Rechtliche Vorgaben

▶ § 42/43 Infektionsschutzgesetz (IfSG)

In dem Moment, wo Lebensmittel als Gemeinschaftsverpflegung oder gewerblich (d.h. gegen Bezahlung) angeboten werden, greifen die Vorschriften des Infektionsschutzgesetzes §§ 42 und 43[2] zu den gesundheitlichen Anforderungen an das Personal beim Umgang mit Lebensmitteln. Sie sehen für Personen mit bestimmten Krankheiten u.a. ein Beschäftigungsverbot vor (z.B. Durchfallerkrankungen, auch ohne bakteriologischen Nachweis, bronchiale Infekte mit eitrigem Auswurf, übertragbare Ekzeme an den Händen). Um dieses durchzusetzen, war in der Vergangenheit ein „Gesundheitszeugnis" erforderlich. Um dieses zu erhalten, waren eine Stuhlprobe und eine Röntgen-Thorax-Untersuchung, die bei Beginn der Tätigkeit durchgeführt wurde, notwendig. Diese Untersuchung wurde nur einmal im Leben gemacht, das Zeugnis galt danach lebenslang. Damit war natürlich keine laufende Überwachung möglich. Weil dies unbefriedigend war, wurde mit Inkrafttreten des IfSG 2001 das Prozedere geändert: Bei Aufnahme der Tätigkeit wird nun eine Erstbelehrung verlangt. Diese muss ein Gesundheitsamt oder ein von diesem speziell dafür geschulter und beauftragter Arzt durchführen. Die Belehrung wird in zweijährlichem Abstand wiederholt. Das mag dem einen oder anderen lästig erscheinen, aber allein die Tatsache, dass immer wieder an die hygienischen Anforderungen erinnert wird, ist im Vergleich zu einer einzelnen Untersuchung wirkungsvoller.

Diese Vorschrift gilt auch für ehrenamtliche Helfer und dann, wenn Lebensmittel oder Getränke unentgeltlich oder bei Festen und Veranstaltungen ausgegeben werden. Weil die zuständigen Behörden (Gesundheits- und Veterinärämter[3]) einen erheblichen Spielraum haben, wird die Belehrung vielerorts einfach durch ein Merkblatt[4] ersetzt (gibt es eigentlich ehren- und hauptamtliche Staphylokokken?). Ein ähnliches umfangreicheres Papier hat das Landesgesundheitsamt Baden-Württemberg publiziert[5].

Wenn bei einer Veranstaltung nach der Devise „jeder bringt etwas mit" Essen angeboten wird, das zu Hause vorbereitet wurde, so ist das sicher eine gewisse Grauzone. Hier ist zu empfehlen, dass auf Speisen, die leicht verderben oder einen guten Nährboden für Bakterien darstellen, verzichtet wird. Grundsätzlich gelten die gleichen Vorschriften wie bei kommerziellem Angebot.

Der § 42 IfSG legt also fest, dass Personen mit ansteckenden Krankheiten nicht mit Lebensmitteln umgehen dürfen. § 43 regelt die Belehrung und deren Wiederholung. Dabei ist bei der Wiederholung nicht festgelegt, wer diese durchführt und wie sie durchzuführen ist. Das kann auch durch den Küchenleiter, den Arbeitgeber oder den Hygienebeauftragten geschehen. Auf jeden Fall ist eine Dokumentation nötig. Ein Musterbelehrungsbogen findet sich auf der Seite des RKI.[6]

▶ Lebensmittelhygiene-Verordnung (LMHV)

Das Ordnungsrecht regelt den Umgang mit Lebensmitteln durch das Lebensmittel-, Bedarfsgegenstände- und Futtermittelgesetzbuch (LFGB)[7] und die Lebensmittelhygiene-Verordnung (LMHV)[8], die noch durch EU-Vorgaben[9] erweitert und ergänzt wird.

Das EU-Recht umfasst hier eine Fülle von einzelnen Vorgaben (Eierverordnung, Hackfleischverordnung u.a.), die für den Bedarf einer Hilfsorganisation nur dann interessant werden, wenn sie zum Beispiel stationäre Pflegeeinrichtungen oder Ähnliches betreibt. Für den Bedarf des Hygienebeauftragten mag der Hinweis auf das *HACCP-Konzept* genügen:

Dieses bedeutet, dass Betriebe, die Lebensmittel verarbeiten und in Verkehr bringen, verpflichtet sind, die Vermeidung bzw. Lenkung von „kritischen Steuerungspunkten" nachzuweisen. Alles, was nicht dokumentiert ist, gilt als nicht erfolgt bzw. ist im juristischen Sinne „nicht existent".

▶ HACCP

HACCP ist das Kürzel für **H**azard **A**nalysis and **C**ritical **C**ontrol **P**oints und meint die Gefahrenanalyse und Lenkung[10] kritischer Punkte – und zwar auf allen Stufen der Anlieferung, Lagerung, Zubereitung, Beförderung und Verteilung von Lebensmitteln. Dabei ist es egal, ob es sich um gewerbliche oder gemeinnützige Einrichtungen handelt.

TAB. 1 ▶ Phasen und kritische Punkte bei der Lebensmittelversorgung

Phase	Kriterien
Anlieferung	– einwandfreier Zustand – Verpackung unverletzt – Temperaturen (Kühlgut; Tiefkühlgut) – Sauberkeit der Transportmittel
Lagerung	– getrennte Lagerung (Fleisch/Wurst – Trockenware – Gemüse/Salat – etc.) – Temperaturen (Kühlgut; Tiefkühlgut) – Zustand der Lagerräume, Sauberkeit, Bodenfreiheit – Lagerdauer
Zubereitung	– Zustand der Küche, Sauberkeit – persönliche Hygiene der Mitarbeiter/Arbeitskleidung – Trennung von Arbeitsvorgängen – Zwischenreinigung – Händehygiene – Zubereitungstemperaturen, Temperaturverlauf bis zur Ausgabe
Ausgabe	– Zeitspanne von Zubereitung bis Ausgabe < 3 Std. – Ausgabetemperaturen: • Warme Speisen: > 65°C • Kalte Speisen: < 10°C – persönliche Hygiene der Mitarbeiter – Trennung von Arbeitsvorgängen – Zwischenreinigung – Händehygiene
Nachbereitung	– Reinigung der Küchen und Ausgabe-/Speiseräume – Aufbereitung der Küchengeräte – Geschirrspülen – Lagerung der aufbereiteten Gegenstände

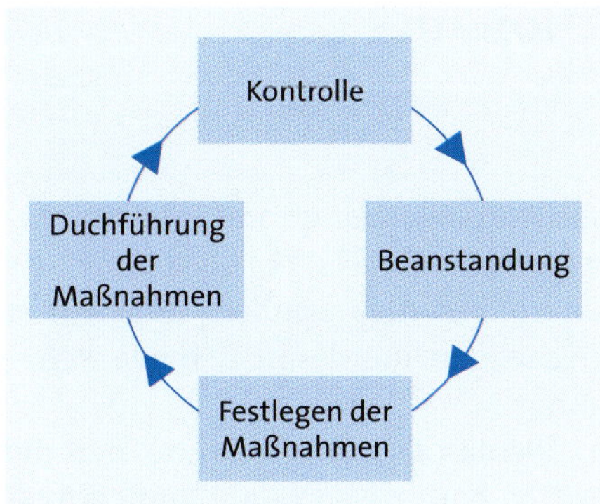

Abb. 2 ▶ Regelkreis als Grundlage des HACCP

Das bedeutet nichts neues, solch ein Regelkreis (s. Abb. 2) wird in vielen Bereichen der Organisationslehre verwendet.

Bei der praktischen Anwendung geht es um die Beurteilung der einzelnen Phasen der Lebensmittelversorgung und die Einhaltung der folgenden Kriterien:

Für jedes Kriterium in Tabelle 1 muss definiert werden:

- Wer ist für die Maßnahme zuständig/verantwortlich?
- Wie erfolgt die Überwachung/Kontrolle?
- Wer ist für die Kontrollen zuständig?
- Wer ist für die Korrektur zuständig?

Die konsequente Dokumentation sichert im Verdachtsfall eines lebensmittelbedingten Krankheitsausbruchs die Nachvollziehbarkeit, gegebenenfalls auch den Schutz vor Schadensersatzansprüchen und den guten Ruf der Einrichtung.

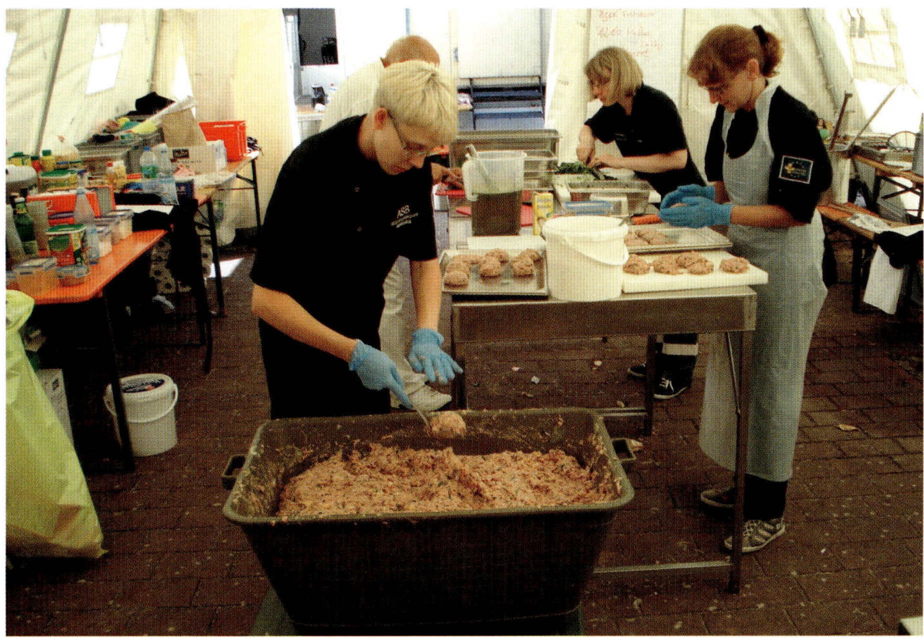

Abb. 3 ▶ Besonders streng geregelt: Zubereitung von Hackfleisch (Foto: ASB Bad Windsheim/Matthis)

13.2 Reinigung und Desinfektion im Lebensmittelbereich

Die desinfizierende Reinigung im Küchenbereich zeigt einige Unterschiede zur Flächendesinfektion, wie sie die RKI-Richtlinie (s. Kap. 4.7) beschreibt: Für den Lebensmittelbereich wird nicht die Desinfektionsmittelliste der VAH, sondern die der Deutschen Veterinärmedizinischen Gesellschaft e.V. (DVG)[11] oder des Industrieverbandes Hygiene und Oberflächenschutz (IHO)[12] angewendet. Das ist damit zu begründen, dass die Desinfektion im Lebensmittelbereich eine höhere Eiweißbelastung hat, als das bei anderen Flächendesinfektionen der Fall ist. Weiter muss gewährleistet sein, dass keine Rückstände bleiben, die den Geschmack verändern. Aus demselben Grund wird auch bei der Flächendesinfektion in Küchen und Speiseräumen die Einwirkzeit der Desinfektionsmittel abgewartet und nach deren Abschluss mit klarem Wasser nachgespült.

MERKE

Im Lebensmittelbereich sind Desinfektionsmittel der DVG zu verwenden und die Einwirkzeit zu beachten. Die Flächen werden nachgespült, um Geschmacksveränderungen zu vermeiden.

Wenn die vorzubereitenden Produkte gewechselt werden sollen und nicht verschiedene Arbeitsflächen zur Verfügung stehen, muss eine Zwischenreinigung geschehen, die die gleichen Kriterien erfüllt. Das gilt besonders nach der Zubereitung von Geflügel. Hier ist auch das Auftauwasser oft mit Infektionserregern (Salmonella) besiedelt und muss sofort beseitigt werden. Holzbretter erschweren die desinfizierende Reinigung.

Werden Eier zubereitet, so sind die Dotter hart zu kochen, damit potenziell vorhandene Erreger sicher abgetötet werden. Die Wahrscheinlichkeit der Salmonella-Besiedlung steigt mit der Art der Haltung: Wenige Hühner, die am Misthaufen der Witwe Bolte kratzen, sind mit geringer Wahrscheinlichkeit kolonisiert, bei Eiern aus der Massentierhaltung – unabhängig von Boden-, Käfig- oder Freilandhaltung – liegt die Wahrscheinlichkeit bei etwa 20%. Je länger die Eier von der Produktion bis zur Zubereitung gelagert werden, umso mehr wächst die Bakterienpopulation abhängig von der Temperatur. Wird eine Keimzahl von 5.000 bis 10.000 Salmonellen von einem Menschen mit Lebensmitteln aufgenommen, ist oft schon die Infektionsdosis erreicht – der Mensch erkrankt.

Ähnlich sieht es bei Hackfleischgerichten aus: Weil das Hackfleisch eine größere Oberfläche mit Kontakt zur Außenluft hat, oxidiert es schnell, erkenntlich an grauer Verfärbung. Daraus resultiert die Forderung, Hackfleisch spätestens 24 Stunden nach der Herstellung zuzubereiten.

Weitere Merkblätter zum Umgang mit Lebensmitteln und zur Reinigung und Desinfektion, zum Teil auch in anderen Sprachen, bieten an:

- Bundesinstitut für Risikobewertung (BfR)[13]
- Deutsche Gesellschaft für Krankenhaushygiene e.V. (DGKH)[14] (für den stationären Bereich)
- Handelsverband Deutschland e.V. (HDE).[15]

Ein einfaches und gut visualisiertes Schulungsmodul zur Lebensmittelhygiene findet sich auf der Seite „Hygienewissen" der Firma orochemie.[16]

13.3 Hygienische Lebensmittelversorgung in verschiedenen Einsatzsituationen

Dass während eines regulären Rettungseinsatzes oder Krankentransports nichts verzehrt wird, versteht sich von selbst. Bei langen Fernfahrten kann das durchaus ein Problem darstellen. Ist ein Umgang mit Speisen und Getränken während des Transports vorgesehen, muss es auf jeden Fall die Möglichkeit zur Händehygiene geben. Händewaschen wäre hier aus ästhetischen Gründen eher angezeigt als Desinfektion, ist aber im Rettungsfahrzeug kaum möglich. In jeder „KingMacBurgerHutFried-Chicken-Bude" gibt es aber Toiletten *und* Waschbecken. Es wäre auch denkbar, (unparfümierte) Feuchtreinigungstücher mitzuführen, die einzeln verpackt in jeder Drogerie erhältlich sind.

Bei größeren Einsätzen, MANV-Fällen oder Bereitschaft beim Brandeinsatz wird durch den Verpflegungs- oder

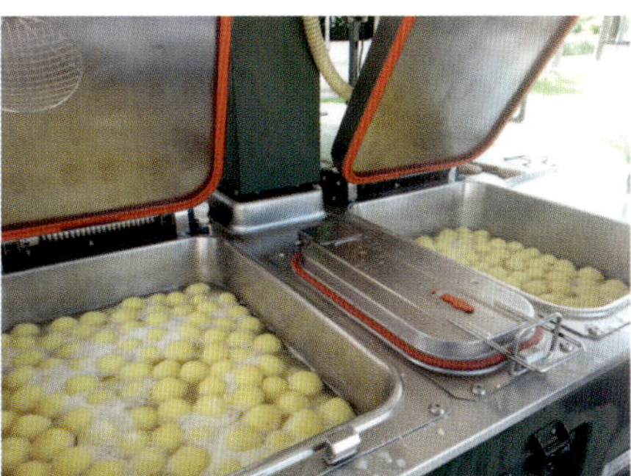

Abb. 4 ▶ Die guten fränkischen Klöße (Foto: ASB Bad Windsheim/Matthis)

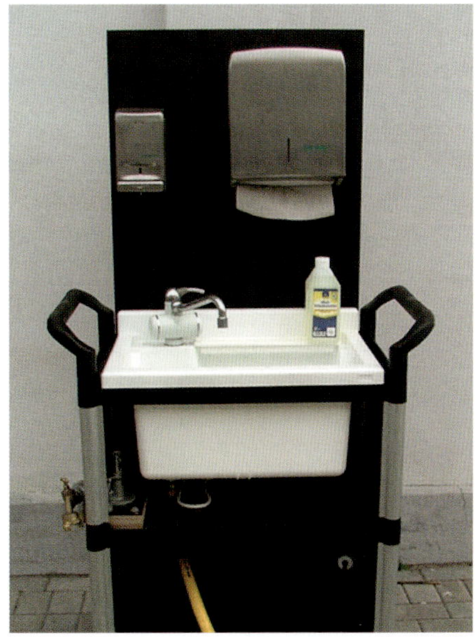

Abb. 5 ▶ Mobiles Handwaschbecken für den Verpflegungsdienst mit Trinkwasseranschluss, Stromanschluss für integrierten Durchlauferhitzer sowie Abwasserschlauchanschluss (Foto: R. Frühbeis, Malteser Frankenthal)

den Versorgungsdienst die Belieferung der Einsatzkräfte und/oder Betroffenen mit Speisen und Getränken gewährleistet. Hier gelten dieselben Vorgaben wie bei kommerzieller Verpflegung, auch wenn sie unter den gegebenen Umständen schwer einzuhalten sind. Letztlich geht es aber auch hier um die Gesunderhaltung der Einsatzkräfte und Betroffenen.

Geht es um die Verpflegung von Zeltlagern, Jugendgruppen oder Ähnlichem, ist es empfehlenswert, professionelle Hilfe z.B. eines Küchenmeisters heranzuziehen. Die modernen Helikoptermütter werden kaum Verständnis für die eingeschränkten Möglichkeiten der Hygiene bei der Feldküchenversorgung haben. Ähnliches muss für Seniorenclubs oder öffentliche Veranstaltungen gesagt werden. Hier sind schnell negative Schlagzeilen zu machen. Die Medien warten nur ...

Das Geschirr, das beim Verzehr benutzt wird, ist grundsätzlich maschinell zu spülen. Nur so können die Temperaturen und Zeiten für ein desinfizierendes Spülen gewährleistet werden. Wird die Verpflegung verkauft oder an betreute Personen abgegeben, so hat eine mikrobiologische Kontrolle des Spülergebnisses stattzufinden, dies geschieht mit Prüfanschmutzungen.[17] Eine Beschreibung der Geschirrspülhygiene gibt die Arbeitsgemeinschaft Gewerbliches Geschirrspülen.[18]

13.4 Hygieneplan

Der folgende Hygieneplan wurde für eine Verpflegungseinheit des Katastrophenschutzes beim ASB Bad Windsheim erstellt:

Hygieneplan für den Verpflegungsdienst

- Rechtsgrundlagen
- Personalbezogene Regelungen
  - §§ 42, 43 IfSG
  - Arbeitsmedizinische Voraussetzungen
  - Arbeitsmedizinische Empfehlungen
  - Körper- u. Händehygiene
  - Bekleidungshygiene
- Umgang mit Lebensmitteln
  - Anlieferung
  - Bevorratung
  - Vorbereitung
  - Zubereitung
  - Transport
  - Portionierung
  - Verteilung
  - Überproduktion
- Reinigung/Desinfektion
  - Flächen
  - Geräte
  - „Schwarzgeschirr", Zubereitungs- u. Verteilungsgeräte
  - Geschirr u. Besteck
- Entsorgung
- Aus- u. Weiterbildung des Personals

Präambel	Der Verpflegungsdienst hat die Verpflegung von Einsatzpersonal und Betroffenen in Übungen, Einsätzen und Schadensereignissen sicherzustellen. Dabei unterliegt er denselben formalen Grundlagen der Lebensmittelhygiene wie im „Normalfall", arbeitet hier aber unter erschwerten Bedingungen. Nötige Kompromisse dürfen jedoch nicht die allgemein anerkannten und gültigen Regeln der Hygiene beeinträchtigen oder in Frage stellen. Müssen unvermeidliche Zugeständnisse an die Situation gemacht werden, ist es empfehlenswert, diese mit Begründung zu dokumentieren. N.B.: Dieser Hygieneplan bezieht sich ausschließlich auf die Fragen der Lebensmittelhygiene. Fachliche Fragen der Organisation und Durchführung der Tätigkeiten und der Zubereitung sind nicht Gegenstand des Hygieneplanes.	
Rechtsgrundlagen:	Lebensmittelhygiene-Verordnung (LMHV) http://www.gesetze-im-internet.de/lmhv_2007/index.html Arbeitsmedizinische Vorsorgeverordnung (ArbMedVV) http://www.gesetze-im-internet.de/arbmedvv/index.html Arbeitsschutzgesetz (ArbSchG) http://www.gesetze-im-internet.de/arbschg/index.html Arbeitssicherheitsgesetz (ASiG) http://www.gesetze-im-internet.de/asig/index.html Biostoffverordnung (BioStoffV) http://www.gesetze-im-internet.de/biostoffv_2013 Sowie dazugehörige ergänzende Vorschriften und Erläuterungen sowie lebensmittelbezogene EU-Regelungen, z.B.: • https://www.bll.de/download/leitlinien-fuer-eine-gute-hygienepraxis-bezugsquellen.pdf • DIN 10508; Lebensmitteltemperaturen (© Beuth-Verlag) • DGUV Regel 110-002 Arbeiten in Küchenbetrieben (bisher: Berufsgenossenschaftliche Regeln 111): http://publikationen.dguv.de/dguv/pdf/10002/bgr111.pdf Und andere.	
Personalbezogene Regelungen	Das Infektionsschutzgesetz (IfSG) http://www.gesetze-im-internet.de/ifsg/index.html verlangt für allen Beschäftigten, die Kontakt mit Lebensmitteln haben, in §§ 42, 43 die Belehrung zur Lebensmittelhygiene zu Beginn der Tätigkeit durch das Gesundheitsamt oder einen von diesem beauftragten Arzt. Die Belehrung ist in zweijährigem Abstand zu wiederholen. Die Wiederholung kann ein sachkundiger Mitarbeiter durchführen. Bei nicht gewerbsmäßiger Ausübung (z.B. Vereinsfeste) kann darauf verzichtet werden. In diesem Fall kann die Belehrung durch die Information http://landkreis.nuernberger-land.de/fileadmin/_migrated/content_uploads/Lebensmittelinfektionen_vermeiden.pdf ersetzt werden. Routinemäßige Untersuchungen auf ansteckende Lungen- und/oder Durchfallerkrankungen werden nicht mehr zwingend gefordert. Indikationsabhängig können sie sinnvoll sein. In diesem Fall ist die Zustimmung des Beschäftigten, ersatzweise des Betriebsrates, erforderlich.	

	Für Personen mit produktiver Expektoration, Durchfall oder eitrigen Haut- oder Wunderscheinungen besteht Beschäftigungsverbot. Auch der Verdacht reicht aus. Bei Personen, die Kontakt mit Lebensmitteln haben, sind diese Erkrankungen unabhängig vom Erregernachweis immer nach § 6 IfSG meldepflichtig. Das Gesundheitsamt kann ein Beschäftigungsverbot bis zum Nachweis, dass der Betroffene nicht mehr ansteckend ist, aussprechen.	
Arbeitsmedizinische Voraussetzungen u. Empfehlungen	Die Arbeitsmedizinische Vorsorgeverordnung (ArbMedVV) http://www.gesetze-im-internet.de/arbmedvv/index.html sieht eine Betreuung unabhängig davon vor, ob der Beschäftigte haupt-, ehren-, nebenamtlich oder in einem anderen Dienstverhältnis beschäftigt ist. Der erforderliche Umfang wird durch die Anlage 4 festgestellt. Darüber hinaus wird die Betreuung und Beratung hinsichtlich von Heben und Tragen sowie Hautschutz empfohlen. Ergänzende Informationen: Bundesministerium für Arbeit und Soziales (BMAS), Bundesanstalt für Arbeitsschutz und Arbeitsmedizin (BAuA) (Hrsg.) (2011) Sicherheit und Gesundheit bei der Arbeit 2009: Unfallverhütungsbericht Arbeit, Dortmund, Berlin, Dresden, unter: www.baua.de/de/Publikationen/Fachbeitraege/Suga-2009.pdf.	

Hände- u. Körperhygiene	Uhren, Ringe (auch der Ehering!) und Schmuck an Händen und Unterarmen sind verboten. Halsketten u. andere Schmuckgegenstände müssen so kurz und am Körper anliegend sein, dass Lebensmittel nicht damit in Berührung kommen können. Bei der Arbeit ist Handkontakt mit dem Körper oder tätigkeitsfremden Gegenständen zu vermeiden.
	Handwaschplätze werden nach den Vorgaben der TRBA 250 http://www.baua.de/de/Themen-von-A-Z/Biologische-Arbeitsstoffe/TRBA/pdf/TRBA-250.pdf?__blob=publicationFile ausgestattet.
	Händewaschen ist erforderlich:
	• zu Beginn der Tätigkeit (beim Betreten der Küche)
	• beim Wechsel von
	  > Arbeiten mit Salat/Gemüse → Fleisch
	  > Wechsel von Geflügel/Eiern → anderen Lebensmitteln
	  > Vorbereitung → Zubereitung → Portionieren → Verteilung
	  > Reinigungstätigkeiten → Vorbereitung → Zubereitung → Portionieren → Verteilung
	• nach Toilettenbesuch
	• nach Rauchen
	• vor und nach eigener Nahrungsaufnahme
	• vor und nach Pausen
	• zum Ende der Tätigkeit/beim Verlassen der Küche
	dabei ist eine unparfümierte **Dekontaminationsseife** (____________________) zu bevorzugen (Anwenderhinweise beachten!). Ein Hautschutzplan, z.B. http://www.orochemie.de/de/download/service_hautschutzpl_hauswirts_kueche_2.pdf wird in Zusammenarbeit mit der Arbeitssicherheit und der Betriebsmedizin erstellt.
		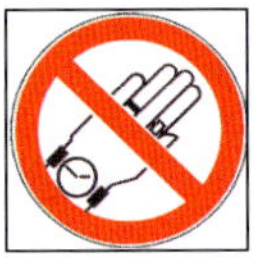 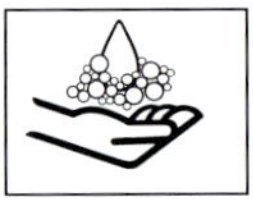

	Informationsmaterial: http://www.bzga.de/infomaterialien/impfungen-und-persoenlicher-infektionsschutz/hygienematerialien/?idx=1613 und http://www.orochemie.de/de/download/service_awhw_haendereinigung.pdf Anwendungsvideo: „Hände richtig waschen" http://www.orochemie.de/de/presse_videothek.php Zum Trocknen sind nur **Einmalhandtücher** zu verwenden. Wiederverwendbare textile Handtücher und Warmlufttrockner sind ungeeignet.	
	Handschuhe: Schutzhandschuhe sind nicht steril, sie ersetzen weder die Händewaschung noch die Desinfektion. Vor dem An- und nach dem Ausziehen ist eine Händedesinfektion nötig. Handschuhe schützen den Träger vor Kontamination und chemischen Einflüssen. Sie werden nur so lange getragen wie nötig. Stundenlanges Tragen führt zur Mazeration der Haut und zu Hautschäden. Folienhandschuhe sind nur zu Vorbereitungs- u. Portionierarbeiten geeignet. Für Arbeiten mit Feuchtigkeits-, Reinigungsmittel- und Desinfektionsmittelkontakt sind Handschuhe erforderlich, die chemiestabil sind (EN 374), z.B. aus Nitril.	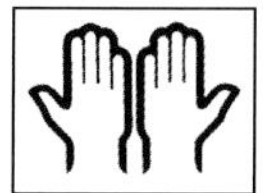
	Händedesinfektion: Händedesinfektion erfolgt mit alkoholischem Händedesinfektionsmittel (____________________) nach der Einreibemethode DIN EN 1500:2013-7, siehe Flyer „Händedesinfektion" unter: http://www.hygienesystem.de/muster-bebilderte-flyer/. Anwendungsvideo: „Hände richtig desinfizieren" http://www.orochemie.de/de/presse_videothek.php. Dabei ist zu beachten, dass die Händedesinfektion > 30 sec dauern muss und nur auf trockener Haut erfolgen darf. Anderenfalls sind Hautschäden zu erwarten.	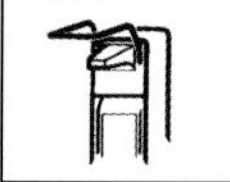
	Hautpflege: Die Tätigkeiten in der Küche sowie der Umgang mit Reinigungs- und Desinfektionsmitteln sind grundsätzlich hautschädigend. Deswegen ist zusätzlich zur Händereinigung und -desinfektion entsprechende Hautpflege nötig. • Als Hautschutzcreme: ____________________ • Als Hautpflege ... - für trockene Haut: ____________________ - für „normale" Haut ____________________ - für seborrhoische („fettende") Haut: ______________ Auf den Hautschutzplan wird verwiesen.	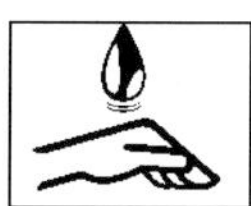
	Körperhygiene: Eine gründliche tägliche Ganzkörperwäsche einschließlich der Haarwäsche ist unverzichtbar.	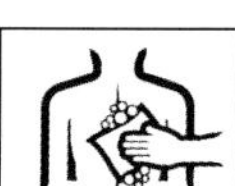

<table>
<tr>
<td>Bekleidungs-hygiene</td>
<td>
Die Arbeitskleidung im Lebensmittelbereich wird mindestens täglich frisch angezogen. Ein Wechsel erfolgt:
<ul>
<li>nach Kontamination</li>
<li>bei Wechsel der Tätigkeit
<ul>
<li>Arbeiten mit Salat/Gemüse → Fleisch</li>
<li>Wechsel von Geflügel/Eiern → anderen Lebensmitteln</li>
<li>Vorbereitung → Zubereitung → Portionieren → Verteilung</li>
<li>Reinigungstätigkeiten → Vorbereitung → Zubereitung → Portionieren → Verteilung</li>
</ul></li>
</ul>
Die Reinigung erfolgt bei 95 °C maschinell, ersatzweise bei 60 °C mit Desinfektionswaschmittel (________________). Für die Gestellung und Reinigung ist der Arbeitgeber zuständig. Die Verwendung eigener Kleidung und die Wäsche zu Hause sind nicht zulässig.

Bei allen Tätigkeiten der Zubereitung und Verteilung ist ein Haarschutz zu tragen, der die Haare vollständig bedeckt. Werden Ohrringe getragen, sollen diese innerhalb des Haarschutzes sein.

Der Haarschutz wird mindestens täglich, sowie bei Verunreinigung sofort, gewechselt.

Für eine Desinfektion der Schuhe besteht aus Sicht der Hygiene kein Anlass. Verunreinigungen sind zu entfernen. Bei Tätigkeiten mit Verletzungsgefahr sind Sicherheitsschuhe zu verwenden:

DGUV Regel 112-191 Benutzung von Fuß- und Knieschutz (bisher BGR 191): http://publikationen.dguv.de/dguv/pdf/10002/bgr191.pdf.

Schuhüberzüge sind hygienisch sinnlos und stellen eher ein Unfallrisiko, besonders auf nassem Boden, dar.

Als geeignet wird Schuhwerk angesehen, wenn es insbesondere
<ul>
<li>einen ausreichend festen Sitz am Fuß gewährleistet,</li>
<li>im vorderen Bereich vollkommen geschlossen ist,</li>
<li>einen Fersenhalt aufweist,</li>
<li>Absätze mit ausreichend großer Auftrittsfläche und mäßiger Höhe besitzt,</li>
<li>rutschhemmend ausgebildete Sohlen und Absätze aufweist,</li>
<li>vor Verletzungen durch herabfallende Gegenstände schützt und</li>
<li>ein ausgeformtes Fußbett hat, das auch bei hoher Laufleistung die Beanspruchung in erträglichen Grenzen zu halten vermag.</li>
</ul>
Bei Nichtbenutzung werden die Schuhe so abgestellt, dass sie auslüften und (besonders wichtig) innen austrocknen können.
</td>
<td>
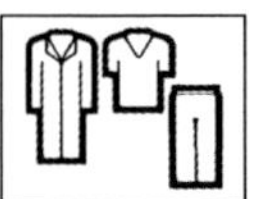
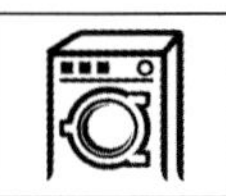
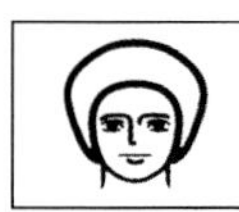
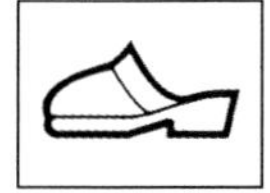
</td>
</tr>
</table>

Umgang mit Lebensmitteln	Die Hygiene befasst sich beim Umgang mit Lebensmittel besonders mit der Frage einer Keimbelastung sowie den jeweiligen Temperaturen bzw. Lagerbedingungen und dem aktuellen Zeitfaktor. Dabei ist zu bedenken, dass kaum ein angeliefertes Lebensmittel keimfrei ist und i.d.R. auch bei der Zubereitung keine Keimfreiheit hergestellt werden kann. Das ist insbesondere dann zu bedenken, wenn Keimzahluntersuchungen beurteilt werden. Die deutsche Gesellschaft f. Hygiene u. Mikrobiologie (DGHM) hat Richt- und Warnwerte dazu veröffentlicht: http://www.dghm-richt-warnwerte.de/. Das Vorgehen orientiert sich am sog. **HACCP**-Konzept (Hazard Analysis and Critical Control Points [Risikoanalyse und Steuerungspunkte]). Das bedeutet, dass von jedem einzelnen Schritt des Verfahrens mögliche Risiken analysiert und die dann durchzuführenden Maßnahmen festgelegt werden. Die Art der Durchführung und die Verantwortlichkeit sind festgelegt.	
Anlieferung	Bei Anlieferung von Lebensmitteln geschieht eine Eingangskontrolle: • Optische Sauberkeit und Unversehrtheit der Verpackung? • Ist das Lebensmittel in einwandfreiem Zustand? Anzeichen von Verderb oder Fäulnis? • Wurde auf dem Transport die Kühlkette eingehalten? • Wie ist die Anlieferungstemperatur? > < 4 – 7 °C bei Kühlware > < –18 °C bei Tiefkühlware Alle erfassten Parameter werden dokumentiert, z.B. auf dem Lieferschein.	
Bevorratung	Als Mindestvoraussetzung für die Bevorratung ist eine Trennung nach • Salat/Gemüse/Kartoffeln, • Brot/durchgebackene Backwaren • Kühllager f. Fleisch u. Wurstwaren < 4 – 7 °C, • Kühllager Milchspeisen/Butter < 4 – 7 °C, • Tiefkühllager < –18 °C vorzusehen. Die Temperaturen sind fortlaufend zu kontrollieren und werden dokumentiert.	
Vorbereitung	Bei der Vorbereitung werden die Lebensmittel auf die Temperatur und den einwandfreien Zustand kontrolliert. Bei Wechsel der Tätigkeit (z.B. Gemüse/Salat → Fleischwaren) ist Händehygiene und Wechsel der Schutzkleidung (Schürze) erforderlich. Während der Vorbereitung werden die Temperaturen der Lagerung beibehalten.	

Zubereitung	Bei der Zubereitung sind eine frische Schutzkleidung zu tragen sowie die angemessene Händehygiene durchzuführen. Wenn die Erwärmung mittels Öl- oder Feststoffheizung durchgeführt wird, muss zwischen dem Heiz- und Zubereitungspersonal getrennt werden. Kochgeräte, Rühr- und Schöpflöffel werden jeweils für ein Kochgut verwendet oder zwischengereinigt. • Warm zubereitete Speisen werden mit > 70 °C für > 10 Min. durcherhitzt. • Kalt zubereitete Speisen dürfen nicht wärmer als < 10 °C werden. • Hackfleisch und rohe Bratwurst oxidieren schnell und müssen deswegen an dem Tag zubereitet und verzehrt werden, an dem sie vorbereitet („durchgedreht") wurden.	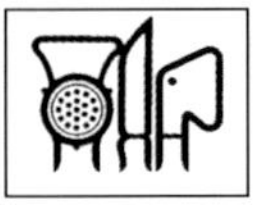
Transport	Vom Zeitpunkt der Zubereitung bis zum Verzehr dürfen nicht mehr als 3 Std. vergehen. Während dieser Zeit werden die Temperaturen • warme Speisen > 65 °C, • kalte Speisen < 10 °C eingehalten. Erforderlichenfalls sind Wärme- bzw. Kälteakkus zu verwenden. Ist das so nicht möglich oder ergeben sich längere Transportzeiten, sind die Speisen auf < 4 °C herunterzukühlen, die Kühlung während des Transports beizubehalten und die Speisen unmittelbar vor der Verteilung zu erwärmen. Lebensmittel werden verpackt und getrennt von anderem Transportgut transportiert. Die Transportmittel werden nach jedem Transport desinfizierend gereinigt. Transportbehälter werden ebenfalls gereinigt, danach heiß gründlich ausgespült und staubfrei so gelagert, dass Restfeuchte verdunstet.	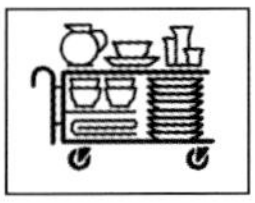
Portionierung	Wenn die Portionierung nicht zusammen mit der Ausgabe erfolgt, darf dabei die Temperatur nicht absinken. Geeignete Wärmeakkus können dabei helfen. Das Portioniergeschirr wird vorgewärmt. Die Portionierung geschieht mit frischem Vorlegebesteck, nur ausnahmsweise mit frisch gewaschenen Händen. Schutzhandschuhe sind nicht keimfrei, frisch gewaschene Baumwollhandschuhe sind hier besser.	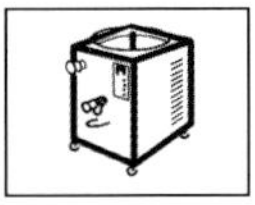
Verteilung/ Ausgabe	Bei der Speisenausgabe wird (allerdings mehr aus ästhetischen Gründen) frische bzw. saubere Schutzkleidung getragen. Die Speisen werden vor Kontamination z.B. durch Schutzscheiben geschützt. Speisen, die noch nicht portioniert sind, werden mit Vorlegebesteck angereicht. Dabei wird für jede Speise anderes Besteck verwendet.	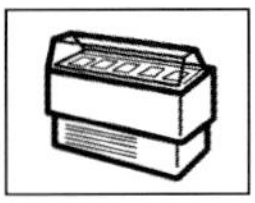
Überproduktion	Überproduktion wird möglichst sofort, vor der Portionierung bzw. Ausgabe, auf < 4 °C herunter gekühlt. Ist davon auszugehen, dass sie > 24 Std. eingelagert werden, sind < –18 °C angezeigt. Überproduktion, die bei der Ausgabe gestanden hat, muss spätestens nach 3 Std. vernichtet werden.	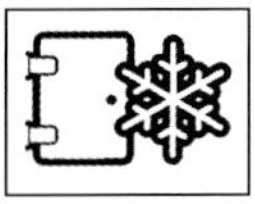

Reinigung/ Desinfektion	Für die desinfizierende Reinigung im Lebensmittelbereich sind ausschließlich solche Desinfektionsmittel zu verwenden, die in der Liste der Deutschen Veterinärmedizinischen Gesellschaft e.V. (DVG) gelistet sind: http://www.desinfektion-dvg.de/index.php?id=1789. Im Grundsatz zur Routinedesinfektion von Flächen im medizinischen Bereich werden hier die festgesetzten Einwirkzeiten abgewartet und die Flächen anschließend mit klarem Wasser nachgespült, um Desinfektionsmittelrückstände zu entfernen. Für die Verdünnung der Desinfektionskonzentrate ist ausschließlich kaltes Wasser zu verwenden. Desinfektions- und Reinigungsmittel dürfen grundsätzlich nicht gemischt werden. Lässt der Hersteller ausnahmsweise das Mischen zu, so verkürzt sich die Standzeit der Lösung.	
Flächen	Arbeitsflächen werden täglich nach Benutzung mit dem DVG-gelisteten Desinfektionsreiniger ______________________________ in der Konzentration von ______% nass abgewaschen und nach einer Einwirkzeit von ___ Minuten mit klarem Wasser abgespült. Für andere Flächen wird ein Plan der Routinefrequenzen erstellt. Alle Desinfektionen werden dokumentiert. Die Anwendung geschieht aus Tuchspendersystemen, die bei jeder Befüllung aufbereitet werden: http://www.orochemie.de/de/download/service_ckeckliste_aufbereitung_tuchspendersysteme.pdf	
Fußböden	Fußböden werden arbeitstäglich mit dem DVG-gelisteten Desinfektionsreiniger ______________________________ in der Konzentration von ______% nass abgewaschen und nach einer Einwirkzeit von___Minuten mit klarem Wasser abgespült. In regelmäßigen Abständen wird der Boden mit Fettlöser gereinigt. Der Fußbodenbelag ist rutschsicher auszuführen. Maschinelle Reinigung ist grundsätzlich zu bevorzugen. Siehe zur Wischdesinfektion auch: http://www.orochemie.de/de/download/service_awhw_wischdes.pdf	
Geräte	Zur Zubereitung und Portionierung verwendete Geräte werden nach jeder Nutzung vorzugsweise maschinell gespült. Auf die vollständige Entfernung von Rückständen wird Wert gelegt. Schneideflächen sind aus kratzfestem Kunststoff auszuführen. Holzflächen werden nicht verwendet. Die Schneideflächen sind v.a. nach der Vorbereitung von Geflügel-, Fleisch- oder Eierspeisen desinfizierend zu reinigen (s.o.) und mit heißem Wasser nachzuspülen.	
Schneide-geräte	Schneidegeräte müssen vor der Reinigung zerlegt werden (Unfallschutz beachten!).	

Dunst-/ Wrasen-abzüge/ Raumluft-technik (RLT)	Aus Dunst- und Wrasenabzüge wird mindestens arbeitstäglich das Kondenswasser entleert. Die Fettdunstbleche werden maschinell gespült. Die Außenflächen werden fettlösend abgewaschen. RLT-Anlagen werden turnusmäßig technisch gewartet. Dabei werden die Filter kontrolliert und turnusmäßig oder anlassbezogen gewechselt. Die Lüftungskanäle sind ebenfalls turnusmäßig zu reinigen.	
„Schwarz-geschirr"	Schwarzgeschirr, d.h. Geschirr/Töpfe/Pfannen u. Bratreinen, das zur Zubereitung dient, kann ausnahmsweise manuell gespült werden. Nach der Zubereitung von Geflügel oder Eiern ist eine desinfizierende, vorzugsweise thermisch desinfizierende Reinigung erforderlich.	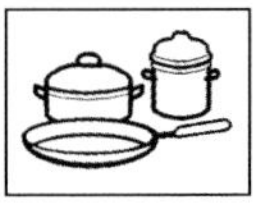
Geschirr/ Besteck	Geschirr und Besteck werden ausschließlich maschinell thermisch desinfizierend gespült. Auf die diesbezügliche Veröffentlichung der Vereinigung gewerbliches Geschirrspülen wird verwiesen: http://www.vgg-online.de/download/merkblaetter/Gewerbliches_Geschirrspuelen_und_Hygiene.pdf	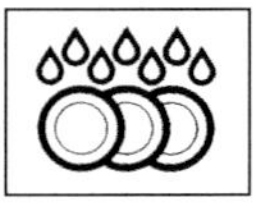
Getränke-spender/ Thermo-phore	Getränkespender, die an die Trinkwasserleitung angeschlossen sind, sog. **„Trinkbrunnen"** werden nach der Trinkwasserverordnung (TrinkwV) http://www.gesetze-im-internet.de/bundesrecht/trinkwv_2001/gesamt.pdf regelmäßig untersucht. Die Frequenz der Filterwechsel ist von der Qualität des angelieferten Trinkwassers abhängig. Getränkespender, die mit **Wasserbehältern** versorgt werden, sind deutlich anfälliger für Verkeimung. In Abhängigkeit von der Lagertemperatur und Standzeit sind weitere Untersuchungen erforderlich. Die wasserführenden **Armaturen** werden mit lebensmittelgeeigneten Spüllösungen gespült. Vor der Wiederbenutzung ist eine Spülung mit Trinkwasserqualität nötig. **Thermophore** für Speisen und Getränke oder **Getränkekanister** werden mit DVG-gelistetem Desinfektionsmittel ____________________ ausgewaschen, nach der Einwirkzeit mit Trinkwasser nachgespült und trocken und belüftet gelagert.	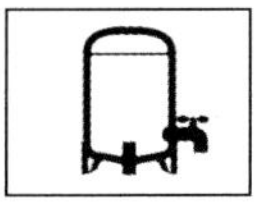
Waschbe-cken und Sanitärin-stallation	Waschbecken und Sanitärinstallationen werden mit kalklösendem Sanitärreiniger arbeitstäglich gereinigt. Eine Desinfektion ist nur im Ausnahmefall (Ausbruch von fäkal-oral übertragbaren Infektionskrankheiten) nötig. Seifenspender müssen bei jeder Befüllung zerlegt, durchgespült und gereinigt werden, um eine Verkeimung zu vermeiden, deswegen werden eingeschraubte Dosierpumpen („Senfpumpen") empfohlen. Händedesinfektionsmittel dürfen nur aus Originalgebinden verwendet bzw. die Spender nur mit Originalgebinden beschickt werden.	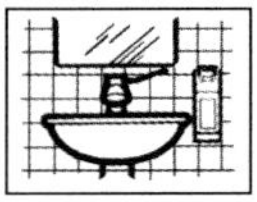

Bekämpfung v. Schädlingen u. Lästlingen	Als Schädlinge werden Tiere bezeichnet, die durch Fraßschäden oder durch Verschleppen von Krankheitserregern Lebensmittel unbrauchbar machen. Lästlinge beschreibt solche, die zwar nicht die Gesundheit oder Lebensmittel schädigen, aber lästig fallen oder ekelerregend sind. Weil im Lebensmittelbereich die Möglichkeiten einer Bekämpfung durch Gifte eingeschränkt sind, steht die Verhinderung des Befalles durch geeignete Lagerung im Vordergrund. Weiter kann eine Reduzierung des Befalles durch Schlag- oder Lockstofffallen angestrebt werden. Die Anwendung von Insektiziden oder Rodentiziden (Nagetiergifte) durch das Küchenpersonal selbst ist gefährlich, weil es sich hier grundsätzlich um Gefahrstoffe handelt und Lebensmittel durch Rückstände unbrauchbar gemacht werden. Sie ist daher dem Schädlingsbekämpfer vorbehalten. Dieser hat zunächst durch Lockstofffallen die Art und den Umfang des Befalls festzustellen und diesen dann durch gezielte Maßnahmen zu bekämpfen. Die Wiederinbetriebnahme erfolgt erst nach der Freigabe durch den Schädlingsbekämpfer.	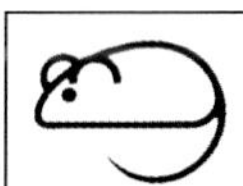
Entsorgung	Die Entsorgung von Lebensmittel- und Speiseresten durch Weitergabe zur Tierfütterung ist nur nach entsprechender Aufbereitung zulässig. Hierfür zugelassene Betriebe können bei den Veterinärämtern oder bei der Abfallberatung der Landkreise und Städte erfragt werden. Weiter ist die Biomüllvergärung zur Energieerzeugung möglich. Andere Abfälle gehören zur Kategorie des Haus- und Gewerbeabfalls (LAGA-Mitteilung 34 – Vollzugshinweise zur Gewerbeabfallverordnung: http://www.laga-online.de/servlet/is/23874/M34_VH_GewerbeabfallV[1].pdf?command=downloadContent&filename=M34_VH_GewerbeabfallV[1].pdf. Verpackungen unterliegen der Rücknahmepflicht des Lieferanten (LAGA-Mitteilung 37 – Umsetzung der Verpackungsverordnung: http://www.laga-online.de/servlet/is/23874/2015-09-23_LAGA_M37.pdf?command=downloadContent&filename=2015-09-23_LAGA_M37.pdf. Im Übrigen gelten die örtlichen Vorschriften der Abfallsatzungen.	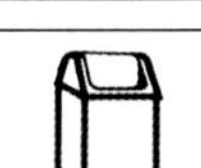 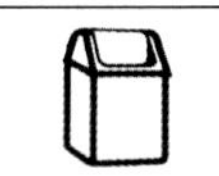
Reinigungsutensilien	Reinigungsutensilien können nur eine hygienisch einwandfreie Reinigungsqualität bieten, wenn sie nach Gebrauch ordnungsgemäß aufbereitet werden. Die RKI-Richtlinie „Anforderungen an die Hygiene bei der Reinigung und Desinfektion von Flächen“ (s. http://www.rki.de/DE/Content/Infekt/Krankenhaushygiene/Kommission/Downloads/Flaeche_Rili.pdf?__blob=publicationFile) untersagt im medizinischen Bereich das Wiedereintauchen bereits verwendeter Reinigungsutensilien in die Reinigungsflotte. Im Lebensmittelbereich existiert eine solche Vorgabe bislang nicht. Die fachliche Richtigkeit dieser ergibt sich jedoch aus der Tatsache, dass ein Eintrag von	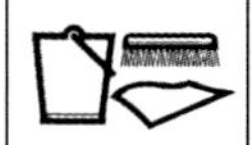

	Eiweißresten ein Desinfektionsmittel schnell inaktiviert. Daher wird empfohlen, vorzugsweise Vliestücher zur Einmalverwendung zu verwenden. Textile Tücher sind vorgetränkt ebenfalls zur Einmalverwendung einzusetzen und nach Gebrauch bei 95 °C zu waschen. Die Tücher werden vorgetränkt nur < 24 Std. vorgehalten. Schwämme/Schwammtücher/Topfreiniger sind nicht aufbereitbar. Bürsten müssen aus hitzestabilem Plastik bestehen. Naturborsten oder -bürstenkörper sind abzulehnen. Die Aufbereitung kann z.B. in der Taktbandspülmaschine erfolgen.	
Küchenwäsche	Küchen-Flachwäsche (Dienstkleidung ist oben beschrieben) ist grundsätzlich Kochwäsche bei 95 °C. Desinfizierende Waschzusätze sind nicht erforderlich. Die Wäsche wird in Abwurfbehältern gesammelt und belüftet gelagert. Kann die Aufbereitung nicht innerhalb von 24 Std. erfolgen, ist ein vorheriges Trocknen nötig, um Schimmelbildung zu vermeiden. Frischwäsche muss komplett getrocknet sein und staubfrei gelagert sein.	

______________________, den ______________________

______________________ Unterschrift	______________________ Unterschrift

Darstellung der Piktogramme mit freundlicher Genehmigung der BODE Chemie GmbH – einem Unternehmen der HARTMANN GRUPPE.

Literatur und Quellen:

1 § 42 IfSG Tätigkeits- und Beschäftigungsverbote, unter: http://www.gesetze-im-internet.de/ifsg/__42.html.

2 § 43 Belehrung, Bescheinigung des Gesundheitsamtes, unter: http://www.gesetze-im-internet.de/ifsg/__43.html.

3 Die Veterinärämter sind die zuständigen Behörden für die Hygiene im Lebensmittelbereich, weil diese von der „Fleischbeschau" herrührt.

4 Bayerisches Staatsministerium für Umwelt und Verbraucherschutz (STMUV) (Hrsg.) (2015) Leitfaden für den sicheren Umgang mit Lebensmitteln für ehrenamtliche Helfer bei Vereinsfesten und ähnlichen Veranstaltungen, unter: http://www.stmuv.bayern.de/themen/gewerbe/lebensmittel/hygiene/index.htm.

5 Ministerium für Ländlichen Raum und Verbraucherschutz Baden-Württemberg (Hrsg.) (2014) Leitfaden für den Umgang mit Lebensmitteln auf Vereins- und Straßenfesten, Stuttgart, unter: https://mlr.baden-wuerttemberg.de/fileadmin/redaktion/m-mlr/intern/dateien/publikationen/Bro_Leitfaden.pdf.

6 Siehe: http://www.rki.de/DE/Content/Infekt/IfSG/Belehrungsbogen/belehrungsbogen_lebensmittel_deutsch.pdf?__blob=publicationFile.

7 Lebensmittel-, Bedarfsgegenstände- und Futtermittelgesetzbuch (Lebensmittel- und Futtermittelgesetzbuch, LFGB) in der Fassung der Bekanntmachung vom 3. Juni 2013 (BGBl. I S. 1426), unter: http://www.gesetze-im-internet.de/lfgb/BJNR261810005.html.

8 Verordnung über Anforderungen an die Hygiene beim Herstellen, Behandeln und Inverkehrbringen von Lebensmitteln (Lebensmittelhygiene-Verordnung, LMHV) in der Fassung der Bekanntmachung vom 21. Juni 2016 (BGBl. I S. 1469), unter: http://www.gesetze-im-internet.de/lmhv_2007/BJNR181700007.html.

9 Zum Beispiel durch die Verordnung Nr. 852/2004 über Lebensmittelhygiene, Zusammenfassung unter: http://eur-lex.europa.eu/legal-content/DE/AUTO/?uri=celex:32004R0852.

10 Achtung: „Control" bedeutet nicht „Kontrolle", sondern „Steuerung" oder „Lenkung". Der engl. Sprachgebrauch kann nicht immer 1:1 übersetzt werden.

11 Deutsche Veterinärmedizinische Gesellschaft e.V. (DVG) (Hrsg.) (2016) 8. Liste der nach den Richtlinien der DVG (4. Auflage) geprüften und als wirksam befundenen Desinfektionsmittel (Handelspräparate, Ausbringungsverfahren nicht geprüft) und Desinfektionsverfahren für den Lebensmittelbereich, unter: http://www.desinfektion-dvg.de/fileadmin/FG_Desinfektion/Dokumente/Listen/Lebensmittelbereich/DVG-Desinfektionsmittelliste_LM.pdf.

12 IHO Desinfektionsmittelliste für Tierhaltung, Lebensmittelherstellung, Lebensmittelbe- und -verarbeitung, Speisenzubereitung und andere institutionelle Bereiche, unter: http://www.iho-desinfektionsmittelliste.de/Home/Page/1.

13 Unter: http://www.bfr.bund.de/de/publikation/merkblaetter_fuer_weitere_berufsgruppen-61521.html.

14 Deutsche Gesellschaft für Krankenhaushygiene (DGKH) (Hrsg.) (2008) Hygieneanforderungen beim Umgang mit Lebensmitteln in Krankenhäusern, Pflege- und Rehabilitationseinrichtungen, unter: http://www.krankenhaushygiene.de/pdfdata/sektionen/lebensmittel_papier.pdf.

15 Handelsverband Deutscheland e.V. (HDE) (Hrsg.) (2008) HDE-Leitlinie für eine gute Verfahrenspraxis, unter: http://www.einzelhandel.de/index.php/publikationen-hde/item/120790-leitliniefuereinegutelebensmittelhygienepraxis.

16 Unter: http://www.hygienewissen.de/pages/lernmodul_lebensmitelhygiene_haendehygiene.php.

17 Zum Ablauf dieser Kontrollen siehe: Niedersächsisches Landesgesundheitsamt (Hrsg.) (2016) Überprüfung der Desinfektionsleistung hygienerelevanter Geräte in Altenpflegeeinrichtungen, Hannover, S. 24-36, unter: www.nlga.niedersachsen.de/download/63716.

18 Arbeitsgemeinschaft Gewerbliches Geschirrspülen (Hrsg.) (2006) Gewerbliches Geschirrspülen & Hygiene, Hagen, unter: http://www.vgg-online.de/download/merkblaetter/Gewerbliches_Geschirrspuelen_und_Hygiene.pdf.

14 Kontrolle ist gut, Vertrauen ist die Grundvoraussetzung

Ein Hygienebeauftragter, der sich als Feldjäger versteht, wird sehr schnell das Vertrauen der Mitarbeiter verlieren. Wer das Verhalten der Kollegen überwachen will, muss damit leben, dass er kaum spontane Informationen erhält und eher im Sinn eines „Herr Lehrer, ich weiß was!" oder „...die haben schon wieder ..." zum Verpfeifen eines Kollegen missbraucht wird. Gleiches gilt, wenn er meint, Hygienequalität mit Abdruckkulturen nachweisen zu können und damit das Verhalten der Kollegen zu verbessern. Abdruckkulturen sind immer Momentaufnahmen. Sie können nur einen momentanen Zustand erfassen, aber nicht aussagen, ob Reinigungsmaßnahmen ordnungsgemäß durchgeführt wurden. Wir kommen noch darauf zu sprechen.

Wenn der Hygienebeauftragte als „Überwachungsinstanz" auftritt, wird er lernen müssen, dass das gewünschte Vorgehen nur dort eingehalten wird, wo es unter seinen Augen geschieht. Echte Hygiene, nicht die oberflächlich sichtbare Sauberkeit, ist nun einmal etwas, was nicht beim ersten Blick ins Auge fällt. Vielmehr ist sie eine Kombination aus dem Verhalten jedes Einzelnen und dem Ergebnis. Genau deswegen betrachten wir sie hier nicht nur unter dem Aspekt der Flächendesinfektion, sondern als komplexes Geschehen mit ihren Ergebnissen.

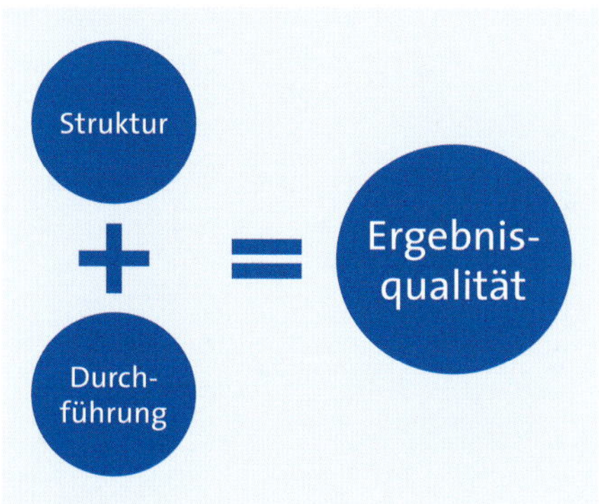

Abb. 1 ▶ Hygienequalität als komplexes Geschehen

Die Struktur kann durchaus vorgegeben sein, z.B. durch den Hygieneplan. Die Durchführung wird aber nur dann von hoher Qualität sein, wenn der einzelne motivierte Mitarbeiter den Grund und die Notwendigkeit für bestimmte Vorgaben versteht. Deswegen ist es die Kunst des Hygienebeauftragten, verständlich zu machen, warum diese oder jene Maßnahme sinnvoll oder sogar dringend geboten ist.

Abdruckkulturen geben eine reine Momentaufnahme. Sie bilden keineswegs das Hygieneverhalten ab, sondern sie sind vom Zeitpunkt und der Entnahmestelle abhängig. Es existieren viele Untersuchungen, bei denen mit dieser Methode Keimzahlen auf der Fläche (KBE/cm^2)[1] nachgewiesen werden. Es ist aber nie gelungen, aufgrund dieser Methode tatsächliche Infektionstransmission nachzuweisen. Es wäre auch sinnlos, aufgrund der Keimnachweise eine Aussage treffen zu wollen, ob ein Risiko vorliegt (Staph. aureus → gut; MRSA → schlecht). Staphylokokkus aureus ist *immer* ein Eitererreger – *wenn es ihm gelingt, die Haut und das Immunsystem zu überwinden.* MRSA ist nicht aggressiver als andere Staphylokokken, nur im Infektionsfall schwerer zu behandeln. Unsere Hygienequalität muss so gut sein, dass Infektionen möglichst immer verhindert werden. Sterile Oberflächen sind nicht möglich, und die Lokalisation einer Probe ist auch nur dort aussagekräftig, wo die Entnahmestelle Kontakt mit Mitarbeitern und Patienten hat. Demzufolge sucht man die Stellen aus, die viel berührt werden:

- Trageholme,
- Liegefläche,
- Handgriffe.

Aber noch interessanter sind die Stellen, die bei der Routinedesinfektion gerne vergessen werden:

- Schalter,
- Funkhörer,
- der versenkte Knopf der Abfallklappe,
- Verstellhebel an der Transportliege usw.

Der Fantasie des Untersuchers ist keine Grenze gesetzt. Interessant sind auch die Kontaktstellen, die mit den Handschuhen berührt werden, weil der Handschuhträger instinktiv annimmt, dass diese Stellen dann nicht kontaminiert werden. Ich denke hier wieder einmal an die Türgriffe und Aufzugtasten. Wände, Decke und Fußboden sind uninteressant.

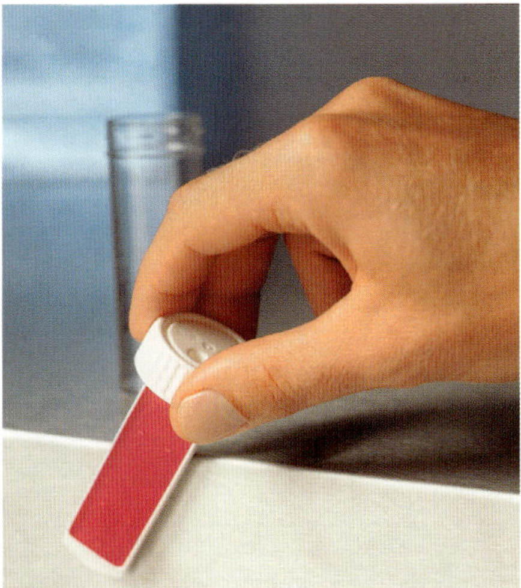

Abb. 2 ▶ Abklatschprobe mit Nährboden Dip Slide® (Foto: BODE Chemie)

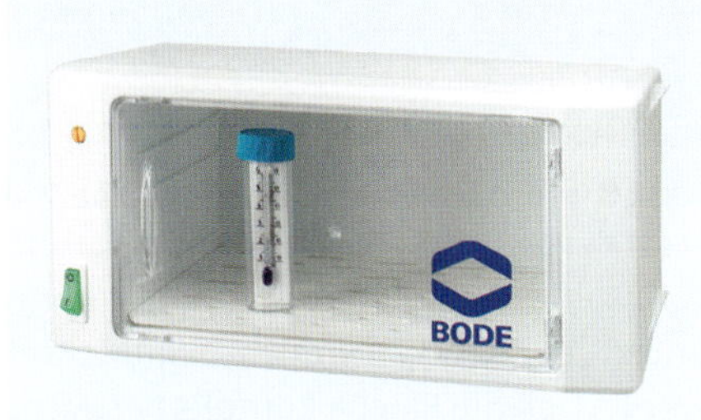

Abb. 3 ▶ Wärmeschrank zur Bebrütung (Foto: BODE Chemie)

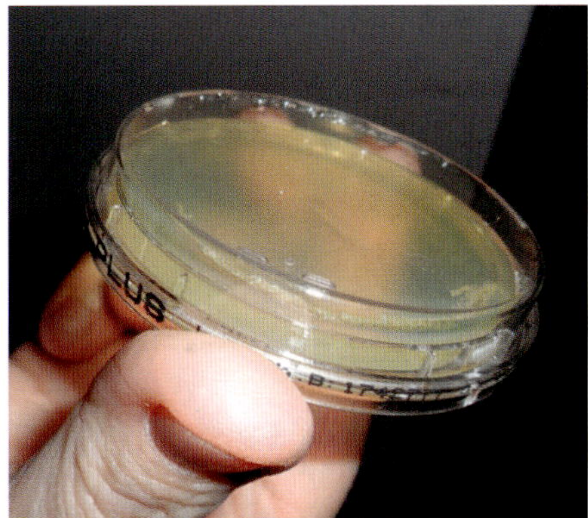

Abb. 4 ▶ Abdruckplatte RODAC

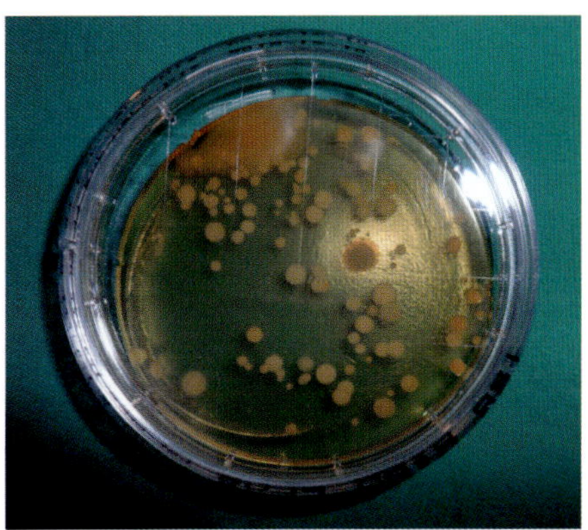

Abb. 5 ▶ Die Platte nach Abdruckentnahme und nach Bebrütung

Die Berechtigung der Abdruckkulturen liegt im Ausbildungsbereich, aber auch nur dort. Handabdrücke und Vorher-nachher-Vergleiche bei Flächen sind motivierend. Sie erfordern aber die Präsentation nach Bebrütung über mehrere Tage. Natürlich sind Fotos genauso aussagekräftig; die Erfahrung zeigt aber, dass das Vorführen des bewachsenen Nährbodens didaktisch eindrucksvoller ist.

Zur Veranschaulichung der Keimzahlen ist ein Nährboden, zum Beispiel die RODAC-Platte, geeignet. Um zu klären, ob dadurch wirklich ein Infektionsrisiko generiert wird, stellt sich die Frage, an welchen Stellen entnommen wurde und wie infektionsrelevant diese sind. Eine Probe von einer sehr häufig berührten Stelle wie der Aufzugtaste ist *sehr* relevant.

Eine Aussage über die Qualität der Reinigungs- oder Desinfektionsmaßnahmen ist von einem Vorher-nachher-Vergleich abhängig. Weil es bei der Flächendesinfektion aber keine anerkannten Grenzwerte gibt, ist die Interpretation immer willkürlich. Eine völlige Keimfreiheit von Flächen gibt es im Reinraumlabor, aber nirgends im Rettungsdienst. Sie ist auch nicht nötig. Auch die Spezies der nachgewiesenen Keime (für diese Differenzierung braucht man das mikrobiologische Labor) hilft nicht weiter, weil sie wieder eine Momentaufnahme ist.

Wenn die Qualität der Reinigungsmaßnahmen nachgewiesen werden soll, so kann das wesentlich besser mit einer Fluoreszin-Prüfung geschehen. Hierbei wird eine Fluoreszin-Lösung auf die zu reinigende Fläche aufgetragen.

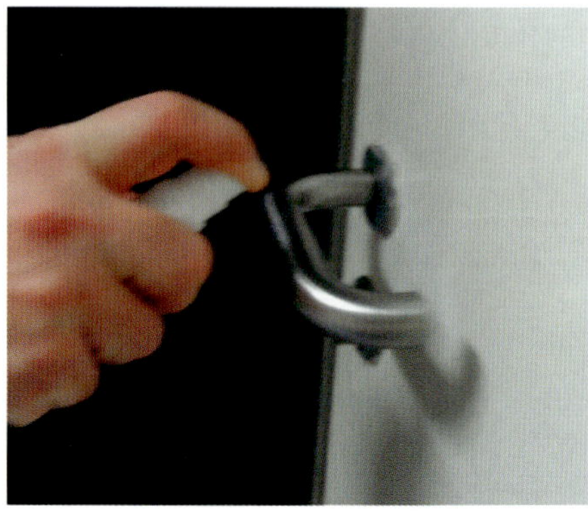

Abb. 6 ▶ Auftragen: Als Spray …

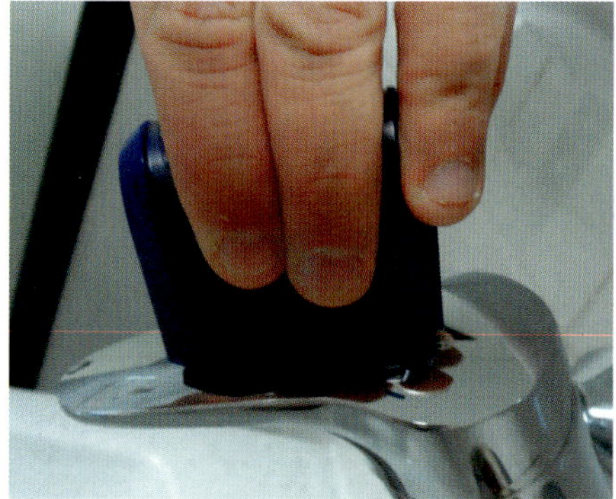

Abb. 7 ▶ … mit einem Stempel …

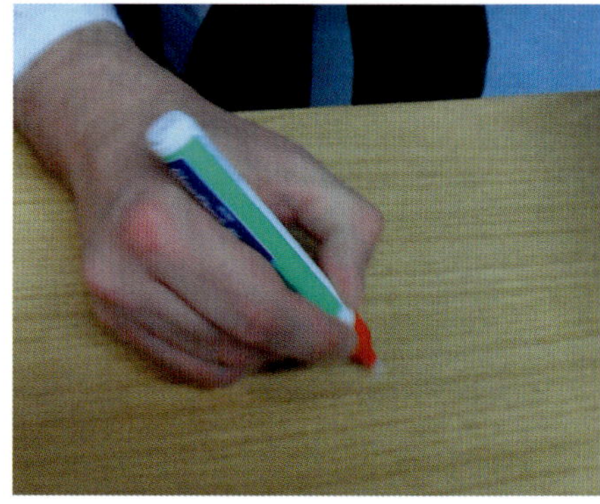

Abb. 8 ▶ … oder einem Faserschreiber.

Nach der erfolgten Reinigung kann unter einer UV-Lampe begutachtet werden, ob die Fläche komplett erreicht wurde und ob der mechanische Reinigungseffekt ausreichend war. Sind

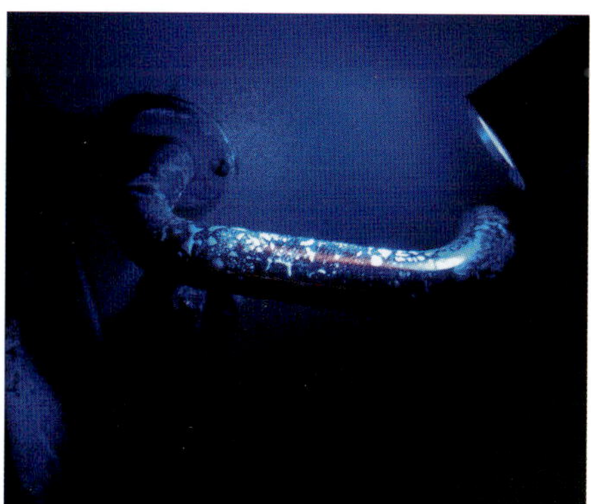

Abb. 9 ▶ Ablesen unter UV-Licht: das Spray ...

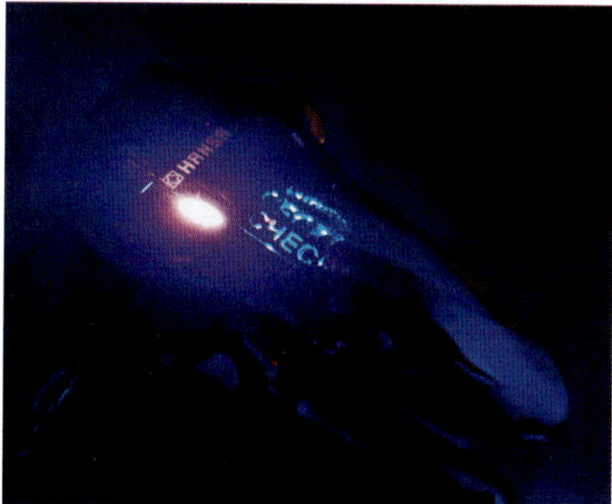

Abb. 10 ▶ ... der Stempel ...

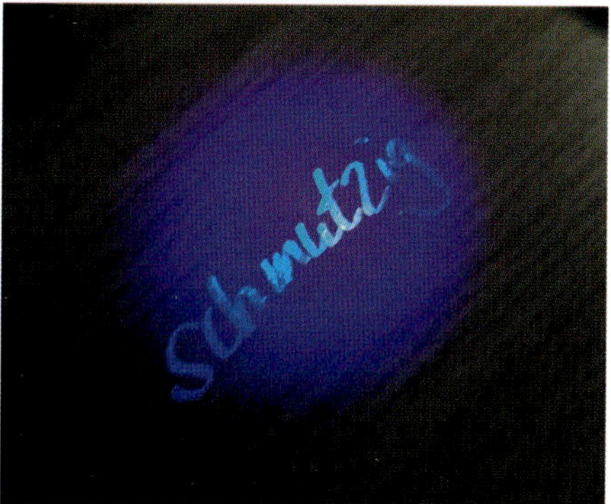

Abb. 11 ▶ ... der Faserschreiber.

Leuchterscheinungen sichtbar, also das Floureszin nicht oder nur unzureichend entfernt, hat keine oder eine nicht ausreichende Reinigung stattgefunden.

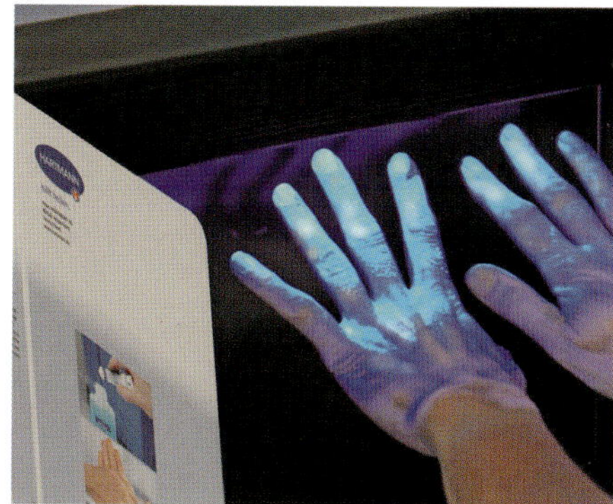

Abb. 12 ▶ UV-Box Derma LiteCheck® der Firma Hartmann (Foto: Hartmann)

Gerade bei der Händedesinfektion ist das besonders anschaulich. Selbst erfahrene Anwender zeigen erfahrungsgemäß Desinfektionslücken, besonders an den Daumen. Das Einüben der lückenlosen Händedesinfektion gelingt hier besser als nur durch Beobachtung der Vorgehensweise. Und auch Mitarbeiter, die der Hygieneunterweisung eher distanziert gegenüberstehen, sind plötzlich interessiert und aktiv.

Die Kontrolle der Aufbereitung von Medizinprodukten und Übungsmasken zur Atemspende mittels Prüfanschmutzung ist in Kapitel 12 beschrieben.

Literatur und Quellen:

1 Zur Erinnerung: KBE = koloniebildende Einheit.

15 Planmäßig vorgehen: Der Hygieneplan

Das Infektionsschutzgesetz und die bisherigen Hygieneverordnungen der Bundesländer nennen zwar (wie bereits erwähnt) den Rettungsdienst nicht ausdrücklich, es ist aber davon auszugehen, dass die künftigen Rettungsdienst-Hygieneverordnungen die Forderung nach einem *Hygieneplan* stellen. Auf jeden Fall ist die dort vorgesehene Formulierung (... verpflichtet, die allgemeinen Regeln der Hygiene zu beachten ...) geeignet, die Forderung nach einem planmäßigen Vorgehen zu stellen. Das kann nur funktionieren, wenn alle Beteiligten die gleichen Informationen haben (und beachten). Das IfSG verlangt den Hygieneplan im § 36.[1] Auch dort ist der Rettungsdienst nicht erwähnt. Dafür sind Einrichtungen, die denen in § 33 IfSG[2] „vergleichbar sind", genannt, hier kann der Rettungsdienst eingeordnet werden.

Die TRBA 250 gibt in Anhang 2 „Hinweise für die Erstellung eines Hygieneplanes".[3] Diese sind allerdings sehr allgemein gehalten und nicht auf den Rettungsdienst bezogen. Ältere Versionen der TRBA 250 gaben auch ein Beispiel für die Gliederung. Das führt dazu, dass verschiedene Einrichtungen verschiedene Pläne erstellen, die teilweise erheblich voneinander abweichen, was nicht sehr zielführend ist, besonders, wenn in einem Rettungsdienstbereich verschiedene Organisationen nebeneinander tätig werden, die ihre eigenen Pläne zu beachten haben. Eine ähnliche Diskrepanz, wie sie auch zwischen Klinik und Rettungsdienst auftritt, ist die Folge. Ich erinnere in diesem Zusammenhang nur an die Diskussionen über die Infektionsschutzanzüge (Overalls).

Um wenigstens eine gewisse Einheitlichkeit herzustellen, hat bereits 2011 eine Arbeitsgruppe aus mehreren Bundesländern, die sich allgemein mit der Erstellung von Rahmenhygieneplänen befasst, auch für den Rettungsdienst einen Plan vorgelegt. Dieser ist inzwischen auf den Webseiten verschiedener Landesgesundheitsämter eingestellt.[4] Er stellt indessen einen Rahmenhygieneplan dar. Das bedeutet, dass er die Mindestanforderungen erfüllt und dass die einzelnen Wachen die speziellen Anforderungen und Voraussetzungen ihres Betriebes bei der Erstellung einarbeiten.

Im Folgenden gebe ich ein Beispiel eines Hygieneplanes, wie wir ihn für eine Rettungswache in einer ländlichen Gegend erstellt haben. In diesem Bereich sind drei Organisationen mit verschiedenen regionalen Gliederungen tätig.

Hygieneplan für den Rettungsdienst und Krankentransport des

....

Erstellt auf der Basis des
Rahmenhygieneplanes für Rettungs- und Krankentransportdienste
erarbeitet vom:
Länder-Arbeitskreis zur Erstellung von Hygieneplänen nach § 36 IfSG[5]

Inhaltsverzeichnis

1 **Einleitung**
2 **Risikobewertung, Hygienemanagement und Verantwortlichkeit**
  2.1 Risikobewertung
  2.2 Hygienemanagement und Verantwortlichkeiten
  2.3 Organisation von Krankentransporten
3 **Standardhygiene**
  3.1 Hygieneanforderungen an Einsatzfahrzeuge und deren Ausstattung
  3.2 Reinigung, Desinfektion, Sterilisation
    3.2.1 Allgemeine Anforderungen bei Auswahl und Anwendung von Desinfektionsmitteln
    3.2.2 Händehygiene
    3.2.3 Hautdesinfektion (Hautantiseptik) beim Patienten
    3.2.4 Reinigung und Desinfektion des Einsatzfahrzeuges
    3.2.5 Aufbereitung von Medizinprodukten (MP) und Sterilgutlagerung
  3.3 Wäschehygiene und Bekleidung
  3.4 Abfallbeseitigung
    3.4.1 Art der Abfälle und ihre Entsorgung
    3.4.2 Allgemeine Hinweise zum Sammeln, Transport, Lagern, Beseitigen von Abfällen
4 **Ausstattung der Rettungswache**
  4.1 Krankenhaushygienische Erfordernisse
  4.2 Aufbereitungsraum/-räume
5 **Anforderungen nach der Biostoffverordnung**
  5.1 Gefährdungsbeurteilung
  5.2 Arbeitsmedizinische Vorsorge
    5.2.1 Arbeitsmedizinische Vorsorgeuntersuchung
    5.2.2 Impfungen für die Beschäftigten
6 **Transport von Patienten mit hochkontagiösen Infektionskrankheiten**

Anlagen

Anlage 1: Literatur – wichtige rechtliche Grundlagen und fachliche Standards

Anlage 2: Auszug aus der Richtlinie für Krankenhaushygiene und Infektionsprävention

Anlage 3: Auszug aus der AWMF-Leitlinie zu Hygienemaßnahmen beim Patiententransport

Anlage 4: Hygienemaßnahmen beim Auftreten multiresistenter Erreger (MRE einschließlich MRSA)

Anlage 5: Desinfektions- und Reinigungsplan für den Bereich Persönliche Hygiene

Anlage 6: Desinfektions- und Reinigungsplan für Geräte/ Instrumente

Anlage 7: Desinfektions- und Reinigungsplan für das Fahrzeug

Anlage 8: Desinfektionsmittelauswahl

Anlage 9: Betriebsanweisungen nach § 14 BioStoffV bzw. GefStoffV:

Anlage 10: Sektorenübergreifende Informationsvermittlung; hier: Auszug Informationsbogen für den Rettungsdienst

Anlage 11: Definierte Infektionen/Kolonisationen und diagnoseabhängige Desinfektionsmaßnahmen und Standardanweisungen (Vorgehensweise)
- Arbeitsanweisung zum Ausziehen der Schutzkleidung
- Arbeitsanweisung zur Dichtsitzprüfung von FFP-Masken

Anlage 12: Symptombezogene Schutzmaßnahmen

Anlage 13: Handhabung und Aufbereitung von Tuchspendersystemen und Trockensubstanzen zur Flächendesinfektion (Herstellerangaben)

1 Einleitung

Der Rettungsdienst (RD) hat eine flächendeckende und bedarfsgerechte Versorgung der Bevölkerung mit Leistungen der Notfallrettung und des Krankentransports auf Dauer sicherzustellen.

Aufgabe der Notfallrettung ist, bei Notfallpatienten unverzüglich Maßnahmen der Lebenserhaltung und zur Verhinderung schwerer gesundheitlicher Schäden einzuleiten und durchzuführen, ihre Transportfähigkeit herzustellen und sie unter fachgerechter Betreuung mit einem Rettungsfahrzeug in eine für die weitere Versorgung geeignete Behandlungseinrichtung zu befördern. Notfallpatienten sind Verletzte oder Kranke, die sich in Lebensgefahr befinden oder bei denen schwere gesundheitliche Schäden zu befürchten sind, wenn sie nicht unverzüglich medizinische Hilfe erhalten.

Aufgabe des Krankentransports ist darüber hinaus, anderen Kranken, Verletzten oder sonstigen Hilfebedürftigen nötigenfalls Erste Hilfe zu leisten und sie mittels besonders ausgestatteter und dafür zugelassener Rettungsmittel unter fachgerechter medizinischer Betreuung in die weiterversorgende Einrichtung zu befördern.

Dieser Rahmenhygieneplan bezieht sich auf die bodengebundenen Rettungsdienste.

Zu beachten sind neben den übergeordneten gesetzlichen Bestimmungen und Richtlinien (z.B. Infektionsschutzgesetz, Biostoffverordnung und Technische Regeln für Biologische Arbeitsstoffe) die länderspezifischen Rechtsregelungen. Das ist in Bayern insbesondere der Art. 40 des BayRDG.[6]

Er verpflichtet die Einrichtungen zur Einhaltung der „allgemeinen Regeln der Hygiene“. Damit sind nach der MedHygV(Bay) [§ 2 (3)] insbesondere die Richtlinien und Empfehlungen der Kommission für Krankenhaushygiene und Infektionsprävention (KRINKO) beim Robert Koch-Institut (RKI-Richtlinie)[7] gemeint, auch wenn der Rettungsdienst dort nicht expressis verbis erwähnt ist. Die Arbeitsmedizinische Vorsorge ergibt sich aus den Vorschriften der zuständigen Berufsgenossenschaft. Das ist für den Rettungsdienst die Kommunale Unfallversicherung Bayern (www.kuvb.de). Weiter sind die Vorschriften der arbeitsmedizinischen Vorsorgeverordnung (ArbMedVV) Grundlage für die betriebsmedizinische Betreuung.[8] Aus der Arbeitssicherheit beeinflussen die TRBA 250 und die TRGS 525[9] – aus letzterer das Kap. Umgang mit Desinfektionsmitteln – die praktische Ausführung der Rettungsdiensthygiene.

Personal im Rettungsdienst

Dazu gehören u. a.:

- Notarzt
- Notfallsanitäter
- Rettungsassistent
- Rettungssanitäter

- Rettungsdiensthelfer
- Personalpool

Im Rahmenhygieneplan werden alle Personengruppen als Rettungsdienstpersonal zusammengefasst.

Der Begriff *Einsatzfahrzeug* wird folgenden Fahrzeugtypen zugeordnet:
- Krankentransportwagen (KTW)
- Rettungstransportwagen (RTW)
- Notarztwagen (NAW)
- Notarzteinsatzfahrzeug (NEF)

Für den speziellen Bedarf der Rettungswache sind die Empfehlungen des Rahmenhygieneplanes im Hinblick auf einrichtungsspezifische Details und Festlegungen angepasst und ergänzt.

Unterschied zwischen Krankentransport und Krankenfahrt

Man unterscheidet zwischen Krankentransport und Krankenfahrt. Ein *Krankentransport* unterliegt den Rettungsdienstgesetzen der Länder. Er wird laut § 6 der Krankentransport-Richtlinien[10] mit Krankentransportwagen (KTW) unter medizinisch-fachlicher Betreuung des Patienten durch qualifiziertes nicht-ärztliches Personal durchgeführt. Die Fachaufsicht bei Krankentransporten haben u.a. die Gesundheitsbehörden.

Die *Krankenfahrt,* auch als *„nichtqualifizierter Krankentransport"* bezeichnet, findet hingegen in Mietwagen, Taxen, Liegendmietwagen oder Behindertentransportwagen ohne medizinisch-technische Ausstattung, gegebenenfalls mit Transportliege, jedoch ohne medizinisch-fachliche Betreuung und Fachausstattung statt. Sie unterliegt dem Personenbeförderungsgesetz unter Fachaufsicht des Ordnungs- und des Straßenverkehrsamtes. Der behandelnde Arzt beurteilt laut § 4 der Krankentransport-Richtlinien den aktuellen Gesundheitszustand und die Gehfähigkeit des Patienten im Rahmen einer Gefährdungsabschätzung und entscheidet dann über die jeweils durchzuführende Transportart.

Die Beförderung von Patienten, die keiner medizinischen Betreuung durch qualifiziertes Fachpersonal bedürfen, muss nicht durch den Krankentransportdienst geleistet werden. Hingegen soll ein Krankentransport verordnet werden, wenn dadurch die Übertragung schwerer, ansteckender Krankheiten durch die Versicherten vermieden werden kann.

MRE-positive Patienten (multiresistente Erreger, einschließlich MRSA, MRGN u.a.) können prinzipiell öffentliche Verkehrsmittel und somit auch Taxen benutzen, ohne dass besondere Schutzmaßnahmen erforderlich werden, da von Patienten, die mit MRE kolonisiert bzw. infiziert sind, in der Regel keine Infektionsgefahr für gesunde Menschen ausgeht.

In sonstigen Transportunternehmen (z.B. Taxi, Liegendmietwagen), die vorrangig Patienten zu Dialysen oder Chemotherapien transportieren, sollten vorsorglich Maßnahmen der Händehygiene und nach jedem Transport eine Flächendesinfektion von patientennahen Flächen berücksichtigt werden.

2 Risikobewertung, Hygienemanagement und Verantwortlichkeit

2.1 Risikobewertung

Die Wiederherstellung und Erhaltung vitaler Funktionen haben im Rettungsdienst bei gleichzeitiger Minimierung von Infektionsgefahren Priorität. Im Rettungsdienst existieren im Wesentlichen die gleichen Infektionsübertragungsmöglichkeiten wie im Krankenhaus, jedoch sind die Bedingungen am Notfallort bzw. beim Transport des Patienten im Allgemeinen ungünstiger. Damit ist die Gefährdung von Notfallpatienten zumeist höher einzuschätzen.

In der Regel ist das Vorliegen einer Infektion bei den Patienten nicht bekannt. Deshalb ist im Rettungsdienst stets von ungünstigen Voraussetzungen auszugehen.

Für schwer immunsupprimierte Patienten sind die besonderen Vorgaben oder Hinweise der verlegenden Einrichtung zu beachten.

Wie auch sonst in der Medizin kann hygienisch nicht korrektes Verhalten, insbesondere bei invasiven Maßnahmen, vor Ort und im Einsatzfahrzeug die Grundlage für das spätere Entstehen einer nosokomialen Infektion (NI, Krankenhausinfektion) bilden. Allen Hygienemaßnahmen kommt prinzipiell die gleiche Bedeutung zur Verhinderung nosokomialer Infektionen wie im Krankenhaus oder in ambulanten medizinischen Einrichtungen zu.

Im Unterschied zum Rettungsdienst ist im Krankentransport eine Risikoabschätzung sinnvoll, wenn Infektionen oder Besiedelungen mit bestimmten Erregern (z.B. multiresistente bakterielle Erreger, offene Lungentuberkulose) beim Patienten bekannt sind. Hieraus lassen sich dann weitere, über die Standardhygiene hinausgehende, gezielte Hygienemaßnahmen ableiten.

2.2 Hygienemanagement und Verantwortlichkeiten

Der Leistungserbringer des Rettungsdienstes trägt die Verantwortung für die Sicherung der hygienischen Erfordernisse und nimmt diese durch Anleitung und Kontrolle wahr. Er benennt zu seiner Unterstützung einen Hygienebeauftragten und ein Hygieneteam. Eine Ausbildung und regelmäßige Fortbildung nach aktuellen fachlichen Gesichtspunkten ist dabei zu gewährleisten.

Das Rettungsdienstpersonal ist für alle medizinischen Fragen einschließlich der Einhaltung der Hygiene verantwortlich, der Leistungserbringer für den hygienischen Zustand der eingesetzten Rettungsmittel.

Zu den Aufgaben des Hygienebeauftragten bzw. -teams gehören:

- Erstellung und Aktualisierung des Hygieneplanes

- Überwachung der Einhaltung festgelegter Maßnahmen
- Durchführung hygienischer Untersuchungen (ggf. in Absprache mit dem Gesundheitsamt)
- Durchführung und Dokumentation von Hygienebelehrungen.

Der Hygieneplan ist jährlich hinsichtlich seiner Aktualität zu überprüfen und ggf. zu ändern. Er muss für alle Beschäftigten jederzeit zugänglich und einsehbar sein.

Für das Rettungsdienstpersonal müssen neben der Ausbildung regelmäßige (mind. einmal pro Jahr) Nachschulungen zu Grundfragen der Infektionsprophylaxe durchgeführt werden. Treten wesentliche Neuerungen oder Änderungen auf, so sollten diese unverzüglich bekanntgegeben werden. Die Belehrungen sind schriftlich zu dokumentieren.

2.3 Organisation von Krankentransporten

Erkrankungen mit erhöhtem Infektionsrisiko sind dem Krankentransport- bzw. Rettungsdienstpersonal vor dem Transport mitzuteilen. Die notwendigen Hygiene- und Vorsichtsmaßnahmen ergeben sich aus der Einteilung der Patienten in die entsprechenden Kategorien. Dabei sind vor allem die jeweiligen Übertragungswege der verschiedenen Infektionserreger zu berücksichtigen.

Das Robert Koch-Institut (RKI) empfiehlt in der Richtlinie „Anforderungen der Hygiene an den Krankentransport einschließlich Rettungstransport in Krankenkraftwagen“[11] aus infektionsprophylaktischen Gründen, dass der den Transport veranlassende Arzt die Krankentransporte jeweils einer bestimmten Gruppe zuordnet (s. Anlage 2). Eine etwas differenzierte Kategorisierung vor Transportübernahme empfiehlt die Arbeitsgemeinschaft der wissenschaftlichen medizinischen Fachgesellschaften e.V. (AWMF) in ihrer Leitlinie zu „Hygienemaßnahmen beim Patiententransport“ (s. Anlage 3).[12] Durch diese Kategorien soll sichergestellt werden, dass die Routinemaßnahmen zur Gewährleistung eines hygienisch einwandfreien Zustandes auf mögliche Gefahrenpotenziale abgestimmt werden können.

Eine solche Klassifikation ist in der Praxis oft schwer umsetzbar, weil beim Transport eines Infektionskranken die Diagnose i.d.R. nicht sicher bekannt ist. Einige Einrichtungen nutzen Übersichten zu den Infektionskrankheiten und den nach Risiko abgestuften Hygienemaßnahmen (s. Anlage 4).

3 Standardhygiene

Die gültigen Hygienevorschriften verpflichten alle im Rettungsdienst eingesetzten Mitarbeiter zur Durchführung von Reinigungs- und Desinfektionsmaßnahmen. Zu berücksichtigen sind dabei die jeweiligen Übertragungswege. Zusätzlich werden in festgelegten Intervallen am Standort des jeweiligen Rettungsdienstfahrzeuges Reinigungs- und Desinfektionsmaßnahmen durchgeführt. Zur korrekten Standardhygiene gehören u.a. die hygienische Händedesinfektion, das Händewaschen vor Dienstbeginn und nach Dienstende, das Benutzen von geeigneten Einmalschutzhandschuhen zur Infektionsprophylaxe, die Flächendesinfektion nach Kontamination sowie die Aufbereitung von Medizinprodukten.

3.1 Hygieneanforderungen an Einsatzfahrzeuge und deren Ausstattung

Einsatzfahrzeuge müssen den Anforderungen der Hygiene, den Unfallverhütungsvorschriften (Regeln und Vorschriften der DGUV) sowie den brandschutztechnischen Vorschriften genügen. Insbesondere sind hygienische Anforderungen an Bauweise, Oberflächengestaltung und Ausstattung zu berücksichtigen, z.B. mit leicht zu reinigenden, glatten Oberflächen, die beständig gegen Reinigungs- und Desinfektionsmittel sind.

Hygienerelevante *Mindestausstattung* ist:

- Zellstoff oder Einmaltücher zum schnellen Beseitigen von Ausscheidungen und Verunreinigungen
- Einmalhandtücher
- Unterlagen, Decken, Kopfkissen (ideal aus Einmalmaterialien)
- Brechbeutel
- Urinbeutel, Inkontinenzhilfen
- stabile (mechanisch belastbare), flüssigkeitsdichte und lagerungsfähige Einmalschutzhandschuhe (Sterilität in der Regel nicht erforderlich, sterile Einmalschutzhandschuhe sollten bei Bedarf in entsprechenden Größen vorhanden sein)
- persönliche Schutzausrüstung gemäß TRBA 250 für Fahrer und begleitende Personen (Einmalmaterialien)
- gebrauchsfertige Haut-, Hände-, Schleimhaut- und Flächendesinfektionsmittel aus der Liste des Verbundes für Angewandte Hygiene e.V. (VAH), ebenso sind Einmaltuchsysteme möglich
- Sammelbehälter zur Aufnahme von Abfällen
- Sammelbehälter zur Aufnahme von spitzen Gegenständen, gemäß TRBA 250
- Wechselmanschette für RR-Geräte, wenn keine abwischbare Manschette benutzt wird
- Infektionsschutzset: Einmal-Overall mit integriertem Kopfteil (Kapuze) Kat. III Typ 4, 5, 6, partikelfiltrierende Halbmaske (FFP 3), Schutzbrille, Einmalschutzhandschuhe Kat. III, Überziehschuhe[13], Entsorgungsbeutel
- ggf. sterile Schutzkleidung (z.B. im Notarztwagen)
- Frischwasser z.B. Tetra Pak®-Systeme.

Auf die Besonderheiten der Ausstattung von Einsatzfahrzeugen zum Transport von Frühgeborenen wird hingewiesen.

Ggf. sollte ein spezielles Set mit latexfreien Produkten vorrätig sein, falls ein Patient an einer Latexallergie leidet.

3.2 Reinigung, Desinfektion, Sterilisation

3.2.1 *Allgemeine Anforderungen bei Auswahl und Anwendung von Desinfektionsmitteln*

- Zu nutzen sind VAH- und/oder RKI-gelistete Präparate.
- Die angegebenen Konzentrationen und der Anwendungsbereich sind nach Herstellerangaben zu beachten.
- Die angegebenen Einwirkzeiten gelten für gezielte diagnosebezogene Desinfektionsmaßnahmen (s. dort). Bei der Routinedesinfektion geben sie an, wann die geforderte Keimreduktion erreicht ist.
- Vorzugsweise sind Originalgebinde zu verwenden. Bei Desinfektionsmitteln, die dem Arzneimittelgesetz unterliegen (Hände-, Hautdesinfektionsmittel), dürfen ausschließlich Originalgebinde verwendet werden.

3.2.2 *Händehygiene*

Die Händehygiene gehört zu den wichtigsten Maßnahmen zur Verhütung von Infektionen. Die Anforderungen an

- das Händewaschen,
- die Händepflege,
- das Tragen von Schutzhandschuhen,
- die hygienische Händedesinfektion (auch nach Ablegen benutzter Einmalschutzhandschuhe),
- ggf. die chirurgische Händedesinfektion und
- die Ausstattung der Handwaschplätze

sind im Hygieneplan auf der Grundlage der Empfehlung der Kommission für Krankenhaushygiene und Infektionsprävention (KRINKO) am RKI zur „Händehygiene" sowie der TRBA 250 zu erstellen.[14]

Händedesinfektion muss erfolgen:

- vor Patientenkontakt
- vor aseptischen Tätigkeiten
- nach Kontakt mit potenziell infektiösen Materialien
- nach Patientenkontakt
- nach Kontakt mit Oberflächen in unmittelbarer Umgebung des Patienten.

Jedes Einsatzfahrzeug ist mit mindestens einem *Händedesinfektionsmittelspender* (ggf. alternativ Pumpspender bzw. Kitteltaschenflaschen) auszustatten.

3.2.3 *Hautdesinfektion (Hautantiseptik) beim Patienten.*

Die Hautdesinfektion (Hautantiseptik) dient der Verhütung von Infektionsübertragungen auf Haut oder Schleimhaut. Die Hautdesinfektion (Hautantiseptik) soll eine Reduktion der Standortflora (hauteigene/residente Flora), aber auch eine Abtötung/

Beseitigung von Anflugkeimen (transiente Flora) bewirken. Sie ist vor allen medizinischen Eingriffen, bei denen Barrieren verletzt werden, erforderlich. Zum Beispiel bei:
- Punktionen
- Injektionen
- Katheterisieren
- chirurgischen Eingriffen.

Die Verfahrensweise erfolgt in Abhängigkeit von Art, Lokalisation und Invasivität der Maßnahme unter Beachtung der Herstellerangaben. Dabei ist folgendermaßen vorzugehen:

Vor Kapillarblutentnahmen, subkutanen und intrakutanen Injektionen sowie vor intravenösen Punktionen zur Blutentnahme oder Injektion ...
- ist ein Hautdesinfektionsmittel auf die Punktionsstelle aufzusprühen und nach Ablauf der Einwirkzeit mit einem sterilisierten Tupfer in einer Richtung abzureiben (unter dem „sterilisierten Tupfer“ wird der Zellstofftupfer von der Rolle verstanden, der bei der Produktion sterilisiert wurde, nicht der steril verpackte Tupfer). Rekontamination ist zu vermeiden. Alternativ ist die Verwendung von Einmal-Alkoholtupfern möglich.
- Nach der Hautdesinfektion ist die Punktionsstelle nicht mehr zu berühren.
- Die Einstichstelle muss trocken sein, ggf. ist ein gesonderter sterilisierter Tupfer nach dem Ende der Einwirkzeit einzusetzen.
- Bei Kapillarblutentnahmen bietet sich in der Praxis an, die Punktionsstelle mit einem getränkten sterilisierten Tupfer oder mit einem Einmal-Alkoholtupfer abzureiben.
- Nach der Blutentnahme ist die Einstichstelle mit einem Tupfer abzudrücken und/oder mit einem Pflaster abzudecken.

Vor intramuskulären Injektionen oder dem Legen peripherer Venenkatheter ...
- ist wie oben beschrieben zu verfahren. Nur wird die Hautdesinfektion zweimal hintereinander mit einer Einwirkzeit entsprechend den Herstellerangaben vorgenommen. Dabei gilt der erste Vorgang als Reinigung.

Vor Notfalleingriffen sind ...
- besondere aseptische Kautelen (chirurgische Händedesinfektion, Mund-Nasen-Schutz, sterile Abdeckung, ggf. Haarschutz und sterile Kleidung) zusätzlich zu beachten und
- mit dem Desinfektionsmittel satt getränkte sterile Tupfer zu verwenden bzw. sind zum Wischen nach dem satten Aufsprühen des Desinfektionsmittels sterile Tupfer zu benutzen.

3.2.4 *Reinigung und Desinfektion des Einsatzfahrzeuges*

Die Technische Regel für Gefahrstoffe (TRGS) 525[15] beschreibt in Kap. 7 Grundsätze für die Tätigkeit mit Desinfektionsmitteln. Dabei wird vorgeschrieben, dass zunächst zu erwägen ist, ob eine Desinfektion fachlich erforderlich ist. Ist das der Fall, so ist das Desinfektionsmittel bzw. die Methode auszuwählen, die das geringste Risiko für den Anwender und die Umgebung bietet.

Fußbodenreinigung

Für die Fußbodenreinigung in den Einsatzfahrzeugen müssen wiederaufbereitbare Reinigungssysteme zum Einsatz kommen. Am besten geeignet sind Wischmoppsysteme, wie sie auch im klinischen Bereich verwendet werden. Die Aufbereitung erfolgt mit einem desinfizierenden, VAH-gelisteten Waschverfahren und anschließender Trocknung.

Flächendesinfektion

- Die Flächendesinfektion benutzter Flächen (Arbeitsflächen, Liege, Fußboden) im Einsatzfahrzeug wird nach dem Einsatz als Wischdesinfektion ausgeführt. Das trifft auch für die wöchentliche Grundreinigung aller Außen- und Innenflächen zu. Die Ausnahme bildet die Sprüh-Wisch-Desinfektion ausgewählter Flächen (s.u.).
- Bei der Wischdesinfektion wird die Gebrauchslösung in vorgegebener Konzentration in Behältern für Einmaltuch-Fertigsysteme (wegen der Vermeidung einer Kontamination der Desinfektionsflotte besonders empfohlen) verwendet. Das zu nutzende Trinkwasser soll etwa bei 20 – 25 °C temperiert sein (wegen der Abdampfung niemals höher temperieren). Weitere Hilfsmittel sind: Lappen, ggf. Bürste, Mopp etc.
- Beim Ansetzen der Desinfektionslösung sind chemikalienbeständige Schutzhandschuhe, eine feuchtigkeitsdichte Schürze und eine Schutzbrille zu tragen.
- Bei der Ausführung der Wischdesinfektion ist die Schutzausrüstung (z.B. mechanisch belastbare, flüssigkeitsdichte und gegen die verwendeten Desinfektionsmittel beständige Schutzhandschuhe, flüssigkeitsdichte Schutzschürze) anzulegen.
- Die Sprüh-Wisch-Desinfektion mit VAH-gelisteten Alkohol-Pumpen-Sprays ist nur für kleinste Flächen zu empfehlen, dabei sind folgende Einsatzmöglichkeiten unter Beachtung der Hinweise gegeben:
  - *Zwischendesinfektion kleiner Flächen* und gezielte Desinfektion bei Kontamination kleiner Flächen mit Körperausscheidungen des Patienten *während des Einsatzes* (alternativ auch Einsatz von Fertigtüchern)
  - *ausgewählte Instrumente/Geräte nach dem Einsatz* (z.B. Blutdruckmanschette, Stethoskop, Fingerclip, Luftkammerschiene), Flächen, die mit dem Lappen nicht wischdesinfizierbar sind (z.B. Drehknöpfe mit geriffelter Grifffläche).

  Dabei ist die Sprühdesinfektion in jedem Fall durch mechanische Reinigung (wischen) zu ergänzen.

Achtung: Größere als die angegebenen Flächen dürfen im Einsatzfahrzeug mit dem Alkohol-Pump-Spray nicht besprüht werden (Explosionsgefahr!).
- Routinedesinfektion nach jedem Einsatz: Flächen, die durch den Patientenkontakt kontaminiert sein können, sind einer Wischdesinfektion mit einem VAH-gelisteten Mittel zu unterziehen.
- Zusätzlich ist mind. wöchentlich und bei Bedarf eine gründliche Gesamtreinigung des Einsatzfahrzeuges vorzunehmen (Fahrzeuginnenraum, Inventar, med. Geräte).
- Mit Blut, Sekreten, Eiter, Stuhl oder Urin kontaminierte Flächen oder Geräte und Gegenstände sind sofort einer Wischdesinfektion zu unterziehen.
- Größere Verunreinigungen mit Körperausscheidungen (z.B. Blut, Urin, Erbrochenes, Stuhl) sind zunächst mit einem in Desinfektionsmittel getränkten Einmaltuch zu beseitigen. Danach ist eine Scheuer-Wisch-Desinfektion durchzuführen. Zellstoff und Einmalschutzhandschuhe werden im Beutel entsorgt und neue Einmalschutzhandschuhe (nach Händedesinfektion) angelegt.
- Das Einsatzfahrzeug kann nach Abtrocknung der wischdesinfizierten Flächen wieder aufgerüstet werden (etwa nach ca. 7 – 10 min bzw. nach sichtbarem Abtrocknen der Flächen).
- Nach dem Aufrüsten kann das Einsatzfahrzeug zum Einsatz fahren, bevor die Einwirkzeit abgelaufen ist.
- Nach einer amtsärztlich angeordneten Desinfektion (§ 18 IfSG) ist die jeweilige Einwirkzeit (RKI-Liste) abzuwarten, unabhängig davon, wann die Flächen visuell abgetrocknet waren. Anschließend folgt das Aufrüsten.

Innenraumdesinfektion
Eine Verdampfung oder Vernebelung von Formaldehyd im Einsatzfahrzeug ist nur indiziert bei Verdacht auf eine hochkontagiöse Infektionskrankheit (s. ABSCHNITT 6) und nach Anweisung des Amtsarztes.

Nach Transport von Patienten mit offener Lungentuberkulose u.ä. aerogen übertragbaren Infektionskrankheiten ist eine Innenraumdesinfektion mit Formaldehyd nicht notwendig. In diesen Fällen werden im Einsatzfahrzeug alle Flächen im Innenraum einer gründlichen Scheuer-Wisch-Desinfektion unterzogen.

Ist eine Innenraumdesinfektion durch Vernebelung von Formaldehyd amtlich angeordnet, ist eine sachkundige Person mit Erlaubnis der zuständigen Behörde zu beauftragen (z.B. anerkannter Desinfektor des Gesundheitsamtes oder andere nach TRGS 522 befähigte Personen).

Eine „Desinfektion" mittels Vernebelung von Wasserstoffperoxid (H_2O_2) ist nur bei *vorher* peinlichst gereinigten Oberflächen möglich. Durch Textilien wird die Wirkung wegen der Adsorption des Wasserstoffperoxidnebels beeinträchtigt. Einmalartikelverpackungen werden durchfeuchtet; die Artikel müssen daher nach der Maßnahme entsorgt werden.

Die Vernebelung allein stellt somit keine wirksame Maßnahme dar. Da die Reinigung mit Flächendesinfektionsmittellösung erfolgt, ist die Nebeldesinfektion keine zeit- oder kostensparende Alternative. H_2O_2 allein besitzt weder VAH- noch RKI-Listung als Flächendesinfektionsmittel oder -verfahren durch Vernebeln.

3.2.5 *Aufbereitung von Medizinprodukten (MP) und Sterilgutlagerung*

Für die Aufbereitung gelten das Medizinproduktegesetz (MPG)[16] und die Medizinprodukte-Betreiberverordnung (MPBetreibV)[17] in Verbindung mit der Empfehlung der KRINKO am RKI (Kommission am Robert Koch-Institut) „Anforderungen an die Hygiene bei der Aufbereitung von Medizinprodukten".[18] Das Personal muss über entsprechende Fachkenntnisse verfügen.

Eine Aufbereitung von chirurgischen Instrumenten findet im Rettungsdienst in der Regel nicht mehr statt; es kommen ausschließlich Einmalprodukte zur Anwendung. Produkte, die nicht als Einmalartikel deklariert sind (Ⓧ), werden einer dafür zugelassenen Sterilgutaufbereitung, z.B. einer Klinik, zugeführt. Vor der Aufbereitung sind die angewendeten Instrumente in geeigneten, geschlossenen Behältern aufzubewahren (Trockenentsorgung).

Risikoeinstufung der Medizinprodukte (MP)

Die Einstufung der Medizinprodukte erfolgt entsprechend den RKI-Empfehlungen nach der Art der Anwendung und der Konstruktion des Instrumentes in die Kategorien:

- *unkritisch:*
  lediglich Kontakt mit intakter Haut, z.B. EKG-Elektroden (sofern nicht Einwegmaterial), Pulsoxymeterclip, Paddel, Stethoskop, Blutdruckmanschette, Nierenschale, Bettpfanne, Urinal, Vakuum- und Luftkammerschienen, Halskrausen, Absaugsekretbehälter, Beatmungsmasken etc.
  Aufbereitung: Reinigung/Desinfektion
- *semikritisch A:*
  MP ohne besondere Anforderungen an die Aufbereitung, Kontakt mit Schleimhaut oder krankhaft veränderter Haut, z.B. Laryngoskopspatel, Magill-Zange, Beißkeil und Klemme zum Intubieren, ggf. Thermometer.
  Aufbereitung: Reinigung/viruzide Desinfektion (bevorzugt maschinell)
- *semikritisch B:*
  MP mit erhöhten Anforderungen an die Aufbereitung (z.B. Hohlkörper), Kontakt mit Schleimhaut oder krankhaft veränderter Haut, z.B. Ventilstück, Guedel-, Dacron- oder Wendl-Tubus, Absaugschlauch, Führungsstab zur Intubation (auf die *Innen*desinfektion der Beatmungsbeutel oder -schläuche kann verzichtet werden, sofern keine Kreisteile verwendet werden).
  Aufbereitung: Reinigung/Desinfektion (bevorzugt maschinell)[19], Sterilisation und dann staubfreie Lagerung bis zur Anwendung
- *kritisch A:*
  MP ohne besondere Anforderungen an die Aufbereitung, Durchtrennen der Haut oder Schleimhaut bei bestimmungsgemäßem Gebrauch, Kontakt mit Blut, inne-

ren Geweben oder Organen einschließlich Wunden, z.B. Schere und Klemmen aus dem Entbindungsset, chir. Instrumente.
Aufbereitung: Desinfektion (bevorzugt thermisch maschinelle Desinfektion) und Dampfsterilisation
- *kritisch B:*
MP mit erhöhten Anforderungen an die Aufbereitung (z.B. Hohlkörper) und wie kritisch A.
Aufbereitung: wie kritisch A (zusätzlich: Nachweis der Durchführung durch einen anerkannten Sterilisationsassistenten)
Anmerkung: Diese Instrumente sind im Rettungsdienst im Allgemeinen nicht vorhanden.

- Die Ausstattung ist nach jedem Einsatz auf Vollständigkeit zu kontrollieren und ggf. zu ergänzen. Verbrauchte Materialien und Medikamente müssen ersetzt und alle sterilen Artikel, deren Verpackung beschädigt ist, ausgetauscht werden (Verfalldatum und Lagertemperatur beachten). Damit wird die Einsatzbereitschaft wieder hergestellt.
- Soweit nicht Einmalartikel verwendet werden, sind alle *benutzten* Instrumente oder Gegenstände (z.B. Masken der Atembeutel, Steckbecken und Urinflaschen) entsprechend Reinigungs- und Desinfektionsplan aufzubereiten.
- Wiederverwendbare Instrumente und Geräte (z.B. Kabel und Motoren[20]), die bei der Behandlung durch Patientenkontakt kontaminiert, aber nicht in eine Desinfektionslösung eingelegt werden können, müssen entweder wirksam vor Kontamination geschützt (Schutzhülle) oder nach jeder Anwendung am Patienten entsprechend den Herstellerangaben wisch- oder (ersatzweise) sprühdesinfiziert werden.
- Die Entnahme des Sterilgutes hat unter aseptischen Bedingungen unmittelbar vor dem Gebrauch zu erfolgen. Zur Entnahme ist ggf. eine sterile Pinzette zu verwenden.
- Transportgurte sind bei Verunreinigung auszutauschen und aufzubereiten.

Lagerung der Instrumente/Sterilgutlagerung
Bei der *Sterilisation* sind DIN-gerechte Verpackungen entsprechend dem angewandten Verfahren zu verwenden. Eine Setverpackung (anwendungsgerechte Sets) ist zu bevorzugen. Die vorgeschriebene Kennzeichnung und Dokumentation ist vorzunehmen (z.B. Inhalt, Charge, Sterilisierdatum, Verfallsdatum). Die Sterilisation in einer Zentralen Sterilgutversorgungseinrichtung ist bevorzugt zu nutzen.

Zur Sicherung der Unversehrtheit der Sterilverpackung ist das Übereinanderstapeln von mehreren weichen Verpackungen möglichst zu vermeiden. Auf dem Fahrzeug sollte aufgrund der dort bestehenden Lagermöglichkeiten für Sterilgut maximal der Bedarf für 2 Tage vorgesehen werden. Offen (z.B. auf Arbeitsflächen oder an Geräten befestigt) gelagerte Sterilgüter sind Tagesbedarf, auch wenn sie verpackt sind. Staubgeschützte (Koffer/Rucksack, Schrank, Schublade) sind maximal 6 Monate lagerfähig, sofern die Verpackung nicht verknittert, feucht geworden oder eingerissen ist.

Diese Fristen gelten auch für industriell verpackte Einmalartikel ungeachtet des Verfalldatums. Verfalldaten sind unbedingt einzuhalten.

Begriffsbestimmungen

- *Sterilbarrieresystem (alt: Primär- oder Einfachverpackung):*
  Mindestverpackung, die das Eintreten der Mikroorganismen verhindert und die aseptische Bereitstellung des Instrumentes ermöglicht, z.B. Papier-/ Klarsicht-, Sterilisiercontainer.
- *Schutzverpackung (alt: Sekundärverpackung):*
  Verhinderung von Schäden am Sterilbarrieresystem und seinem Inhalt vom Zeitpunkt der Zusammenstellung bis zur Verwendung.
- *Verpackungssystem (alt: Lagerverpackung):*
  Kombination aus Sterilbarrieresystem und Schutzverpackung.

Probleme bei der Entnahme von Sterilgut

Beim Entnehmen des verpackten Sterilgutes (z.B. Entnahme aus der Lagerverpackung, Nachfüllen im Einsatzfahrzeug, Bereitlegen für den Einsatz, Handling für den Einsatz) gelten folgende Grundsätze:

- Hygienische Händedesinfektion vor dem Anfassen von Sterilgut.
- Sterilgüter, insbesondere die Papierseiten, dürfen nicht mit feuchten/nassen Händen angefasst und nicht auf feuchte/nasse Flächen gelegt werden. (Achtung auch bei Regen!)
  Beachte: Trockenes Papier ist eine gute Keimbarriere, feuchtes/nasses Papier hingegen nicht.
- Sterilgüter dürfen bei der Entnahme nicht durch das Papier gedrückt werden (z.B. Kanülen, Spritzen). Die Verpackungen sind daher an der Siegelnaht aufzureißen (die Schweißnähte sind an einer Seite aufzureißen).

3.3 Wäschehygiene und Bekleidung

Grundlage für diese Ausführungen sind Punkt 4.4.3 und 6.4 der Richtlinie für Krankenhaushygiene und Infektionsprävention des RKI „Anforderungen der Hygiene an die Wäsche aus Einrichtungen des Gesundheitsdienstes, die Wäscherei und den Waschvorgang und Bedingungen für die Vergabe von Wäsche an gewerbliche Wäschereien".[21]

- Für gebrauchte/verunreinigte Wäsche gilt: kein nachträgliches Sortieren und Sammeln; Transport in keimdichten, reißfesten, feuchtigkeitsdichten Säcken.
- Bei der Lagerung und beim Transport ist eine strikte Trennung zwischen Schmutzwäsche und sauberer Wäsche vorzunehmen.
- Saubere Wäsche ist staubgeschützt zu lagern (im Schrank, verpackt oder abgedeckt).

- Die Häufigkeit des Wäschewechsels ist vom Verschmutzungsgrad abhängig. Grundsätzlich ist verunreinigte Wäsche sofort zu wechseln.

Dienstkleidung

Das Rettungsdienstpersonal ist verpflichtet, während des Einsatzes Dienstkleidung zu tragen, die erst am Arbeitsort angelegt wird. Im Rettungsdienst wird die Arbeitskleidung häufig zur Schutzkleidung. Sie muss mit einem desinfizierenden Waschverfahren mit Mitteln aus der VAH-Liste *in der Einrichtung oder in einer externen Wäscherei* gewaschen werden. Eigene Kleidung oder die Aufbereitung zu Hause sind nicht zulässig.

Die Schuhe sollen in regelmäßigen Abständen gereinigt werden. Eine Desinfektion ist nur in Ausnahmefällen angezeigt.

Arbeitskleidung ist auch für externes, z.B. ehrenamtliches, Personal entsprechend aufzubereiten.

Schutzkleidung und persönliche Schutzausrüstung (PSA)

- Siehe TRBA 250[22]und DGUV Regel 105-003 (bisher GUV-R 2106).[23]
- Zusätzliche *Schutzkleidung* (am besten Einmalschutzkleidung) ist beim Einsatz mit Infektionsgefährdung zu tragen.
- *Einmalschutzhandschuhe* sind bei Tätigkeiten mit potenziellem Infektionskontakt oder der Arbeit mit kontaminierten Gegenständen oder hautreizenden Reinigungs- und Desinfektionsmitteln immer zu tragen. Bei der Versorgung mehrerer Patienten müssen die Handschuhe vor dem Einsatz am nächsten Patienten gewechselt werden.
- Geeignete Schutzhandschuhe sind auch zu tragen, wenn benutzte Instrumente, Geräte oder Flächen desinfiziert und gereinigt werden. Handschuhe aus Nitril sind besser chemikalienbeständig als solche aus Latex.
- Mindestens ein eng anliegender, mehrlagiger und im Nasenbereich modellierbarer *Mund-Nasen-Schutz* sowie ggf. eine Schutzbrille sind z.B. bei Kontakt zu Erbrochenem/bei Erbrechen sowie beim herkömmlichen Absaugen zu tragen.
- Der Arbeitgeber hat PSA einschließlich geeigneter Dienst- und Schutzkleidung in ausreichender Stückzahl zur Verfügung zu stellen und für die Reinigung, Desinfektion und Instandhaltung zu sorgen.
- PSA einschließlich Schutzkleidung ist nach Abschluss der Tätigkeit abzulegen und zu entsorgen (Einmalprodukte sind bevorzugt zu verwenden). Mehrfach nutzbare PSA, einschließlich Schutzkleidung, ist getrennt von anderen Kleidungsstücken sicher zu lagern. Sie ist täglich bzw. bei Verunreinigung zu wechseln.
- Bei Verwendung diagnoseabhängig getragener Schutzkleidung ist besonderes Augenmerk darauf zu richten, dass der Träger und die Umgebung beim Ausziehen nicht kontaminiert werden (Anweisung in Kap. 9).
- Für Tätigkeiten mit aseptischen Anforderungen ist sterile Schutzkleidung und PSA zu verwenden.

Sonstige Wäsche

- Decken werden nur als Einmalartikel verwendet, Unterlagen und Kopfkissen werden bezogen eingesetzt oder nach jeder Nutzung desinfizierend gereinigt. Sie können durch die Bezüge hindurch befeuchtet werden. Deshalb sind vorrangig Einwegmaterialien zu nutzen.
- Für Bezüge und Textilien (z.B. Laken) muss ebenfalls ein desinfizierendes Waschverfahren gewählt werden (alternativ Verwendung von Einmalwäsche). Diese werden personengebunden genutzt und dann gewechselt.
- Die Entsorgung der Wäsche erfolgt unmittelbar am Fahrzeug in geeignete Wäschesäcke, die bis zur endgültigen Entsorgung an einem dafür vorgesehenen Ort zwischengelagert werden können.

3.4 Abfallbeseitigung

3.4.1 *Art der Abfälle und ihre Entsorgung*

Restmüll AS 20 03 01 („gemischte Siedlungsabfälle")

Abfälle, an deren Entsorgung aus infektionspräventiver, umwelthygienischer Sicht keine besonderen Anforderungen zu stellen sind: Hausmüll, hausmüllähnliche Abfälle (z.B. Zeitschriften, Papier, Kunststoff, Glas, Verpackungsmaterial, Küchenabfälle) wie Hausmüll, jeweiliges Erfassungssystem (Verwertung oder Restmüll).

Die Entsorgung erfolgt über:

- Papier-, Abfall-, spezielle Glascontainer
- gelber Sack, gelbe Tonne
- Biotonne.

Medizinischer Restmüll AS 18 01 04/AS 18 01 01 („Abfälle aus der humanmedizinischen Versorgung und Forschung")

Abfälle, an deren Entsorgung aus infektionspräventiver Sicht innerhalb der Einrichtung keine besonderen Anforderungen zu stellen sind:

- Mit Blut, Sekreten, Exkreten behaftete Abfälle (z.B. Wund-, Gipsverbände, Einwegwäsche, -artikel, Stuhlwindeln) sind im Einsatzfahrzeug in undurchsichtigen, flüssigkeitsdichten Kunststoffsäcken zu sammeln.
- Größere Flüssigkeitsmengen können unter Beachtung hygienischer Gesichtspunkte dem Abwasser zugeführt werden. Das bedeutet, dass infektionsverdächtiges Abwasser so weit verdünnt werden muss, dass das Risiko für Kanalarbeiter reduziert wird.
- Alle geöffneten Ampullen, Kanülen, Kapillarpunktionshilfen, scharfen, spitzen und zerbrechlichen Gegenstände (keine benutzten Tupfer oder Verbände; nichts in die Behälter „stopfen") sind in bruch- u. durchstichsicheren Behältern im Einsatzfahrzeug verschlossen ohne vorherige Behandlung zu sammeln und zu ent-

sorgen. Das gilt auch für „Sicherheits"-produkte. Diese Behälter sind kein Infektionsmüll, sondern werden mit dem Restmüll entsorgt (AS 18 01 04). Die Behälter müssen im Rettungsfahrzeug an einer Stelle, die für denjenigen erreichbar ist, der die Punktion durchführt, angebracht sein. Eine Kennzeichnung als „infektiös" ist nicht sachgerecht.
- Landesrechtliche Regelungen und regionale Besonderheiten der Abfallentsorgungssatzungen sind zu beachten.

Infektiöser Abfall AS 18 01 03*[24] („Abfälle aus der humanmedizinischen Versorgung und Forschung")
Abfälle, an deren Entsorgung aus infektionspräventiver Sicht inner- u. außerhalb der Einrichtungen besondere Anforderungen zu stellen sind; sog. infektiöse, ansteckungsgefährliche Abfälle gem. IfSG:
- Entsorgung über Krankenhaus (KH) wird empfohlen, wird jedoch nicht von allen Krankenhäusern akzeptiert. Wo das nicht akzeptiert wird, hat die Rettungswache zugelassene Behälter vorzuhalten und ein rechtssicheres Entsorgungsverfahren festzulegen. Dabei sind die Hygienebeauftragten einzubeziehen.
- Entsorgung als infektiöser Sondermüll durch zugelassene Entsorger oder nach thermischer Desinfektion Entsorgung wie 18 01 04.

Beim Einsatz in Wohnungen kann der patientenbezogene Restmüll verpackt im Hausmüllcontainer entsorgt werden. Der medizinische Restmüll ist in der Dienststelle zu entsorgen. Beim Einsatz „auf der Straße" ist der Müll mitzuführen und in der Dienststelle zu entsorgen.

3.4.2 *Allgemeine Hinweise zum Sammeln, Transportieren, Lagern, Beseitigen von Abfällen*
- Spitze, scharfe oder zerbrechliche Gegenstände, Instrumente und Geräteteile, die bei Tätigkeiten am Menschen verwendet werden, dürfen nur in dicht verschließbaren festen Behältern, die eine Verletzungsgefahr ausschließen, mit dem Hausmüll beseitigt werden (s. TRBA 250).
- Auch gesicherte Instrumente sind in durchstichsicheren Behältern zu entsorgen.
- Abfälle der AS 18 01 04, AS 18 01 01 und AS 18 01 03* dürfen nicht sortiert bzw. umgefüllt werden.
- Die Lagerung der Abfälle der Gruppe AS 18 01 03* erfolgt in einem gesonderten Raum unter 15 °C (längstens eine Woche, ansonsten tiefgefroren < –18 °C).
- Abfall der Gruppe AS 18 01 03* darf nicht verpresst oder zerkleinert werden.
- Die Entsorgung von Abfällen muss entsprechend den kommunalen Abfallsatzungen erfolgen. Die Entsorgung der Abfälle hat so zu erfolgen, dass davon keine Gefahr für Dritte (z.B. spielende Kinder oder neugierige Nachbarn) ausgehen kann.

4 Ausstattung der Rettungswache

Rettungswachen sind die Stationen, an denen die für ihren Einsatzbereich erforderlichen Rettungsmittel sowie das erforderliche Personal vorzuhalten sind. Sie sind einsatzmäßig der Einsatzzentrale unterstellt. Die Aufgaben der Rettungswache sind:
- Vorhaltung der Einsatzfahrzeuge
- Sicherstellung der Notfallrettung
- Durchführung von Krankentransporten.

Bei der Gestaltung der Räume sind hygienegerechte Arbeitsabläufe zu berücksichtigen. Das betrifft insbesondere die Lage und Zugangswege der Sanitär- und Umkleideräume.

4.1 Hygienische Erfordernisse

Folgende Räume sind für den Betrieb von Rettungswachen erforderlich:
- Aufenthaltsraum (ggf. mit Kochgelegenheit oder separater Küche)
- ggf. Ruheraum
- ggf. Aufbereitungsraum, sofern nicht ausschließlich als Einmalmaterial vorgesehene Medizinprodukte eingesetzt werden
- Sanitärbereiche (WC, Wasch-/Duschraum)
- sonstige Räume, wie z.B. Lagerraum für Sanitätsmaterial, Entsorgungsraum für Abfall und Wäsche, Wäschereiraum.

Die Anzahl der jeweils vorzuhaltenden Räume richtet sich nach der Größe der Rettungswache und der Zahl der darin Beschäftigten. Grundsätzlich ist auf eine Schwarz-Weiß-Trennung zu achten, sofern nicht täglich frische Arbeitskleidung zur Verfügung steht. Entsprechend sind reine und unreine Arbeitsräume vorzuhalten.

Der Turnus von Reinigungs- und Desinfektionsmaßnahmen in den Räumen der Rettungswache ist auf die Bedürfnisse der Rettungswache abzustimmen. Die Art der Tätigkeit bleibt davon jedoch unberührt. Art und Umfang der Reinigungsarbeiten müssen entsprechend dem gültigen Hygieneplan erfolgen.

4.2 Aufbereitungsraum/-räume (nur Wäsche)

Folgende Ausstattung sollte in den Aufbereitungsräumlichkeiten u.a. vorhanden sein:
- reiner und unreiner Arbeitsraum oder klare funktionelle Trennung
- Industriewaschmaschine, die ein desinfizierendes Waschverfahren sicherstellt
- Die Waschmaschinen werden mindestens jährlich und bedarfsweise mit Bioindikatoren überprüft.
- persönliche Schutzausrüstung
- Reinigungs- und Desinfektionspläne, Hautschutzplan

- Aushänge nach § 14 Gefahrstoffverordnung und § 14 Biostoffverordnung[25]
- Standardarbeitsanweisungen für den korrekten Umgang mit Desinfektionsmittellösungen
- ggf. Geschirrspülmaschine für die Aufbereitung der Gesichtsteile für Beatmungspuppen der Ausbildungsabteilungen
- Entsorgungsbehälter
- Handwaschbecken nach TRBA 250.

In Arbeitsbereichen mit erhöhter Infektionsgefährdung müssen die Wände feucht zu reinigen und zu desinfizieren sein. Die Widerstandsfähigkeit des Fußbodens gegen Desinfektionsmittel muss gewährleistet sein.

5 Anforderungen nach der Biostoffverordnung

5.1 Gefährdungsbeurteilung

Beschäftigte im Rettungsdienst sind durch ihre berufliche Tätigkeit beim Umgang mit Menschen biologischen Arbeitsstoffen (Krankheitserreger, Mikroorganismen wie Viren, Bakterien, Pilze, die Infektionen bzw. sensibilisierende oder toxische Wirkungen verursachen) ausgesetzt, können diese freisetzen und mit diesen direkt oder im Gefahrenbereich in Kontakt kommen. *Gemäß § 5* Arbeitsschutzgesetz (ArbSchG) *ist der Arbeitgeber verpflichtet, bei biologischen Einwirkungen durch eine Beurteilung der arbeitsplatzbedingten Gefährdungen die notwendigen Schutzmaßnahmen zu ermitteln.*[26] Diese allgemein gültige Vorschrift wird für Tätigkeiten mit biologischen Arbeitsstoffen in der Biostoffverordnung (BioStoffV) und in der Technischen Regel für Biologische Arbeitsstoffe (TRBA) 400 „Handlungsanleitung zur Gefährdungsbeurteilung und für die Unterrichtung der Beschäftigten bei Tätigkeiten mit biologischen Arbeitsstoffen" konkretisiert.[27]

Im Rettungsdienst und qualifizierten Krankentransport ist davon auszugehen, dass durch Handlungen am Patienten bzw. durch den Kontakt zu Blut, Sekreten und Exkreten nicht gezielte Tätigkeiten mit Mikroorganismen der Risikogruppe 2 und/oder 3 (geringes/mäßiges Infektionsrisiko, z.B. Shigella flexneri, Hepatitis-B-Virus) durchgeführt werden. Eine Schutzstufenzuordnung einzelner Tätigkeiten erfolgt in Abhängigkeit von der Infektionsgefährdung. Bei Tätigkeiten mit erhöhter Infektionsgefahr (z.B. Kontakt mit Körperflüssigkeiten, invasive Eingriffe, Blutentnahme, Verletzungsmöglichkeit durch spitze und scharfe Arbeitsmittel) sind Maßnahmen der Schutzstufe 2 festzulegen. Ist zu vermuten oder ist bekannt, dass biologische Arbeitsstoffe einer höheren Risikogruppe vorliegen oder eine hohe Ansteckungsgefahr z.B. über Aerosole besteht, sind eine höhere Schutzstufenzuordnung und weitergehende Schutzmaßnahmen erforderlich. Liegen keine entsprechenden Tätigkeiten bzw. Gefährdungen vor, ist beim beruflichen Umgang mit Menschen die Schutzstufe 1

(Allgemeine Hygienemaßnahmen) ausreichend. Eine Einzelfallprüfung ist notwendig.

Zur Gefährdungsbeurteilung und den erforderlichen Arbeitsschutzmaßnahmen siehe TRBA 250 „Biologische Arbeitsstoffe im Gesundheitswesen und in der Wohlfahrtspflege". Enthalten sind auch Regelungen zum Schutz vor Verletzungen durch spitze oder scharfe Instrumente – Bereitstellung und Verwendung geeigneter Abfallbehältnisse, Maßnahmen zur Minimierung von Verletzungs-, Infektionsgefahren durch gebrauchte Arbeitsgeräte, Ersatz spitzer, scharfer, zerbrechlicher Arbeitsgeräte, Aufbereitung von Medizinprodukten und Verhalten bei Stich-, Schnittverletzungen einschließlich Dokumentation und Meldepflichten.

Zum Thema siehe auch Anlage 1 Literatur – wichtige rechtliche Grundlagen und fachliche Standards.

5.2 Arbeitsmedizinische Vorsorge

Bei Tätigkeiten mit biologischen Arbeitsstoffen hat der Arbeitgeber in Abhängigkeit der Gefährdungsbeurteilung für eine angemessene arbeitsmedizinische Vorsorge zu sorgen (§ 12 BioStoffV i.V.m. Verordnung zur arbeitsmedizinischen Vorsorge [ArbMedVV]).[28] Hierzu gehört neben der arbeitsmedizinischen Beurteilung der Gefährdungen, der Beratung und der Unterrichtung der Beschäftigten nach BioStoffV, dass bei Tätigkeiten mit beruflicher Exposition gegenüber bestimmten Mikroorganismen nach Anhang Teil 2 ArbMedVV eine spezielle arbeitsmedizinische Vorsorgeuntersuchung veranlasst *(Pflichtuntersuchung)* und für Tätigkeiten, die nicht einer Pflichtuntersuchung unterliegen, eine Untersuchung angeboten *(Angebotsuntersuchung)* werden muss.[29] Nach § 14 BioStoffV sind Betriebsanweisungen zu erstellen, anhand derer die Unterweisung erfolgt.[30]

5.2.1 *Arbeitsmedizinische Vorsorgeuntersuchung*

Für die Beschäftigten besteht bei Tätigkeiten im Rettungsdienst u.a. eine Expositionsmöglichkeit gegenüber Hepatitis-B- und -C-Viren durch regelmäßigen Kontakt zu Körperflüssigkeiten sowie Verletzungsgefahren. Vom Arbeitgeber sind die entsprechenden *arbeitsmedizinischen Vorsorgeuntersuchungen zu veranlassen.*

Sind keine Pflichtuntersuchungen zu veranlassen und wird im Ergebnis der Gefährdungsbeurteilung eine Infektionsgefährdung durch nicht gezielte Tätigkeiten der Schutzstufe 3 festgestellt bzw. sind bei nicht gezielten Tätigkeiten der Schutzstufe 2 die Schutzmaßnahmen nicht ausreichend, hat der Arbeitgeber weitere *arbeitsmedizinische Vorsorgeuntersuchungen anzubieten.* Arbeitsmedizinische Vorsorgeuntersuchungen sind grundsätzlich anzubieten, wenn sich Beschäftigte eine Erkrankung zugezogen haben, die auf eine Tätigkeit mit biologischen Arbeitsstoffen zurückzuführen ist. Dies gilt auch für Beschäftigte mit vergleichbaren Tätigkeiten. Ein Untersuchungsangebot ist ebenfalls zu unterbreiten, wenn infolge einer Exposition mit einer schweren Infektionskrankheit gerechnet werden muss und Maßnahmen der postexpositionellen Prophylaxe möglich sind bzw. eine Erkrankung aufgetreten ist, bei der die Möglichkeit eines ursächlichen Zusammenhangs mit der Tätigkeit besteht.

Mit der Durchführung der speziellen arbeitsmedizinischen Vorsorgeuntersuchungen ist ein Facharzt für Arbeitsmedizin oder ein Arzt mit der Zusatzbezeichnung „Betriebsmedizin" zu beauftragen, vorrangig der Betriebsarzt (§ 3 Abs. 2 i.V.m. § 7 ArbMedVV).

5.2.2 *Impfungen für die Beschäftigten*

Werden Tätigkeiten mit impfpräventablen Mikroorganismen entsprechend Anhang Teil 2 ArbMedVV durchgeführt, ist den Beschäftigten im Rahmen der Pflichtuntersuchung nach ärztlicher Beratung eine *Impfung anzubieten*. Die Kosten sind vom Arbeitgeber zu tragen.

Bei Beschäftigten im Rettungsdienst, bei denen mit einer Infektionsgefährdung durch Blut zu rechnen ist, soll ein aktueller Impfschutz gegen den Hepatitis-B-Virus vorliegen. Die ArbMedVV und die TRBA 250 sehen das vor. Bei Impfversagern und/oder „Low Respondern" hat der Betriebsrat dies zu bestätigen. Impfverweigerer müssen dies unterschriftlich bestätigen. In diesem Fall kann der Versicherungsschutz versagt werden. Unabhängig von einer ggf. durch den Arbeitgeber anzubietenden Impfung sollte im Interesse des öffentlichen Gesundheitsschutzes entsprechend den Impfempfehlungen der Ständigen Impfkommission am Robert Koch-Institut (STIKO) ein vollständiger, altersgemäßer und ausreichender Impfschutz gegeben sein.[31] Eine Beratung durch das Gesundheitsamt oder spezialisierte Impfärzte wird empfohlen.

Beim Einsatz von Praktikanten gelten die Vorschriften der TRBA 250, Anhang 3: Handlungsanleitung zum Einsatz von Praktikantinnen und Praktikanten.[32]

Links zu Impfungen bei Auslandseinsätzen:
Centrum für Reisemedizin (CRM): http://www.crm.de/

6 Transport von Patienten mit hochkontagiösen Infektionskrankheiten

Hochkontagiöse Infektionskrankheiten können als meist importierte, schwer verlaufende, hoch ansteckende Infektionen zu einer akuten erheblichen Gefahr für Kontaktpersonen, Mitpatienten und medizinisches Personal werden, wie z.B. virale hämorrhagische Fieber, Lungenpest, SARS oder Lungenmilzbrand.

Für den Transport von Infektionsverdächtigen mit hochkontagiösen Erregern steht der Rettungsdienst des jeweils zu Rate gezogenen Kompetenz- oder Behandlungszentrums bereit: http://www.rki.de/DE/Content/Kommissionen/Stakob/Stakob_node.html.[33]

Anlagen:

Anlage 1:

Literatur – wichtige rechtliche Grundlagen und fachliche Standards

Gesetze und Verordnungen
(nachzulesen unter http://www.gesetze-im-internet.de, http://www1.bgbl.de/)

Gesetz zur Verhütung und Bekämpfung von Infektionskrankheiten beim Menschen (Infektionsschutzgesetz – IfSG) vom 20. Juli 2000 (BGBl. I S. 1045), zuletzt geändert durch Artikel 6a des Gesetzes vom 10. Dezember 2015 (BGBl. I S. 2229).

Gesetz über Medizinprodukte (Medizinproduktegesetz – MPG) in der Fassung der Bekanntmachung vom 7. August 2002 (BGBl. I S. 3146), zuletzt geändert durch Artikel 278 der Verordnung vom 31. August 2015 (BGBl. I S. 1474).

Verordnung über das Errichten, Betreiben und Anwenden von Medizinprodukten (Medizinprodukte-Betreiberverordnung – MPBetreibV) in der Fassung der Bekanntmachung vom 21. August 2002 (BGBl. I S. 3396), zuletzt geändert durch Artikel 3 der Verordnung vom 11. Dezember 2014 (BGBl. I S. 2010).

Gesetz über die Durchführung von Maßnahmen des Arbeitsschutzes zur Verbesserung der Sicherheit und des Gesundheitsschutzes der Beschäftigten bei der Arbeit (Arbeitsschutzgesetz – ArbSchG) vom 7. August 1996 (BGBl. I S. 1246), zuletzt geändert durch Artikel 427 der Verordnung vom 31. August 2015 (BGBl. I S. 1474).

Rettungsdienstgesetze der Bundesländer.

Verordnung über Arbeitsstätten (Arbeitsstättenverordnung – ArbstättV) vom 12. August 2004 (BGBl. I S. 2179), zuletzt geändert durch Artikel 282 der Verordnung vom 31. August 2015 (BGBl. I S. 1474).

Verordnung über Sicherheit und Gesundheitsschutz bei Tätigkeiten mit biologischen Arbeitsstoffen (Biostoffverordnung – BioStoffV) vom 15. Juli 2013 (BGBl. I S. 2514).

Verordnung zur arbeitsmedizinischen Vorsorge (ArbMedVV) vom 18. Dezember 2008 (BGBl. I S. 2768), zuletzt geändert durch Artikel 1 der Verordnung vom 23. Oktober 2013 (BGBl. I S. 3882).

Technische Regeln und Vorschriften, Regeln, Informationen der Deutschen Gesetzlichen Unfallversicherung (DGUV)
(nachzulesen unter www.baua.de und http://publikationen.dguv.de/dguv/)

Bundesanstalt für Arbeitsschutz und Arbeitssicherheit (BAuA) (Hrsg.) (2014) Technische Regel für Biologische Arbeitsstoffe (TRBA) 250: Biologische Arbeitsstoffe im Gesundheitswesen und in der Wohlfahrtspflege. GMBl. 2014 Nr. 10/11 vom 27. März 2014, S. 206, zuletzt geändert durch GMBl. Nr. 29 vom 21.07.2015, S. 577.

Bundesanstalt für Arbeitsschutz und Arbeitssicherheit (BAuA) (Hrsg.) (2006) Technische Regel für Biologische Arbeitsstoffe (TRBA) 400: Handlungsanleitung zur Gefährdungsbeurteilung und für die Unterrichtung bei Tätigkeiten mit biologischen Arbeitsstoffen. BArbBl. 6-2006, S. 62-77.

Bundesanstalt für Arbeitsschutz und Arbeitssicherheit (BAuA) (Hrsg.) (2013) Technische Regel für Gefahrstoffe (TRGS) 522: Raumdesinfektion mit Formaldehyd. GMBl. Nr. 15 vom 07.03.2013, S. 298-320.

DGUV (2013) DGUV Vorschrift 1: Grundsätze der Prävention.

DGUV (1997) DGUV Vorschrift 7: Arbeitsmedizinische Vorsorge.

DGUV (2014) DGUV Regel 100-01: Grundsätze der Prävention.

DGUV (2007) DGUV Regel 112-989: Benutzung von Schutzkleidung.

DGUV (2007) DGUV Regel 112-995: Benutzung von Schutzhandschuhen.

DGUV (1999) DGUV Regel 107-003: Desinfektionsarbeiten im Gesundheitsdienst.

DGUV (2006) DGUV Regel 101-017: Reinigungsarbeiten mit Infektionsgefahr in medizinischen Bereichen.

DGUV (2008) DGUV Regel 100-500: Betreiben von Arbeitsmitteln, Kapitel 2.6: Betreiben von Wäschereien.

DGUV (2005) DGUV Regel 105-003: Benutzung von persönlicher Schutzausrüstung im Rettungsdienst.

DGUV (2013) DGUV Information 204-022: Erste Hilfe im Betrieb.

DGUV (2010) DGUV Information 213-016: Betriebsanweisungen nach der Biostoffverordnung.

DGUV (2010) DGUV Information 207-009: Verhütung von Infektionskrankheiten in der Pflege und Betreuung.

BGW (2016) Risiko Nadelstich – Infektionen wirksam vorbeugen (M 612).

BGW (2016) Nadelstichverletzungen – Leitfaden zum Vorgehen bei potenziell infektiösen Verletzungen oder Kontaminationen (M 612-E).

BGW (2008) Vorgehen nach Stich- und Schnittverletzungen – Begründung für das Regeluntersuchungsprogramm der BGW, unter: https://www.bgw-online.de/SharedDocs/Downloads/DE/Medientypen/Fachartikel/Regeluntersuchungsprogramm-Nadelstichverletzungen_Download.pdf?__blob=publicationFile.

Weitere Informationen zum Schutz vor Verletzungen durch spitze oder scharfe Instrumente (Nadelstichverletzungen) unter
- www.nadelstichverletzung.de
- http://www.baua.de/de/Themen-von-A-Z/Modellprogramm/Nadelstichverletzungen.html.

Fachliche Standards

Richtlinie des Gemeinsamen Bundesausschusses über die Verordnung von Krankenfahrten, Krankentransportleistungen und Rettungsfahrten nach § 92 Abs. 1 Satz 2 Nr. 12 SGB V (Krankentransport-Richtlinien) in der Fassung vom 22. Januar 2004. (BAnz. Nr. 18 S. 1342), zuletzt geändert am 18. Februar 2016 (BAnz. AT 04.05.2016 B2), unter: https://www.g-ba.de/informationen/richtlinien/25/.

Mitteilungen und Empfehlungen der Kommission für Krankenhaushygiene und Infektionsprävention am Robert Koch-Institut (KRINKO), unter: http://www.rki.de/DE/Content/Infekt/Krankenhaushygiene/Kommission/kommission_node.html.

RKI (Hrsg.) Anforderungen der Hygiene an den Krankentransport einschließlich Rettungstransport in Krankenkraftwagen. Anlage zu Ziffer 4.5.3 der „Richtlinie für die Erkennung, Verhütung und Bekämpfung von Krankenhausinfektionen" (aus Bundesgesundheitsblatt 32/1989, H. 4, S. 169–170), unter: https://www.rki.de/DE/Content/Infekt/Krankenhaushygiene/Kommission/Downloads/Altanl_Rili.pdf?__blob=publicationFile.

Leitlinien der Arbeitsgemeinschaft der Wissenschaftlichen Medizinischen Fachgesellschaften e.V. (AWMF), unter: http://www.awmf.org/leitlinien/aktuelle-leitlinien.html.

Robert Koch-Institut (2013) Liste der vom Robert Koch-Institut geprüften und anerkannten Desinfektionsmittel und -verfahren. In: Bundesgesundheitsbl. 56, S. 1706-1728, unter: http://www.rki.de/DE/Content/Infekt/Krankenhaushygiene/Desinfektionsmittel/Desinfektionsmittellist/Desinfektionsmittelliste_node.html.

Verbundes für Angewandte Hygiene (VAH) (2015) Desinfektionsmittel-Liste des VAH, unter: http://www.vah-online.de/uploads/PDF/vorwort_deutsch_mhp.pdf.

Ständige Impfkommission am Robert Koch-Institut (STINKO) Empfehlungen der Ständigen Impfkommission, unter: http://www.rki.de/DE/Content/Kommissionen/STIKO/Empfehlungen/Impfempfehlungen_node.html.

Bund/Länder-Arbeitsgemeinschaft Abfall (LAGA) (2015) Mitteilung 18: Vollzugshilfe zur Entsorgung von Abfällen aus Einrichtungen des Gesundheitsdienstes, unter: http://www.laga-online.de/servlet/is/23874/M%2018%20Januar%202015_Endfassung.pdf?command=downloadContent&filename=M%2018%20Januar%202015_Endfassung.pdf.

DIN 58953-8 Sterilisation – Sterilgutversorgung, Teil 8: Logistik von sterilen Medizinprodukten.

DIN EN 1789 Rettungsdienstfahrzeuge und deren Ausrüstung – Krankenkraftwagen.

DIN EN 1865 Krankentransportmittel im Krankenkraftwagen.

DIN 13024 Krankentrage.

DIN 13232 Notfall-Ausrüstung.

Weiterführende Literatur

Finsterer B., Fiebig T. (2008) Sinnvolle Hygiene im Rettungswesen. In: Krankenhaushygiene up2date 3 (2), S. 101-119, DOI: 10.1055/s-2007-995719

Kunzika C. (1999) Analyse des Hygienestatus im Rettungsdienst in Vorpommern und Erarbeitung einer Modellhygieneordnung für diesen Bereich als Fragestellung der Community Medicine. Institut für Hygiene und Umweltmedizin. Dissertation, Medizinische Fakultät der Ernst-Moritz-Arndt-Universität Greifswald, unter: http://ub-ed.ub.uni-greifswald.de/opus/volltexte/2006/87/.

Länder-Arbeitskreis zur Erstellung von Hygieneplänen nach § 36 IfSG (2011) Rahmenhygieneplan für Rettungs- und Krankentransportdienste, unter: http://service.mvnet.de/_php/download.php?datei_id=46555.

Wiedenmann M. (Hrsg.) (2011) Hygiene im Rettungsdienst. Urban & Fischer bei Elsevier, München. ISBN 978-3-437-48790-3.

Arbeiter-Samariter-Bund Österreichs (Hrsg.) (2011) Hygiene im Rettungsdienst. Facultas, Wien. ISBN 978-3-7089-0684-3.

Schwarzkopf A., Tanzer W., Finsterer B., Leibinger, D. (2008) Hygienebeauftragte im Rettungs- und Sozialdienst. Lehr- und Praxisbuch. Kohlhammer, Stuttgart. ISBN 978-3-17-020049-4.

Wolf A., Tanzer W. (2012) Hygieneleitfaden für den Rettungsdienst. Stumpf + Kossendey, Edewecht. ISBN 978-3-943174-01-4.

Neßler A. (2008) Maßnahmen bei MRSA-positiven Patienten im Rettungsdienst/Krankentransportwesen. In: Landesuntersuchungsanstalt für das Gesundheits- und Veterinärwesen Sachsen (LUA-) Mitteilungen 1/2008, S. 13-15, unter: http://www.lua.sachsen.de/download/lua/lua_m_2008_01.pdf.

Neßler A., AG Tuberkulose des Sächsischen Ministeriums für Soziales und Verbraucherschutz (2010) Maßnahmen bei Tuberkulose-Verdachtsfällen und Erkrankten im Rettungsdienst/ Krankentransportwesen. In: Landesuntersuchungsanstalt für das Gesundheits- und Veterinärwesen Sachsen (LUA-) Mitteilungen 1/2010, S. 14-16, unter: http://www.lua.sachsen.de/download/lua/lua_m_2010_01.pdf.

MRSA-Netzwerke in Niedersachsen / Niedersächsisches Landesgesundheitsamt (Hrsg.) (2015) Methicillin-resistente Staphylococcus aureus (MRSA) – Rettungs- und Krankentransportdienste, unter: www.mrsa-netzwerke.niedersachsen.de/download/13187/MRSA_Empfehlungen_fuer_Rettungs-_und_Krankentransportdienste_03_2015_.pdf.

Anlage 2

Auszug aus der Richtlinie für Krankenhaushygiene und Infektionsprävention „Anforderungen der Hygiene an den Krankentransport einschließlich Rettungstransport in Krankenkraftwagen"
Anlage zu Ziffer 4.5.3 der „Richtlinie für die Erkennung, Verhütung und Bekämpfung von Krankenhausinfektionen" (aus Bundesgesundheitsblatt 32/1989, H. 4, S. 169–170)
[...]

2. Organisation der Krankentransporte

Für den hygienischen Zustand des Krankenkraftwagens ist die jeweilige Transportorganisation verantwortlich.

Als grundsätzliche Vorsichtsmaßnahme müssen dem Kranken- bzw. Rettungstransportpersonal Infektionsgefahren (ohne Nennung der Erkrankung) mitgeteilt werden, soweit diese erkannt wurden. Aus infektionsprophylaktischen Gründen empfiehlt es sich, alle Krankentransporte durch den Arzt, der den Transport veranlasst, einer der nachfolgenden Gruppen zuzuordnen:

1. Patienten, bei denen kein Anhalt für das Vorliegen einer Infektionskrankheit besteht.
2. Patienten, bei denen zwar eine Infektion besteht und erkannt ist, die jedoch nicht durch die beim Transport üblichen Kontakte übertragen werden kann (z.B. Patienten mit Virushepatitis, HIV-positive Patienten ohne klinische Zeichen von AIDS, Patienten mit einer geschlossenen Lungentuberkulose).
3. Patienten, bei denen die Diagnose ätiologisch gesichert ist oder der begründete Verdacht besteht, an einer hochkontagiösen und gefährlichen Infektionskrankheit zu leiden (s. Anhang).

[...]

Anlage 3

Auszug aus der AWMF-Leitlinie „Hygienemaßnahmen beim Patiententransport"
In: HygMed 2014; 39-3, S. 82-86
http://www.awmf.org/uploads/tx_szleitlinien/029-029l_S1_Hygienemassnahmen_beim_Patiententransport_2014-01_01.pdf
[...]

2. Transportübernahme

Erkrankungen mit erhöhtem Infektionsrisiko sind dem Krankentransportpersonal bzw. Rettungsdienst vor dem Transport mitzuteilen. Die notwendigen Hygiene- und Vorsichtsmaßnahmen ergeben sich aus der Einteilung der Patienten in folgende Kategorien:

Kategorie A:
Patienten, bei denen kein Anhalt für das Vorliegen einer Infektionserkrankung besteht.

Kategorie B:
Patienten, bei denen zwar eine Infektion besteht und diagnostiziert wurde, diese jedoch nicht durch beim Transport übliche Kontakte übertragen werden kann. Darunter fallen auch Tuberkulose exkl. offene Lungen-TB, Virushepatitis bei Patienten ohne offene und blutende Wunden und HIV-Infektion ohne klinische Zeichen eines Vollbildes AIDS.

Kategorie C-1:
Patienten, bei denen die Diagnose gesichert ist oder der begründete Verdacht besteht, dass sie an einer kontagiösen Infektionskrankheit leiden wie z.B. an offener Lungen-Tuberkulose, Meningokokken-Meningitis, Diphtherie, Milzbrand, Windpocken, generalisiertem Zoster, Cholera, Typhus, Tollwut, sowie Patienten mit Infektionen oder bekannter Kolonisation durch multiresistente Erreger wie z.B. MRSA.

Kategorie C-2:
Patienten, bei denen auch nur der begründete Verdacht auf eine Infektionskrankheit mit besonders gefährlichen Erregern besteht, wie z.B.: hämorrhagisches Fieber (Lassa, Ebola), Pocken, Pest, Lungenmilzbrand, SARS.

Kategorie D:
Patienten, die in besonderem Maße infektionsgefährdet sind durch: z.B.: ausgedehnte Verbrennungen, Immunsuppression (z.B. manifeste AIDS-Erkrankung, Leukopenie (< 500 Neutrophile), Agranulocytose.
[...]

Ergänzung zu Anlage 3:
Die LandesArbeitsgemeinschaft Resistente Erreger (LARE) am bayerischen Landesamt für Gesundheit und Lebensmittelsicherheit (www.lgl.bayern.de) hat am 6.11.2013 ihre weitergehende Kategorisierung aktualisiert, siehe unter: http://www.lgl.bayern.de/downloads/gesundheit/hygiene/doc/lare_merkblatt_empfehlung_ubertragungsrisiko_patiententransport.pdf:

LandesArbeitsgemeinschaft Resistente Erreger LARE BAYERN

Empfehlungen zur Einstufung des Übertragungsrisikos für den Patiententransport Infektionstransportkategorie
(AG Patiententransport der LARE, 06.11.2013)

A
keine Infektionsgefahr
Maßnahmen der Basishygiene ausreichend

B
kein Übertragungsrisiko bei normalem Kontakt während des Transports, mögliches Übertragungsrisiko bei invasiven /Notfallmaßnahmen
Maßnahmen der Basishygiene ausreichend, keine Nennung der Erreger

C
Erreger mit Multiresistenzen
Maßnahmen der Basishygiene und Maßnahmen gemäß Empfehlungen der LARE-AG Patiententransporte

D
Erreger, die besondere Hygienemaßnahmen bedingen
Basishygiene und übertragungsspezifische Maßnahmen nach Hygieneplan (vgl. Excel Tabelle)

E
hochkontagiöse Erreger
(Zuständigkeit: Spezialfahrzeug für hochkontagiöse Infektfahrten)

Zusätzlich hat das LGL einen Informationsweitergabebogen veröffentlicht, von dem die 3. Seite (s. Anlage 10) für den Rettungsdienst dient. Die Gesundheitsämter wurden im April 2013 angewiesen, diese Information an die medizinischen und pflegerischen Einrichtungen weiterzugeben.

Weitere Informationen/Merkblätter der LARE:
http://www.lgl.bayern.de/gesundheit/hygiene/lare/merkblaetter/index.htm

Anlage 4

Hygienemanagement beim Transport von Patienten mit multiresistenten Erregern (MRE)[34]

LandesArbeitsgemeinschaft Resistente Erreger LARE BAYERN

1. Voraussetzungen
Ein Übertragungsrisiko für diese Erreger im Rettungsdienst, Krankentransport bzw. Patientenfahrdienst für Patienten und Personal ist bei korrekter Einhaltung der Basishygiene als gering einzustufen.
Es ist nur eingewiesenes, geschultes Personal einzusetzen.

2. Patientenvorbereitung (soweit möglich)
a) Der Patient trägt frische Wäsche.
b) Hautläsionen und Wunden sind frisch verbunden.
c) Bei Besiedelung in den Atemwegen trägt der Patient einen Mund-Nasenschutz, hier ist auf dichten Sitz und komplette Abdeckung von Mund und Nase zu achten.
d) Vor dem Transport führt der Patient eine hygienische Händedesinfektion durch.

3. Maßnahmen des Einsatzpersonales
a) Vor Patientenkontakt ist eine hygienische Händedesinfektion durchzuführen.
b) Das Einsatzpersonal trägt Plastikschürze oder Schutzkittel und Einmalhandschuhe. Der Fahrer muss vor dem Einsteigen in das Führerhaus die Schutzausrüstung ablegen und eine hygienische Händedesinfektion durchführen.
c) Bei intubierten/tracheotomierten oder maschinell beatmeten Patienten ist ein Beatmungsfilter zwischen Tubus und Beatmungssystem anzubringen. Beim endotrachealen Absaugen (offenes System) legt das Personal zusätzlich einen Mund- Nasenschutz und eine Schutzbrille an.
d) Nach Transportende ist die Schutzkleidung abzulegen und eine hygienische Händedesinfektion vorzunehmen.

4. Desinfektion und Materialentsorgung
a) Nach Transportende sind alle patientennahen Kontaktflächen mit einem geeigneten Desinfektionsmittel laut Hygieneplan desinfizierend abzuwischen. Einwirkzeit: bis die Oberfläche trocken ist
b) Abfall ist sachgerecht nach Abfallverzeichnisverordnung zu entsorgen.
c) Textile Bezüge oder Abdeckungen sind zu wechseln und bei mindestens 60°C oder unter Verwendung eines geeigneten desinfizierenden Waschmittels maschinell aufzubereiten.

d) Nach Beendigung aller Maßnahmen ist eine hygienische Händedesinfektion durchzuführen.

Das Einsatzfahrzeug (einschließlich dessen Innenausstattung), sowie die Besatzung sind nach Befolgung der vorher genannten Empfehlungen wieder uneingeschränkt einsetzbar.

LITERATUR:

1. RKI-Ratgeber Infektionskrankheiten – Merkblätter für Ärzte, Staphylokokken-Erkrankungen, insbesondere Infektionen durch MRSA, aktualisierte Fassung vom September 2009, Erstveröffentlichung im Epid. Bull. 08/2000
2. http://www.rki.de/GESUND/GESUND_E.HTM?/GESUND/HYGIENE/HYGIENE_E/H_MRSA.HTM&1
3. RKI-Richtlinie Anforderungen an die Hygiene bei der Reinigung und Desinfektion von Flächen. Bundesgesundheitsbl - Gesundheitsforsch - Gesundheitsschutz 2004 · 47:51–61, DOI 10.1007/s00103-003-0752-9)
4. Richtlinie über die ordnungsgemäße Entsorgung von Abfällen aus Einrichtungen des Gesundheitsdienstes, Stand Januar 2002
5. Abfallverzeichnis der Abfallverzeichnis-Verordnung
6. Landesarbeitsgemeinschaft Abfall (LAGA), Merkblatt Abfall
7. PD Dr. F.A. Pitten, Prof. Dr. U. Vogeö, Prof. Dr. P. Sefrin, Rahmenplan Hygiene für den Rettungsdienst Bayern, Bayerisches Rotes Kreuz, 10.11.2009
8. Dr. Maria-E. Höpken, Informationsblatt des niedersächsischen Landesgesundheitsamtes in Zusammenarbeit mit dem Fachausschuss Infektionsschutz des Landesverbandes Niedersachsen der Ärztinnen und Ärzte des öffentlichen Gesundheitsdienstes
9. EUREGIO MRSA-net, Dezernat 5.2 Hygiene in Krankenhäusern und anderen Einrichtungen, Standort Münster, von Stauffenbergstr. 36, Umgang mit multiresistenten Erregern (MRSA / VRE) im Krankentransport, Stand 10/06
10. Geffers CH, Gastmeier P, Rüden H. Gesundheitsberichterstattung des Bundes, Heft 8: Nosokomiale Infektionen, RKI Juni 2002
11. Technische Regeln für Biologische Arbeitsstoffe 250, Biologische Arbeitsstoffe im Gesundheitswesen und in der Wohlfahrtspflege

Stand: 22.05.2013

Auf die 2012/2013 veröffentlichten Verlautbarungen der Arbeitsgemeinschaft LARE am LGL Bayern zur Kategorisierung und zum sektorenübergreifenden Informationsaustausch (ANLAGEN 3 UND 10) wird verwiesen.

Anlage 5

Desinfektions- und Reinigungsplan für den Bereich Persönliche Hygiene

Was	Wie	Womit	Wann	Bemerkungen
Hygienische Händedesinfektion	Ausreichend Händedesinfektionsmittel lückenlos bis zur Trocknung (> 30 sec) in die trockenen Hände einreiben.	Alkoholisches Händedesinfektionsmittel nach VAH-Listung mit Pflegesubstanzen. Wirkbereich: bakterizid, eingeschränkt viruzid[35]	Vor aseptischen Tätigkeiten; vor und nach Patientenkontakt; nach septischen Tätigkeiten; vor Pausen; nach Ablegen der Handschuhe	Sichtbare Kontamination vorher mit einem mit Händedesinfektionsmittel getränktem Einmalhandtuch abreiben. Nur aus Anwendergebinde; nicht nachfüllen
Händewaschung	Waschlotion in die angefeuchteten Hände geben, gleichmäßig aufschäumen, gründlich mit Wasser nachspülen und mit Einmalhandtuch trocknen.	Waschlotion aus Spender; mit Einmalhandtuch trocknen.	Zu Dienstbeginn und -ende; nach Toilettenbenutzung; vor Pausen; bei Clostridienkontakt	
Händepflege	Gründlich und lückenlos einreiben	An den Hauttyp angepasste Handpflegemittel	Nach dem Händewaschen	Ggfs. betriebsmedizinische und/oder dermatologische Beratung
Hautschutz	An die Hautbelastung angepasste Einmalhandschuhe	Bei Feuchtarbeiten aus Nitril, dann Stulpen umschlagen	Bei infektions-oder chemierelevanten Kontakten	Regelmäßiger Wechsel; keine Verwendung, wenn nicht indiziert; Händedesinfektion beim Ausziehen.
Dienstkleidung	Wechsel bei Kontamination und routinemäßig; Aufbereitung und Lagerung auf der Rettungswache	Nur von der Wache genehmigte und gelieferte Kleidung	Nach Empfehlungen im Hygieneplan	Nicht außerhalb des Dienstes verwenden. Auf die entsprechende Betriebsanweisung nach § 12 BiostoffV wird verwiesen.
Schuhe		Nach Dienstordnung bzw. BGR zugelassene Stiefel mit Sicherheitsausstattung	Regelmäßige Reinigung	Desinfektion ist nur in Ausnahmefällen erforderlich.

Anlage 6

Desinfektions- und Reinigungsplan für Geräte/Instrumente

Was	Wie	Womit	Wann	Bemerkungen
Medizintechnische Geräte	Tausch der Einmalartikel, Desinfizierendes Abwischen der Gehäuse	(Präparat)	Nach Gebrauch; nach Kontamination	Kein Ausladen bei geplanten „Infektionseinsätzen". Bei Bildschirmen chemische Verträglichkeit prüfen.
Medizinprodukte	Desinfizierendes Abwischen Tausch der Einmalartikel, andere zur Aufbereitung in ZSVA[36] der Klinik	(Präparat)	Nach Gebrauch; nach Kontamination; bei Ablauf des Verfalldatums; bei Beschädigung der Sterilgutverpackung	Für MP mit Hautkontakt hautverträgliche Desinfektionsreiniger verwenden. Bei Elektroden Verträglichkeit der Galvanisierung prüfen. Bedienungsanweisungen beachten.
Beatmungs- und Absauggeräte	Tausch der Einmalartikel, andere zur Aufbereitung in ZSVA der Klinik		Nach Gebrauch; nach Kontamination	Absaugschläuche sind grundsätzlich Einmalmaterial; Gläser müssen nicht zwingend desinfiziert werden.
Ausscheidungsgeräte	Desinfizierende Reinigung	Im Fäkalspüler der Klinik	Nach Gebrauch; nach Kontamination	

Anlage 7

Desinfektions- und Reinigungsplan für das Fahrzeug

Was	Wie	Womit	Wann	Bemerkungen
Flächen im Fahrzeug	Desinfizierendes Abwischen	Flächendesinfektionsmittel: Bakterizid: (Präparat) Tuberkulozid: (Präparat) Begrenzt viruzid: (Präparat) Viruzid: (Präparat) Sporozid: (Präparat) Levurozid: (Präparat)	Kontaktflächen bei Patientenwechsel, horizontale Flächen täglich, vertikale Flächen und Decke periodisch nach Plan	Anwendung aus Feuchttuch-Spendersystem
Transportliege, Tragestuhl, Lagerungshilfen, Rettungsgeräte	Wechsel der Bezüge Desinfizierendes Abwischen	Einmalartikel Desinfektionsmittelauswahl wie bei Flächen	Bei Patientenwechse	Anwendung aus Feuchttuch-Spendersystem
Schränke, Fächer, Koffer / Rucksack	Desinfizierendes Auswischen	Desinfektionsmittelauswahl wie bei Flächen	Periodisch nach Plan, bei Kontamination	Anwendung aus Feuchttuch-Spendersystem
Decken, Kissen, Textilien	Wechsel der Bezüge Desinfizierendes Waschverfahren	Einmalartikel > 60 °C	Bei Patientenwechsel, periodisch nach Plan, bei Kontamination	

Darstellung der Piktogramme mit freundlicher Genehmigung der BODE Chemie GmbH – einem Unternehmen der HARTMANN GRUPPE.

Anlage 8

Desinfektions- und Reinigungsplan für das Fahrzeug

Indikation	Präparat	Lieferant	Konzentration	Einwirkzeit	Bemerkung
Fläche, bakterizid					Anwendung aus Vliestuch-Spender
Fläche, tuberkulozid					Anwendung: Frisch ansetzen; für jeden Wischvorgang neue Lappen
Fläche, begrenzt viruzid					Anwendung aus Vliestuch-Spender
Fläche, viruzid (Norovirus, Hepatitis A) Fläche, viruzid (nach § 18 IfSG) Nur auf behördl. Anordnung!					Fertigtücher Anwendung aus Vliestuch-Spender Frisch ansetzen; nach max. 8 Std. verwerfen
Fläche, sporozid bei C. diff. nur stuhlkontaminierte Flächen					Fertigtücher Anwendung aus Vliestuch-Spender
Fläche, levurozid/fungizid					Anwendung aus Vliestuch-Spender
Hände Auf behördl. Anwsg./viruzid					Hygienische Händedesinfektion Chirurgische Händedesinfektion (beide begrenzt viruzid)
Haut					Bei chirurgischer Hautdesinfektion: gefärbte Produkte
Medizinprodukte	Masch. Aufbereitung i. ZSVA				Herstellerangaben beachten
Tastaturen, Touchscreens					Herstellerangaben beachten

Anmerkung:

1. Die angegebenen Einwirkzeiten gelten nur für die Flächendesinfektion bei indikationsbezogener Desinfektion. Bei Routinedesinfektion sind die Flächen benutzbar, sobald sie trocken sind.
2. Eine Desinfektion nach § 18 IfSG findet nur auf behördliche Anordnung statt.[37]
3. Hände- und Hautdesinfektionsmittel sind Arzneimittel. Umfüllen ist nur Apotheken gestattet.

Bei allen Maßnahmen der Flächendesinfektion u. Medizinprodukteaufbereitung sind die Vorgaben der TRGS 525 (Kap. 7 Tätigkeiten mit Desinfektionsmitteln) sowie der TRBA 250 anzuwenden.[38]

Anlage 9

Betriebsanweisungen nach § 14 BioStoffV bzw. GefstoffV
Vgl. DGUV (Hrsg.) (2010) Information 853: Betriebsanweisungen nach der Biostoffverordnung, unter: http://publikationen.dguv.de/dguv/pdf/10002/i-853.pdf

Betriebsanweisung
gemäß § 14 BioStoffV

Arbeitsbereich: ....

Tätigkeit: ....

Version: 01

gültig ab: ....

Biologische Arbeitsstoffe

Mikroorganismen:	z.B. MRSA, Salmonellen, Shigellen, E. coli (EHEC), Tbc-Bakterien, Hepatitisviren B, C, D, E, HIV

Gefahren für Mensch und Umwelt

Mikroorganismen können Infektionen über folgende Aufnahmewege hervorrufen:

Atemwege:	über kleinste Tröpfchen, Nebel, Stäube (z.B. beim Husten oder Erbrechen des Patienten)
Kontamination/ Schmierinfektion:	über direkten Kontakt mit Haut oder Schleimhäuten (z.B. bei verletzter Haut, durch Spritzer ins Auge)
Aufnahme:	direkte Aufnahme über den Mund (z.B. durch Spritzer)
Parenteral:	direkte Aufnahme (z.B. durch Schnitt- oder Stichverletzungen mit Skalpell, Inkektions- oder Blutentnahmekanülen) ins Gewebe oder Blut, z.B. Nadelstich

Schutzmaßnahmen und Verhaltensregeln

Arbeitsstätte:	Hygieneplan einhalten, Genuss von Lebensmitteln nur in den dafür vorgesehenen Räumlichkeiten
Arbeitsbereich:	regelmäßige Arbeitsplatzdesinfektion nach Hygieneplan
Handschutz:	flüssigkeitsdichte Schutzhandschuhe tragen, Händedesinfektion nach jedem Kontakt, Hautschutz anwenden
Augen-, Gesichtsschutz:	dichtschließende Schutzbrille, wenn mit Verspritzen oder Versprühen von Körperflüssigkeiten zu rechnen ist
Körperschutz:	Schutzkleidung tragen und Kittel geschlossen halten, geschlossenes Schuhwerk tragen
Punktionen, Injektion, Blutentnahme:	Sicherheitskanülen und -entnahmesysteme vorrätig haben und nach Arbeitsanweisung verwenden; durchstich- und bruchsichere Entsorgungsboxen mit eindeutiger Beschriftung in direkter Nähe aufstellen
Beschäftigungs-bechränkungen:	sind für Jugendliche und Schwangere zu beachten

Verhalten im Gefahrenfall

Grundsätzliches:	Punktionen, Inkektionen und Blutentnahmen mit geeigneten Hilfsmitteln zur Lagerung des Patienten durchführen
Kanülen:	Es müssen Sicherheitskanülen nach Vorgaben des jeweiligen Herstellers verwendet werden.

Anlage 10

Sektorenübergreifender Informationsaustausch für Infektionstransportkategorie C
(gemäß § 23 IfSG in Verbindung mit § 13 MedHygV Bay)[39]

Sektorenübergreifender Informationsaustausch für Infektionstransportkategorie C
(gemäß § 23 IfSG in Verbindung mit § 13 MedHygV Bay)

Kopfbogen der Einrichtung

Patientendaten:
Name:
Vorname:
Geb.dat.:
Adresse:

LARE BAYERN

Besiedelung/Infektion Nase, Rachen	☐ ja	☒ nein

Hinweis:
Erforderliche Maßnahmen für die Krankentransportdienste bitte dem Merkblatt der LARE „Hygienemanagement beim Transport von Patienten mit multiresistenten Erregern (MRE)“ entnehmen:
http://www.lgl.bayern.de/downloads/gesundheit/hygiene/doc/lare_merkblatt_hygienemanagement_transport.pdf

Datum: 08.08.16	
Unterschrift:	
Ausdruck 3 für	**Krankentransport**

Anlage 11

Definierte Infektionen/Kolonisationen und diagnoseabgängige Desinfektionsmaßnahmen und Standardanweisungen (Vorgehensweise)

Der sichere Nachweis von Infektionskrankheiten ist im Rettungsdienst eher die Rarität. Deswegen ist es sinnvoll, aufgrund der Symptomatik übertragungsbezogene Umgangsweisen zu praktizieren. Im Interhospitaltransfer ist die Situation anders: Der Rettungsdienst übernimmt einen Patienten mit sicherer oder begründet vermuteter Diagnose zur Verlegung und muss die Sicherheit des eigenen Personals und der Allgemeinheit gewähren. Hier werden Infektionen, deren Risiken und der Umgang damit beschrieben. Zur sachgerechten Aufbereitung der Einsatzfahrzeuge ist grundsätzlich die Routinedesinfektion vorzunehmen. Darüber hinausgehende Desinfektionsmaßnahmen werden in der Folge beschrieben. Dabei haben fungizide und levurozide[40] Desinfektion im Rettungsdienst keine Bedeutung.

Beachte: Hier kann nur die *Übertragung*, nicht die *Infektion* beschrieben werden. Um eine Infektion zu erzeugen, müssen die übertragenen Erreger wachsen und sich vermehren, der Wirtsorganismus zeigt Abwehrreaktionen oder Krankheitssymptome.

AIDS/HIV
Die Übertragung ist durch die im Rettungsdienst üblichen Kontakte nicht möglich.
Spezielle Maßnahmen sind nur im Fall perkutaner Blutkontamination erforderlich.

Borreliose
Die Übertragung ist durch die im Rettungsdienst üblichen Kontakte nicht möglich.

Botulismus
Die Übertragung ist durch die im Rettungsdienst üblichen Kontakte nicht möglich.

Campylobacter-Infektion
Die Übertragung ist durch die im Rettungsdienst üblichen Kontakte unwahrscheinlich.
Bei Inkontinenz stuhlbezogene Hygiene.

Creutzfeldt-Jakob-Krankheit
Die Übertragung ist durch die im Rettungsdienst üblichen Kontakte nicht möglich.

Cytomegalievirus (CMV)
Die Übertragung ist durch die im Rettungsdienst üblichen Kontakte nicht möglich.

Diphtherie

Infektiöse Materialien

- respiratorische Sekrete

Übertragungswege

- aerogen, Aerosole

Schutzkleidung

- Schutzhandschuhe bei Kontakt mit Ausscheidungen, Sekreten, Körperflüssigkeiten, infektiösen Körperarealen oder kontaminierten Objekten
- Mund-Nasen-Schutz erforderlich
- Schutzkittel

Desinfektion, Reinigung, Entsorgung

Wirkungsbereich „bakterizid“

- hygienische Händedesinfektion vor und nach Patientenkontakten, nach Kontakten mit erregerhaltigen Materialien
- Flächen/Gegenstände: Desinfektion (VAH-Wert 1 Std.), Einwirkzeit einhalten
- Textilien: Infektionswäsche
- Abfallentsorgung: Infektionsabfall (AS 18 01 03*)

	Kontaktfläche/ Griffe/Schalter	Horizontale Flächen	Vertikale Flächen		Bakterizid	Tuberkulozid	Begrenzt viruzid	Viruzid	Sporizid
Fläche	■	■	■	Desinfektion	■				

	Hände-desinfektion	Handschuhe	Schutz-kleidung	MNS ☒ Atemschutz	Schutzbrille
Schutzausrüstung					
Vorgehensweise	E	F	(siehe Verfahrensanweisungen unten)		

 Genereller Hinweis zur Schutzkleidung	 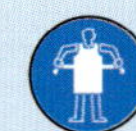 Unter der Schutzkleidung ist je nach Weg und Intensität der Übertragung ein dem Risiko angemessener Schutz zu verstehen. Dieser kann aus Einmaloverall oder Einmalschürze bestehen.

Enzephalitiden/Meningitiden

Übertragungswege

– Schmierinfektion, aerogene Infektion, Aerosole

Schutzkleidung

– Schutzhandschuhe bei Kontakt mit Ausscheidungen, Sekreten, Körperflüssigkeiten oder kontaminierten Objekten
– Mund-Nasen-Schutz erforderlich
– Schutzkittel bei möglichem Kontakt mit Ausscheidungen, Sekreten, Körperflüssigkeiten oder kontaminierten Objekten

Desinfektion, Reinigung, Entsorgung

Wirkungsbereich „bakterizid und viruzid"

– hygienische Händedesinfektion vor und nach Patientenkontakten, nach Kontakten mit erregerhaltigen Materialien
– Flächen/Gegenstände: Desinfektion (VAH-Wert 1 Std.), Einwirkzeit einhalten
– Textilien: Infektionswäsche
– Abfallentsorgung: Infektionsabfall (AS 18 01 03*)

	Kontaktfläche/ Griffe/Schalter	Horizontale Flächen	Vertikale Flächen		Bakterizid	Tuberkulozid	Begrenzt viruzid	Viruzid	Sporizid
Fläche	■	■	■	Desinfektion	■			■	

	Händedesinfektion	Handschuhe	Schutzkleidung	MNS ☒ Atemschutz	Schutzbrille
Schutzausrüstung					
Vorgehensweise	E	F			

Enteritiden

Krankheitserreger

- Salmonella spp., Shigella spp., Rotaviren, Adenoviren, Coronaviren, Clostridium-difficile-assoziierte Diarrhö (CDAD), ECHO-Viren, Noroviren, Coxsackieviren, Yersinia enterocolitica u.a.

Infektiöse Materialien

- Fäkalien, Erbrochenes, bei Brechdurchfall auch respiratorische Sekrete

Übertragungswege

- fäkal-oral, z.T. aerogen (Norovirus)

Schutzkleidung

- Schutzhandschuhe bei Kontakt mit Ausscheidungen, Sekreten, Körperflüssigkeiten, infektiösen Körperarealen oder kontaminierten Objekten
- Mund-Nasen-Schutz nur bei Noroviren
- Schutzkittel bei Kontakt mit Ausscheidungen, Sekreten, Körperflüssigkeiten oder kontaminierten Objekten

Desinfektion, Reinigung, Entsorgung

Wirkungsbereich „bakterizid und viruzid"

- hygienische Händedesinfektion vor und nach Patientenkontakten, nach Kontakten mit erregerhaltigen Materialien
- Flächen/Gegenstände: Desinfektion (VAH-Wert 1 Std.), Einwirkzeit einhalten
- Textilien: Kochwäsche
- Abfallentsorgung: infektiöse Materialien, kontaminierte Einwegartikel als Infektionsabfall (AS 18 01 03*)

	Kontaktfläche/ Griffe/Schalter	Horizontale Flächen	Vertikale Flächen		Bakterizid	Tuberkulozid	Begrenzt viruzid	Viruzid	Sporizid
Fläche*	■			Desinfektion	■			■	

	Händedesinfektion	Handschuhe	Schutzkleidung	MNS Atemschutz	Schutzbrille
Schutzausrüstung	●	●			
Vorgehensweise	C				

**Nur stuhlkontaminierte Flächen*

Flöhe

Übertragungswege

- kein Risiko über kontaminierte Gegenstände, Übertragung von Flöhen auch durch nicht-direkten Kontakt

Schutzkleidung

- Schutzkittel bei Kontakt mit befallenen Personen
- Mit Flöhen kontaminierte Schutzkleidung bei > 60 °C waschen.
- Desinfektion tötet Flöhe nicht ab.
- Sanierung befallener Fahrzeuge durch Schädlingsbekämpfer

Gasbrand

Infektiöse Materialien

- Eiter, Wundsekrete, Fäkalien

Übertragungswege

- Schmierinfektion

Schutzkleidung

- Schutzhandschuhe bei Kontakt mit Sekreten, infektiösen Körperarealen oder kontaminierten Objekten
- Mund-Nasen-Schutz nicht erforderlich
- Schutzkittel bei Kontakt mit Sekreten, infektiösen Körperarealen oder kontaminierten Objekten

Desinfektion, Reinigung, Entsorgung

Wirkungsbereich „bakterizid und sporizid"

- hygienische Händedesinfektion vor und nach Patientenkontakten, nach Kontakten mit erregerhaltigen Materialien. Zusätzlich Waschen, weil die bakteriellen Sporen gegen Alkohol resistent sind.

	Kontaktfläche/ Griffe/Schalter	Horizontale Flächen	Vertikale Flächen		Bakterizid	Tuberkulozid	Begrenzt viruzid	Viruzid	Sporizid
Fläche	■			Desinfektion	■				■

	Händedesinfektion	Handschuhe	Schutzkleidung	MNS Atemschutz	Schutzbrille
Schutzausrüstung	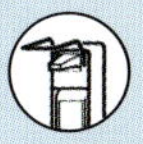	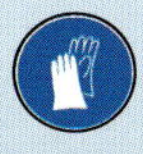	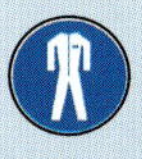		
Vorgehensweise	C				

Hämorrhagische Fieber (Ebola, Lassa etc.)

An hämorrhagischem Fieber erkrankte Patienten werden durch Spezialeinheiten transportiert!

Infektiöse Materialien
- Körperflüssigkeiten und respiratorische Sekrete
- Sämtliche Gegenstände sind als kontaminiert anzusehen, sind also potentiell infektiös.

Übertragungswege
- Schmierinfektion, aerogene Übertragung, Kontaktinfektion

Schutzkleidung
- Schutzhandschuhe
- Mund-Nasen-Schutz (Atemschutz FFP 3)
- Schutzkittel bei möglichem Kontakt mit Ausscheidungen, Sekreten, Körperflüssigkeiten, infektiösen Körperarealen oder kontaminierten Objekten
- Kopfbedeckung
- Gummistiefel

Desinfektion, Reinigung, Entsorgung
Wirkungsbereich „begrenzt viruzid"
- hygienische Händedesinfektion vor und nach Patientenkontakten, nach Kontakten mit erregerhaltigen Materialien
- Flächen/Gegenstände: Desinfektion (RKI-Listung, VAH-Wert: 1 Std.), Einwirkzeit einhalten!
- Textilien: nur Einmalmaterial
- Abfallentsorgung: infektiöse Materialien, kontaminierte Einwegartikel als Infektionsabfall (AS 18 01 03*)
- Schlussdesinfektion nach § 18 IfSG: Mittel u. Verfahren der RKI-Liste, Einwirkzeit einhalten!

	Kontaktfläche/ Griffe/Schalter	Horizontale Flächen	Vertikale Flächen		Bakterizid	Tuberkulozid	Begrenzt viruzid	Viruzid	Sporizid
Fläche				Desinfektion					

	Händedesinfektion	Handschuhe	Schutzkleidung	MNS Atemschutz	Schutzbrille
Schutzausrüstung					
Vorgehensweise	E	F			

Hepatitis A

Infektiöse Materialien

- Fäkalien, Urin, kurzfristig auch Blut

Übertragungswege

- „Schmierinfektion"

Schutzkleidung

- Schutzhandschuhe bei Kontakt mit Ausscheidungen oder kontaminierten Objekten
- Schutzkittel bei Kontakt mit Ausscheidungen oder kontaminierten Objekten

Desinfektion, Reinigung, Entsorgung

Wirkungsbereich „viruzid"

- hygienische Händedesinfektion vor und nach Patientenkontakten, nach Kontakten mit erregerhaltigen Materialien. Einwirkzeit beachten!
- Flächen/Gegenstände: Desinfektion (VAH-Wert 1 Std.), Einwirkzeit einhalten!
- Textilien: Einmalmaterial

	Kontaktfläche/ Griffe/Schalter	Horizontale Flächen	Vertikale Flächen		Bakterizid	Tuberkulozid	Begrenzt viruzid	Viruzid	Sporizid
Fläche				Desinfektion					

	Hände-desinfektion	Handschuhe	Schutz-kleidung	MNS Atemschutz	Schutzbrille
Schutzausrüstung					
Vorgehensweise	C				

Hepatitis B/C

- Die Übertragung ist durch die im Rettungsdienst üblichen Kontakte nicht möglich.
- Die Maßnahmen der Basishygiene sind ausreichend.
- Spezielle Maßnahmen sind nur im Fall perkutaner Blutkontamination erforderlich.

Herpes Zoster/Varizelleninfektion (Windpocken)

Infektiöse Materialien

- Hautsekrete, respiratorische Sekrete

Übertragungswege

- Schmierinfektion, aerogene Übertragung

Schutzkleidung

- Schutzhandschuhe bei möglichem Kontakt mit infektiösen Körperarealen oder kontaminierten Objekten
- Schutzkittel bei Kontakt mit kontaminierten Arealen u. Objekten

Desinfektion, Reinigung, Entsorgung

Wirkungsbereich „begrenzt viruzid"

- hygienische Händedesinfektion vor und nach Patientenkontakten, nach Kontakten mit erregerhaltigen Körperarealen
- Flächen/Gegenstände: Desinfektion begrenzt viruzid, (VAH-Wert 1 Std.), Einwirkzeit einhalten!
- Textilien: Kochwäsche

	Kontaktfläche/ Griffe/Schalter	Horizontale Flächen	Vertikale Flächen		Bakterizid	Tuberkulozid	Begrenzt viruzid	Viruzid	Sporizid
Fläche	■	■	■	Desinfektion			■		

	Händedesinfektion	Handschuhe	Schutzkleidung	MNS ☒ Atemschutz	Schutzbrille
Schutzausrüstung					
Vorgehensweise	D	F			

Influenza

Infektiöse Materialien

- respiratorische Sekrete

Übertragungswege

- aerogen; direkte orale Kontakte, orale Kontakte mit frisch kontaminierten Objekten

Schutzkleidung

- Schutzhandschuhe bei Kontakt mit Ausscheidungen, Sekreten, Körperflüssigkeiten, infektiösen Körperarealen oder kontaminierten Objekten
- Mund-Nasen-Schutz erforderlich
- Schutzkittel erforderlich bei Kontakt mit Sekreten, oder kontaminierten Objekten

Desinfektion, Reinigung, Entsorgung

Wirkungsbereich „begrenzt viruzid“

- hygienische Händedesinfektion vor und nach Patientenkontakten, nach Kontakten mit erregerhaltigen Materialien
- Flächen/Gegenstände: Desinfektion (VAH-Wert 1 Std.), Einwirkzeit einhalten!

	Kontaktfläche/ Griffe/Schalter	Horizontale Flächen	Vertikale Flächen		Bakterizid	Tuberkulozid	Begrenzt viruzid	Viruzid	Sporizid
Fläche	■	■		Desinfektion	■		■		

	Hände-desinfektion	Handschuhe	Schutz-kleidung	MNS Atemschutz	Schutzbrille
Schutzausrüstung					
Vorgehensweise	E	F			

Keuchhusten(Pertussis)
Infektiöse Materialien
- respiratorische Sekrete

Übertragungswege
- Tröpfchen; kein Infektionsrisiko über kontaminierte Gegenstände

Schutzkleidung
- Schutzhandschuhe bei Kontakt mit Ausscheidungen, Sekreten, Körperflüssigkeiten, infektiösen Körperarealen oder kontaminierten Objekten
- Mund-Nasen-Schutz
- Schutzkittel bei Kontakt mit Ausscheidungen, Sekreten, Körperflüssigkeiten, infektiösen Körperarealen oder kontaminierten Objekten

Desinfektion, Reinigung, Entsorgung
Wirkungsbereich „bakterizid"
- hygienische Händedesinfektion vor und nach Patientenkontakten, nach Kontakten mit erregerhaltigen Materialien
- Flächen/Gegenstände: Desinfektion (VAH-Wert 1 Std.), Einwirkzeit einhalten!

	Kontaktfläche/ Griffe/Schalter	Horizontale Flächen	Vertikale Flächen		Bakterizid	Tuberkulozid	Begrenzt viruzid	Viruzid	Sporizid
Fläche	■	■		Desinfektion	■				

	Hände-desinfektion	Handschuhe	Schutz-kleidung	MNS ☒ Atemschutz	Schutzbrille
Schutzausrüstung					
Vorgehensweise	E	F			

Krätze (Skabies)
Infektiöse Materialien
- Hautschuppen

Übertragungswege
- direkter Patientenkontakt; kein Infektionsrisiko über kontaminierte Gegenstände

Schutzkleidung
- Schutzhandschuhe bei Kontakt mit infektiösen Körperarealen
- Mund-Nasen-Schutz nicht erforderlich
- Schutzkittel bei engem Kontakt

Kryptosporidiose

Infektiöse Materialien

- Fäkalien

Übertragungswege

- „Schmierinfektion"

Schutzkleidung

- Schutzhandschuhe bei möglichem Kontakt mit Ausscheidungen, Sekreten, Körperflüssigkeiten, infektiösen Körperarealen oder kontaminierten Objekten
- Mund-Nasen-Schutz nicht erforderlich
- Schutzkittel bei Kontakt mit Ausscheidungen, Sekreten, Körperflüssigkeiten, infektiösen Körperarealen oder kontaminierten Objekten

Desinfektion, Reinigung, Entsorgung

- Händewaschen, da eine Wirksamkeit von Händedesinfektionsmittel gegen Protozoen nicht nachgewiesen ist!
- hygienische Händedesinfektion vor und nach Patientenkontakten, nach Kontakten mit erregerhaltigen Materialien
- Flächen/Gegenstände: Desinfektion
- Textilien: Infektionswäsche
- Abfallentsorgung: infektiöse Materialien, kontaminierte Einwegartikel, Verbrauchsmaterialien wie Verbandstoffe etc. als infektiöser Abfall (AS 18 01 03*)

	Kontaktfläche/ Griffe/Schalter	Horizontale Flächen	Vertikale Flächen		Bakterizid	Tuberkulozid	Begrenzt viruzid	Viruzid	Sporizid
Fläche	Reinigung aller betroffenen Flächen und Gegenstände			Desinfektion ist nicht als sicher nachgewiesen. Kryptosporodien sind desinfektionsmittelresistent.					

Läuse

Krankheitserreger

- Kopflaus, Kleiderlaus, Filzlaus

Infektiöses Material

- befallene Kopfhaare, Körperbehaarung, Kleidungsstücke

Übertragungswege

- Übertragung durch engen Kontakt

Schutzkleidung

- Schutzhandschuhe bei Kontakt mit befallenen Körperarealen oder Objekten
- Mund-Nasen-Schutz nicht erforderlich
- Schutzkittel bei möglichem mitbefallenen Körperarealen oder Objekten
- verlauste Schutzkleidung thermisch entwesen

Laufende Desinfektion, Reinigung, Entsorgung

- hygienische Händewaschung vor und nach Patientenkontakten, nach Kontakten mit läusehaltigen Kleidungsstücken
- Flächen/Gegenstände: Reinigung
- Textilien: verlauste Wäsche thermisch entwesen

Legionellose

Die Übertragung ist durch die im Rettungsdienst üblichen Kontakte nicht möglich.

Lepra

Infektiöse Materialien

– Wundsekrete, Eiter, Nasensekrete

Übertragungswege

– „Schmierinfektion", selten durch Tröpfchen und Aerosole

Schutzkleidung

– Schutzhandschuhe bei Kontakt mit Ausscheidungen, Sekreten, Körperflüssigkeiten, infektiösen Körperarealen oder kontaminierten Objekten
– Atemschutz FFP 2 erforderlich
– Schutzkittel erforderlich bei Kontakt mit Ausscheidungen, Sekreten, Körperflüssigkeiten, infektiösen Körperarealen oder kontaminierten Objekten.

Desinfektion, Reinigung, Entsorgung

Wirkungsbereich „mykobakterizid"

– hygienische Händedesinfektion vor und nach Patientenkontakten, nach Kontakten mit erregerhaltigen Materialien
– Flächen/Gegenstände (Fußboden, Mobiliar, Lichtleisten etc.): Desinfektion mit mykobakteriziden Mitteln, Einwirkzeiten einhalten!
– sichtbare Kontaminationen mit Blut, Sekreten, Ausscheidungen etc.: Desinfektion
– Textilien: Infektionswäsche
– Abfallentsorgung: infektiöse Materialien, kontaminierte Einwegartikel als Infektionsabfall (AS 18 01 03*)

	Kontaktfläche/ Griffe/Schalter	Horizontale Flächen	Vertikale Flächen		Bakterizid	Tuberkulozid/ Mykobakterizid	Begrenzt viruzid	Viruzid	Sporizid
Fläche	■	■	■	Desinfektion		■			

	Hände-desinfektion	Handschuhe	Schutz-kleidung	MNS Atemschutz FFP 3	Schutzbrille
Schutzausrüstung					
Vorgehensweise	E	F			

Malaria

Die Übertragung ist durch die im Rettungsdienst üblichen Kontakte nicht möglich.

Masern

Möglichst keine Betreuung durch Personen ohne Antikörper.

Infektiöse Materialien
- respiratorische Sekrete

Übertragungswege
- aerogene Übertragung; kein Infektionsrisiko über kontaminierte Gegenstände

Schutzkleidung
- Schutzhandschuhe bei möglichem Kontakt mit Ausscheidungen, Sekreten, Körperflüssigkeiten, infektiösen Körperarealen oder kontaminierten Objekten
- Mund-Nasen-Schutz erforderlich für nicht-immunisierte Personen
- Schutzkittel erforderlich bei Kontakt mit Ausscheidungen, Sekreten, Körperflüssigkeiten, infektiösen Körperarealen oder kontaminierten Objekten

Laufende Desinfektion, Reinigung, Entsorgung

Wirkungsbereich „begrenzt viruzid"
- hygienische Händedesinfektion vor und nach Patientenkontakten, nach Kontakten mit erregerhaltigen Materialien
- Flächen/Gegenstände: Desinfektion (VAH-Wert 1 Std.)

	Kontaktfläche/ Griffe/Schalter	Horizontale Flächen	Vertikale Flächen		Bakterizid	Tuberkulozid	Begrenzt viruzid	Viruzid	Sporizid
Fläche	■	■		Desinfektion			■		

	Händedesinfektion	Handschuhe	Schutzkleidung	MNS ☒ Atemschutz	Schutzbrille
Schutzausrüstung					
Vorgehensweise	E	F			

Milzbrand (Anthrax)

Infektiöse Materialien
- respiratorische Sekrete hoch infektiös, Fäkalien

Übertragungswege
- in Abhängigkeit von der Lokalisation: aerogen, sämtliche Gegenstände sind als kontaminiert anzusehen, sind also potentiell infektiös; Schmierinfektion

Schutzkleidung
- Schutzhandschuhe bei Kontakt mit Ausscheidungen, Sekreten, Körperflüssigkeiten, infektiösen Körperarealen oder kontaminierten Objekten
- Mund-Nasen-Schutz immer erforderlich
- Kopfbedeckung erforderlich
- Schutzkittel erforderlich bei Kontakt mit Ausscheidungen, Sekreten, Körperflüssigkeiten, infektiösen Körperarealen oder kontaminierten Objekten

Laufende Desinfektion, Reinigung, Entsorgung
Wirkungsbereich „bakterizid und sporizid"
- hygienische Händedesinfektion vor und nach Patientenkontakten, nach Kontakten mit erregerhaltigen Materialien
- Flächen/Gegenstände: Desinfektion (VAH-Wert 1 Std.), Einwirkzeit einhalten!
- Textilien: Infektionswäsche
- Abfallentsorgung: alle Abfälle als infektiöser Abfall AVV 18 01 03*

	Kontaktfläche/ Griffe/Schalter	Horizontale Flächen	Vertikale Flächen		Bakterizid	Tuberkulozid	Begrenzt viruzid	Viruzid	Sporizid
Fläche	■	■	■	Desinfektion	■				■

	Hände-desinfektion	Handschuhe	Schutz-kleidung	MNS ☒ Atemschutz	Schutzbrille
Schutzausrüstung					
Vorgehensweise	E	F			

Mononukleose (Pfeiffer'sches Drüsenfieber, Epstein-Barr-Virus, EBV)

Infektiöse Materialien

- respiratorische Sekrete, Speichel, Tränenflüssigkeit, Blut

Übertragungswege

- Tröpfchen-, Schmierinfektion

Schutzkleidung

- Schutzhandschuhe bei möglichem Kontakt mit Ausscheidungen, Sekreten, Körperflüssigkeiten, infektiösen Körperarealen oder kontaminierten Objekten
- Mund-Nasen-Schutz erforderlich
- Schutzkittel erforderlich bei Kontakt mit Ausscheidungen, Sekreten, Körperflüssigkeiten, infektiösen Körperarealen oder kontaminierten Objekten

Laufende Desinfektion, Reinigung, Entsorgung

Wirkungsbereich „begrenzt viruzid"

- hygienische Händedesinfektion vor und nach Patientenkontakten, nach Kontakten mit erregerhaltigen Materialien

	Kontaktfläche/ Griffe/Schalter	Horizontale Flächen	Vertikale Flächen		Bakterizid	Tuberkulozid	Begrenzt viruzid	Viruzid	Sporizid
Fläche	■	■		Desinfektion			■		

	Händedesinfektion	Handschuhe	Schutzkleidung	MNS ☒ Atemschutz	Schutzbrille
Schutzausrüstung					
Vorgehensweise	E	F			

Pest (Bubonen-/Lungenpest)

Infektiöse Materialien

- Eiter, Sekrete
- respiratorische Sekrete hoch infektiös
- Sämtliche Gegenstände sind als kontaminiert anzusehen, sind also potentiell infektiös.

Übertragungswege

- „Schmierinfektion", Aerosole

Schutzkleidung

- Schutzhandschuhe bei Kontakt mit Ausscheidungen, Sekreten, Körperflüssigkeiten, infektiösen Körperarealen oder kontaminierten Objekten
- Schutzkittel immer erforderlich
- Mund-Nasen-Schutz und Schutzbrille immer erforderlich
- Kopfbedeckung erforderlich
- Schuhwechsel erforderlich

Laufende Desinfektion, Reinigung, Entsorgung

Wirkungsbereich „bakterizid"

- hygienische Händedesinfektion vor und nach Patientenkontakten, nach Kontakten mit erregerhaltigen Materialien
- Flächen/Gegenstände (Fußboden, Mobiliar, Lichtleisten etc.): Desinfektion (VAH-Wert 1 Std.)
- Textilien: Infektionswäsche
- Abfallentsorgung: infektiöse Materialien, kontaminierte Einwegartikel, Verbrauchsmaterialien wie Verbandstoffe etc. als infektiöser Abfall AS 18 01 03*

	Kontaktfläche/ Griffe/Schalter	Horizontale Flächen	Vertikale Flächen		Bakterizid	Tuberkulozid	Begrenzt viruzid	Viruzid	Sporizid
Fläche	■	■	■	Desinfektion	■				

	Händedesinfektion	Handschuhe	Schutzkleidung	MNS ☒ Atemschutz	Schutzbrille
Schutzausrüstung					
Vorgehensweise	E	F			

Pneumonie

Infektiöse Materialien
- respiratorische Sekrete

Übertragungswege
- durch Tröpfchen und Aerosole

Schutzkleidung
- Schutzhandschuhe bei Kontakt mit Sekreten oder kontaminierten Objekten
- Mund-Nasen-Schutz erforderlich
- Schutzkittel bei möglichem Kontakt mit Sekreten oder kontaminierten Objekten

Laufende Desinfektion, Reinigung, Entsorgung

Wirkungsbereich „bakterizid"
- hygienische Händedesinfektion vor und nach Patientenkontakten, nach Kontakten mit erregerhaltigen Materialien
- Flächen/Gegenstände: Desinfektion (VAH-Wert 1 Std.)

	Kontaktfläche/ Griffe/Schalter	Horizontale Flächen	Vertikale Flächen		Bakterizid	Tuberkulozid	Begrenzt viruzid	Viruzid	Sporizid
Fläche	■	■	■	Desinfektion	■				

	Händedesinfektion	Handschuhe	Schutzkleidung	MNS ☒ Atemschutz	Schutzbrille
Schutzausrüstung					
Vorgehensweise	E	F			

Röteln

Schwangere in den ersten 3 Schwangerschaftsmonaten ohne Immunität müssen von der Versorgung des Patienten ausgeschlossen werden.

Infektiöse Materialien
- respiratorische Sekrete, Blut, Urin, Fäkalien

Übertragungswege
- Kontakt, Aerosole

Schutzkleidung
- Schutzhandschuhe bei Kontakt mit Ausscheidungen, Sekreten, Körperflüssigkeiten, infektiösen Körperarealen oder kontaminierten Objekten
- Mund-Nasen-Schutz erforderlich bei nicht-immunen weiblichen Besatzungsmitgliedern
- Schutzkittel erforderlich bei möglichem Kontakt mit Sekreten, infektiösen Körperarealen oder kontaminierten Objekten

Laufende Desinfektion, Reinigung, Entsorgung

Wirkungsbereich „begrenzt viruzid"
- hygienische Händedesinfektion vor und nach Patientenkontakten, nach Kontakten mit erregerhaltigen Materialien
- Flächen/Gegenstände: Desinfektion (VAH-Wert 1 Std.)

	Kontaktfläche/ Griffe/Schalter	Horizontale Flächen	Vertikale Flächen		Bakterizid	Tuberkulozid	Begrenzt viruzid	Viruzid	Sporizid
Fläche	■	■	■	Desinfektion			■		

	Hände-desinfektion	Handschuhe	Schutz-kleidung	MNS ☒ Atemschutz	Schutzbrille
Schutzausrüstung für ungeimpfte Personen					
Vorgehensweise	E	F			

Respiratory-Syncytial-Virus(RSV)-Infektion

Infektiöses Material
- respiratorische Sekrete

Übertragungswege
- Tröpfchen, aerogen; Infektionsrisiko über frisch mit respiratorischen Sekreten kontaminierte Gegenstände möglich

Schutzkleidung
- Schutzhandschuhe bei möglichem Kontakt mit Sekreten oder kontaminierten Objekten
- Mund-Nasen-Schutz
- Schutzkittel erforderlich bei möglichem Kontakt mit Sekreten oder kontaminierten Objekten

Laufende Desinfektion, Reinigung, Entsorgung

Wirkungsbereich „begrenzt viruzid“
- hygienische Händedesinfektion vor und nach Patientenkontakten, nach Kontakten mit erregerhaltigen Materialien
- Flächen/Gegenstände: Desinfektion (VAH-Wert 1 Std.)

	Kontaktfläche/ Griffe/Schalter	Horizontale Flächen	Vertikale Flächen		Bakterizid	Tuberkulozid	Begrenzt viruzid	Viruzid	Sporizid
Fläche	■	■	■	Desinfektion			■		

	Händedesinfektion	Handschuhe	Schutzkleidung	MNS ☒ Atemschutz	Schutzbrille
Schutzausrüstung	●	●	●	●	●
Vorgehensweise	E	F			

Schweres Akutes Respiratorisches Syndrom (SARS) / SARS-assoziiertes Coronavirus

Infektiöse Materialien
- Atemwegssekrete, Ausscheidungen

Übertragungswege
- Kontakt; aerogen

Schutzkleidung
- vor Patientenkontakt anlegen, danach sicher entsorgen
- Schutzhandschuhe
- eng anliegender FFP-3-Mund-Nasen-Schutz
- Schutzbrille
- wasserfester Einwegschutzkittel

Laufende Desinfektion, Reinigung, Entsorgung
Wirkungsbereich „begrenzt viruzid“
- hygienische Händedesinfektion vor und nach Patientenkontakten, nach Kontakten mit erregerhaltigen Materialien
- Flächen/Gegenstände: Desinfektion mit Mitteln, Konzentrationen und Verfahren der RKI-Liste
- Textilien: Infektionswäsche
- Abfallentsorgung: infektiöse Materialien, kontaminierte Einwegartikel: infektiöser Abfall AS 18 01 03*

	Kontaktfläche/ Griffe/Schalter	Horizontale Flächen	Vertikale Flächen		Bakterizid	Tuberkulozid	Begrenzt viruzid	Viruzid	Sporizid
Fläche	■	■	■	Desinfektion			■		

	Hände-desinfektion	Handschuhe	Schutz-kleidung	MNS ☒ Atemschutz	Schutzbrille
Schutzausrüstung					
Vorgehensweise	E	F			

Scharlach (Streptococcus pyogenes, A-Streptokokken)
Infektiöse Materialien
- respiratorische Sekrete

Übertragungswege
- Tröpfchen

Schutzkleidung
- Schutzhandschuhe bei Kontakt mit Ausscheidungen, Sekreten, Körperflüssigkeiten, infektiösen Körperarealen oder kontaminierten Objekten
- Mund-Nasen-Schutz
- Schutzkittel erforderlich bei möglichem Kontakt mit Ausscheidungen, Sekreten, Körperflüssigkeiten, infektiösen Körperarealen oder kontaminierten Objekten

Laufende Desinfektion, Reinigung, Entsorgung
Wirkungsbereich „bakterizid"
- hygienische Händedesinfektion vor und nach Patientenkontakten, nach Kontakten mit erregerhaltigen Materialien
- Flächen/Gegenstände: Desinfektion (VAH-Wert 1 Std.)
- Textilien: normale Wäsche
- Abfallentsorgung: normale Entsorgung AS 18 01 04

	Kontaktfläche/ Griffe/Schalter	Horizontale Flächen	Vertikale Flächen		Bakterizid	Tuberkulozid	Begrenzt viruzid	Viruzid	Sporizid
Fläche				Desinfektion					

	Hände-desinfektion	Handschuhe	Schutz-kleidung	MNS ☒ Atemschutz	Schutzbrille
Schutzausrüstung					
Vorgehensweise	E	F			

Sexuell übertragbare Krankheiten
Die Übertragung ist durch die im Rettungsdienst üblichen Kontakte nicht möglich.

Tetanus
Die Übertragung ist durch die im Rettungsdienst üblichen Kontakte nicht möglich. Die Maßnahmen der Basishygiene sind ausreichend.

Tollwut

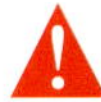

Personal sollte über Impfschutz verfügen!

Infektiöse Materialien
- respiratorische Sekrete, Eiter

Übertragungswege
- Tröpfchen-, „Schmierinfektion“, Inokulation (= Übertragung durch Tierbisse)

Schutzkleidung
- Schutzhandschuhe bei Kontakt mit Ausscheidungen, Sekreten, Körperflüssigkeiten, infektiösen Körperarealen oder kontaminierten Objekten
- Mund-Nasen-Schutz und Gesichtsschutz
- Schutzkittel

Laufende Desinfektion, Reinigung, Entsorgung
Wirkungsbereich „begrenzt viruzid“
- hygienische Händedesinfektion vor und nach Patientenkontakten, nach Kontakten mit erregerhaltigen Materialien
- Flächen/Gegenstände: mit Mitteln, Konzentrationen und Verfahren der RKI-Liste
- Textilien: Infektionswäsche
- Abfallentsorgung: infektiöse Materialien, kontaminierte Einwegartikel, infektiöser Abfall AS 18 01 03*

	Kontaktfläche/ Griffe/Schalter	Horizontale Flächen	Vertikale Flächen		Bakterizid	Tuberkulozid	Begrenzt viruzid	Viruzid	Sporizid
Fläche				Desinfektion					

	Hände-desinfektion	Handschuhe	Schutz-kleidung	MNS ☒ Atemschutz	Schutzbrille
Schutzausrüstung					
Vorgehensweise	E	F			

Tuberkulose (außer offener Lungentuberkulose)
Die Übertragung ist durch die im Rettungsdienst üblichen Kontakte nicht möglich.

Tuberkulose (offen Lungentuberkulose)
Infektiöse Materialien
- respiratorische Sekrete

Übertragungswege
- aerogen, Tröpfchen

Schutzkleidung
- Schutzhandschuhe bei Kontakt mit Ausscheidungen, Sekreten, Körperflüssigkeiten, infektiösen Körperarealen oder kontaminierten Objekten
- Atemschutz (FFP 2)
- Schutzkittel erforderlich bei Kontakt mit Ausscheidungen, Sekreten, Körperflüssigkeiten, infektiösen Körperarealen oder kontaminierten Objekten

Laufende Desinfektion, Reinigung, Entsorgung
Wirkungsbereich „tuberkulozid"
- hygienische Händedesinfektion vor und nach Patientenkontakten, nach Kontakten mit erregerhaltigen Materialien
- Flächen/Gegenstände: Desinfektion (VAH-Wert 1 Std.), Einwirkzeit einhalten!
- Textilien: Infektionswäsche
- Abfallentsorgung: infektiöse Materialien, kontaminierte Einwegartikel, Verbrauchsmaterialien: infektiöser Abfall AS 18 01 03*

	Kontaktfläche/ Griffe/Schalter	Horizontale Flächen	Vertikale Flächen		Bakterizid	Tuberkulozid	Begrenzt viruzid	Viruzid	Sporizid
Fläche	■	■	■	Desinfektion		■			

	Hände-desinfektion	Handschuhe	Schutz-kleidung	MNS Atemschutz	Schutzbrille
Schutzausrüstung					
Vorgehensweise	E	F			

Würmer (Endoparasiten)
Die Übertragung ist durch die im Rettungsdienst üblichen Kontakte nicht möglich.

Wundinfektion
Die Übertragung ist durch die im Rettungsdienst üblichen Kontakte nicht möglich, auch nicht bei Multiresistenz.

Die Maßnahmen der Basishygiene sind ausreichend.

Merke:
Der Verdacht genügt, es werden keine mikrobiologischen Nachweise gefordert!

Verfahrensanweisungen

Die Verfahrensanweisungen gliedern sich in die Segmente A bis G und stellen alle Handlungen und Maßnahmen dar. Die Zuordnung der einzelnen Verfahrensanweisungen erfolgt über den jeweiligen Zustand bzw. die Erkrankung des Patienten.

A – tägliche (Routine-)Hygienemaßnahmen

B – Standardhygienemaßnahmen nach jedem Einsatz mit Patientenkontakt

C – gezielte Desinfektion nach Verunreinigung

D – gezielte Maßnahmen und Desinfektion bei Vorliegen von Infektionskrankheiten

E – Maßnahmen und desinfizierende Vollreinigung bei Infektionseinsatz

F – nach Einsatz bekannt gewordene Infektion/Risiko bei Einsatzbeginn nicht bekannt

G – Umgang mit Reinigungs-/Desinfektionsutensilien

H – Ablegen der Schutzkleidung

I – Anmodellieren der FFP-Masken/Dichtsitzprüfung

Verfahrensanweisung A

Tägliche (Routine-)Hygienemaßnahmen

Vor Fahrzeugübernahme: Anlegen frischer Dienstkleidung und Händedesinfektion

▼

Vor Betreten der Rettungswache: IMMER Händedesinfektion

▼

Vor und nach Toilettenbenutzung, vor dem Essen, bei Verschmutzung: Händewaschen

▼

Zu Dienstende: Innen-/Außenreinigung des Einsatzfahrzeuges gemäß Verfahrensanweisung

▼

Ablegen der Dienstkleidung, Händedesinfektion, Händewaschen und Hautpflege

Verfahrensanweisung B

Standardhygienemaßnahmen nach jedem Einsatz mit Patientenkontakt

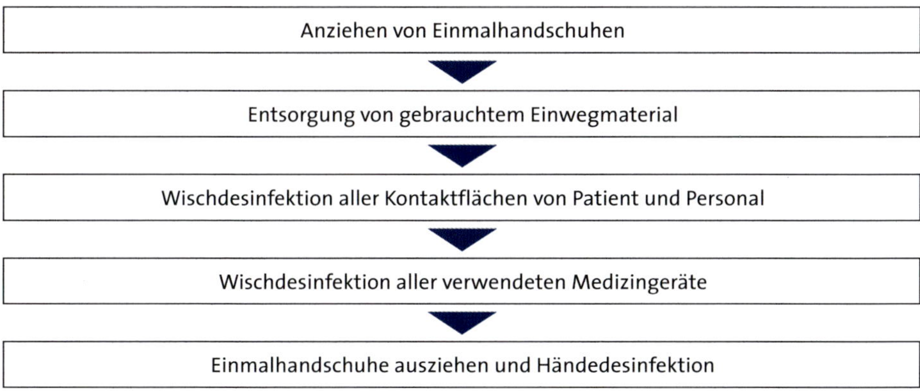

Verfahrensanweisung C

Gezielte Desinfektion nach Verunreinigung

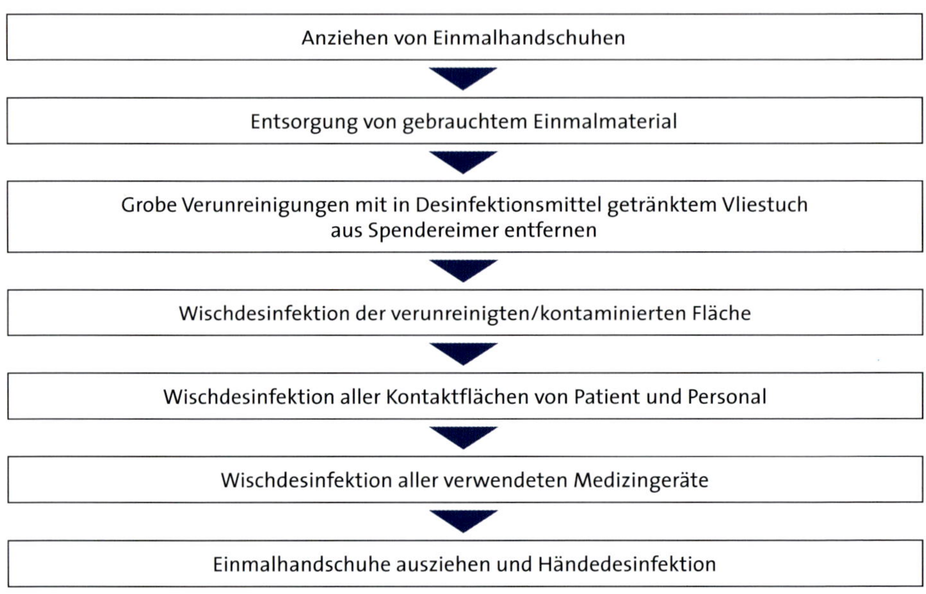

Verfahrensanweisung D

Gezielte Maßnahmen und Desinfektion bei Vorliegen von Infektionskrankheiten

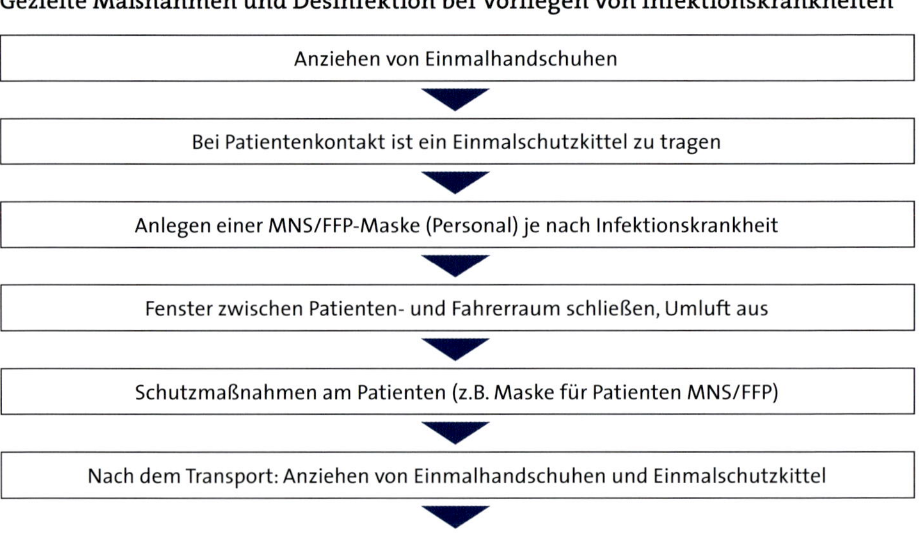

Entsorgung von gebrauchtem Einwegmaterial

▼

Grobe Verunreinigungen mit Desinfektionsmittelgetränktem Vliestuch aus Spendereimer entfernen

▼

Wischdesinfektion der verunreinigten/kontaminierten Flächen

▼

Wischdesinfektion aller Kontaktflächen von Patient und Personal

▼

Wischdesinfektion aller verwendeten Medizingeräte

▼

Ggf. desinfizierende Vollreinigung nach Rücksprache mit dem Hygienebeauftragten

▼

Einmalhandschuhe ausziehen, Händedesinfektion

▼

Bei kontaminierter/verunreinigter Dienstkleidung muss diese gewechselt werden (z.B. bei nicht angelegtem Einmalschutzkittel während des Transports)

▼

Scheuer-Wisch-Desinfektionsprotokoll ausfüllen

Verfahrensanweisung E

Maßnahmen und desinfizierende Vollreinigung bei Infektionseinsatz

Vor dem Einsatz: Anziehen des vollständigen Infektionsschutzsets

▼

Fahrer zieht vor Betreten des Fahrerraums das Infektionsschutzset aus, bei erneutem Patientenkontakt muss ein neues Infektionsschutzset angezogen werden

▼

Fenster zwischen Patientenraum und Fahrerraum muss verschlossen sein, Umluft aus

▼

Nach dem Einsatz: Ablegen des Infektionsschutzsets

[Schutzkittel und Einwegmaterial in aufnehmender Klinik belassen oder in Behälter für Infektionsabfall (18 01 03*) entsorgen]

▼

Patientenraum verschließen, Händedesinfektion

▼

Direkte Fahrt zur Rettungswache

▼

Einfahrt in die Fahrzeughalle

▼

Anziehen von Einmalschutzkittel, Einmalhandschuhen und Arbeitshandschuhen

▼

Ggf. Entsorgung von gebrauchtem Einwegmaterial (ggfs. Infektionsmüll-Behälter)

▼

Desinfizierende Vollreinigung gemäß Scheuer-Wisch-Desinfektionsprotokoll[41]

▼

Ausziehen des Einmalschutzkittels und der Einmalhandschuhe (ggfs. Infektions-Müllbehälter)

▼

Händedesinfektion

▼

Wechsel der Dienstkleidung, wenn Kontamination vorliegt (ggfs. Kleidung in Infektionswäschesack geben)

▼

Scheuer-Wisch-Desinfektionsprotokoll ausfüllen

▼

Bei Unklarheiten Rücksprache mit dem Hygienebeauftragten halten!

Verfahrensanweisung F

Nach Einsatz bekannt gewordene Infektion / Risiko bei Einsatzbeginn nicht bekannt

ILST informieren, kontaminierten Müll im Krankenhaus belassen oder Entsorgung in Infektionsabfallbehälter (AS 18 01 03*), Fahrzeug abmelden, Rettungswache anfahren

▼

Einmalhandschuhe, Arbeitshandschuhe und Einmalschutzkittel anziehen

▼

Scheuer-Wisch-Desinfektion von Patienten- und Fahrerraum, alle Tücher (mit Desinfektionsmittel durchtränkt) in den Infektionsabfallbehälter (AS 18 01 03*) geben

▼

Zu verwerfende Einmalmaterialien (z.B. Patientendecke, Einmallaken) in Infektionsabfallbehälter (AS 18 01 03*) geben

▼

Einmalschutzkittel ablegen,
Einsatzjacke in Infektionswäschesack geben

▼

Handschuhe ausziehen, Händedesinfektion durchführen

▼

In der Fahrzeughalle vorgehaltene Kleidung aus Hygieneset anziehen

▼

Getragene Dienstkleidung in Sack für infektionsverdächtige Wäsche[42], Kleidung aus Hygieneset in Infektionsabfall geben, anschließend Händedesinfektion durchführen

▼

Frische Dienstkleidung anziehen

▼

Infektionswäschesack in Wäscheabwurf geben, Infektionsabfallsack entsorgen

▼

Händedesinfektion durchführen

▼

Scheuer-Wisch-Desinfektionsprotokoll ausfüllen

▼

Ggf. Postexpositionsprophylaxe nach Rücksprache mit dem Hygienebeauftragten/Betriebsarzt

▼

Bei Unklarheiten Rücksprache mit dem Hygienebeauftragten halten!

*Hinweise:
Es handelt sich um Empfehlungen. Die konkret zu tragende PSA ist auf die jeweiligen Sachverhalte (z.B. patientennahe Tätigkeiten, Übertragungswege, Immunstatus der Beschäftigten) abzustimmen:
Schutzkittel oder Schutzhandschuhe können sich evtl. erübrigen, wenn abzusehen ist, dass die Betreuenden keine körperlichen Kontakte mit den Erkrankten haben. Eine partikelfiltrierende Halbmaske (FFP) für den Betreuenden kann sich erübrigen, wenn der betreffende Patient in der Lage ist, eine entsprechende FFP-Maske zu tragen.

Besondere Gefährdung für Beschäftigte ohne Immunschutz. Es sind daher bevorzugt Personen mit einem entsprechenden Impf- bzw. Immunschutz einzusetzen.

Bei AS-Nummern (z.B. 18 01 03*) bezeichnet der Stern(*) gefährliche Abfälle.

Verfahrensanweisung G

Umgang mit Reinigungs-/Desinfektionsutensilien

- Bei Scheuer-Wisch-Desinfektionsmaßnahmen sind immer für den Boden Einmalbodentücher und für alle anderen Flächen Einmalvliestücher zu verwenden und nach Gebrauch umgehend zu verwerfen.
- Bei der täglichen Fahrzeugreinigung sind die täglich maschinell gewaschenen Mehrwegbodenlappen für den Fußboden zu verwenden. Bei starker Verschmutzung/Verunreinigung werden die Mehrwegbodenlappen jedoch sofort verworfen.
  Für alle Flächen außer dem Boden (Arbeitsflächen, ggfs. Seitenwände) sind die Einmalvliestücher zu verwenden.

Verfahrensanweisung H

Ablegen der Schutzkleidung

1. Ausziehen der Handschuhe
2. Zwischendesinfektion der Hände
3. Ausziehen des Mund-Nasen-Schutzes/Atemschutzes (ggfs. der Kopfhaube)
4. Ausziehen des Schutzkittels:
   a. Herausziehen der Arme
   b. Falten des Schutzkittels – „Außenseite nach innen“
   c. Zusammenrollen; nur an der nicht-kontaminierten Seite berühren
5. Abwurf
6. Desinfektion der Hände

Verfahrensanweisung I

Anmodellieren der FFP-Masken/Dichtsitzprüfung: s. Kap. 9

Anlage 12

Symptombezogene Schutzmaßnahmen

Symptomatik	(Verdachts-)Diagnose Übertragungsweg	Schutzmaßnahmen/Aufbereitung
Blutung	hämatogen	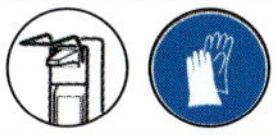
Durchfall	Enteritis Stuhlbezogen	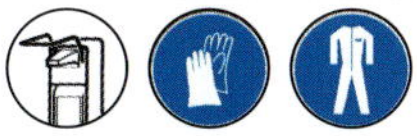
Brechdurchfall	Noroviren stuhlbezogen/ aerosolgetragen	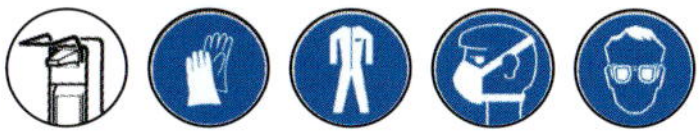 viruswirksame Händedesinfektion
Erbrechen	Intoxikation	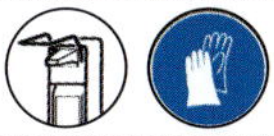
Blutige Expectoration	Lungen-TBC aerosolgetragen	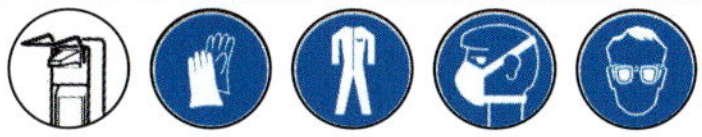 Atemschutz: FFP 2
Fieber	Unklarer Infekt mgl. aerosolgetragen	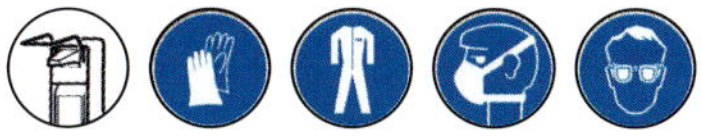 viruswirksame Händedesinfektion
Fieber/ Kopfschmerz/ Nackensteifigkeit	Meningitis mgl. aerosolgetragen	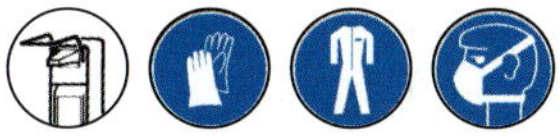
(Kolonisation)	MRSA/MRE/Multiresistenz mgl. aerosolgetragen	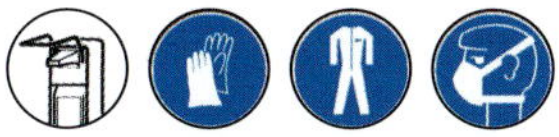
Schleimhautblutung/ Tropenaufenthalt	Hämorrhag. Fieber mgl. aerosolgetragen	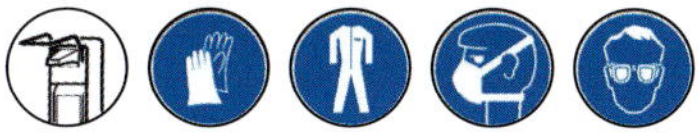 Atemschutz: FFP 3 viruswirksame Händedesinfektion

Anlage 13

Aufbereitung und Wiederbefüllung von Tuchspendersystemen

Vergleiche Herstellerangaben[43] und Informationen des Kompetenzzentrums der kassenärztlichen Bundesversammlung (KBV).[44]

Die Anwendung von Sauerstoffabspaltern, (z.B. Dismozon® plus) oder Peressigsäure-Kombinationen erfordert besondere Sicherheitsmaßnahmen. Deswegen wird auf die Produktinformation verwiesen. Ohne deren Kenntnis sowie der der Betriebsanweisung nach § 14 Gefahrstoffverordnung[45] dürfen diese nicht angewendet werden. Die Zubereitung von Peressigsäurekombinationen erfordert zusätzliche Fachkunde (Aktivierungszeit) und sollte eigens geschulten Personen vorbehalten bleiben.

Für Desinfektionsarbeiten wird empfohlen, fertige Sets samt der Handlungsanweisung vorzuhalten.

Literatur und Quellen:

1 Demnach soll darin die „innerbetriebliche Verfahrensweisen zur Infektionshygiene“ festgelegt sein, siehe § 36 IfSG Einhaltung der Infektionshygiene, unter: http://www.gesetze-im-internet.de/ifsg/__36.html.

2 § 33 IfSG Gemeinschaftseinrichtungen, unter: http://www.gesetze-im-internet.de/ifsg/__33.html.

3 Biologische Arbeitsstoffe im Gesundheitswesen und in der Wohlfahrtspflege (TRBA 250), unter: http://www.baua.de/de/Themen-von-A-Z/Biologische-Arbeitsstoffe/TRBA/TRBA-250.html.

4 Länder-Arbeitskreis zur Erstellung von Hygieneplänen nach § 36 IfSG (Hrsg.) (2011) Rahmenhygieneplan für Rettungs- und Krankentransportdienste, unter: http://service.mvnet.de/_php/download.php?datei_id=46555.

5 § 36 IfSG Einhaltung der Infektionshygiene, unter: https://www.gesetze-im-internet.de/ifsg/__36.html.

6 Siehe: http://www.gesetze-bayern.de/Content/Document/BayRDG-40.

7 Siehe: http://www.rki.de/DE/Content/Infekt/Krankenhaushygiene/Kommission/kommission_node.html.

8 Siehe: http://www.gesetze-im-internet.de/arbmedvv/.

9 Siehe: http://www.baua.de/de/Themen-von-A-Z/Biologische-Arbeitsstoffe/TRBA/pdf/TRBA-250.pdf?__blob=publicationFile und http://www.baua.de/de/Themen-von-A-Z/Gefahrstoffe/TRGS/pdf/TRGS-525.pdf?__blob=publicationFile.

10 Siehe: https://www.g-ba.de/downloads/62-492-1173/KT-RL_2016-02-18_iK-2016-05-05.pdf.

11 Teil 4.5.3 in: RKI (Hrsg.) Richtlinie für Krankenhaushygiene und Infektionsprävention, München: Urban & Fischer bei Elsevier, S. 68-71, unter: http://www.rki.de/DE/Content/Infekt/Krankenhaushygiene/Kommission/Downloads/Altanl_Rili.pdf?__blob=publicationFile.

12 AWMF (Hrsg.) (2014) Hygienemaßnahmen beim Patiententransport. In: HygMed 39 (3): 82-86, unter: http://www.awmf.org/uploads/tx_szleitlinien/029-029l_S1_Hygienemassnahmen_beim_Patiententransport_2014-01_01.pdf.

13 Überschuhe sind zwar unter Evidenzgesichtspunkten sinnlos, werden aber von manchen Gesundheitsämtern noch gefordert.

14 Siehe: http://www.rki.de/DE/Content/Infekt/Krankenhaushygiene/Kommission/Downloads/Haendehyg_Rili.pdf?__blob=publicationFile sowie http://www.baua.de/de/Themen-von-A-Z/Biologische-Arbeitsstoffe/TRBA/pdf/TRBA-250.pdf?__blob=publicationFile.

15 Siehe: http://www.baua.de/de/Themen-von-A-Z/Gefahrstoffe/TRGS/pdf/TRGS-525.pdf;jsessionid=E21F8B61876E055E53C701DEEC868139.1_cid343?__blob=publicationFile&v=4.

16 Vgl. http://www.gesetze-im-internet.de/mpg/.

17 Vgl. http://www.gesetze-im-internet.de/mpbetreibv/.

18 Vgl. http://www.rki.de/DE/Content/Infekt/Krankenhaushygiene/Kommission/Downloads/Medprod_Rili_2012.pdf?__blob=publicationFile.

19 Bei maschineller, thermischer Desinfektion ist eine Unterscheidung zwischen eingeschränkter und voller Viruzidie nicht erforderlich. Auch folgt eine Sterilisation, die immer voll viruzid ist.

20 Motoren kommen im Rettungsdienst bei der Punktion zur intraossären Infusion vor.

21 Teil 4.4.3/6.4 in: RKI (Hrsg.) Richtlinie für Krankenhaushygiene und Infektionsprävention, München: Urban & FIscher bei Elsevier, S. 50-57, unter: http://www.rki.de/DE/Content/Infekt/Krankenhaushygiene/Kommission/Downloads/Altanl_Rili.pdf?__blob=publicationFile.

22 Biologische Arbeitsstoffe im Gesundheitswesen und in der Wohlfahrtspflege (TRBA 250), unter: http://www.baua.de/de/Themen-von-A-Z/Biologische-Arbeitsstoffe/TRBA/pdf/TRBA-250.pdf?__blob=publicationFile&v=9.

23 Benutzung von persönlichen Schutzausrüstungen im Rettungsdienst (DGUV-R 105-003), unter: http://publikationen.dguv.de/dguv/pdf/10002/105–003.pdf.

24 Gefährlicher Abfall wird mit (*) gekennzeichnet.

25 § 14 GefStoffV Unterrichtung und Unterweisung der Beschäftigten, unter: http://www.gesetze-im-internet.de/gefstoffv_2010/__14.html, und § 14 BioStoffV Betriebsanweisung und Unterweisung der Beschäftigten, unter: http://www.gesetze-im-internet.de/biostoffv_2013/__14.html.

26 § 5 ArbSchG Beurteilung der Arbeitsbedingungen, unter: https://www.gesetze-im-internet.de/arbschg/__5.html.

27 BiostoffV unter: http://www.gesetze-im-internet.de/biostoffv_2013/BJNR251410013.html, TRBA 400, unter: http://www.baua.de/de/Themen-von-A-Z/Biologische-Arbeitsstoffe/TRBA/TRBA-400.html.

28 § 12 BioStoffV Arbeitsmedizinische Vorsorge, unter: http://www.gesetze-im-internet.de/biostoffv_2013/__12.html und ArbMedVV unter: http://www.gesetze-im-internet.de/arbmedvv/.

29 Anhang Teil 2 ArbMedVV: Tätigkeiten mit biologischen Arbeitsstoffen einschließlich gentechnischen Arbeiten mit humanpathogenen Organismen, unter: https://www.gesetze-im-internet.de/arbmedvv/anhang.html.

30 § 14 BioStoffV Betriebsanweisung und Unterweisung der Beschäftigten, unter: http://www.gesetze-im-internet.de/biostoffv_2013/__14.html.

31 Empfehlungen der Ständigen Impfkommission unter: http://www.rki.de/DE/Content/Kommissionen/STIKO/Empfehlungen/Impfempfehlungen_node.html.

32 Unter: http://www.baua.de/de/Themen-von-A-Z/Biologische-Arbeitsstoffe/TRBA/pdf/TRBA-250.pdf?__blob=publicationFile.

33 Kompetenz- und Behandlungszentren für hochkontagiöse und lebensbedrohliche Erkrankungen, unter: http://www.rki.de/DE/Content/Kommissionen/Stakob/Stakob_node.html.

34 Landesarbeitsgemeinschaft multiresistente Erreger (LARE) (Hrsg.) (2013) Hygienemanagement beim Transport von Patienten mit multiresistenten Erregern, unter:, unter: http://www.lgl.bayern.de/downloads/gesundheit/hygiene/doc/lare_merkblatt_hygienemanagement_transport.pdf.

35 Viruzidie ist fachlich nicht erforderlich bei HIV, Hepatitis B u. C, Influenza, Ebola, Noro- und anderen behüllten Viren. Im Rettungsdienst kommt somit die Forderung nach Viruzidie nur bei Vorliegen von Hepatitis A vor. Die Gesundheitsämter können trotzdem die Verwendung viruzider Mittel nach § 18 IfSG anordnen.

36 Zentrale Sterilgutversorgungsabteilung; „Zentralsterilisation" ist irreführend, weil dort Reinigung, Desinfektion, Verpackung und Sterilisation durchgeführt werden.

37 § 18 IfSG Behördlich angeordnete Entseuchungen, Entwesungen, Bekämpfung von Krankheitserreger übertragenden Wirbeltieren, Gebühren und Auslagen, unter: http://www.gesetze-im-internet.de/ifsg/__18.html.

38 TRGS 525 unter: http://www.baua.de/de/Themen-von-A-Z/Gefahrstoffe/TRGS/TRGS-525.html und TRBA 250 unter: http://www.baua.de/de/Themen-von-A-Z/Biologische-Arbeitsstoffe/TRBA/TRBA-250.html.

39 Verfügbar unter: https://www.lgl.bayern.de/downloads/gesundheit/hygiene/doc/informationsweitergabebogen_lare.doc.

40 Wirksam gegen Hefe-/Sprosspilze.

41 Hier werden der Anlass, (Routine, Kontamination, prophylaktische Desinfektion, nachgewiesene Infektion?), der Zeitpunkt und die Methode einschließlich Desinfektionsmittel u. ggfs. Einwirkzeit (wenn erforderlich) dokumentiert. Der Patientenname erscheint aus Datenschutzgründen nicht. Über die Form des Protokolls existieren keine Vorgaben, sie ist (noch?) der Organisation überlassen.

42 Das betrifft grundsätzlich und immer die getragene Dienstkleidung; Schutzkleidung nach Infektionskontakt besteht aus Einmalartikeln und kommt zur Abfallbeseitigung nach AS 18 01 03*.

43 Aufbereitung und Wiederbefüllung von Tuchspendersystemen, unter: http://www.orochemie.de/de/download/service_ckeckliste_aufbereitung_tuchspendersysteme.pdf.

44 Kompetenzzentrum Hygiene und Medizinprodukte der KV'en und der KBV (Hrsg.) (2015) Was ist bei der Nutzung von Tuchspendersystemen zu beachten?, unter: http://www.hygiene-medizinprodukte.de/fileadmin/user_upload/dokumente/FAQ/Hygienemanagement/FAQ_Was_ist_bei_der_Nutzung_von_Tuchspendersystemen_zu_beachten.pdf.

45 § 14 GefStoffV Unterrichtung und Unterweisung der Beschäftigten, unter: http://www.gesetze-im-internet.de/gefstoffv_2010/__14.html.

16 Fazit: Rettungsdiensthygiene ist einfacher, als Sie denken

Wir nähern uns dem Ende dieser Einführung in die rettungsdienstliche Hygiene. Ich hoffe, Sie haben Neues erfahren. Vielleicht haben Sie auch Informationen, die Sie schon lange hatten, bestätigt bekommen. Oder Sie haben alte (Vor)Urteile geändert. Dann habe ich mein Ziel erreicht: Die Diskussion über Rettungsdiensthygiene. Wie überall in der Hygiene ist nicht alles geregelt oder beweisbar. Hygiene besitzt aber Logik. Logik, nicht jedoch ungültige Syllogismen.[1] Denken ist gefragt, bleibt aber vielen Menschen ein Leben lang erspart. Ihnen nicht! Rettungsdienst ist inzwischen eine wissenschaftliche Disziplin geworden. Darauf haben wir viele Jahre hingearbeitet. Die Hygiene sollte hier keine Ausnahme sein.

Ich habe mich bemüht, den Stoff so aufzubereiten, dass er auch für den Nicht-Wissenschaftler lesbar und zu verarbeiten ist. Lesen und verarbeiten müssen Sie ihn selbst. Ich habe auch versucht, den Oberlehrer in mir zu unterdrücken. Es ist unerträglich, wenn die Autoren, die über Hygiene schreiben, ständig vor Gefahren warnen, die mit etwas Überlegung beherrschbar sind. Diese Überlegung erwarte ich von Ihnen.

In den vergangenen Jahren haben wir mehrfach erlebt, dass uns Medien, aber auch Behörden vor Infektionsrisiken warnten und dabei oftmals ein Szenario vermittelten, das geeignet war, in der Bevölkerung, aber auch bei vielen echten oder selbsternannten Experten Ängste zu schüren.

- Vor 30 Jahren war es die Immunschwächekrankheit AIDS, die für Panik sorgte. Heute kennen wir das HI-Virus und seine Übertragungswege. Wir wissen, dass wir damals bei Weitem überreagiert haben.
- Vor 25 Jahren traten die Multiresistenzen ins Blickfeld der Fachleute und bald darauf in das der Öffentlichkeit. Heute noch in der Presse mitunter als „Killerkeime“ beschrieben, sind multiresistente Keime nicht infektiöser, nicht aggressiver als jeder andere derselben Spezies und lediglich antibiotika-, nicht aber desinfektionsresistent. Wir wissen, dass wir damals bei Weitem überreagiert haben.
- Vogelgrippe wurde als menschenpathogene Infektion angesehen. Feuerwehrbeamte in Virenschutzanzügen sammelten tote Vögel ein. Inzwischen ist die aviäre Influenza als Zoonose[2] erkannt, die nur in Ausnahmefällen Menschen befällt, und klar, dass ein Genshift[3] nur mit gleichzeitiger Infektion durch aviäre und menschliche Influenza möglich wird. Wir wissen, dass wir damals bei Weitem überreagiert haben.
- Heute ist es die Kolonisation mit Clostridium difficile, die wie eine Seuche behandelt wird. Indessen sieht jeder logisch Denkende, dass das Infektionsrisiko denkbar gering und mit Hygienemaßnahmen auch im Rettungsdienst beherrschbar ist. Reagieren wir schon wieder überschießend?

Es gäbe noch viele Beispiele dafür anzuführen, wie die spezielle, diagnose- und evidenzorientierte Hygiene im Rettungsdienst eine eher untergeordnete Rolle spielt. Die Geschichte unterstreicht das: Bis in die 1970er Jahre

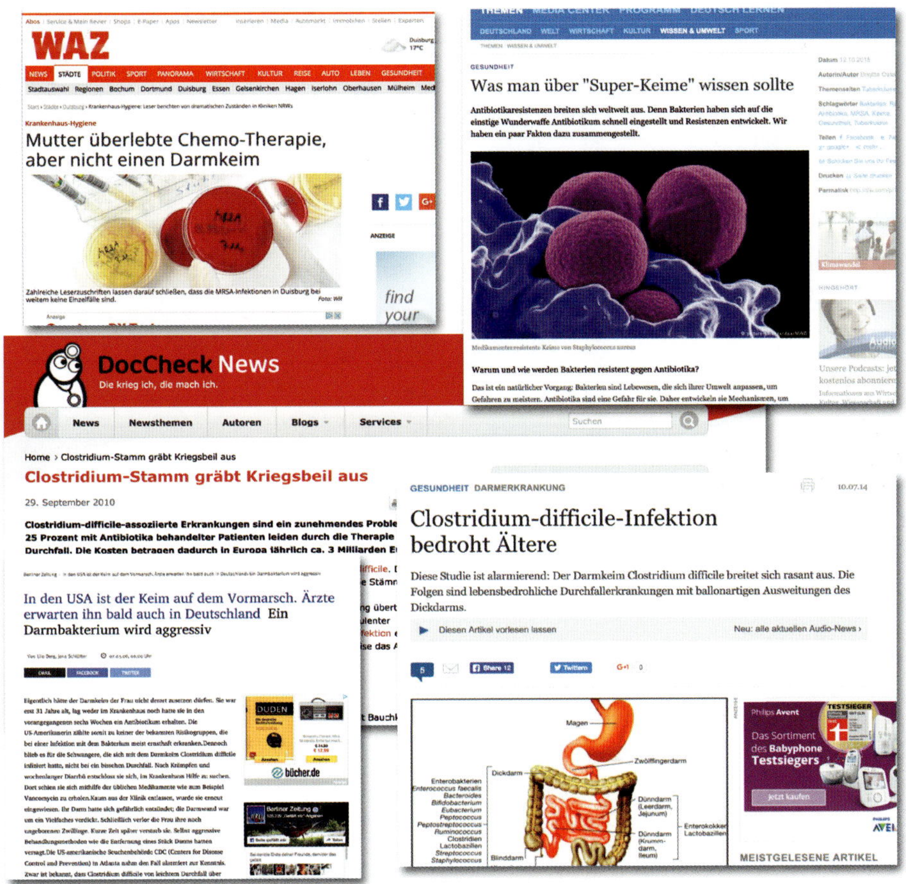

WAZ

Krankenhaus-Hygiene

Mutter überlebte Chemo-Therapie, aber nicht einen Darmkeim

Zahlreiche Leserzuschriften lassen darauf schließen, dass die MRSA-Infektionen in Duisburg bei weitem keine Einzelfälle sind.

GESUNDHEIT

Was man über "Super-Keime" wissen sollte

Antibiotikaresistenzen breiten sich weltweit aus. Denn Bakterien haben sich auf die einstige Wunderwaffe Antibiotikum schnell eingestellt und Resistenzen entwickelt. Wir haben ein paar Fakten dazu zusammengestellt.

Medikamentenresistente Keime von Staphylococcus aureus

Warum und wie werden Bakterien resistent gegen Antibiotika?

Das ist ein natürlicher Vorgang: Bakterien sind Lebewesen, die sich ihrer Umwelt anpassen, um Gefahren zu meistern. Antibiotika sind eine Gefahr für sie. Daher entwickeln sie Mechanismen, um

DocCheck News

Die krieg ich, die mach ich.

Home › Clostridium-Stamm gräbt Kriegsbeil aus

Clostridium-Stamm gräbt Kriegsbeil aus

29. September 2010

Clostridium-difficile-assoziierte Erkrankungen sind ein zunehmendes Proble… 25 Prozent mit Antibiotika behandelter Patienten leiden durch die Therapie … Durchfall. Die Kosten betragen dadurch in Europa jährlich ca. 3 Milliarden E…

In den USA ist der Keim auf dem Vormarsch. Ärzte erwarten ihn bald auch in Deutschland Ein Darmbakterium wird aggressiv

Eigentlich hätte der Darmkeim der Frau nicht derart zusetzen dürfen. Sie war erst 31 Jahre alt, lag weder im Krankenhaus noch hatte sie in den vorangegangenen sechs Wochen ein Antibiotikum erhalten. Die US-Amerikanerin zählte somit zu keiner der bekannten Risikogruppen, die bei einer Infektion mit dem Bakterium meist ernsthaft erkranken. Dennoch blieb es für die Schwangere, die sich mit dem Darmkeim Clostridium difficile infiziert hatte, nicht bei ein bisschen Durchfall. Nach Krämpfen und wochenlanger Diarrhö entschloss sie sich, im Krankenhaus Hilfe zu suchen. Dort schien sie sich mithilfe der üblichen Medikamente wie zum Beispiel Vancomycin zu erholen. Kaum aus der Klinik entlassen, wurde sie erneut eingewiesen. Ihr Darm hatte sich gefährlich entzündet; die Darmwand war um ein Vielfaches verdickt. Schließlich verlor die Frau ihre noch ungeborenen Zwillinge. Kurze Zeit später verstarb sie. Selbst aggressive Behandlungsmethoden wie die Entfernung eines Stück Darms hatten versagt. Die US-amerikanische Seuchenbehörde CDC (Centers for Disease Control and Prevention) in Atlanta nahm den Fall alarmiert zur Kenntnis. Zwar ist bekannt, dass Clostridium difficile von leichtem Durchfall über

GESUNDHEIT DARMERKRANKUNG 10.07.14

Clostridium-difficile-Infektion bedroht Ältere

Diese Studie ist alarmierend: Der Darmkeim Clostridium difficile breitet sich rasant aus. Die Folgen sind lebensbedrohliche Durchfallerkrankungen mit ballonartigen Ausweitungen des Dickdarms.

MEISTGELESENE ARTIKEL

Abb. 1 ▶ Auswahl an Pressereaktionen auf Clostridium difficile 2006 – 2016

bestand die Aufgabe des Rettungsdienstes weitgehend aus dem Krankentransport. Die Notfallversorgung, also die Phase in der die eigentlichen infektionsrelevanten Kontakte stattfinden, lag in den Händen der Ersthelfer, seltener in denen der Unfallhilfsstellen. Die Mitarbeiter des Krankentransports trugen graue Uniformen und kannten keine Händedesinfektionsspender. Hygiene fand bestenfalls als (die bekannt ineffektive) Sprüh- oder Nebeldesinfektion im wöchentlichen Rhythmus statt.

Auch der Wunsch nach einer Vereinheitlichung der Rettungsdiensthygiene hat eine gewisse Tradition. In den Kriegsjahren 1942 bis 1945 und der unmittelbaren Nachkriegszeit war die Durchführung vereinheitlicht und dem DRK übergeben.[4] Das „Amtliche Unterrichtsbuch" hierzu beschränkte sich aber beim Thema Hygiene auf die Seuchenbekämpfung und Desinfektionsmaßnahmen. Hygiene als *Präventivmedizin* kam nicht vor. Gerade *diese* Deutung des Hygienebegriffs ist mir aber wichtig.

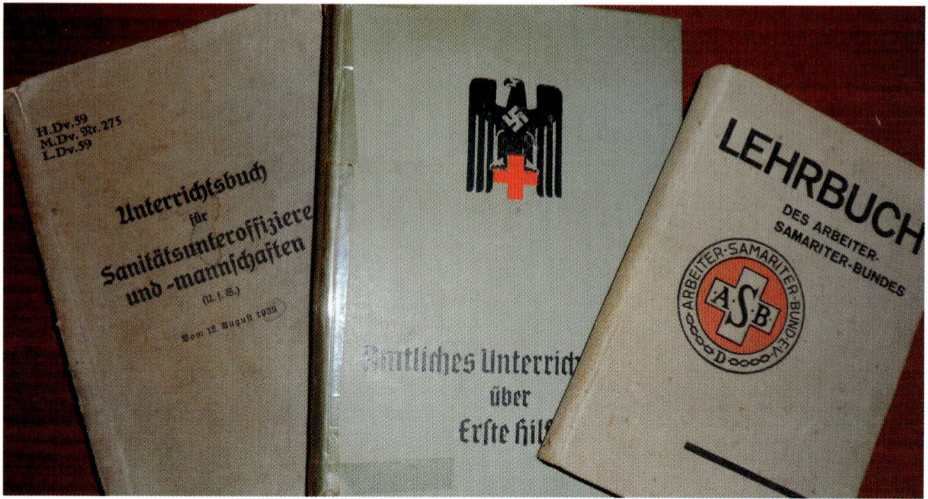

Abb. 2 ▶ In der Mitte: DRK-Lehrbuch aus dem Jahr 1941 (von Richard Krueger, 14. Aufl., Ersterscheinung 1938)

Dass die Vorgaben der Organisationen heute voneinander abweichen, ist sicher zu bedauern, aber der Pluralität des heutigen Rettungsdienstes geschuldet. Das richtet sicher keinen Schaden an. Es ist aber festzustellen, dass die Toleranz der einzelnen Mitarbeiter darüber zu wünschen übrig lässt. Dem sei entgegengestellt: Es führen eben viele Wege nach Berlin, und eine übertriebene Maßnahme ist immer noch wirksamer als eine unterlassene.

Die Wahrheit liegt aber in der Einhaltung der Basishygiene, und hierfür gibt es durchaus verbindliche Vorgaben, wenn sie auch häufig nicht expressis verbis dem Rettungsdienst selbst zugeordnet und aus vielen Quellen abzuleiten sind. Diese zu kennen und – auf die besonderen Voraussetzungen und Bedürfnisse des Rettungsdienstes zugeschnitten – anzuwenden, ist die besondere Kunst der Rettungsdiensthygiene.

MERKE

Das Ziel ist eine Rettungsdiensthygiene, die sicher ist, einfach anzuwenden, sachgerecht, umweltverträglich und bezahlbar.
Der Weg dahin führt weg von dem eminenzhörigen, vorschriftengesteuerten unkritischen Desinfektionsrundumschlag zu einer evidenzbasierten, [selbst-]kritischen Anwendung wissenschaftlich bewiesener Methoden.
Dazu gehören eine fundierte Ausbildung, Menschen, die bereit sind, sich weiterzuentwickeln, und der Mut, eingetretene Pfade zu verlassen.

Zuletzt verbleibt mir noch, meinem Lektor Robert Beyer für die Geduld mit einem so dickköpfigen Autor zu danken.

Wolfgang Tanzer

Literatur und Quellen:

1 Syllogistik bedeutet, aus zwei stimmigen beweisbaren Sätzen einen dritten als wahr herzuleiten. Das kann auch aufs Glatteis führen: 10% der Deutschen sind Diabetiker. 10% der Deutschen besitzen 60% des Vermögens. Das heißt aber nicht, dass alle Diabetiker reich oder alle reichen Deutschen Diabetiker wären.

2 Tiererkrankung.

3 Austausch der Erbsubstanzen mit der Folge einer Mutation und Bildung einer neuen Virusart.

4 Vgl. Hellenschmidt C (2011) Die Vereinheitlichung des Krankentransports 1942 – 1945. Ein Beitrag zur Geschichte des Rettungsdienstes in Deutschland. In: Notarzt 27 (4): 154-157. DOI: 10.1055/s-0031-1276864.

Zum Autor

Wolfgang Tanzer, Jahrgang 1951, ist Rettungsassistent und Fachkrankenpfleger. Er ist seit 1969 im Rettungsdienst tätig. Krankenpfleger für Anästhesie/Intensivpflege ist er seit 1978. Als Pflegedienstleiter war er von 1981 bis 1997 tätig, und seit 1998 ist er Hygienefachkraft.

Als Dozent in der Aus- und Weiterbildung bildet er seit 1982 bei den ASB-Schulen Bayern, mehreren Berufsfachschulen für Krankenpflege und Podologie sowie für medizinische Fachangestellte und in der Eingliederungsqualifikation für ausländische medizinische Fachkräfte in allen hygienebezogenen Themen aus.

Tanzer hat zahlreiche Fachpublikationen zur allgemeinen und speziellen Hygiene veröffentlicht.

Abbildungsnachweis

Alle Grafiken wurden vom Verlag nach Vorlagen des Autors erstellt. Die Fotos stammen, sofern keine Quellenangaben direkt bei den Abbildungen aufgeführt sind, vom Autor selbst.

Darstellung der Piktogramme mit freundlicher Genehmigung der BODE Chemie GmbH – einem Unternehmen der HARTMANN GRUPPE – sowie der orochemie GmbH + Co. KG.